国家卫生和计划生育委员会“十三五”规划教材

全国高等中医药教育教材

供中药学等专业用

药事管理与法规

第2版

主　编　谢　明　田　侃

副主编　何　宁　王世宇　王英姿　徐　文

编　委（按姓氏笔画为序）

王　力（江西中医药大学）
王世宇（成都中医药大学）
王红芳（河北中医学院）
王英姿（北京中医药大学）
王柳萍（广西中医药大学）
田　侃（南京中医药大学）
闫娟娟（山西中医学院）
许　静（河南中医药大学）
李小羣（广州中医药大学）
何　宁（天津中医药大学）
沈　群（南方医科大学）
吴颖雄（南京中医药大学）
林津晶（福建中医药大学）
侯安国（云南中医学院）
郑　林（贵阳中医学院）
聂久胜（安徽中医药大学）
徐　文（山东中医药大学）
谢　明（辽宁中医药大学）
雷志钧（湖南中医药大学）
翟永松（首都医科大学）
裴志东（辽宁中医药大学）
臧玲玲（黑龙江中医药大学）

人民卫生出版社

图书在版编目（CIP）数据

药事管理与法规/谢明，田侃主编.—2版.—北京：人民卫生出版社，2016

ISBN 978-7-117-22532-8

Ⅰ.①药…　Ⅱ.①谢…②田…　Ⅲ.①药政管理-中医学院-教材②药事法规-中医学院-教材　Ⅳ.①R95

中国版本图书馆CIP数据核字（2016）第125779号

人卫智网	www.ipmph.com	医学教育、学术、考试、健康，购书智慧智能综合服务平台
人卫官网	www.pmph.com	人卫官方资讯发布平台

药事管理与法规

第2版

主　　编：谢　明　田　侃

出版发行：人民卫生出版社（中继线 010-59780011）

地　　址：北京市朝阳区潘家园南里19号

邮　　编：100021

E - mail：pmph @ pmph.com

购书热线：010-59787592　010-59787584　010-65264830

印　　刷：北京市艺辉印刷有限公司

经　　销：新华书店

开　　本：787×1092　1/16　　**印张**：21

字　　数：484千字

版　　次：2012年6月第1版　2016年8月第2版
2019年8月第2版第4次印刷（总第9次印刷）

标准书号：ISBN 978-7-117-22532-8/R·22533

定　　价：49.00元

打击盗版举报电话：010-59787491　E-mail：WQ @ pmph.com

（凡属印装质量问题请与本社市场营销中心联系退换）

《药事管理与法规》网络增值服务编委会

主　编　谢　明　田　侃

副主编　何　宁　王世宇　王英姿　徐　文

编　委（按姓氏笔画为序）

王　力（江西中医药大学）
王世宇（成都中医药大学）
王红芳（河北中医学院）
王英姿（北京中医药大学）
王柳萍（广西中医药大学）
田　侃（南京中医药大学）
闫娟娟（山西中医学院）
许　静（河南中医药大学）
李小翚（广州中医药大学）
吴颖雄（南京中医药大学）
何　宁（天津中医药大学）
沈　群（南方医科大学）
林津晶（福建中医药大学）
郑　林（贵阳中医学院）
侯安国（云南中医学院）
聂久胜（安徽中医药大学）
徐　文（山东中医药大学）
谢　明（辽宁中医药大学）
雷志钧（湖南中医药大学）
臧玲玲（黑龙江中医药大学）
裴志东（辽宁中医药大学）
翟永松（首都医科大学）

修订说明

为了更好地贯彻落实《国家中长期教育改革和发展规划纲要(2010-2020)》《医药卫生中长期人才发展规划(2011-2020)》《中医药发展战略规划纲要(2016-2030年)》和《国务院办公厅关于深化高等学校创新创业教育改革的实施意见》精神,做好新一轮全国高等中医药教育教材建设工作,全国高等医药教材建设研究会、人民卫生出版社在教育部、国家卫生和计划生育委员会、国家中医药管理局的领导下,在上一轮教材建设的基础上,组织和规划了全国高等中医药教育本科国家卫生和计划生育委员会"十三五"规划教材的编写和修订工作。

本轮教材修订之时,正值我国高等中医药教育制度迎来60周年之际,为做好新一轮教材的出版工作,全国高等医药教材建设研究会、人民卫生出版社在教育部高等中医学本科教学指导委员会和第二届全国高等中医药教育教材建设指导委员会的大力支持下,先后成立了第三届全国高等中医药教育教材建设指导委员会、首届全国高等中医药教育数字教材建设指导委员会和相应的教材评审委员会,以指导和组织教材的遴选、评审和修订工作,确保教材编写质量。

根据"十三五"期间高等中医药教育教学改革和高等中医药人才培养目标,在上述工作的基础上,全国高等医药教材建设研究会和人民卫生出版社规划、确定了首批中医学(含骨伤方向)、针灸推拿学、中药学、护理学4个专业(方向)89种国家卫生和计划生育委员会"十三五"规划教材。教材主编、副主编和编委的遴选按照公开、公平、公正的原则,在全国50所高等院校2400余位专家和学者申报的基础上,2200位申报者经教材建设指导委员会、教材评审委员会审定和全国高等医药教材建设研究会批准,聘任为主审、主编、副主编、编委。

本套教材主要特色包括以下九个方面:

1. 定位准确,面向实际 教材的深度和广度符合各专业教学大纲的要求和特定学制、特定对象、特定层次的培养目标,紧扣教学活动和知识结构,以解决目前各院校教材使用中的突出问题为出发点和落脚点,对人才培养体系、课程体系、教材体系进行充分调研和论证,使之更加符合教改实际、适应中医药人才培养要求和市场需求。

2. 夯实基础,整体优化 以培养高素质、复合型、创新型中医药人才为宗旨,以体现中医药基本理论、基本知识、基本思维、基本技能为指导,对课程体系进行充分调研和认真分析,以科学严谨的治学态度,对教材体系进行科学设计、整体优化,教材编写综合考虑学科的分化、交叉,既要充分体现不同学科自身特点,又应当注意各学科之间有机衔接;确保理论体系完善,知识点结合完备,内容精练、完整,概念准确,切合教学实际。

3. 注重衔接,详略得当 严格界定本科教材与职业教育教材、研究生教材、毕业后教育教材的知识范畴,认真总结、详细讨论现阶段中医药本科各课程的知识和理论框架,使其在教材中得以凸显,既要相互联系,又要在编写思路、框架设计、内容取舍等方面有一定的区分度。

4. 注重传承，突出特色 本套教材是培养复合型、创新型中医药人才的重要工具，是中医药文明传承的重要载体，传统的中医药文化是国家软实力的重要体现。因此，教材既要反映原汁原味的中医药知识，培养学生的中医思维，又要使学生中西医学融会贯通，既要传承经典，又要创新发挥，体现本版教材“重传承、厚基础、强人文、宽应用”的特点。

5. 纸质数字，融合发展 教材编写充分体现与时代融合、与现代科技融合、与现代医学融合的特色和理念，适度增加新进展、新技术、新方法，充分培养学生的探索精神、创新精神；同时，将移动互联、网络增值、慕课、翻转课堂等新的教学理念和教学技术、学习方式融入教材建设之中，开发多媒体教材、数字教材等新媒体形式教材。

6. 创新形式，提高效用 教材仍将传承上版模块化编写的设计思路，同时图文并茂、版式精美；内容方面注重提高效用，将大量应用问题导入、案例教学、探究教学等教材编写理念，以提高学生的学习兴趣和学习效果。

7. 突出实用，注重技能 增设技能教材、实验实训内容及相关栏目，适当增加实践教学学时数，增强学生综合运用所学知识的能力和动手能力，体现医学生早临床、多临床、反复临床的特点，使教师好教、学生好学、临床好用。

8. 立足精品，树立标准 始终坚持中国特色的教材建设的机制和模式；编委会精心编写，出版社精心审校，全程全员坚持质量控制体系，把打造精品教材作为崇高的历史使命，严把各个环节质量关，力保教材的精品属性，通过教材建设推动和深化高等中医药教育教学改革，力争打造国内外高等中医药教育标准化教材。

9. 三点兼顾，有机结合 以基本知识点作为主体内容，适度增加新进展、新技术、新方法，并与劳动部门颁发的职业资格证书或技能鉴定标准和国家医师资格考试有效衔接，使知识点、创新点、执业点三点结合；紧密联系临床和科研实际情况，避免理论与实践脱节、教学与临床脱节。

本轮教材的修订编写，教育部、国家卫生和计划生育委员会、国家中医药管理局有关领导和教育部全国高等学校本科中医学教学指导委员会、中药学教学指导委员会等相关专家给予了大力支持和指导，得到了全国50所院校和部分医院、科研机构领导、专家和教师的积极支持和参与，在此，对有关单位和个人表示衷心的感谢！希望各院校在教学使用中以及在探索课程体系、课程标准和教材建设与改革的进程中，及时提出宝贵意见或建议，以便不断修订和完善，为下一轮教材的修订工作奠定坚实的基础。

全国高等医药教材建设研究会
人民卫生出版社有限公司
2016年3月

全国高等中医药教育本科 国家卫生和计划生育委员会“十三五”规划教材 教材目录

1	中国医学史(第 2 版)	主编 梁永宣
2	中医各家学说(第 2 版)	主编 刘桂荣
3	*中医基础理论(第 3 版)	主编 高思华 王 键
4	中医诊断学(第 3 版)	主编 陈家旭 邹小娟
5	中药学(第 3 版)	主编 唐德才 吴庆光
6	方剂学(第 3 版)	主编 谢 鸣
7	*内经讲义(第 3 版)	主编 贺 娟 苏 颖
8	*伤寒论讲义(第 3 版)	主编 李赛美 李宇航
9	金匮要略讲义(第 3 版)	主编 张 琦 林昌松
10	温病学(第 3 版)	主编 谷晓红 冯全生
11	*针灸学(第 3 版)	主编 赵吉平 李 瑛
12	*推拿学(第 2 版)	主编 刘明军 孙武权
13	*中医内科学(第 3 版)	主编 薛博瑜 吴 伟
14	*中医外科学(第 3 版)	主编 何清湖 秦国政
15	*中医妇科学(第 3 版)	主编 罗颂平 刘雁峰
16	*中医儿科学(第 3 版)	主编 韩新民 熊 磊
17	*中医眼科学(第 2 版)	主编 段俊国
18	中医骨伤科学(第 2 版)	主编 詹红生 何 伟
19	中医耳鼻咽喉科学(第 2 版)	主编 阮 岩
20	中医养生康复学(第 2 版)	主编 章文春 郭海英
21	中医英语	主编 吴 青
22	医学统计学(第 2 版)	主编 史周华
23	医学生物学(第 2 版)	主编 高碧珍
24	生物化学(第 3 版)	主编 郑晓珂
25	正常人体解剖学(第 2 版)	主编 申国明

26	生理学(第3版)	主编 郭 健 杜 联
27	病理学(第2版)	主编 马跃荣 苏 宁
28	组织学与胚胎学(第3版)	主编 刘黎青
29	免疫学基础与病原生物学(第2版)	主编 罗 晶 郝 钰
30	药理学(第3版)	主编 廖端芳 周玖瑶
31	医学伦理学(第2版)	主编 刘东梅
32	医学心理学(第2版)	主编 孔军辉
33	诊断学基础(第2版)	主编 成战鹰 王肖龙
34	影像学(第2版)	主编 王芳军
35	西医内科学(第2版)	主编 钟 森 倪 伟
36	西医外科学(第2版)	主编 王 广
37	医学文献检索(第2版)	主编 高巧林 章新友
38	解剖生理学(第2版)	主编 邵水金 朱大诚
39	中医学基础(第2版)	主编 何建成
40	无机化学(第2版)	主编 刘幸平 吴巧凤
41	分析化学(第2版)	主编 张 梅
42	仪器分析(第2版)	主编 尹 华 王新宏
43	有机化学(第2版)	主编 赵 骏 康 威
44	*药用植物学(第2版)	主编 熊耀康 严铸云
45	中药药理学(第2版)	主编 陆 茵 马越鸣
46	中药化学(第2版)	主编 石任兵 邱 峰
47	中药药剂学(第2版)	主编 李范珠 李永吉
48	中药炮制学(第2版)	主编 吴 皓 李 飞
49	中药鉴定学(第2版)	主编 王喜军
50	医药国际贸易实务	主编 徐爱军
51	药事管理与法规(第2版)	主编 谢 明 田 侃
52	中成药学(第2版)	主编 杜守颖 崔 瑛
53	中药商品学(第3版)	主编 张贵君
54	临床中药学(第2版)	主编 王 建 张 冰
55	中西药物配伍与合理应用	主编 王 伟 朱全刚
56	中药资源学	主编 裴 瑾
57	保健食品研发与应用	主编 张 艺 贡济宇
58	*针灸医籍选读(第2版)	主编 高希言
59	经络腧穴学(第2版)	主编 许能贵 胡 玲
60	神经病学(第2版)	主编 孙忠人 杨文明

61	实验针灸学(第2版)	主编	余曙光　徐　斌
62	推拿手法学(第3版)	主编	王之虹
63	*刺法灸法学(第2版)	主编	方剑乔　吴焕淦
64	推拿功法学(第2版)	主编	吕　明　顾一煌
65	针灸治疗学(第2版)	主编	杜元灏　董　勤
66	*推拿治疗学(第3版)	主编	宋柏林　于天源
67	小儿推拿学(第2版)	主编	廖品东
68	正常人体学(第2版)	主编	孙红梅　包怡敏
69	医用化学与生物化学(第2版)	主编	柯尊记
70	疾病学基础(第2版)	主编	王　易
71	护理学导论(第2版)	主编	杨巧菊
72	护理学基础(第2版)	主编	马小琴
73	健康评估(第2版)	主编	张雅丽
74	护理人文修养与沟通技术(第2版)	主编	张翠娣
75	护理心理学(第2版)	主编	李丽萍
76	中医护理学基础	主编	孙秋华　陈莉军
77	中医临床护理学	主编	胡　慧
78	内科护理学(第2版)	主编	沈翠珍　高　静
79	外科护理学(第2版)	主编	彭晓玲
80	妇产科护理学(第2版)	主编	单伟颖
81	儿科护理学(第2版)	主编	段红梅
82	*急救护理学(第2版)	主编	许　虹
83	传染病护理学(第2版)	主编	陈　璇
84	精神科护理学(第2版)	主编	余雨枫
85	护理管理学(第2版)	主编	胡艳宁
86	社区护理学(第2版)	主编	张先庚
87	康复护理学(第2版)	主编	陈锦秀
88	老年护理学	主编	徐桂华
89	护理综合技能	主编	陈　燕

注:①本套教材均配网络增值服务;②教材名称左上角标有“*”者为“十二五”普通高等教育本科国家级规划教材。

第三届全国高等中医药教育教材建设指导委员会名单

全国高等中医药教育本科
中药学专业教材评审委员会名单

顾　　问　陈凯先　颜正华　高学敏

主任委员　匡海学　廖端芳

副主任委员　彭　成　段金廒　武继彪

委　　员（按姓氏笔画为序）

孔令义　石任兵　刘红宁　李玛琳　吴　皓　张荣华　张艳军
殷　军　陶建生　康廷国　刘　文　赖小平　熊耀康　滕佳林

秘　　书　蒋希成

前　言

卫生部"十二五"规划教材《药事管理与法规》(第1版)自2012年6月出版后,被全国高等中医药院校广泛选用。为适应当前高等中医药教学和药事管理实践工作的需要,及时反映药事管理方向的新法规、新动态,适应国家执业药师资格考试的新变化,满足社会从业人员需求,人民卫生出版社于2016年组织全国20所高等中医药院校一线教师,对《药事管理与法规》进行修订,编写了全国高等中医药教育本科国家卫生计生委"十三五"规划教材《药事管理与法规》(第2版)。

与第1版比较,第2版《药事管理与法规》有五点变化:考虑到国家食品药品监管体制的变化及2015版药典、2012版国家基本药物目录的颁布,将药品与药品监管、国家药物政策分别独立成章,全书由第1版的十二章变为十三章;增加2012年1月以后新出台的药事法规,如新版GSP、新版《药品管理法》、国务院颁布的若干中医药发展规划等,法规时效截至2016年2月;结合新《药品管理法》的颁布实施,对相关法规进行了修订;保留原教材中受好评的体例,适当增加章节中"案例分析"、"知识链接"、"知识拓展"模块;针对国家执业药师资格考试大纲的变化,对各章节内容做适当增减,对部分特殊监管的药品进行了补充。

全书共十三章,具体分工为:第一章由谢明、臧玲玲编写,第二章由裴志东编写,第三章由李小犁、许静编写,第四章由林津晶编写,第五章由何宁、王红芳编写,第六章由郑林、侯安国编写,第七章由王世宇编写,第八章由闫娟娟编写,第九章由王英姿、翟永松编写,第十章由徐文、聂久胜编写,第十一章由沈群、王力编写,第十二章由雷志钧、王柳萍编写,第十三章由田侃、吴颖雄编写。

《药事管理与法规》第2版在编写过程中,得到人民卫生出版社、北京中医药大学、广州中医药大学、成都中医药大学、南京中医药大学、山东中医药大学、黑龙江中医药大学、天津中医药大学、湖南中医药大学、广西中医药大学、安徽中医药大学、福建中医药大学、江西中医药大学、河南中医药大学、首都医科大学、南方医科大学、山西中医学院、河北中医学院、云南中医学院、贵阳中医学院、辽宁中医药大学等单位的大力支持,在此深表谢意。在书稿完成过程中,辽宁中医药大学药学院研究生董寅骥、王祯、穆兴佳做了大量基础工作,深表感谢。

限于编者水平,不妥之处及错漏在所难免,欢迎药学同仁和广大读者在使用过程中提出宝贵意见,以便修订与完善。

编　者

2016年3月

目　录

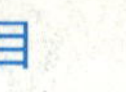
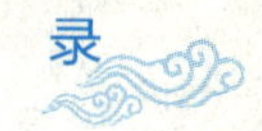

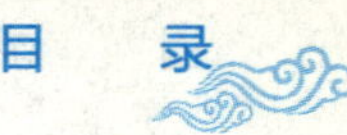

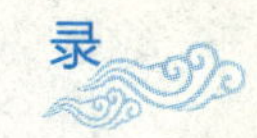

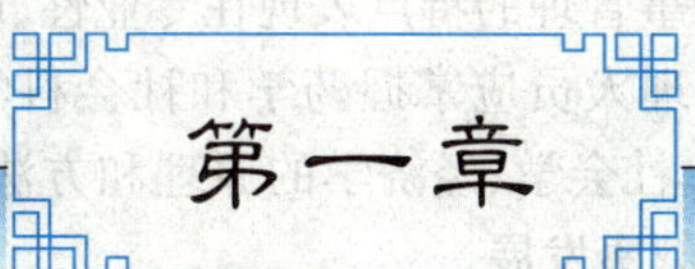

第一章

绪 论

学习目的

通过本章学习，熟悉药事管理学的相关概念、研究内容、研究方法及药事管理学科的形成与发展；同时围绕中药现代化熟悉中药的相关定义及中药现代化的内涵、目标、任务和措施，为本教材以后各章的学习奠定基础。

学习要点

药事管理学的定义、性质；药事管理学的研究方法；药事管理的概念、特点；中药现代化的内涵。

第一节 药事管理学概述

一、药学事业与药事管理

（一）药学事业的概念

药学事业（pharmaceutical affair）是指与药品的研究、生产、流通、检验、使用、教育、价格、广告、信息、监督管理等活动有关的事项。药学事业简称药事。

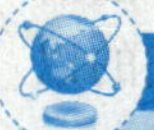

知识链接

药 事

“药事”一词早在药学文献中广泛使用。我国古代史书《册府元龟》中记载北齐门下省尚药局，有典御药2人，侍御药2人，尚药监4人，总御药之事。北周设有“主药”6人，主管药物事宜。由此可见，早在南北朝时代（420—589年），医药管理已有明确的分工，设有专职人员负责掌管药事工作。随着社会的发展，药事一词的含义也在变化。

（二）药事管理

1. 药事管理的概念　药事管理（pharmacy administration）是指对药学事业的综合管理。它是人类管理活动的一部分，是运用管理科学的基本原理和研究方法对药学事业各部分的活动进行研究，总结其管理活动规律，并用以指导药学事业健康发展的社会活动。药事管理有宏观与微观之分，宏观的药事管理是指国家对药事的监督管理，

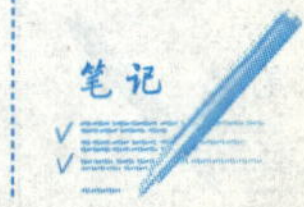

微观的药事管理是指药事各部门内部的管理，包括人员管理、财务管理、物资设备管理、药品质量管理、技术管理、药学信息管理、药学服务管理等工作。

2. 药事管理的特点　药事管理的特点表现在专业性、政策性、实践性三个方面。

(1)专业性：从事药事管理人员应掌握药学和社会科学的基础理论、专业知识和基本方法，运用管理学、法学、社会学、经济学的原理和方法研究药学事业各部门的活动，总结其管理规律，指导其健康发展。

(2)政策性：药事管理是主管部门按照法律、行政法规和行政规章，行使国家权力对药学事业的管理，主管部门代表国家、政府对药品进行管理，需与不同的部门、人员打交道，处事要有政策、法律依据，公正、公平，科学严谨。

(3)实践性：药事管理离不开实践活动。药事管理的法规、规章的制定来自于药事管理实践，经过总结、升华而成，反过来用于指导实践工作，并接受实践的检验。对于不适应的部分，适时予以修订、完善，使药事管理工作不断改进、提高和发展。

二、药事管理学的概念、性质及任务

(一)药事管理学的概念

药事管理学(the discipline of pharmacy administration)是一门正在发展的学科，美国学者 Manasse 和 Rucker 认为："药事管理学是药学科学的一个分支学科，它的研究和教育集中于应用社会、行为、管理和法律科学，去研究药学实践中完成专业服务的环境性质与影响"。

明尼苏达大学药学院认为："与现在的以强调药物的合成、分离、吸收、分布、代谢、机理、活性物质等方面的药学学科比较，社会与管理药学研究的是药学的另一个系统，它研究药师、患者、其他医药卫生人员的相互关系、表现、行为、报酬、服务、教育；它研究这一系统与环境的关系"。

《药事管理学科的历史发展》一书的作者认为："药事管理学是一个知识领域，它具有社会科学的特性，与行政管理、经济、政策、行为、分配、法律和经营管理的功能、原理和实践紧密相连，涉及生产、分配、机构和人员，涉及满足法定药品的需求，满足给患者、处方者、调配者和卫生保健工业部门提供药学服务和药物信息"。

以上概念基本趋于一致，概括起来，药事管理学是应用社会科学的原理和方法研究药事管理活动的规律和方法的科学，是药学与社会科学相互交叉、渗透而形成的以药学、法学、管理学、社会学、经济学为主要基础的药学类边缘学科。

(二)药事管理学的性质

1. 药事管理学是一门交叉学科　药事管理学是药学与社会科学(管理学、社会学、法学、经济学等)交叉渗透而形成的边缘学科，涵盖了药学、管理学、社会学、法学、经济学、心理学等学科的理论和知识。

2. 药事管理学是药学的一个分支学科　药事管理学是药学科学与药学实践的重要组成部分，运用社会科学的原理和方法研究现代药学事业各部门活动及其管理，探讨药学事业科学管理的规律，促进药学事业的发展，因而是药学科学的一个分支学科。

3. 药事管理学具有社会科学的性质　药事管理学主要探讨与药事有关的人们的行为和社会现象的系统知识，研究对象是药事活动中管理组织、管理对象的活动、行为规范以及他们之间的相互关系。因此，药事管理学具有社会科学的性质。

笔记

（三）药事管理学的任务及研究内容

1. 药事管理学的任务 药事管理学科的任务是促进药学事业的发展，保证人民用药安全、有效、经济、合理。药事管理学科研究的最终目的，是通过对药学领域各种社会、经济现象的探讨，剖析其影响因素，揭示其内在规律和发展趋势，从而为发展药学事业提供理论依据和对策建议。

2. 药事管理学的研究内容 药事管理学是研究药学事业的活动和管理问题，该学科和其他药学学科一起，为社会提供安全、有效、稳定、经济的药品，提供药物的信息和药学服务，从而保障人体用药安全、维持人民身体健康和用药的合法权益。随着药学科学和药学实践的发展，药事管理学研究内容也在不断完善。根据教学、科研和实践情况，药事管理学的研究内容主要有以下 9 个方面。

（1）药事管理体制：研究药事工作的组织方式、管理制度和管理方法，国家权力机关关于药事组织机构设置、职能配置及运行机制等方面的制度。运用社会科学的理论，进行分析、比较、设计和建立完善的药事组织机构及制度，优化职能配备，减少行业、部门之间重叠的职责设置，提高管理水平。

（2）药品监督管理：研究药品的特殊性及其管理的方法，制定药品质量标准，制定影响药品质量标准的工作标准、制度，制定国家药物政策，包括基本药物目录、实施药品分类管理制度、药品不良反应监测报告制度、药品质量公报制度等，对上市药品进行再评价，提出整顿与淘汰的药品品种，并对药品质量监督、检验进行研究。

（3）药品法制管理：用法律的方法管理药品和药事活动，是大多数国家和政府的基本做法和有效措施。药品和药学实践管理的立法与执法，是药事管理的一项重要内容，要根据社会和药学事业的发展，完善药事管理法规体系，对不适应社会需求的或过时的法律、法规、规章要适时修订。药事法规是从事药学实践工作的基础，药学人员应能够在实践工作中辨别合法与不合法，做到依法办事，同时具备运用药事管理与法规的基本知识和有关规定分析和解决药品生产、经营、使用以及管理等环节实际问题的能力。

（4）药品注册管理：主要对药品注册管理制度进行探讨，包括新药注册管理和仿制药、进口药品、非处方药注册管理和药品标准的管理。对新药的分类、药物临床前研究质量管理、临床研究质量管理及其申报、审批进行规范化、科学化的管理，制定实施管理规范如《药物非临床研究质量管理规范》（简称 GLP）、《药物临床试验质量管理规范》（简称 GCP），建立公平、合理、高效的评审机制，提高我国上市药品在国际市场的竞争力。

（5）药品生产、经营管理：运用管理科学的原理和方法，研究国家对药品生产、经营企业的管理和药品企业自身的科学管理，研究制定科学的管理规范，如《药品生产质量管理规范》（简称 GMP）、《药品经营质量管理规范》（简称 GSP）及《中药材生产质量管理规范（试行）》（简称 GAP），指导企业生产和经营活动。药品生产企业自身应依据 GMP 组织生产，药品经营企业应依据 GSP 组织经营，国家对生产、经营企业符合规范的情况组织认证。

（6）药品使用管理：药品使用管理的核心问题是向患者提供优质服务，保证合理用药，提高医疗质量。研究的内容涉及药房的工作任务、组织机构，药师的职责及其能力，药师与医护人员、病人的关系及信息的沟通与交流，药品的分级管理、经济管理、信

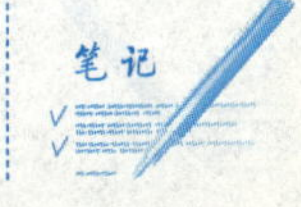

息管理以及临床药学、药学服务的管理。随着临床药学、药学服务工作的普及与深入开展，如何运用社会和行为科学的原理和方法，研究在使用药品的过程中，药师、医护人员和病人的心理与行为，研究沟通技术，推动药师和医生、护士的交流，药师和病人的互动，提高用药的依从性是今后药品使用管理的一项重点内容。

(7)药品信息管理：药品信息管理包括对药品信息活动的管理和国家对药品信息的监督管理。从药事管理的角度来讲，主要讨论国家对药品信息的监督管理，以保证药品信息的真实性、准确性、全面性，以完成保障人们用药安全有效，维护人们健康的基本任务。国家对药品信息的监督管理包括药品说明书和标签的管理、药品广告管理、互联网药品信息服务管理、药品管理的计算机信息化。

(8)药品知识产权保护：药品知识产权保护包括知识产权的性质、特征、专利制度、药品专利的类型、授予专利权的条件，运用专利法律对药品知识产权进行保护，涉及药品的注册商标保护、专利保护、中药品种保护等内容。

(9)药学服务人员管理：药学服务人员的管理在药事管理中尤为重要。保证药品的质量，首先要有一支依法经过资格认定的药学技术人员队伍。他们要有良好的职业道德和精湛的业务技术水平，优良的药学服务能力。因此，研究执业药师及相关药学服务人员管理的制度、办法，通过立法的手段实施药学服务人员管理是非常必要的。

三、药事管理学的地位与作用

(一)药事管理学的地位

药事管理学是1984年以来在我国发展起来的一门新兴边缘学科，是研究现代药学管理活动基本规律和一般方法的科学，是药学与社会科学等部分学科相互渗透而形成的综合性交叉的应用学科，是现代药学科学与实践的重要组成部分，是药学的重要分支学科，在促进药学学科发展和实现药学社会功能、保障人民合理安全用药、维护人民身体健康和用药的合法权益、促进药品规范化管理、促进药学教育和人才培养等方面具有重要的地位与作用。随着该学科自身的不断完善和发展，其在药学学科发展中的重要地位日益提升和突显出来。

(二)药事管理学的作用

1. 促进药品的规范化管理　药品的规范化管理是当今世界药学三大中心任务之一。药品作为特殊商品，其质量直接关系到社会公众的身体健康与生命安全，药事管理学通过宏观与微观的科学药事管理，在药品的研制、生产、流通和使用的全过程建立严格的质量监督体制、强制性的标准、严格的规章制度等，并运用先进的管理方法、管理技术和管理手段，促进药品实现规范化管理，这是保证用药的安全、有效、经济、合理、方便、及时，保障公众生命健康的必要和有效的手段。

2. 促进我国药学事业国际化发展　加强药事管理，建立适合中国国情的药事行政管理体制，实现中国药事行政管理的科学化、法制化和现代化，是促进药学学科向规范化、法制化、科学化、国际化发展，增强我国医药经济全球竞争力，促进药学科学技术和药学事业实现快速发展和与国际接轨的重要途径。

3. 促进药学教育发展　随着中国进入WTO及人民生活质量的不断提高，对医药产品及医疗服务的品质、疗效及安全性要求也在明显提高，全球及中国医药卫生领域正在不断发生巨大的变化，这些发展与变化必将需要一大批既掌握医药基本知识，又

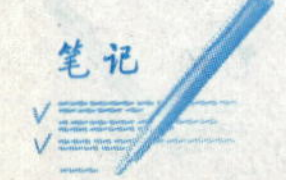

懂得经济管理理论和国内外药事管理法律法规的专业人才，这必然对当前药学教育的方向与目标提出了更高的要求。药事管理学学科发展，有利于培养药学教育中的相关专门人才，从而更好地为药学学科发展、国家医药经济建设及人民大众安全合理用药提供更好的服务和人才保障。

第二节 药事管理发展历程

一、国外药事管理发展历程

19 世纪的美国，由于贸易发展迅速，开设了很多药房、药店。药师既要配方发药又要经营生意。学习如何开展药房的经营业务以维持药房的生存，被列入当时的学徒式药学教育活动，这是药事管理学科的萌芽。1821 年成立的费城药学院，开始了药学教育，并将“药房业务管理”列为药学教育基本课程；1910 年，美国药学教师联合会首次在药学教育中提出了“商业药学”课程，1916 年，开设了“商业与法律药学”课程，在1928 年，又将其更名为“药学经济”，1950 年再次更名为“药事管理”，最终将其名定为“药事管理学科”，对应的英文为“the discipline of pharmacy administration”。随后几十年中，药事管理学科有了较大的发展。药学各院校相继成立了药事管理教研室，开设了多门课程。据 1993 年美国药学院协会统计，在美国药学院校中 35% 开设了经济学、管理学、行为药学、药物流行病学、药学经济与政策、药品市场、药学实践伦理学、药学法律和规范等课程。20 世纪 50 年代以后，药事管理学科在美国高等药学教育中日益受到重视，药事管理学科这门专业不仅招收学士，而且还招收硕士、博士。目前，攻读药事管理的硕士、博士研究生占全美药学研究生的 8% 左右。在高校，该学科的教师人数与药剂学、药物化学、药理学等学科基本相同。

苏联将“药事管理学科”称为“药事组织”。1924 年，苏联在药学教育大会上明确提出“药事组织学”是高、中等药学教育的必修专业课，各药学院校均设置药事组织学教研室。国家设有中央药事科学研究所和地方药事科学研究室（站）。20 世纪 50 年代后，在全苏药师进修学校设有“药事组织”专业，开设多门专业课程，其课程侧重于药事行政组织机构、规章制度及行政管理方面。

一些欧洲国家及日本称药事管理学为社会药学（social pharmacy）。在药学教育中也开设多门课程，如日本设有医院药局学、药事关系法规、药业经济、品质管理等课程。

二、我国药事管理发展历程

我国药事管理学科创建于 20 世纪 30 年代，当时只有部分教会学校开设了“药物管理学及药学伦理”、“药房管理”等课程。1954 年高教部仿苏联，在颁布的药学专业教学计划中将“药学组织”列为高等药学院（系）药学专业的必修课程和生产实习内容。各高等药学院校 1956 年普遍开设了“药事组织”课程。1966 年开始了“文革”，由于各种原因，被迫停开此类课程。1987 年，我国创办《中国药事》杂志。1995 年，国家执业药师、执业中药师资格考试将“药事管理与法规”列为四大考试科目之一，并组织专家编写了《药事管理》、《中药药事管理》、《药事法规汇编》等应试指导性教材。1996 年，中国药学会组建成立药事管理专业委员会（全国二级）学术机构，每年举办全

笔记

国性药事学术交流。各单位和个人申报、主持了多项国家、省级药事管理学科科研课题,发表千余篇论文。这一系列教学、科研学术活动的开展,促使我国药事管理学科进入健康、快速发展的时期。

三、我国药事管理学学科发展历程

我国的药事管理学科发展起步较晚,大体经历两个阶段。第一阶段(1930—1979年)为学科引进和探索阶段,主要引进英美和苏俄等发达国家的相关课程,传授和宣传药事管理学的作用和意义。第二阶段(1980年以来)为成长阶段,从我国药事管理实际出发,借鉴国外经验,建立了符合我国药品监督管理和药业发展的药事管理学科体系。

(一)国家重视药事管理学科建设

1984年颁布了《中华人民共和国药品管理法》,在1985年7月1日正式实施后,我国药事管理学科建设得到医药卫生、教育行政主管部门重视。卫生部先后在当时的华西医科大学、浙江医科大学以及大连市建立了三个国家级药事管理干部培训中心,在全国建立了七个卫生干部培训中心,对在职医药卫生干部进行现代管理知识和药事管理专业技术培训。

(二)药事管理学课程正式列入我国高等药学教育课程体系

1985年,华西医科大学药学院、北京医科大学药学院、中国药科大学等先后开设"药事管理学"课程。

1987年,国家教委高等教育专业目录中将"药事管理学"列为药学、制药学、中药学、医药企业管理等专业必修课程。

1988年,李超进主编的《药事管理学》由人民卫生出版社出版发行。

1993年,吴蓬主编卫生部规划教材《药事管理学》出版发行,之后对该教材进行了三次修订。

1995年,山东中医药大学、辽宁中医药大学等10所高等中医药大学合作编写出版了我国第一本供高等中药类专业使用的《药事管理学》教材。之后,各种《药事管理学》教材陆续出版发行。除此之外,有些院校还自编特色讲义和教材。教材的建设推动了我国药事管理学科的发展。

1996年,中国药科大学首次开设药事管理学本科专业。2002年,北京中医药大学开设"工商管理专业——药事管理(方向)"本科专业。

1994年,我国高等医学院校招收药事管理方向硕士研究生。2000年,沈阳药科大学开始按照药学一级学科招收药事管理方向博士研究生。随后,其他大学也陆续招收了药事管理博士研究生。人才培养促进了我国药事管理学科的发展。

药事管理学科在发展过程中,同时受到国家政治、经济等多种因素的影响,这种影响也使药事管理学科不断地发展变化。总的发展趋势是:从早期的商业药学(药品经营管理)向药品生产、经营企业的管理发展,继而发展到运用法律、行政手段进行药品质量的监督管理,由此向以保证药品安全有效、合理用药为目的的全面质量管理发展。至今,其发展向以人为核心,运用社会学、心理学知识,面向患者和用药者的社会与技术服务发展。

药事管理学科的发展,对药学学科和药学实践作出了重大贡献并开辟了药学新领

笔记

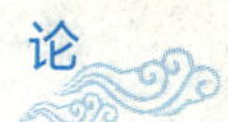

域。特别是一个国家、一个地区药品管理的有效经验，通过药事管理学科的传播，能迅速地推广到其他国家和地区。药事管理理论与药学实践相结合，提高了药学领域各分支系统自身的水平，活跃了学术气氛，促进了整个药学事业的发展进步。

第三节 药事管理学研究方法

一、研究方法

加强药事管理学的研究，是丰富、发展和完善本学科的重要途径和任务。药事管理学作为自然科学“药学”与社会科学“管理学”的交叉学科，融会了药学、管理学、经济学、法学、社会学、伦理学等学科的基本原理，具有较强的社会科学属性，其研究方法属于社会学研究方法的范畴，研究的是药事活动的各个方面，研究范围很广，研究方法也很多。按照不同的分类角度，各种研究方法可归入不同的类别，从研究是否涉及价值判断分为实证研究和规范研究两大类；从研究的分析过程角度，分为归纳方法和演绎方法；从研究的结果是否以数字说明问题的角度，分为定性方法和定量方法；从研究方法应用的角度，分为分析资料方法和总结资料方法；根据研究的目标与问题的性质，可分为描述性研究、解释性研究和探索性研究。在实际研究中，各类研究方法不是截然分开的，经常交叉使用，但应明确主要是哪种类型的研究并反映其特点。现将常用的研究方法介绍如下：

1. 调查研究(investigate research) 是药事管理学研究中最常用、最重要的方法，同时也是一种最常用的收集资料的方法。作为研究方法，调查研究是以特定群体为对象，使用问卷、访问等测量工具，收集有关的资料信息，来了解该群体的普遍特征，是收集第一手数据用以描述一个难以直接观察的大总体的最佳方法。调查研究方法虽然准确性低，但较可靠，广泛用于描述性研究、解释性研究和探索性研究。

调查研究分为普查和样本调查两种类型。药事管理研究大多为样本调查。抽样方法是样本调查中的基本步骤，抽样设计对研究结果影响很大。样本大小、抽样方式和判断标准，是样本设计的关键环节。

在调查研究中，问卷是收集调查数据的重要方法，包括自填式问卷、访问调查问卷。设计问卷时，应充分考虑问卷格式、答案格式、后续性问题、问题矩阵、提问顺序、答问指南等方面。邮寄的自填式问卷的回收率对样本的代表性有直接影响，一般来说，50%的回收率是可以用来分析和报告的起码比例。

2. 描述性研究(descriptive research) 旨在描述或说明变相的特质，是对情况或事件进行描述、说明、解释现存条件的性质与特质，弄清情况，掌握事实，了解真相。如药品市场调查，目的是对购买或即将购买的某类、某品种药品的消费倾向进行描述。描述研究的应用范围很广，收集资料的方法也很多。根据描述对象不同，描述性研究可分为概况研究(如我国药品经营企业现状分析)、个案研究(如某制药厂现状分析)。目前，药事管理学研究大多为描述性研究。

3. 历史研究(historical research) 其主要目的是了解过去事件，明确当前事件的背景，探索其中因果关系，进而预测未来发展趋势。如探讨我国药品监督管理的起源与发展，探讨世界药事管理学科发展及启示。也可以结合当前药事管理的论题，作历

笔记

史的追溯与分析。如以药品价格管理为题材，应用历史研究方法，探本溯源，了解其发展背景及发展轨迹，对预测未来可能的发展将有所帮助。

历史研究最主要的工作是历史资料的收集、鉴别、解释。史料的收集与鉴别往往比研究设计更为重要。历史研究的应用价值及结论在普遍性上受到限制，主要是由于其只能在已存的文献、史料中寻找证据。目前，历史研究方法在药事管理中应用不多。

4. 发展性研究（develop research） 是研究随着时间的演变，事物、群体变化的模式及顺序。如探讨药学教育的发展，了解不同时期药学教育的培养目标、课程设置、教学计划及教学内容，进而归纳其发展模式。发展性研究集中研究在一定时间内的变化和发展，研究变化、成长的模式（方式），它们的方向、速度、顺序及影响的因素等问题。

发展性研究可分为三类：①纵向发展研究。在此研究中，由于取样问题随着时间演变而较复杂，从而增加了研究难度。由于选择性因素的影响，可能导致研究有倾向性而不客观。由于只用于连续性问题的研究，所以纵向研究需要投入较多人力、财力、物力；②横向发展研究。其研究对象较多，但不能用于研究人类发展。横向研究虽然消耗经费少、时间短，但由于取样的样本不同，进行比较就非常困难；③发展趋势研究。其易受无法预测的因素影响，一般来说，长期预测往往是猜想，短期预测则比较可靠、有效。

5. 实验研究（experimental research） 是指通过一个或多个实验组，用一个或多个控制处理措施后的结果，与一个或多个未进行处理的对照组进行比较，以研究可能的因果关系。适用于概念和命题相对有限的、定义明确的研究课题以及假设检验课题。如在药学教育方法中可采用此方法来研究。与实验研究相比，药事管理学实验研究与自然科学的实验研究虽然在设计方法上有很多相似之处，但在随机取样、确定自变量、测量结果、条件控制等方面均存在较大的差异，特别是人为因素影响，使得因果关系的准确度不高，因此其结果为可能的因果关系。另外，药事管理学研究是在社会事件的一般过程中进行的实验研究，而不是在实验室。

6. 原因比较研究（cause-compare research） 是通过观察现在的结果和追溯似乎可能的原因的材料，调查可能的原因和结果的关系。此方法与在控制条件下收集数据的实验方法对比，称为可能的因果关系的研究。原因比较研究的性质是“事后的”，这是指在有关的所有事件已发生后收集材料，调查者随后取一个或多个结果（依赖变量）并通过对过去的追溯去核查材料，找出原因、关系和意义。如假劣药案件，可以通过药品监督管理机构已掌握的材料，研究假劣药案发生的各种原因，并分析比较各种因素之间的关系。

二、调查研究的一般程序

调查研究的一般程序是指对实际问题进行调查、研究和解答的全过程，分为准备阶段、实施阶段和总结阶段三个步骤。

1. 准备阶段 准备阶段包括确定研究课题、研究设计以及具体安排步骤。

（1）确定研究课题：进行一项调查研究首先必须确定研究课题，也即必须说明研究的对象是什么，为什么进行这样的研究，应根据社会的需要来选题。药事管理学研究选题要通过到药厂、医药公司、医院药剂科、药品检验所、药品监督管理部门及广大人群中去调查、了解药学各个领域工作的现状，发现问题，针对工作中存在的尚未解决

笔记

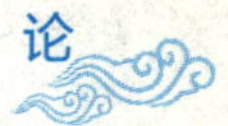

的实际问题确定研究内容。

研究课题提出来后，必须对它加以评价。评价主要是说明课题研究的意义、价值、可行性以及研究条件等问题。

评价一个课题是否值得研究，可根据三个原则来衡量。

1）需要性原则：该原则体现了科学研究的目的性。有两种需要，一是实际工作中发现的对加强药事管理，提高药品质量，提高服务质量，维护人民健康直接影响的问题，即社会实践的需要；另一种是出现一些事实与现有理论之间有矛盾的问题，即科学发展的需要。

2）创造性原则：该原则体现了科学研究的价值，题目应是新颖的、创新的，国内外尚无人研究的。

3）科学性原则：该原则体现了科学研究的根据，研究课题必须以客观事实和理论作依据。对研究课题的主、客观条件要进行可行性论证。主观条件是指研究人员的数量、专业知识、各种技能，有关人力、物力的配备，经费来源等。客观条件主要是指科学发展的程序，各方面资料的积累，研究方法是否可行等。

（2）研究设计：为实现研究的目的而进行的道路选择和工具准备。包括3个方面：①研究课题的具体化，确定研究的对象即分析单位和研究内容，为方案设计奠定基础；②选择研究方式，如调查研究、实验研究、实地研究、文献研究，根据研究条件、内容、目的以及课题需要加以取舍；③制定收集资料的具体形式，如调查问卷、访谈提纲、抽样方案的设计等。

（3）组织安排：即对一项研究的具体实施做出安排。首先需要选取或勘探好调查实施的地点，并就相关方面的联系、调查员的挑选与培训、实施过程的人员配置、物质供应、日程等做出具体安排。

2. 实施阶段　根据研究方案抽样、收集资料、整理资料。

（1）抽样：是从总体中按一定方式选择或抽取样本的过程，它是人们从部分认识整体的关键环节，其基本作用是向人们提供一种实现由部分认识总体的途径和手段。在药品质量检验或监督检查时，常常用到抽样的方法。抽样方法分为概率抽样与非概率抽样两大类，前者是依据概率论的基本原理，按照随机原则进行的抽样，可以避免抽样过程中的人为影响，保证样本的代表性。非概率抽样则主要是依据研究者的主观意愿判断或是否方便等因素来抽取对象，因而往往有较大的误差，难以保证样本的代表性。

（2）收集资料：选定具体方法收集有关资料，如采用问卷法收集资料。

（3）整理资料：资料的整理是统计分析的前提，其任务是对收集来的资料进行系统的科学加工，包括校对和简录。校对是对调查来的原始资料进行审查，看有无错误或遗漏，以便及时修正或补充；简录是对原始资料进行编码、登录和汇总，加以科学的分组，使材料系统化，为统计分析奠定基础。

3. 总结阶段　总结阶段是在全面占有调查资料的基础上，对资料进行系统分析和理论分析，进而写出研究报告。

（1）统计分析：统计分析包括叙述统计（描述统计）和推论统计（统计推断）。统计分析主要依据样本资料计算样本的统计值，找出这些数据的分布特征，计算出一些有代表性的统计数字，包括频数、累积频数、集中趋势、离散程度、相关分析、回归分析

笔记

等。推论统计是在统计分析的基础上，利用数据所传递的信息，通过局部对全体的情形加以推断，包括区间估计、假设检验等内容。

（2）理论分析：是在对资料整理汇总统计分析的基础上进行思维加工，从感性认识上升到理性认识。此过程是各种科学认识方法的综合。

（3）撰写研究报告：研究报告是反映社会研究成果的一种书面报告，它以文字、图表等形式将研究的过程、方法和结果表现出来。其作用与目的是告诉有关读者，作者是如何研究此问题的，取得了哪些结果，这些结果对于认识和解决此问题有哪些理论意义和实际意义等，以便与他人进行交流。

第四节 中药的发展与规划

一、中药现代化产业

（一）中药药事管理概述

我国是一个具有悠久历史的文明古国，应用中药进行预防、治疗、保健、康复已有数千年的历史，为中华民族的繁衍生息做出了巨大贡献。我国宪法规定“发展现代药和传统药”，即足以说明党和国家对中医药的高度重视。

1. 中药的概念 中药（traditional Chinese medicine）是指在中医理论指导下，用于预防、治疗、诊断疾病并具有康复与保健作用的物质，包括中药材、中药饮片和中成药。

中药过去称“官药”，清朝末年，西药输入我国后，为与西药区别，人们将我国传统药物称为中药或传统中药。中药泛指中华民族传统药，除传统中药外，尚包括民族药、民间药以及由境外引进的植物药、动物药及矿物药，这些药物依其自然属性均属天然，故统称天然药物。所谓民族药，系指我国某些地区少数民族经长期医疗实践的积累，并用少数民族文字记载的药物，在使用上有一定的地域性，如藏药、苗药和蒙药等。

中药治病的理论和经验，都是在中医辨证（民族医药）理论的指导下，根据药物的性能组合在方剂中使用。中药的性能主要包括性味、归经、升降、浮沉和有毒无毒等；功效主要指理气、安神、活血化淤、通里攻下等。

2. 中药材管理

（1）中药材的概念 中药材（Chinese crude drug）是指药用植物、动物、矿物的药用部分采收后经产地初加工形成的原料药材。

目前应用广泛的中药材，大多为人工栽培品，少数来源于野生或家养动物，矿物类药材及人工制成品只占中药材来源的一小部分。

现阶段，我国有药用价值的品种达 12 807 种。按来源分：药用植物 11 146 种，药用动物 1581 种，药用矿物 80 种；按使用情况分：中药材 1200 多种，民族药 4000 多种，民间药 7000 多种。在常用的 500 种中药材（其中有 100 种为重点中药）中，植物药材占 400 种，其中有 250 多种为野生变种植。

道地药材是指在特定的自然条件下，某地产优质、高产的正品药材。一般都有固定的产地、明确的采集期和讲究的加工方法，其本身具有最合适的有效成分含量、范围和最佳的各成分之间的比例关系，质量和疗效一般说来比较稳定。近年来，我国的中药学工作者在政府的重视和支持下，大力建设和发展道地产区，研究道地药材的栽培

笔记

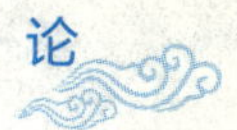

技术和生态系统，为确保药材原有性能和功效、不断提高其产品质量，做了大量卓有成效的工作，在全国范围内已形成了公认的道地药材产区。

(2)中药材生产 国家在积极推广《中药材生产质量管理规范》(Good Agricultural Practice，GAP)同时，对集中规模化栽培养殖、质量可控并符合 CFDA 规定条件的中药材品种，实行了批准文号管理。同时，国家正在建立和完善中药材的现代质量标准。中药材生产质量管理规范化核心内容和最终目标就是优质高效的生产名优药材。科技部重点支持的 60 个中药材品种的规范化种植研究示范基地建设，已经完成了规范化研究并进入了示范化基地建设阶段。

(3)中药材市场 根据《中华人民共和国药品管理法》(以下简称《药品管理法》)第 21 条和 1994 年"国务院关于进一步加强药品管理工作的紧急通知"等文件规定，城乡集市贸易市场可以出售自种自采的地产中药材。中药材专业市场禁止销售国家规定限制销售的 27 种毒性中药材和 42 种野生药材，禁止出售中药饮片、中成药、化学原料药及其制剂、抗生素、生化药品、放射性药品、血清疫苗、血液制品和诊断药品等。地方各级人民政府无权审批开办中药材专业市场。《药品管理法》第十九条、第四十六条和第五十三条分别规定："药品经营企业销售中药材，必须标明产地"；"新发现和从国外引种的药材，经国务院药品监督管理部门批准后，方可销售"；"发运中药材必须有包装，在每件包装上，必须注明品名、产地、日期、调出单位，并附有质量合格的标志。"

3. 中药饮片管理

(1)中药饮片的定义：中药饮片(Chinese herbal pieces)是指药材经过炮制后可直接用于中医临床或制剂生产使用的处方药品。

中药的性味归经和功效实为中药饮片的属性，只有中药饮片才能真正发挥中药功效，所以中药饮片是中医中药最主要的特色之一。现有文献记载中医方剂数量超过 10 万个，对其中 3.5 万个方剂进行研究，发现积累的大量信息都是通过中药饮片配方来体现的。

(2)中药饮片工业：中药饮片工业从无到有，逐步发展壮大。建国初期，中药铺一般是前店配方，后坊进行饮片加工炮制，生产全是手工操作。1954 年，中央提出试办中药加工部门，到目前为止，全国已有中药饮片生产企业近 2000 家。从 20 世纪 80 年代开始，政府对全国 50 家重点中药饮片生产企业组织技术改造，使之生产条件和技术装备得到明显改善，增加了品种，提高了质量，为中药饮片加工炮制逐步走向规模化、规范化奠定了基础，中药饮片已作为中药商品之一进入了流通领域。饮片市场供应成方率一直稳定在 90% 以上。

(3)中药饮片的质量标准：中药饮片是中药产业三大支柱之一，从 20 世纪 50 年代至今，中药饮片经历了单味中药水剂、颗粒型饮片、单味中药浓缩颗粒、单味中药超微饮片等变革。1984 年，我国政府颁布第一部《药品管理法》后，各省级卫生行政部门根据各地的社会、文化差异和用药习惯，制订了各自辖区的《中药饮片炮制规范》。然而，这些只是对饮片的炮制工艺、中医临床用药起到了一定的规范作用，尚不能全面控制饮片质量。《药品管理法》第十条规定：中药饮片必须按照国家药品标准炮制；国家药品标准没有规定的，必须按照省级药品监督管理部门制订的炮制规范炮制。省级药品监督管理部门制订的炮制规范应当报国务院药品监督管理部门备案。根据中药标

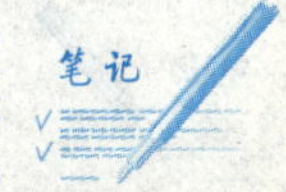

准化、现代化的需求，中药饮片质量标准除应符合中药材标准外，还应重视制订洁净度、色泽、气味、含水量、灰分含量、片型和破碎度、农药残留限量、重金属限量等指标，必须达到卫生学质量要求。

(4)中药饮片的生产　根据《药品管理法》第31条及关于“实施批准文号管理的中药材、中药饮片品种目录，由国务院药品监督管理部门会同国务院中医药管理部门制定”的规定，原国家食品药品监督管理局（简称SFDA）与国家中医药管理局正在抓紧组织制定中药饮片的批准文号目录。今后生产中药饮片，除没有实施批准文号管理的中药饮片外，必须经国家食品药品监督管理总局（简称CFDA）批准取得药品批准文号并在包装上注明。生产中药饮片，应当选用与药品性质相适应的包装材料和容器，中药饮片包装必须印有或贴有标签，标签必须注明品名、规格、产地、生产企业、产品批号、生产日期等。CFDA还对毒性中药饮片生产实行“统一规划、合理布局、定点生产”的原则。

为实施好中药饮片GMP工作，原SFDA于2003年1月30日颁发了“中药饮片GMP补充规定”，通过认证试点，制定《中药饮片GMP认证检查项目》，共111项，其中关键项目18项，一般项目93项。中药饮片生产企业必须达到其检查项目标准，才能符合GMP的生产和质量管理要求，才能取得中药饮片《药品GMP证书》。按照原SFDA的统一安排和要求：①自2008年1月1日起，所有中药饮片生产企业必须在符合GMP的条件下生产。届时对未在规定期限内达到GMP要求，并取得《药品GMP证书》的中药饮片生产企业一律停止生产；②自2005年1月1日起，各省级药品监督管理局，已经开始实施对辖区内中药饮片生产企业的GMP认证工作；③为规范中药饮片的生产管理，在企业申报中药饮片认证和核发中药饮片《药品GMP证书》时，其认证范围应注明含毒性饮片、直接服用饮片及相应的炮制范围，包括净制、切制、炒制、炙制、煅制、蒸制等。

(5)中药饮片的购销和调配　《药品管理法》第三十四条规定：“药品生产企业、药品经营企业、医疗机构必须从具有药品生产、经营资格的企业购进药品，购进没有实施批准文号管理的中药材除外。”药品经营企业和医疗机构，继续执行国家中医药管理局1996年发布的《药品零售企业中药饮片质量管理办法》和《医疗机构中药饮片质量管理办法》两个规章。这两个规章对中药饮片从业人员管理、采购管理、检查、保管、调剂等多方面都作了严格的要求。包装不符合规定的中药饮片不得销售。

具有经营毒性中药资格的企业和医疗机构采购毒性中药饮片，必须从持有《毒性中药材的饮片定点生产证》的中药饮片生产企业和具有经营毒性中药资格的批发企业购进，严禁从非法渠道购进。

4. 中成药管理

(1)中成药的定义：中成药（traditional Chinese medicine preparations）是根据疗效确切、应用广泛的处方、验方或秘方，经药品监督管理部门审批同意，有严格要求的质量标准和生产工艺，批量生产、供应的中药成方制剂。为区别于现代药故称“中成药”。

(2)中成药的现代化进展：经过半个多世纪特别是改革开放30余年的发展，中成药已经从传统的丸、散、膏、丹剂型扩大到片剂、针剂、浓缩丸、气雾剂等40多种剂型8000多个品种。其中，质量稳定、疗效确切的有4000多个品种。近20年来，国家相

笔记

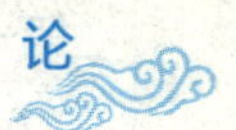

继批准了1000余种各类中药新药。其中,大部分是以传统中药汤剂学为基础,吸收当代的化学、生物学等现代科学,采用现代分离、分析技术,结合中医药理论发展起来的。这为建成一个具有相当规模的现代化中药产业奠定了良好的基础。

据不完全统计,我国中成药生产企业超过5000家。20世纪90年代以来,全国兴起了一大批以骨干品种为龙头的大型中药生产企业,特别是2004年通过GMP认证后,中成药生产企业的发展正在走向规模化、品牌化的道路。中成药的产品质量和生产水平不断得到新的提高,阔步向世界一流药品生产企业方向发展。

(3)中成药的研制:《药品管理法》第二十九条规定,研制中成药新药,必须按规定报批有关资料和样品,经批准后方可进行临床试验。完成临床试验并通过审批的新药,由CFDA批准并发给新药证书。进行新药研究要分别执行《药物非临床研究质量管理规范》和《药物临床试验质量管理规范》,严格药品研究的准入条件,使药物研究更加严谨、科学、规范,从源头克服中成药低水平重复的现象。

(4)中成药生产:鉴于中成药生产所用药材的来源和有效成分复杂,有效成分含量差别较大,或有疗效的物质不明确或多种成分综合作用,致使大多数中成药的现行质量标准难以对所有成分进行定性、定量,靠事后检验难以保证其质量。为此,国家一是正在加快制定、完善并实施符合中药特点的过硬的中药质量标准控制体系和能被国际市场接受的质量管理规范,对中成药进行科学、严格的质量控制,促进中药市场国际化;二是明确要求进一步加强对药品生产全过程的质量控制和监督管理。《药品管理法》第十条规定:药品必须按照国家药品标准和国务院药品监督管理部门批准的生产工艺进行生产,生产记录必须完整准确。药品生产企业改变影响药品质量生产工艺的,必须报原批准部门审核批准。众所周知,中药提取工艺过程长而复杂,其中的提取、浓缩、萃取、干燥等每一步都对质量至关重要,因此国家正在考虑制定《中药提取质量管理规范》,意在确保中成药的质量。

(5)中药生产企业:国家注重提高中药生产企业的整体素质。《药品管理法》第九条规定:药品生产企业必须按照《药品生产质量管理规范》组织生产,并对企业是否符合GMP的要求进行认证。CFDA对通过GMP认证的中药生产企业,已经或正在采取一些措施敦促其提高整体素质,加速实现生产自动化的进程,鼓励企业把现代科技(如微粉技术、超临界萃取技术等)运用到中药生产过程中,加大改变中成药“黑、大、粗”传统剂型的力度,尽快实现中成药“三效”(高效、速效、长效)、“三小”(毒性、副反应、用量小)的目标。

5. 中药的进出口管理

(1)中药的进口管理:中药的进口,主要是中药材,必须严格执行CFDA颁布的《进口药材管理办法(试行)》,确保进口药材质量。

1)药材进口的申请与审批:进口药材申请人,应当是中国境内取得《药品生产许可证》或《药品经营许可证》的药品生产企业或药品经营企业。

药材进口申请包括首次进口药材申请和非首次进口药材申请。首次进口申请包括已有法定标准和无法定标准两种。申请人应当按照规定填写《进口药材申请表》,并向CFDA报送有关资料,CFDA收到申报资料后进行形式审查。

2)登记备案:组织药材进口,申请人应当在取得《进口药材批件》后,向CFDA确定的口岸或者边境口岸食品药品监督管理局提出登记备案申请,填写《进口药材报验

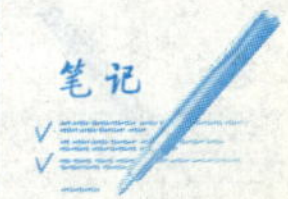

单》并报送下列资料一式两份:①《进口药材批件》复印件和《进口药材补充申请批件》复印件;②申请人的《药品经营许可证》或者《药品生产许可证》复印件;③原产地证明复印件;④购货合同复印件;⑤装箱单、提运单和货运发票复印件;⑥经其他国家或者地区转口的进口药材,应当同时提交从原产地到各转口地的全部购货合同、装箱单、提运单和货运发票;⑦涉及濒危物种的进出口药材,应当提供进出口双方国家濒危物种进出口管理机构证明文件复印件。上述各类复印件应当加盖申请人公章。

进口列入《进口药品目录》商品编码范围的药材,海关凭 CFDA 授权部门签发的加盖某药品监督管理局药品登记备案专用章的《进口药品通关单》,及其他有关单证办理报关验放手续,发出《进口药材口岸检验通知书》,《进口药品通关单》仅限在该单上注明的口岸海关使用,并实行一批一证制度。

3)口岸检验:CFDA 确定的药品检验机构收到《进口药材口岸检验通知书》后,在 2 日内按照《进口药材抽样规定》,到规定的存货地点进行现场抽样。

根据口岸或者边境口岸食品药品监督管理局提供的登记备案资料,对药材原产地证明原件和药材实际到货情况进行核查。对符合要求的,予以抽样,填写《进口药材抽样记录单》,在《进口药品通关单》上注明"已抽样"字样,并加盖抽样单位的公章;对不符合要求的,不予抽样,并在 2 日内将《进口药材不予抽样通知书》报送所在地口岸或者边境口岸食品药品监督管理局。

进口药材包装必须适合进口药材的质量要求,方便储存、运输及进口检验。每件包装上,必须注明药材中文名称、批件编号、产地、申请企业名称、出口商名称、到货口岸、质量及加工包装日期等。

(2)中药的出口管理　我国的药品出口管理,根据《药品管理法》有关规定,经过不断的调整和改革,基本上形成了一整套比较适合国情的,与 WTO 初步接轨的管理规章制度、政策和措施。

1)推行药用植物及制剂进出口绿色标志:中药材农药残留和重金属污染是中药出口的瓶颈。国家通过发布《药用植物及制剂进出口绿色行业标准》(简称《标准》,从 2001 年 7 月 1 日起实施),使用"药用植物及制剂进出口绿色标志",保护国内市场,促进植物类中药的出口。

该《标准》是我国对外经济贸易活动中,药用植物及制剂进出口的重要质量标准之一,适用于药用植物原料及制剂的进出口品质检验。

该《标准》对进出口药用植物和制剂的范围、术语、引用标准、检测方法、检测规则、包装、标志、运输和贮存等都作了详细的规定。同时,对中药的重金属和砷盐及农药残留的限量指标也做了具体规定(表 1-1、表 1-2)。

表 1-1　重金属和砷盐的限量指标

项目	重金属总量	铅(Pb)	镉(Cd)	汞(Hg)	铜(Cu)	砷(As)
限量指标	≤20.0	≤5.0	≤0.3	≤0.2	≤20.0	≤2.0

表 1-2　农药残留限量指标

项目	六六六(BHC)	DDT	五氯硝基苯(PCNB)	艾氏剂(Aldrin)
限量指标	≤0.1	≤0.1	≤0.1	≤0.02

笔记

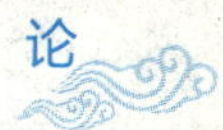

《标准》规定的黄曲霉素含量、微生物限度：黄曲霉素 B_1（Aflatoxin）≤5μg/kg 暂定；微生物限度参照现行《中国药典》执行（注射剂除外）。

该《标准》规定的检测方法，引用现行《中国药典》一部附录中的Ⅸ E 重金属检测方法，Ⅸ F 有机氯农药残留量测定法，Ⅻ C 微生物限度检查法，食品中铅、镉、铜、总汞、总砷的测定方法及出口茶叶中黄曲霉素 B_1 检测方法。

进出口产品需按《标准》经指定检验机构检验合格后，方可申请使用"药用植物及制剂进出口绿色标志"产品标签。使用中国"药用植物及制剂进出口绿色标志"应遵照中国医药保健品出口商会有关规定。

2）经济、药用野生动植物及其产品的出口管理：根据《中华人民共和国野生动植物保护法》和《濒危野生动植物国际贸易公约》的有关规定，凡经营出口经济、药用野生动植物及其产品的，如鹿茸、熊胆、天麻、石斛、云木香、兰花、珊瑚及含豹骨、麝香、犀牛角的药品等，需向中华人民共和国濒危物种进出口管理办公室申报，凭濒管办批准件或允许出口证明书，再予办理检疫、检验、放行。

3）建立扩大中医药出口部际联合工作机制，有效地扩大中医药出口，更好地应对国际上阻碍中药出口的一些突发事件。由商务部牵头，会同卫生部、CFDA、国家中医药管理局、医药保健品进出口商会，建立了扩大中医药出口部际联合工作机制。其主要职责是：制定与实施鼓励中药出口的政策与措施加强与国外的交流与谈判，推动世界对中医药的承认，更快更好地解决中药出口中遇到的问题。

（二）中药现代化产业

1. 中药现代化产业政策发展进程　经过几千年实践经验的积累和发展，中医药形成了整体观念、辨证施治、复方配伍为特色的理论体系，再加上我国具有丰富的自然资源条件，这使得中药产业成为我国少数具有比较优势的制造产业之一。随着科学技术的进步和中医药事业的发展，我国的中药产业也从改革开放时期的手工作坊式生产模式发展成为当前具备一定规模的现代工业化产业体系，这其中的功劳自然离不开国家产业政策的向导。

1996 年，国家科技部联合国家中医药管理局共同开展了《中药现代化发展战略研究》，该研究以"中药科技产业"为切入点，从此拉开了中药产业现代化发展的序幕。之后十多年的时间里，有关促进中药产业发展的政策措施接连出台，对中药产业的发展产生了重大的影响。

当前，正值我国新一轮医药卫生体制改革（以下简称"新医改"）的关键时期，在 2009 年初公布的新医改方案中也特别提到了要充分发挥中医药的作用。因此，了解和掌握前一阶段中药产业的发展情况十分必要，有助于我们认清形势、找准方向，不断推进中国特色医药卫生体制建设。

1996 年，在全国卫生工作会议上，中共中央、国务院明确提出了"实现中药和中药生产现代化"的目标，至此"中药现代化"一词由国家主管部门正式提出，中药现代化也由此上升到国家产业政策的高度。原国家科委与国家中医药管理局于 1996 年开展的国家"九五"攻关课题——中药现代化发展战略研究，又明确提出"中药现代化科技产业行动"。同时，针对如何有效地实施该行动计划清楚规定了四大对策：研究开发符合市场需求的现代中药；建立我国中药研究开发体系；形成我国科技先导型中药产业；推动我国中药进入国际医药市场。自从该行动计划实施以来，中药产业化、现代化

笔记

发展步伐明显加快。

1997 年，在《中共中央、国务院关于卫生改革与发展的决定》中进一步明确了"中西医并重"的方针，同时提出"正确处理继承与创新的关系，既要认真继承中医药的特色和优势，又要勇于创新，积极利用科学技术，促进中医药理论与实践的发展，实现中医药现代化"。

1993 年，国家科技部又出台了"中药现代化研究与产业化开发"实施方案。此方案在 1996 年提出的四大对策的基础上又进一步从四个方面提出新的要求：优良中药材品种的现代化、国家化实验研究；建立中药系列标准规范的研究；中药现代化基础研究。此后，全国各省、市相继出台并成立了相应的"中药现代科技产业"发展实施规划和基地。

2002 年，原国家经贸委曾组织制定并印发了《中药行业"十五"规划》，其中制定的 5 个产业发展重点，即建立与完善质量标准体系；推进中药材生产产业化进程；改进中药饮片管理，提高饮片质量；加大创新力度，促进中成药工业发展；并计划投入 64 亿元实施"创新药物和中药现代化项目"。这充分体现出国家对中药现代化和产业发展的大力支持。

2. 中药现代化产业发展方向　将我国几千年发展积累并最能体现优秀文化的中医药理论和实践与现代科学技术的发展结合起来，使中医药为全人类健康不断作出新贡献，这是中药产业发展的宗旨。现代科技发展和多学科交融为中医药现代化研究提供了有力的保障，当前中医药面临着重大需求和发展机遇，未来中药现代化产业发展方向将主要包括：

(1) 中药产业是大中药产业，是以中药农业为基础、中药工业为主体、中药商业为枢纽、中药知识经济产业为动力的大中药产业。要利用现代科学技术，实施中药现代化科技产业行动，改造和重组我国传统中药产业，在继承的基础上进行中药及其产业的现代化和国际化，建立国际认可和广泛接受的现代中药研究、开发和生产体系，能够极大提高我国中药产品的现代科技含量和市场竞争能力，使其成为我国新的经济增长点，进而推动医药产业向我国支柱型产业方向发展。

(2) 在化学药品研究与开发难度日益增大的情况下，通过建立和完善中药研究开发过程中的一系列标准规范，并争取成为国际公认的传统药物研究开发的标准规范，研制安全有效、质量可控的现代中药，进军国际医药主流市场。

(3) 在现代科学技术飞速发展的今天，努力通过现代科学技术对中医药的科学内涵进行证明和阐述，不断提高中医药的学术水平，拓展自身的生存空间。面对世界天然药物领域的日趋激烈的竞争，在继承的同时进行创新，以获取和保护知识产权。同时，推进中药现代化科技产业行动不断取得成功，将对现代科学相关学科的发展产生巨大的启迪和促进作用。

(4) 中药产业既是传统产业，又是现代产业。中药产业是大健康产业，除了以药物进入医药主流市场，在中医药理论的指导下发展符合现代发展观、消费观和医疗保健观的涵盖保健品、食品、化妆品等健康用品的中药大健康产业，体现"选择了中医药就选择了一种健康的生活方式"的新理念。

二、中药现代化

中药现代化，就是把传统中药的特色与现代科技相结合，按照国际认可的标准规

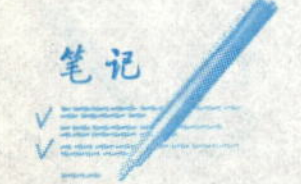

范，对中药进行研究、开发、生产、管理，为社会服务的过程。因此，中药现代化的程度就是中药的国际化水平的体现，中药的国际化，是让以现代医药为主体的国家认同并接受中医药。中医药的故乡是中国，我国应发挥在世界传统医药领域的领先地位，研究、制定出易于被国际认可的药材的种植、饮片的炮制、方剂的有效性与安全的实验，以及临床研究、中成药生产及其质量控制等中药系列标准规范，并使之逐步完善成为世界各国参照的准则。实现国际与中药接轨，而不是中药与国际接轨，以此确立我国传统医药大国的主导地位，最终用安全、有效、规范、质量可控的中药取信于世人。中药全面达到标准化、规范化之时，就是中药实现现代化、国际化之日。

（一）现代化的中药产业

中药现代化，归根到底是中药产业的现代化。现代化中药产业包括四大产业：第一产业是以产业化经营和规范化生产（GAP）为特色的中药农业；第二产业是以统一炮制规范、统一质量标准为特色的中药饮片工业和以现代化制药技术设备与规范化生产（GMP）为特色的中成药工业；第三产业是适合于市场经济的，以总代理、总经销和连锁经营为特色的中药商业；第四产业是以中药技术创新和信息网络为主要内容的中药知识产业。

（二）中药现代化发展的战略目标

坚持"继承创新、跨越发展"的方针，依靠科技进步和技术创新，实现传统中药产业向现代中药产业的跨越。

1. 构筑国家现代中药创新体系　构筑研究开发体系完整、技术装备先进、人才结构合理、创新能力较强、管理科学规范的现代中药创新体系。

2. 制订和完善现代中药标准和规范　建立和完善中药种植（养殖）、研究开发、生产、销售的标准和规范，保证中药产品安全有效、质量可控。到2020年，建立一批中药提取物及其制剂的质量标准，中药生产和质量管理等主要技术标准。

3. 健全中药现代产业技术体系　发展中药农业，提升中药工业，改造中药商业，培育中药知识产业，促进中药产业链的形成与健康发展；保证中药资源可持续利用和发展，强化合理开发和综合利用；到2020年，形成一批拥有自主知识产权的国际知名品牌和国际竞争力较强的优势企业；发展一批集聚效应突出的中药科技产业基地；中医药产品在国内外医药市场的份额显著提高。

4. 开发出一批疗效确切的中药新产品　改进中药传统剂型，加快疗效确切、使用安全、质量可控的中药新产品的开发。到2020年，研制出一批能够进入国际医药保健主流市场的新产品，争取2～3个中药品种进入国际主流市场。

5. 形成具有市场竞争优势的现代中药产业　重点扶持一批拥有自主知识产权、具有国际竞争力的大型企业或跨国集团，形成有利于整体经济增长、区域经济发展和具有市场竞争优势的现代中药产业。大幅度提高中药产品的国际市场份额。

（三）中药现代化的重点任务

1. 创新平台建设

（1）构建体现中药特点的研发技术平台，建立中药基础研究、复方药物作用机制、疗效及安全性评价、药理及代谢、药物相互作用、临床研究、制剂与质量控制、工艺、生产装备研制等专业技术平台，提高中药创新能力和研究水平。

（2）加强中药国家重点实验室、中药国家工程和技术研究中心建设，建立种植、研

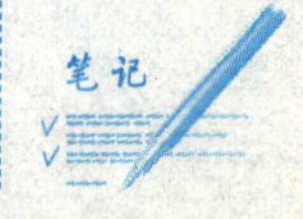

究开发、生产有机配合、协调发展的中药产业基地。

(3)加强中药研究开发支撑条件平台建设,改善中药研究开发实验条件,提高仪器设备装备水平和实验动物标准,加强信息共享平台建设。

2. 标准化建设

(1)中药技术标准研究:以提高中药产品和产业技术水平为目标,按照中药多组分、非线性、多元化、多环节发挥效应的特点,研究建立中药材种质、品种、质量、种植、采集、加工、饮片炮制、提取等技术标准与技术规范,中药疗效与安全性评价标准、中成药生产工艺与装备标准、质量控制标准、中药标准品(对照品)库等。

(2)加强符合中药特点的科学、量化的中药质量控制技术研究,提高中成药、中药饮片(包括配方颗粒)、中药新药等的质量控制水平。以中药注射剂为重点,逐步扩大指纹图谱等多种方法在中药质量控制中的应用。

(3)大力推行和实施 GAP、GMP、GLP、GCP 和 GSP,规范中药研究、开发、生产和流通过程,不断提高中药行业的标准水平。

(4)基础理论研究

1)加强多学科交叉配合,深入进行中药物质基础、作用机制、方剂配伍规律等研究,积极开展中药基因组学、蛋白组学等研究。

2)重视中医药基础理论的研究与创新,特别是与中药现代化发展密切相关的理论研究,如症候理论、组方理论、药性理论,探索其科学内涵,为中药现代化提供发展源泉。

3. 中药产品创新

(1)选择经过长期中医临床应用,证明疗效确切、用药安全,具有特色的经方、验方,系统研究和开发(二次开发)中药现代制剂产品。

(2)开展以中药为基原的药品、食品、保健品、化妆品和农用、兽用等高附加值的新产品研发;提高中药产品的质量标准和技术水平。发展绿色中药材种植(养殖)业,促进中药材规范化生产,确保中药产业可持续发展;研制适用于中药生产的工程技术及其装备,提高中药制造业水平;加强对中药商业及其流通方式的现代化研究。

(3)根据国际市场需求,按照国家药品注册要求,进行针对性新药研究开发,促进中药进入发达国家药品主流市场。

4. 中药产业和优势产业培育

(1)以建立现代中药产业链、保障中医药疗效为目标,加快构建中药农业技术体系,加强中药工业关键技术的创新研究,不断提高中药产业和产品创新能力,为市场提供疗效确切、品质优良、安全方便、质量可控的中药产品,为培育健康产业服务。

(2)加强中药提取、分离、纯化等关键生产技术的研究和先进适用技术的推广应用,促进中药提取物生产向规范化、标准化、商品化发展,提高企业的核心竞争力,加速现代中药产品产业化进程。

(3)加强中药知识产权保护、开发专利产品、注册专用商标、实施品牌战略;逐步改变以原药材和粗加工产品出口为主的局面,扩大中成药出口比例,促进产业结构升级,拓展中药国际市场。

(4)以市场机制推进企业兼并重组,逐步形成一批产品新颖、技术先进、装备精良、管理有素、具有开拓精神的中药核心企业和数个中药跨国企业,使企业成为中药现

笔记

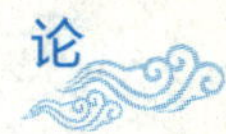

代化的实施主体。

5. 中药资源保护和可持续利用

(1)开展中药资源普查,建立野生资源濒危预警机制;保护中药种质和遗传资源,加强优选优育和中药种源研究,防止品种退化,解决品种源头混乱的问题。

(2)建立中药数据库和种质资源库,收集中药品种、产地、药效等相关的数据,保存中药材种质资源。

(3)加强中药材野生变家种家养和栽培技术研究,实现中药材规范化种植和产业化生产;加强植保技术研究,发展绿色药材。

(4)加强中药材新品种培育,开展珍稀濒危中药资源的替代品研究,确保中药可持续利用。

(四)中药现代化的主要措施

1. 制订中药现代化发展的整体规划 建立高效、协调、有利于推进中药现代化发展的管理机制。

2. 建立多渠道的中药现代化投入体系 国家设立中药现代化发展专项计划,加大对中药现代化科技、产业、人才培养等方面的投入。充分利用创业投资机制等市场化手段,吸引社会资金投入。

3. 加大对中药产业的政策支持 国家将中药产业作为重大战略产业加以发展,支持中药产品结构的战略性调整,支持疗效确切、原创性强的中药大品种的产业化开发,鼓励企业通过采取新技术、新工艺、新设备来提升中药产品的科技含量和市场竞争力。

鼓励中药企业根据国际市场需求,采取多种形式扩大出口,特别是扩大高附加值中药产品的国际市场份额;鼓励中药产品进入国际医药主流市场。中药产品出口按照“科技兴贸”有关政策执行。

推进中药材产业化经营。国家鼓励中药材、中药饮片生产的规模化、集约化,促进中药材基地建设,发展订单农业,保证中药材质量的稳定性。

制订有利于中药现代化发展的价格和税收政策。完善中药注册审评方法,对国家重点支持的中药创新产品,优先纳入国家基本用药目录和医疗保险用药目录。

4. 加强对中药资源及中药知识产权保护管理力度 根据中药现代化发展的新形势,制定《中药资源保护管理条例》。调整保护品种,规范利用野生中药资源的行为,充分体现鼓励药材人工种植、养殖的基本政策。

制订中药行业的知识产权战略,积极应对国际专利竞争。保护中药知识产权,促进中药创新。运用专利制度加速技术产业化。

5. 加速中药现代化人才培养 有计划地培养造就一批中药学术和技术带头人、高级生产管理和经营人才、国际贸易人才、法律人才、实用技术人才及复合型人才。

6. 进一步扩大中药的国际交流与合作 加强与世界各国和地区在传统医药的政策、法规、标准和规范管理方面的交流,为中药现代化创造外部条件。

7. 充分发挥中药行业协会的作用。

三、中药材保护与发展规划

中药材是中医药事业传承和发展的物质基础,是关系国计民生的战略性资源。

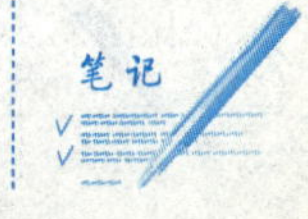

2015年中国工业和信息化部、国家中医药管理局等12部委联合制定了《中药材保护和发展规划(2015—2020年)》(以下简称《规划》),这是我国第一个关于中药材保护和发展的国家级专项规划,对我国中药材资源保护和中药材产业发展、中医药事业健康可持续发展、深化医药卫生体制改革、保障人民用药安全等方面具有十分重要的意义和作用。

(一)发展形势

1. 中药材保护和发展具有扎实的基础 党和国家一贯重视中药材的保护和发展,在各方面的共同努力下,中药材生产研究应用专业队伍初步建立,生产技术不断进步,标准体系逐步完善,市场监管不断加强,50余种濒危野生中药材实现了种植养殖或替代,200余种常用大宗中药材实现了规模化种植养殖,基本满足了中医药临床用药、中药产业和健康服务业快速发展的需要。

2. 中药材保护和发展具备有利条件 随着全民健康意识不断增强,食品药品安全与质量问题受到全社会高度关注,中药材在中医药事业和健康服务业发展中的基础地位更加突出。大力推进生态文明建设及相关配套政策的实施,对中药材资源保护和绿色生产提出了新的更高要求。现代农业技术、生物技术、信息技术的快速发展和应用,为创新中药材生产和流通方式提供了有力的科技支撑。全面深化农村土地制度和集体林权制度改革,为中药材规模化生产、集约化经营创造了更大的发展空间。

3. 中药材保护和发展仍然面临严峻挑战 一方面,由于土地资源减少、生态环境恶化,部分野生中药材资源流失、枯竭,中药材供应短缺问题日益突出。另一方面,中药材生产技术相对落后,重产量轻质量,滥用化肥、农药、生长调节剂现象较为普遍,导致中药材品质下降,影响中药质量和临床疗效,损害了中医药信誉。此外,中药材生产经营管理较为粗放,供需信息交流不畅,价格起伏过大,也阻碍了中药产业健康发展。

(二)指导思想、基本原则和发展目标

1. 指导思想 以邓小平理论、“三个代表”重要思想、科学发展观为指导,深入贯彻党的十八大和十八届二中、三中、四中全会精神,按照“四个全面”战略布局,坚持以发展促保护、以保护谋发展,依靠科技支撑,科学发展中药材种植养殖,保护野生中药材资源,推动生产流通现代化和信息化,努力实现中药材优质安全、供应充足、价格平稳,促进中药产业持续健康发展,满足人民群众日益增长的健康需求。

2. 基本原则

(1)坚持市场主导与政府引导相结合:以市场为导向,整合社会资源,突出企业在中药材保护和发展中的主体作用。发挥政府规划引导、政策激励和组织协调作用,营造规范有序的市场竞争环境。

(2)坚持资源保护与产业发展相结合:大力推动传统技术挖掘、科技创新和专业应用,促进中药材科学种植养殖,切实加强中药材资源保护,减少对野生中药材资源的依赖,实现中药产业持续发展与生态环境保护相协调。

(3)坚持提高产量与提升质量相结合:强化质量优先意识,完善中药材标准体系,提高中药材生产规范化、规模化、产业化水平,确保中药材市场供应和质量。

3. 发展目标 到2020年,中药材资源保护与监测体系基本完善,濒危中药材供

笔记

需矛盾有效缓解，常用中药材生产稳步发展；中药材科技水平大幅提升，质量持续提高；中药材现代生产流通体系初步建成，产品供应充足，市场价格稳定，中药材保护和发展水平显著提高。具体指标为：

(1)中药材资源监测站点和技术信息服务网络覆盖80%以上的县级中药材产区。

(2)100种《中华人民共和国药典》收载的野生中药材实现种植养殖。

(3)种植养殖中药材产量年均增长10%。

(4)中药生产企业使用产地确定的中药材原料比例达50%，百强中药生产企业主要中药材原料基地化率达60%。

(5)流通环节中药材规范化集中仓储率达70%。

(6)100种中药材质量标准显著提高。

(7)全国中药材质量监督抽检覆盖率达100%。

(三)主要任务

为实现发展目标，《规划》明确了七项主要任务：

1. 实施野生中药材资源保护工程

(1)开展第四次全国中药资源普查：在全国中药资源普查试点工作基础上，开展第四次全国中药资源普查工作，摸清中药资源家底。

(2)建立全国中药资源动态监测网络：建立覆盖全国中药材主要产区的资源监测网络，掌握资源动态变化，及时提供预警信息。

(3)建立中药种质资源保护体系：建设濒危野生药用动植物保护区、药用动植物园、药用动植物种质资源库，保护药用种质资源及生物多样性。

2. 实施优质中药材生产工程

(1)建设濒危稀缺中药材种植养殖基地：重点针对资源紧缺、濒危野生中药材，按照相关物种采种规范，加快人工繁育，降低对野生资源的依赖程度。

(2)建设大宗优质中药材生产基地：建设常用大宗中药材规范化、规模化、产业化基地，鼓励野生抚育和利用山地、林地、荒地、沙漠建设中药材种植养殖生态基地，保障中成药大品种和中药饮片的原料供应。

(3)建设中药材良种繁育基地：推广使用优良品种，推动制定中药材种子种苗标准，在适宜产区开展标准化、规模化、产业化的种子种苗繁育，从源头保证优质中药材生产。建设中药材良种繁育基地。推广使用优良品种，推动制订中药材种子种苗标准。

(4)发展中药材产区经济：推进中药材产地初加工标准化、规模化、集约化，鼓励中药生产企业向中药材产地延伸产业链，开展趁鲜切制和精深加工。提高中药材资源综合利用水平，发展中药材绿色循环经济。突出区域特色，打造品牌中药材。

3. 实施中药材技术创新行动

(1)强化中药材基础研究：开展中药材生长发育特性、药效成分形成及其与环境条件的关联性研究，深入分析中药材道地性成因，完善中药材生产的基础理论，指导中药材科学生产。

(2)继承创新传统中药材生产技术：挖掘和继承道地中药材生产和产地加工技术，结合现代农业生物技术创新提升，形成优质中药材标准化生产和产地加工技术规范，加大在适宜地区推广应用的力度。

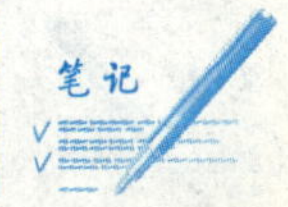

(3)突破濒危稀缺中药材繁育技术：综合运用传统繁育方法与现代生物技术，突破一批濒危稀缺中药材的繁育瓶颈，支撑濒危稀缺中药材种植养殖基地建设。

(4)发展中药材现代化生产技术：选育优良品种，研发病虫草害绿色防治技术，发展中药材精准作业、生态种植养殖、机械化生产和现代加工等技术，提升中药材现代化生产水平。

(5)促进中药材综合开发利用：充分发挥中药现代化科技产业基地优势，加强协同创新，积极开展中药材功效的科学内涵研究，为开发相关健康产品提供技术支撑。

4. 实施中药材生产组织创新工程

(1)培育现代中药材生产企业：支持发达地区资本、技术、市场等资源与中药材产区自然禀赋、劳动力等优势有机结合，输入现代生产要素和经营模式，发展中药材产业化生产经营，推动现代中药材生产企业逐步成为市场供应主体。

(2)推进中药材基地共建共享：支持中药生产流通企业、中药材生产企业强强联合，因地制宜，共建跨省(区、市)的集中连片中药材生产基地。

(3)提高中药材生产组织化水平：推动专业大户、家庭农场、合作社发展，实现中药材从分散生产向组织化生产转变。支持中药企业和社会资本积极参与、联合发展，进一步优化组织结构，提高产业化水平。

5. 构建中药材质量保障体系

(1)提高和完善中药材标准：结合药品标准提高及《中华人民共和国药典》编制工作，规范中药材名称和基原，完善中药材性状、鉴别、检查、含量测定等项目，建立较完善的中药材外源性有害残留物限量标准，健全以药效为核心的中药材质量整体控制模式，提升中药材质量控制水平。

(2)完善中药材生产、经营质量管理规范：修订《中药材生产质量管理规范(试行)》，完善相关配套措施，提升中药材生产质量管理水平。严格实施《药品经营质量管理规范》(GSP)，提高中药材经营、仓储、养护、运输等流通环节质量保障水平。

(3)建立覆盖主要中药材品种的全过程追溯体系：建立中药材从种植养殖、加工、收购、储存、运输、销售到使用全过程追溯体系，实现来源可查、去向可追、责任可究。推动中药生产企业使用源头明确的中药材原料。

(4)完善中药材质量检验检测体系：加强药品检验机构人才队伍、设备、设施建设，加大对中药材专业市场经销的中药材、中药生产企业使用的原料中药材、中药饮片的抽样检验力度，鼓励第三方检验检测机构发展。

6. 构建中药材生产服务体系

(1)建设生产技术服务网络：发挥农业技术推广体系作用，依托科研机构，构建全国性中药材生产技术服务网络，加强中药材生产先进适用技术转化和推广应用，促进中药材基地建设整体水平提高。

(2)建设生产信息服务平台：建设全国性中药材生产信息采集网络，提供全面、准确、及时的中药材生产信息及趋势预测，促进产需有效衔接，防止生产大起大落和价格暴涨暴跌。

(3)加强中药材供应保障：依托中药生产流通企业和中药材生产企业，完善国家

中药材应急储备,确保应对重大灾情、疫情及突发事件的用药需求。

7. 构建中药材现代流通体系

(1)完善中药材流通行业规范:完善常用中药材商品规格等级,建立中药材包装、仓储、养护、运输行业标准,为中药材流通健康发展夯实基础。

(2)建设中药材现代物流体系:规划和建设现代化中药材仓储物流中心,配套建设电子商务交易平台及现代物流配送系统,引导产销双方无缝对接,推进中药材流通体系标准化、现代化发展,初步形成从中药材种植养殖到中药材初加工、包装、仓储和运输一体化的现代物流体系。

学习小结

1. 学习内容

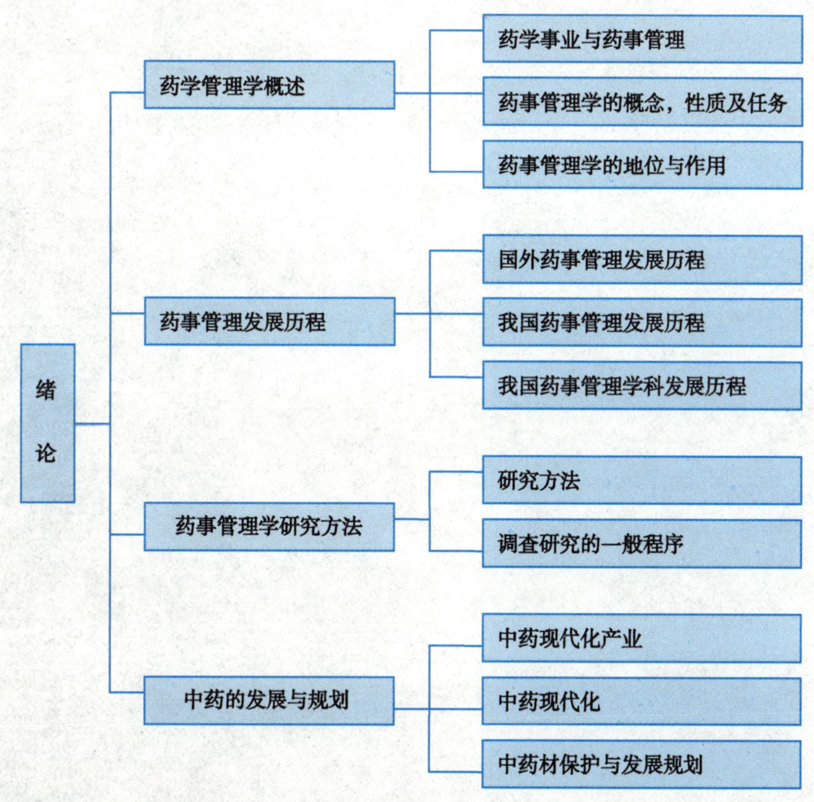

2. 学习方法

本章要结合药事管理学的发展,重点理解药事、药事管理及药事管理学的概念、性质及三者相互间联系等内容。尤其对于药事管理学的研究方法及一般程序应结合实际加以掌握。对于中药相关专业的学生还应对中药相关概念有更深入地理解。结合中药产业的现状及未来,对中药现代化理论体系及内涵在中药管理活动中的应用,加以理解与掌握,为后续的学习及以后的实际工作打基础。

(谢 明 臧玲玲)

复习思考题

1. 简述药事、药事管理、药事管理学之间的关系。

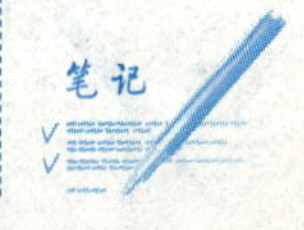

2. 简述药事管理学科的研究内容。
3. 简述药事管理研究的方法。
4. 简述药事管理调查研究的一般程序。
5. 简述中药现代化的概念及发展的战略目标。

第二章

药品与药品监督管理

学习目的

通过本章的学习，使同学们对药品定义、分类及药品标准有一定的认识，对国家药品监督管理体制及国家对药品实施监督管理的原则与方法有基本的掌握，为今后从事药品管理活动奠定基础。

学习要点

药品的界定与质量特性、国家药品标准、药品监督管理体制构成及各级监管机构职责、国家对药品实施监管的原则与方法。

第一节 药品概念及分类

一、药品的概念

《中华人民共和国药品管理法》规定，药品是指"用于预防、治疗、诊断人的疾病，有目的地调节人的生理机能并规定有适应证或者功能主治、用法和用量的物质，包括中药材、中药饮片、中成药、化学原料药及其制剂、抗生素、生化药品、放射性药品、血清、疫苗、血液制品和诊断药品等"。此定义规定了药品具有特定的内涵和外延。

(1)药品特指人用药品，不包括兽药与农药。

(2)药品的使用目的、方法有严格规定。使用目的是用于预防、治疗、诊断人的疾病，有目的地调节人的生理机能，使用方法要求必须遵循规定的适应证或者功能主治、用法和用量。

(3)药品不单指药物成品或者药物制剂，也包括原料药物和中药材。虽然原料药必须经过加工制成某种制剂，大部分中药材亦需加工制成中药饮片才能供临床应用，原料也没有规定用于治疗疾病的方法、用量，但在我国《药品管理法》中，也将其作为药品管理。

(4)《药品管理法》界定的药品包括诊断药品。诊断药品包括体内使用的诊断药品和按药品管理的用于血源筛查的体外诊断试剂和采用放射性核素标记的体外诊断试剂。其他更多的体外诊断试剂在我国是按医疗器械进行管理的。

二、药品的分类

药品的法定范围大致分为三类：①中药，包括中药材、中药饮片、中成药；②化学

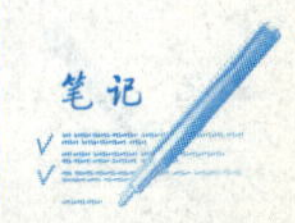

药，包括化学原料药及其制剂、抗生素；③生物药，包括血清、疫苗、血液制品。

三、药品的质量特性及特殊性

1. 药品的质量特性主要表现在四个方面

(1)有效性：药品的有效性是指在规定的适应证、用法和用量条件下，能满足预防、治疗、诊断人的疾病，有目的地调节人的生理机能的要求。有效性是药品的固有特性。我国对药品的有效性按在人体达到所规定的效应程度分为“痊愈”、“显效”、“有效”。国际上有的采用“完全缓解”、“部分缓解”、“稳定”来区别。

(2)安全性：药品的安全性是指按规定的适应证和用法、用量使用药品后，人体产生毒副作用的程度。只有在衡量有效性大于毒副反应，或可解除、缓解毒副作用的情况下才能使用某种药品。如果某种物质对一些疾病治疗有效，但是对人体致畸、致癌、甚至致死，那么该物质就不能成为药品。

(3)稳定性：药品的稳定性是指在规定的条件下保持其有效性和安全性的能力。所谓规定的条件是指在规定的有效期内，以及生产、贮存、运输和使用条件。

(4)均一性：药品的均一性是指药物制剂的每一单位产品都符合有效性、安全性的规定要求。药物制剂的单位产品，如一片药、一支注射剂、一袋冲剂、一瓶糖浆剂等。

2. 药品的特殊性表现在以下4个方面

(1)专属性：药品的专属性表现在对症治疗，患什么病用什么药。处方药必须在医生的检查、诊断、指导下合理使用；非处方药由患者根据病情自我判断，合理地选择药品，并按照药品说明书使用。

(2)两重性：药品的两重性是指药品一方面具有防病治病的作用，另一方面也具有不良反应。管理有方，用之得当，可以治病救人，造福人类；若管理不当，使用不善，则会致病，危害人体健康，甚至危及生命安全。

(3)质量的重要性：《药品管理法》规定：“药品必须符合国家药品标准”。也就是说，法定的国家药品标准是保证药品质量和划分药品合格与不合格的唯一依据。此外药品质量重要性还反映在国家推行《中药材生产质量管理规范(试行)》(GAP)、《药物非临床研究质量管理规范》(GLP)、《药物临床试验质量管理规范》(GCP)、《药品生产质量管理规范》(GMP)及《药品经营质量管理规范》(GSP)等质量管理制度，以规范药品的研制、生产、流通、使用行为，实行严格的质量管理，确保药品质量。

(4)时限性：人们只有防病治病时才需要用药，但药品生产、经营部门平时就应有适当数量的药品储备。只能药等病，不能病等药。有些药品虽然用量少、有效期短，也必须保证生产、供应和适当储备，以备临床急需。

第二节　药品标准

一、药品标准概述

(一)药品标准的定义

药品标准(drug standard)，也称药品质量标准，是指对药品的质量指标、生产工艺

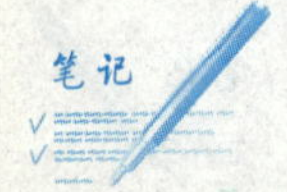

和检验方法等所作的技术要求和规范。药品标准是鉴别药品真伪，控制药品质量的依据。

药品标准分为法定标准和非法定标准。法定标准是包括《中华人民共和国药典》（the Pharmacopoeia of the People's Republic of China，ChP）在内的国家药品标准；非法定标准有行业标准、企业标准等。法定标准属于强制性标准，是药品质量的最低标准，上市销售的任何药品都必须达到这个标准；企业标准只能作为企业的内控标准，各项指标均不得低于国家药品标准。

考虑到各地中药习惯用法不同和医疗机构制剂的特殊性，国家规定省级中药饮片炮制规范和医疗机构制剂标准作为省级地方标准，具有法定药品标准的法律效力。

此外，《药品管理法》规定，中药饮片必须按照国家药品标准炮制；国家药品标准没有规定的，必须按照省级药品监督管理部门制定的炮制规范炮制。

（二）国家药品标准的定义

国家药品标准是国家对药品质量要求和检验方法所做的技术规定，是药品生产、供应、使用、检验和管理共同遵循的法定依据。国家药品标准由政府或政府授权的权威机构组织编撰，政府统一颁布。

国家药品标准包括国家药品监督管理部门颁布的《中华人民共和国药典》和药品标准，以及经国家药品监督管理部门批准的药品注册标准。

二、国家药品标准分类

（一）《中华人民共和国药典》

简称《中国药典》，由国家药典委员会编撰，经国家药品监督管理部门批准并颁布。《中国药典》是国家药品标准的核心，是具有法律地位的药品标准，拥有最高的权威性。

《中国药典》于1953年版出版第一版以后，相继于1963年、1977年分别出版。从1985年起，每五年修订颁布新版药典。

2015年版《中国药典》，由国家食品药品监督管理总局于2015年6月5日正式颁布，于2015年12月1日起执行。2015版《中国药典》共分为四部出版，一部为中药，二部为化学药品，三部为生物制品，四部为通则与药用辅料。该版《中国药典》收载药品品种共计5608个，满足国家基本药物目录、国家基本医疗保险用药目录的需要。

新版药典的颁布标志着我国用药水平、制药水平以及监管水平的全面提升，将促进药品质量的整体提高，对于保障公众用药安全有效意义重大。其特点为：

(1)《中华人民共和国药典》是国家药品标准的组成部分，是国家药品标准体系的核心。

(2)新版药典进一步扩大药品品种的收载和修订。一部收载品种2598种，其中新增品种440种。二部收载品种2603种，其中新增品种492种。三部收载品种137种，其中新增品种13种、修订品种105种。首次将上版药典附录整合为通则，并与药用辅料单独成卷作为新版药典四部。四部收载通则总数317个，其中制剂通则38个、检测方法240个、指导原则30个、标准物质和对照品相关通则9个；药用辅料收载270

笔记

种，其中新增137种、修订97种。

(3)新版药典的颁布标志着中国的药品标准水平再上一个新台阶。主要体现在五个方面：一是新版药典对凡例、通则、总则进行了全面增修订，整体提升质量控制的要求；二是进一步扩大了先进、成熟检测技术的应用，重点加强对药品安全性和有效性的控制要求，药典标准的科学性、先进性、规范性进一步加强；三是通过科学遴选品种、提升检测能力、严格限度规定、完善技术指导原则等措施，使药典的标准引领作用和技术导向作用显著加强；四是药用辅料标准的收载品种大幅增加，辅料的质量控制水平和安全性较大提升。五是完善了药典标准体系的建设，加强质量全程管理的理念，强化了《中华人民共和国药典》在国家药品标准中的核心地位。

(4)全面提升我国药品质量的整体水平。新版药典将重点发挥四个方面的作用。一是发挥维护公众健康，保障用药安全有效的“防护墙”作用；二是发挥引领产业结构调整和产品质量升级的“导航仪”作用；三是发挥提升企业竞争力的“助推器”作用；四是发挥中国制药实现质量硬承诺、通向国际化道路的“彩虹桥”作用。

(二)国家药品监督管理部门颁布的其他药品标准

简称“局颁药品标准”，收载了国内已有生产，疗效较好，需要统一标准但尚未载入《中国药典》的品种，以及与药品质量指标、生产工艺和检验标准相关的技术指导原则和规范。现有《国家食品药品监督管理局国家药品标准》新药转正1～48册、国家中成药标准汇编(中成药地方标准升国家标准部分)等。它和《中国药典》同属国家药品标准，具有法律约束力。

(三)注册标准

药品注册标准是国家药品监督管理部门批准给申请人特定药品的标准，生产该药品的生产企业必须执行该注册标准。药品注册标准不得低于《中国药典》的规定。

三、地方药品标准分类

目前，我国的地方药品标准是指由各省、直辖市、自治区药品监督管理部门颁布并实施的中药饮片炮制规范和医疗机构制剂标准，在本行政辖区内具有指导意义和法律约束力。

1. 中药饮片炮制规范　《药品管理法》规定，中药饮片必须按照国家药品标准炮制。目前，我国国家药品监督管理部门只对部分中药材和中药饮片品种制定了国家药品标准。对于国家药品标准中没有规定的品种，必须按照省、直辖市、自治区药品监督管理部门制定的中药饮片炮制规范炮制。各省级药品监督管理部门制定、修订的中药饮片炮制规范必须上报国家药品监督管理部门备案。

2. 医疗机构制剂标准　我国医疗机构制剂的质量标准尚未实行国家统一管理，目前医疗机构制剂的质量标准由各省级药品监督管理部门制定和审核批准。

四、药品标准管理

(一)药品标准的制定与颁布

《中国药典》的制定按立项、起草、复核、公示、批准、颁布等环节进行。

载入《中国药典》的药品标准，是国家对同品种药品质量的最基本的要求，该药品

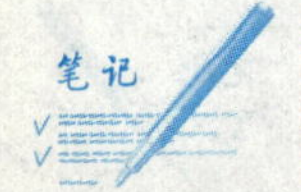

的研制、生产、经营、使用、监督及检验等活动的标准均不得低于《中国药典》的要求。药品标准的载入应当按照《中国药典》的收载原则进行。

国外主要药典

《美国药典》(USP)及《美国国家处方集》(NF)

《美国药典》(the United States Pharmacopeia，简称 USP)于 1820 年出第一版。《美国国家处方集》(The National Formulary，简称 NF)为《美国药典》补充资料，具有同样的法律约束力，于 1888 年出第一版。自 1975 年起，USP 及 NF 统一由美国政府所属的美国药典委员会(The United States Pharmacopeial Convention)编撰，并合并出版，简称 USP-NF，最新版的 USP38-NF33 于 2015 年5 月1 日起实施。

USP 中提供关于原料药和制剂的质量标准。NF 中提供关于辅料的质量标准。质量标准中包括成分或制剂的名称、定义、包装、储藏和标签要求和检测项目。《联邦食品、药品和化妆品法案》指定 USP-NF 作为在美国销售的药品的法定药品质量标准。USP-NF 也被有志于在全球销售药品的制造厂商广泛使用。符合 USP-NF 标准即意味着全球认可的质量保证。

《欧洲药典》(EP)

《欧洲药典》(European Pharmacopoeica，简称 EP)，是根据按欧洲条约序列号 134 修订的欧洲药典起草公约条款，由欧洲议会主持制定的，由 37 个成员国(包含法国、德国、英国、意大利等)政府和欧盟签字生效。欧洲药典委员会负责欧洲药典的编制，该委员会由缔约方指派代表团组成。第一版《欧洲药典》于 1977 年出版。以两种欧洲议会官方语言(即英语和法语)发行。最新 EP 第 8 版的实施日期为 2014 年 1 月 1 日。

《欧洲药典》为欧洲药品质量检测的唯一指导文献。所有药品和药用底物的生产厂家在欧洲范围内推销和使用的过程中，必须遵循《欧洲药典》的质量标准。《欧洲药典》的基本组成有凡例、通用分析方法(包括一般鉴别实验，一般检查方法，常用物理、化学测定法，常用含量测定法，生物检查和生物分析，生药学方法)，容器和材料、试剂、正文和索引等。正文品种的内容包括：品名、分子结构式、CA 登录号、化学名称及含量限度、性状、鉴别、检查、含量测定、贮藏、可能的杂质结构等。

《英国药典》(BP)

《英国药典》(British Pharmacopoeia，简称 BP)是英国药典委员会编撰，由英国卫生部颁布施行，首次出版于 1864 年，最新 BP 2015 的实施日期为 2015 年 1 月。

《英国药典》为读者提供了药用和成药配方标准以及公式配药标准，是英国制药标准的重要来源，也是药品质量控制、药品生产许可证管理的重要依据。

《日本药局方》(JP)

《日本药局方》(Pharmacopoeia Japonica，简称 JP)由日本药局方编辑委员会编纂，日本厚生省颁布执行。1886 年 6 月 25 号颁布第一版，最新 JP16 版于 2012 年 2 月发布。

《日本药局方》分两部出版，第一部收载原料药及其基础制剂，第二部主要收载生药，家庭药制剂和制剂原料。

(二)药品标准的修订与废止

《中国药典》一般每 5 年修订一次。根据药品标准管理的需要，需增补本的，原则上每年一版。新版的《中国药典》颁布实施后，原版《中国药典》载入的及增补本的药品标准同时作废。

笔记

五、中药标准化

（一）中医药标准化实施概况

为加快中医药走向世界，促进中医药事业可持续发展，更好地为人民健康服务，我国在加强中医药行业规范管理和中医药标准化方面做了大量工作。在《中医药标准化发展规划（2006—2010年）》中，也提出了全面实施中医药标准化战略，充分发挥标准化在中医药事业发展中的技术支撑和基础保障作用，提高中医药学术水平，增强技术创新能力。加强符合中药特点的科学、量化的中药质量控制技术研究，提高中成药、中药饮片、中药新药等的质量控制水平，该规划的目标已在2015版《中国药典》中得到充分体现。2011年出台的《我国国民经济和社会发展十二五规划纲要》首次将“支持中医药事业发展”单列一节，提出要加强中药资源保护、研究开发和合理利用，推进质量认证和标准建设。

（二）2015年版《中国药典》中药质量标准特点

2015年版《中国药典》中药质量标准进一步提高，与上版相比主要表现在进一步明确质量检测指标：

1. 在二氧化硫残留方面　根据中药材产地传统加工的实际情况，参考对食品和农副产品规定的二氧化硫限量标准，分别制定了中药材二氧化硫限量标准。

2. 在重金属及有害元素方面　根据常用中药材重金属及有害元素含量研究的结果，对部分海洋来源的中药材增加了限量检查，包括牡蛎、珍珠、蛤壳、昆布/海带4种药材，分别规定了铅、镉、砷、汞、铜的限量标准。

3. 在农药残留方面　进一步加强大宗、栽培、病虫害易于发生的中药材的农药残留控制。

4. 在黄曲霉毒素方面　对产地加工、贮藏过程中易于霉变的果实类、种子类、动物类及少数其他类中药材制定了黄曲霉素的限量标准。

上述中药安全性相关质量标准的提升，将有效地遏制中药材种植中滥用农药、产地加工和贮藏中滥用硫黄熏蒸，以及中药材和饮片贮藏过程中的霉变和变质等问题。以此为导向，不仅能够有效地提高中药材和饮片临床使用的安全性，而且能够整体提升中药材和饮片的质量，促进我国中药产业健康发展。

另外，在中药标准化建设方面，国家还加强了中药材规范化种植和中药饮片炮制规范研究，大力推行和实施GAP、GLP、GCP、GMP及GSP，对中药的研制、生产、流通、使用等过程加强规范化管理，不断提高中药行业的标准化水平。

第三节　药品监督管理体制

药品监督管理体制是指一定社会制度下药品监督管理系统的机构设置、职责划分及其相应关系的制度，即采取怎样的组织形式以及如何将这些组织形式结合成为一个合理的有机系统，并以怎样的手段、方法来实现监督管理的任务和目的。具体来说，药品监督管理体制是规定中央、地方、部门在各自方面的管理范围、职责权限、利益及其相互关系的准则。核心是药品监督管理机构的设置、职责分配以及各级构建的相互协调，其强弱直接影响到管理的效率和效能，在整个管理中起着决定性作用。目前，我国

笔记

药品监督管理体制主要由药品监督管理机构和药品监督管理技术支撑机构组成。

一、我国药品监督管理的历史沿革

新中国成立后，药品管理工作开始起步。1950 年卫生部成立了第一届中国药典编撰委员会，组织编印了第一部《中国药典》(1953 年)。1963 年颁布了综合性药政管理行政法规《关于药政管理的若干意见》，对药厂进行了第一次全国范围的大整顿。改革开放以后，医药购销政策全面放开，生产流通体制逐步完善，外资进入医药领域，医药产业迅猛发展，我国政府职能也不断转变，先后进行了三次行政管理体制改革，组建了国家医药管理局等专业管理部门，出台了《药品管理法》等法律法规，逐步规范药品管理。

1998 年，我国进行了第四次行政管理体制改革，此次改革重要措施之一是，将原卫生部下属的药政管理局和原国家经贸委管理的医药管理局合并，组建国家药品监督管理局，为国务院直属机构，划入国家质量技术监督局承担的中西药质量监督管理职能，划入国家中医药管理局的中药流通监管职能，负责对药品(含医疗器械)研究、生产、流通、使用全过程的监督管理，药品集中统一监管体制正式建立。

2000 年，国务院批转药品监督管理体制改革方案，明确省级以下药品监督管理机构实行垂直管理，省、自治区、直辖市药品监督管理局领导省级以下药品监督管理机构，履行法定的药品监督管理职能。

2003 年，继续围绕转变政府职能这一主题，我国进行了第五次行政体制改革，在国家药品监督管理局基础上组建国家食品药品监督管理局，为国务院直属机构，主要职责是继续行使药品监督管理职能，并负责对食品、保健食品、化妆品安全管理的综合监督和组织协调，依法组织开展重大事故的查处。

2008 年第十一届全国人民代表大会第一次会议审议通过的《关于国务院机构改革方案的说明》指出，食品药品直接关系人民群众的身体健康和生命安全，为进一步落实食品安全综合监督责任，理顺医疗管理和药品管理的关系，明确由卫生部承担食品安全综合协调、组织查处食品重大事故的责任，同时将国家食品药品监督管理局改由卫生部管理，相应对食品安全监管队伍进行整合，并要求将食品药品监督管理机构省级以下垂直管理改为由地方政府分级管理，业务接受上级主管部门和同级卫生部门的组织指导和监督。

2013 年，根据十二届全国人大一次会议通过的《国务院机构改革和职能转变方案》和《国务院关于机构设置的通知》(国发[2013]14 号)，将国务院食品安全委员会办公室职能、国家食品药品监督管理局职能、国家质量监督检验检疫总局中的生产环节食品安全监督管理职能、国家工商行政管理总局中的流通环节食品安全监督管理职能整合到一起，组建国家食品药品监督管理总局(China Food and Drug Administration，简称 CFDA)，并加挂国务院食品安全委员会办公室铭牌，为国务院直属机构。

二、药品监督管理部门

药品监督管理部门是指依照法律法规的授权和相关规定，承担药品研制、生产、流通和使用环节监督管理职责的组织机构。

1. 国家食品药品监督管理总局　内设 20 个管理机构，其中负责药品监督管理的

笔记

机构有综合司(政策研究室)、法制司、药品化妆品注册管理司(中药民族药监管司)、药品化妆品监管司、稽查局、应急管理司、科技和标准司等。主要机构设置见图2-1。

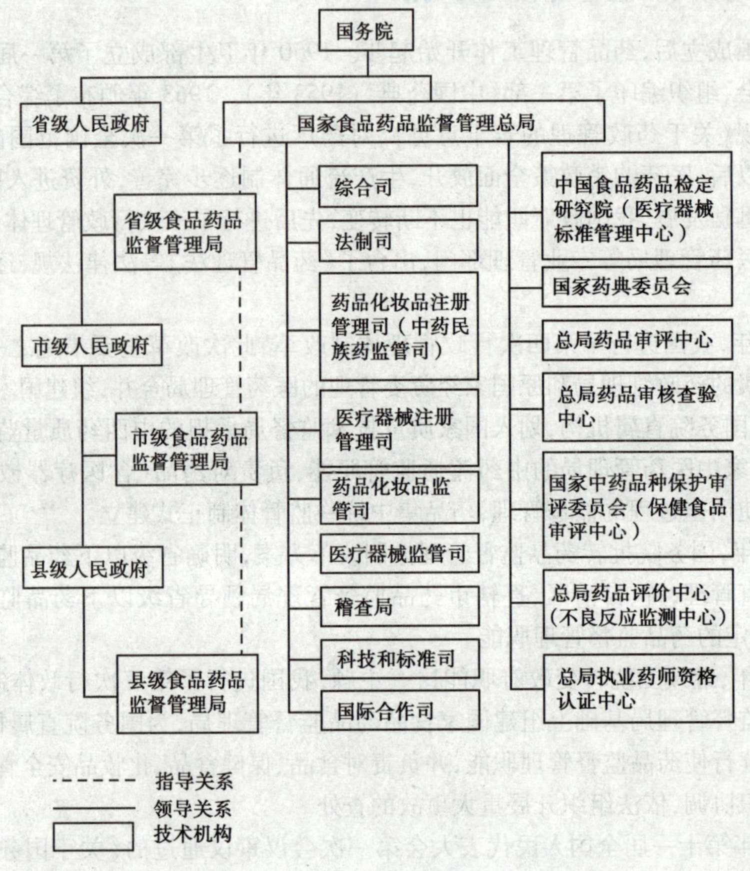

图2-1　我国药品监督管理体系示意图

主要职责是：

(1)负责起草食品(含食品添加剂、保健食品，下同)安全、药品(含中药、民族药，下同)、医疗器械、化妆品监督管理的法律法规草案，拟订政策规划，制定部门规章，推动建立落实食品安全企业主体责任、地方人民政府负总责的机制，建立食品药品重大信息直报制度，并组织实施和监督检查，着力防范区域性、系统性食品药品安全风险。

(2)负责制定食品行政许可的实施办法并监督实施。建立食品安全隐患排查治理机制，制定全国食品安全检查年度计划、重大整顿治理方案并组织落实。负责建立食品安全信息统一公布制度，公布重大食品安全信息。参与制定食品安全风险监测计划、食品安全标准，根据食品安全风险监测计划开展食品安全风险监测工作。

(3)负责组织制定、公布国家药典等药品和医疗器械标准、分类管理制度并监督实施。负责制定药品和医疗器械研制、生产、经营、使用质量管理规范并监督实施。负责药品、医疗器械注册并监督检查。建立药品不良反应、医疗器械不良事件监测体系，并开展监测和处置工作。拟订并完善执业药师资格准入制度，指导监督执业药师注册

笔记

工作。参与制定国家基本药物目录，配合实施国家基本药物制度。制定化妆品监督管理办法并监督实施。

(4)负责制定食品、药品、医疗器械、化妆品监督管理的稽查制度并组织实施，组织查处重大违法行为。建立问题产品召回和处置制度并监督实施。

(5)负责食品药品安全事故应急体系建设，组织和指导食品药品安全事故应急处置和调查处理工作，监督事故查处落实情况。

(6)负责制定食品药品安全科技发展规划并组织实施，推动食品药品检验检测体系、电子监管追溯体系和信息化建设。

(7)负责开展食品药品安全宣传、教育培训、国际交流与合作。推进诚信体系建设。

(8)指导地方食品药品监督管理工作，规范行政执法行为，完善行政执法与刑事司法衔接机制。

(9)承担国务院食品安全委员会日常工作。负责食品安全监督管理综合协调，推动健全协调联动机制。督促检查省级人民政府履行食品安全监督管理职责并负责考核评价。

(10)承办国务院以及国务院食品安全委员会交办的其他事项。

2. 地方食品药品监督管理局　2013 年 4 月国务院发布《关于地方改革完善食品药品监督管理体制的指导意见》(国发[2013]18 号)，要求加快推进地方食品药品监督管理体制改革，原则上参照国务院整合食品药品监督管理职能和机构的模式，结合本地实际，将原食品安全办、原食品药品监管部门、工商行政管理部门、质量技术监督部门的食品安全监管和药品管理职能进行整合，组建各级食品药品监督管理机构，在本辖区对食品药品实行统一监管，同时承担本级政府食品安全委员会的具体工作。地方各级食品药品监督管理机构领导班子由同级地方党委管理，业务上接受上级主管部门的指导。县级食品药品监督管理机构可在乡镇或区域设置食品药品监督管理派出机构。

3. 药品管理工作相关部门

(1)国家卫生和计划生育委员会：内设规划与信息司、法制司、药物政策与基本药物制度司、医政医管局等，分别负责相关药品管理工作。

(2)国家中医药管理局：负责指导民族药物的发掘、整理、总结和提高工作，负责中药资源普查，促进中药资源的保护、开发和合理应用，参与国家基本药物制度建设。

(3)国家发展与改革委员会：负责监测和管理药品宏观经济，制定医药行业发展规划，组织协调国家药品储备管理等工作。

(4)国家工商行政管理总局：负责药品生产、经营企业的工商登记、注册，查处无营业执照生产、经营药品的行为，监管药品广告，处罚发布违法药品广告和药品流通中各种不正当竞争、损害消费者利益等行为。

(5)人力资源与社会保障部：统筹建立覆盖城乡的社会保障体系，组织拟定定点医院、药店的医疗保险服务和生育保险服务管理、结算办法及支付范围等工作。

(6)工业和信息化部：负责拟订高技术产业中涉及生物医药的规划、政策和标准并组织实施，承担中药材生产扶持项目管理，同时配合药品监督管理部门承担对互联网药品信息服务、互联网药品交易的监管。

笔记

(7)商务部:药品流通行业主管部门,负责研究拟订药品流通行业发展的规划、政策和相关标准,推进药品流通行业结构调整,指导药品流通企业改革,推动现代药品流通方式的发展。

(8)海关总署:负责药品进出口口岸的设置,药品进口与出口的监管、统计与分析。

(9)公安部:负责涉药刑事案件的受理和立案侦查,协同药品监督管理部门打击违法制售假药、劣药的行为以及违法生产、销售和使用麻醉药品、精神药品等的犯罪行为。

三、药品监督管理技术支撑机构

1. 中国食品药品检定研究院(医疗器械标准管理中心)　原为中国药品生物制品检定所,于2010年9月更名为中国食品药品检定研究院,是国家检验药品、医疗器械、化妆品、保健食品、餐饮服务食品等质量的法定机构。主要承担药品的注册审批检验及其他药品质量检验;生物制品批签发相关工作;负责药品国家标准物质的研究、制备、标定、分发和管理工作;生产用菌毒种、细胞株的检定工作,承担医用标准菌毒种、细胞株的收集、鉴定、保存、分发和管理工作;承担对药品广告、互联网药品信息服务的技术监督工作;承担全国食品药品监管系统检验检测机构的业务指导、规划和统计等相关工作;承担严重药品不良反应或事件原因的实验研究等。

2. 国家药典委员会　主要承担《中国药典》及其增补本的编制与修订工作;组织制定和修订国家药品标准以及药用辅料、直接接触药品的包装材料和容器的技术要求与质量标准;负责《中国药典》和国家药品标准的宣传培训、技术咨询及相关丛书的编辑、出版和发行;负责药品标准信息化建设等。

3. 国家食品药品监督管理总局药品审评中心　主要承担对申请注册的药品进行技术审评,组织开展相关的综合评审工作;负责制定药品审评规范并组织实施;组织开展相关业务咨询服务及学术交流,组织开展药品审评相关的国际交流与合作等。

4. 国家食品药品监督管理总局食品药品审核查验中心　主要承担制定药品审核查验工作的技术规范和管理制度,参与制定药品、相关质量管理规范及指导原则等技术文件;组织开展药品注册现场核查相关工作及开展药物研究、药品生产质量管理规范相关的合规性核查和有因核查;承担相关国家核查员的聘任、考核、培训等日常管理工作,指导地方核查员队伍建设等。

5. 国家中药品种保护审评委员会(国家食品药品监督管理总局保健食品审评中心)　主要负责组织制订中药品种保护、保健食品、化妆品审评相关的技术标准和规范;负责组织国家中药品种保护的技术审评工作。负责对申请注册的保健食品、化妆品进行技术审评,承担保健食品、化妆品备案的相关技术工作。组织开展技术审评中有关问题的核查工作等。

6. 国家食品药品监督管理总局药品评价中心(国家药品不良反应监测中心)　主要负责组织制定药品不良反应、医疗器械不良事件监测与再评价以及药物滥用、化妆品不良反应监测的技术标准和规范;组织开展药品不良反应、医疗器械不良事件、药物滥用、化妆品不良反应监测工作;开展药品、医疗器械的安全性再评价工作;参与拟订、

笔记

调整国家基本药物目录、非处方药目录等。

7. 国家食品药品监督管理总局执业药师资格认证中心　主要承担执业药师资格准入制度及执业药师队伍发展战略研究，参与拟订完善执业药师资格准入标准并组织实施；承担执业药师资格考试相关工作。组织开展执业药师资格考试命题审题工作，编写考试大纲和应试指南。负责执业药师资格考试命题审题专家库、考试题库的建设和管理；组织制订执业药师认证注册工作标准和规范并监督实施。承担执业药师认证注册管理工作等。

第四节　药品监督管理

一、药品监督管理概述

药品监督管理是药事管理的主要内容，国家通过制定药品监督管理的法律法规，建立药品监督管理的机构和体制，对药品依法实施监督管理。

（一）药品监督管理的概念

药品监督管理（supervision and management of drug）是指各级药品监督管理机构依据法律法规，对药品的研制、生产、经营、使用等环节进行监督与检查，以保证药品质量，保障人体用药安全有效，维护公众身体健康和用药的合法权益。同时，保证药事管理法律法规的贯彻实施，规范药品的研制、生产、经营和使用的行为与秩序，保障企业、单位及个人从事药品领域活动的合法权益，促进健康发展。对违反药事管理法律法规的行为，依据法定的程序和方式追究其法律责任。

（二）药品监督管理的原则

1. 依法实施监督管理原则　依法实施监督管理是依法治国方针在药品监督管理中的体现，是国家药品监督管理的最基本原则。包含三个方面的含义，一是任何药品监督管理行为必须具有法律、法规依据；二是在药品管理法律、法规规定的权限内实施监督管理；三是适用药品管理法律、法规准确无误。

2. 遵守法定程序原则　根据行政法治原则，药品监督管理行为合法有效的要件包括实体合法和程序合法两个方面。实体合法要件是指药品监督管理部门处理药事活动要符合药事管理法律、法规规定的原则和精神，事实清楚、适用法律正确；程序合法要件是指药品监督管理的时限、步骤以及方式方法符合药品监督管理法律、法规的规定和要求。如果药品监督管理的程序不合法，无论其行政处理的决定是否正确，都会因程序不合法而导致药品监督管理部门在行政诉讼中败诉。

3. 以事实为依据，以法律为准绳原则　药品监督管理部门在监督管理过程中必须一切从实际出发，尊重客观事实，以客观存在的事实为依据，决不能凭主观想象。

（三）药品监督管理的分类

1. 按照药品监督管理的过程，可以分为预防性药品监督管理和一般性药品监督管理。预防性药品监督管理是指药品监督管理部门为防止危害后果的发生，依据药品监督管理法律、法规的规定，对药品的研制、生产、经营和使用等事项进行事前审批、验收或审核等监督管理活动，主要包括开办药品生产企业、药品经营企业的审批，GAP、

笔记

GLP、GMP和GSP等的认证，委托生产审批，药品注册审批等；一般性药品监督管理是指药品监督管理部门定期或不定期地对辖区内发生的药品的研制、生产、流通、使用活动等进行监督检查，以保证药事管理法律、法规得到正确地贯彻、实施，维护公众用药安全、有效。这种监督属于事中监督，如监督抽验、发布药品质量公告、不良反应的监测、GMP跟踪检查和飞行检查等。

2. 按照药品监督管理的行为方式，可以分为依职权的药品监督管理和依申请的药品监督管理。依职权的药品监督管理是药品监督管理的主要行为方式，是指药品监督管理部门根据法律、法规的授权，对药品的研制、生产、流通、使用活动是否遵守药事管理法律、法规的规定进行监督管理，发现问题及时采取措施，发现违法行为及时纠正和处理，维护药品管理法律、法规的正确实施，保证公众用药安全、有效；依申请的药品监督管理是药品监督管理部门只在管理相对人提出申请的情况下，才能依法采取的药品监督管理行为。例如，药品生产许可证、药品经营许可证的审批，药品注册的审批，GMP和GSP等的认证等。对于管理相对人的申请，药品监督管理部门必须在法律、法规规定的期限内实施相应的管理行为，并对相对人的申请做出正式答复。药品监督管理部门如未按法律、法规规定的期限答复的，即构成违法，要承担相应的法律责任。

二、药品安全规划

为进一步提高我国药品安全水平，国务院发布了《国家药品安全"十二五"规划》（国发[2012]5号）。规划从药品标准、生产、流通、使用、监管等方面提出了国家药品安全保障工作的具体指标和任务。

（一）发展目标

1. 总体目标　经过5年努力，药品标准和药品质量大幅提高，药品监管体系进一步完善，药品研制、生产、流通秩序和使用行为进一步规范，药品安全保障能力整体接近国际先进水平，药品安全水平和人民群众用药安全满意度显著提高。

2. 规划目标

（1）全部化学药品、生物制品标准达到或接近国际标准，中药标准主导国际标准制定。医疗器械采用国际标准的比例达到90%以上。

（2）2007年修订的《药品注册管理办法》施行前批准生产的仿制药中，国家基本药物和临床常用药品质量达到国际先进水平。

（3）药品生产100%符合修订的《药品生产质量管理规范》要求；无菌和植入性医疗器械生产100%符合《医疗器械生产质量管理规范》要求。

（4）药品经营100%符合《药品经营质量管理规范》要求。

（5）新开办零售药店均配备执业药师。2015年零售药店和医院药房全部实现营业时有执业药师指导合理用药。

（二）主要任务

"十二五"期间，我国药品安全的主要任务是全面提高国家药品标准，强化药品全过程质量监管、健全药品检验检测体系、提升药品安全监测预警水平、依法打击制售假劣药品行为、完善药品安全应急处置体系、加强药品监管基础设施建设、加快监管信息化建设、提升人才队伍素质。

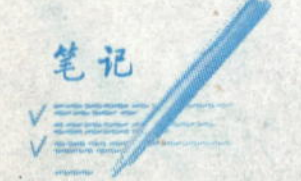

（三）保障措施

“十二五”规划提出六个方面的保障措施。一是要完善保障药品安全的配套政策，主要是指完善医药产业政策，调整产业结构，支持和鼓励企业科技创新。二是完善药品安全法律法规，推动制订执业药师法、修订《药品管理法》，研究制定处方药和非处方药分类管理条例等。三是加强药品安全监管能力建设。四是全面落实药品安全责任，进一步健全药品安全责任体系。五是完善执业药师制度，制订实施执业药师执业规范，严格执业药师准入，推进执业药师继续教育工程，提高执业药师整体素质，推动执业药师队伍发展。加大执业药师配备使用力度，自2012年开始，新开办的零售药店必须配备执业药师。到“十二五”末，所有零售药店和医院药房营业时有执业药师指导用药，逾期达不到要求的，取消售药资格。六是加强对规划实施工作的组织领导。

三、药品行政监督管理

根据法律法规的规定，药品监督管理部门行使以下行政监督管理职权：

（一）监督检查

各级药品监督管理部门有权按照法律法规的规定，对药品的研制、生产、流通、使用等全过程进行监督检查，接受监督检查的单位不得拒绝和隐瞒，应当主动配合。接受监督检查时，应当向药品监督管理部门提供真实情况，如研制资料、原始记录、生产记录、购销记录、处方登记等。

药品监督管理部门除了一般性监督检查，还应当对通过GMP、GSP认证的药品生产企业、药品经营企业进行认证后的跟踪检查，对企业贯彻执行GMP、GSP的情况实施动态监督管理。

（二）发布药品质量公告

药品质量公告是药品监督管理中的一项重要内容。从保障人民用药安全有效，对药品实行严格规范管理的角度出发，药品质量公告的重点是公告不符合国家药品质量标准的药品。2003年2月，国家食品药品监督管理局发布了《药品质量监督抽验管理规定》，就药品质量公告作了以下规定：药品质量公告由国家和省（区、市）药品监督管理部门定期发布。国家药品质量公告每年至少4期，每季度至少1期。省（区、市）药品质量公告每年至少2期，每半年至少1期。国家药品质量公告公布国家药品质量监督抽验结果。省（区、市）药品质量公告公布本省（区、市）药品质量监督抽验结果。省（区、市）药品质量公告，应当及时通过国家药品监督管理部门网站向社会公布，并在发布后5个工作日内报国家药品监督管理部门备案。公告不当的，必须在原公告范围内予以更正。

（三）采取行政强制措施与实施行政处罚

行政强制措施是对紧急情况的控制，目的在于防止可能存在质量问题的药品在社会上扩散，防止能够证明可能存在违法行为的证据的转移和灭失，不带有惩罚性，不属于行政处罚。药品监督管理部门对有证据证明可能危害公众健康的药品及有关材料可以采取查封、扣押的行政强制措施，并在7日内做出行政处理决定；药品需要检验的，必须自检验报告书发出之日起15日内做出行政处理决定。

药品监督管理部门实施查封、扣押的行政强制措施以后，有两种可能的后果，一

笔记

种是经过进一步的调查，证明先前怀疑的药品和有关材料不存在危险或违法行为，应当及时解除行政强制措施，恢复正常的药品生产、经营秩序和药品使用秩序。另一种是经过进一步的调查，证明确实存在危害人体健康的药品和违法行为，依法作出正式的行政处罚决定或行政处理决定。依法实施行政处罚是药品监督管理部门的法定职责之一。实施处罚时，要遵守《行政处罚法》规定的依法处罚原则，在其法定的职权范围内，以法律法规为依据，依照法定程序，在法定的处罚种类和处罚幅度内合理裁量和实施处罚。并且坚持处罚与教育相结合的原则，教育公众、法人或其他组织自觉遵守药事管理法律法规。公众、法人或其他组织享有陈述权、申辩权，对处罚不服的，有权依法申请行政复议或者提起行政诉讼。药品监督管理部门不得因陈述和申辩加重处罚。

（四）对药品不良反应危害采取必要的控制措施

药品监督管理部门应当组织药品不良反应的监测和上市后的药品再评价工作，对疗效不确切、不良反应大或者其他原因危害人体健康的药品，国家和省级药品监督管理部门可以采取停止生产、销售、使用的紧急控制措施，并应当于5日内组织鉴定，自鉴定结论做出之日起15日内依法做出行政处理决定。对已确认发生严重不良反应的药品应采取停止生产、销售和使用的紧急控制措施，防止该药品使用范围和损害继续扩大；同时，药品监督管理部门在采取紧急控制措施期间，可以组织有关专家进行鉴定，以便进一步做出行政处理决定。

行政处理决定包括以下两种情况：①经过权衡利弊，以最大可能保证用药者安全为前提，在可控制的条件下继续使用该药品。例如，采取修改说明书、调整用法用量、增加注意事项和给以特别警示等措施后，即可撤销对该药品的紧急控制措施；②经过鉴定后认为继续使用该药品不能保证用药者安全的，或者有其他更安全的同类药品可以取代的，由国家药品监督管理部门依法撤销该药品的注册批准文号或者进口药品注册证书；已经生产或进口的药品，由当地药品监督管理部门监督销毁或处理。

四、药品技术监督管理

药品质量监督检验是药品技术监督管理的主要形式。药品质量监督检验是国家药品检验机构按照国家药品标准，对需要进行质量监督的药品进行抽样、检查和验证并发出相关质量结果报告的药品技术监督过程，是药品监督管理的重要组成部分。药品质量监督必须采用检验手段，检验的目的是为了监督。因此，开展药品质量监督检验的技术必须是可靠的，数据必须是真实的。

（一）药品质量监督检验的性质

药品监督检验与药品生产检验、药品验收检验的性质不同。药品监督检验具有以下性质：①公正性：药品质量监督检验属于第三方检验，不涉及买卖双方的经济利益，不以营利为目的，因此具有公正性；②权威性：药品监督检验是代表国家对研制、生产、经营和使用的药品质量进行检验，具有比生产企业的生产检验或经营企业等的验收检验更高的权威性；③仲裁性：药品监督检验是根据国家相关的药事法律法规的规定进行的检验，检验结果具有法定意义，在法律上具有仲裁性。

（二）药品质量监督检验机构

根据《药品管理法》及其他有关规定，各级药品检验机构是执行国家对药品监督检验的法定性专业机构。国家依法设置的药品检验机构分为四级：①中国食品药品检定研究院；②省级药品检验所；③地市级药品检验所；④县级药品检验所。省和省以下各级药品检验机构受同级药品监督管理部门领导，业务技术接受上一级药品检验所指导。

（三）药品质量监督检验的类型

药品质量监督检验根据其目的和处理方法不同，可分为抽查检验、注册检验、指定检验、复验等类型。

1. 抽查检验　简称药品抽验，是国家依法对生产、经营和使用的药品质量进行有目的的调查和检查的过程，是药品监督管理部门通过技术方法对药品质量合格与否做出判断的一种重要手段。根据《药品质量监督抽验管理规定》（国食药监市[2006]379号），抽查检验分为评价性检验和监督检验。评价性检验是药品监督管理为掌握、了解辖区内药品质量总体水平与状态而进行的抽查检验工作，它是建立在以科学理论为基础，以数理统计为手段的药品质量评价抽检方式，准确客观的评价一类或一种药品的质量状况；监督检验是药品监督管理部门，为保证人民群众用药安全而对监督检查中发现的质量可疑药品所进行的有针对性的抽检。评价检验的抽样工作由药品检验机构承担；监督检验的抽样工作由药品监督管理部门承担，然后送达所属区划的药品检验机构检验。

药品抽查抽验分为国家和省（自治区、直辖市）两级。国家药品抽验以评价抽验为主，省级药品抽验以监督抽验为主。抽验结果由国家和省级药品监督管理部门定期发布在药品质量公告上。抽查检验是一种强制性检验，不收取费用，所需费用由财政列支。

2. 注册检验　包括样品检验和药品标准复核。样品检验是指药品检验所按照申请人申报或国家食品药品监督管理局核定的药品标准，对样品进行的检验；药品标准复核是指药品检验所对申报的药品标准中检验方法的可行性、科学性，设定的项目和指标能否控制药品质量等进行的实验室检验和审核工作。药品注册检验由中国食品药品检定研究院或省级药品检验所承担。进口药品的注册检验由中国食品药品检定研究院组织实施。

3. 指定检验　是指国家法律或药品监督管理部门规定的某些药品在销售前或者进口时，必须经过指定的药品检验机构检验，检验合格的，才准予销售的强制性药品检验。《药品管理法》规定下列药品在销售前或者进口时，必须经过指定药品检验机构检验，检验不合格的，不允许销售或者进口：①国家药品监督管理部门规定的生物制品；②首次在中国销售的药品；③国务院规定的其他药品。

4. 复验　是指药品抽验当事人对药品检验机构的检验结果有异议而向药品检验机构提出要求复核的检验。根据规定，当事人对检验结果有异议的，可以自收到药品检验结果7日内，向原药品检验机构或者上一级药品监督管理部门设置或确定的药品检验机构申请复验，也可以直接向中国食品药品检定研究院申请复验。除此以外的其他药品检验机构不得受理复验申请。复验的样品必须是原药品检验机构的同一药品的留样，除此之外的同品种、同批次的产品不得作为复验的样品。

本章小结

1. 学习内容

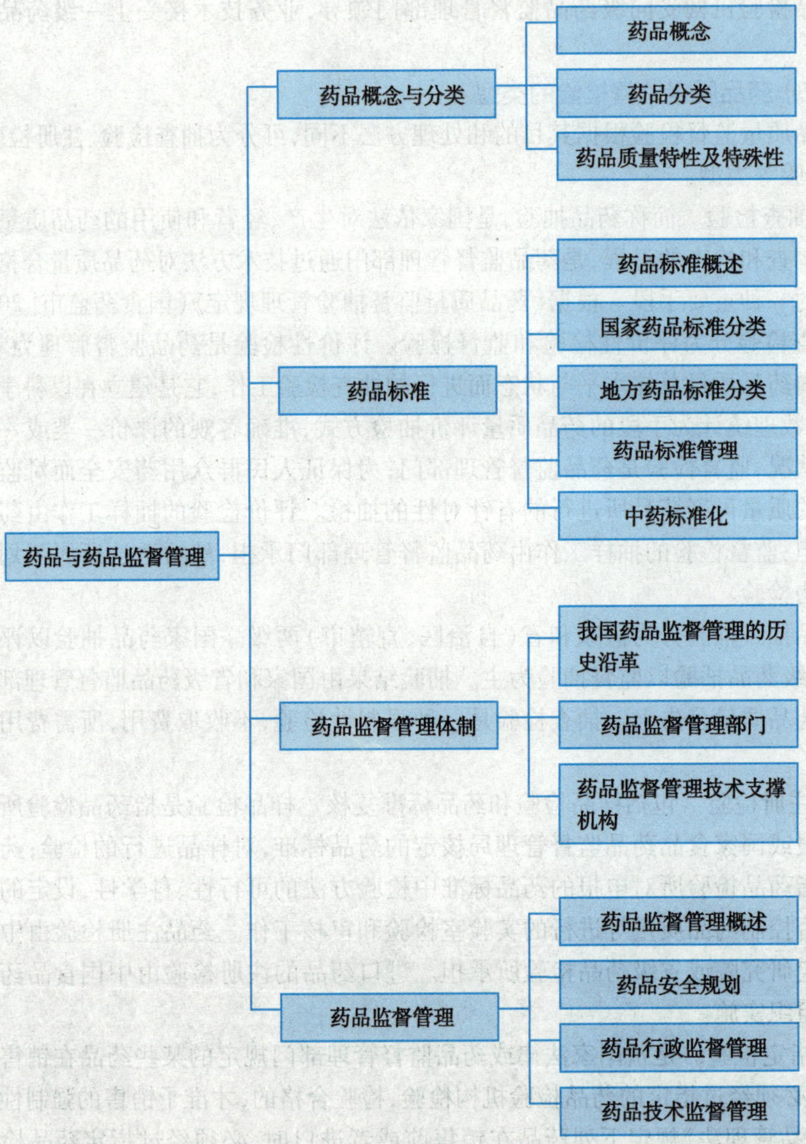

- 药品与药品监督管理
  - 药品概念与分类
    - 药品概念
    - 药品分类
    - 药品质量特性及特殊性
  - 药品标准
    - 药品标准概述
    - 国家药品标准分类
    - 地方药品标准分类
    - 药品标准管理
    - 中药标准化
  - 药品监督管理体制
    - 我国药品监督管理的历史沿革
    - 药品监督管理部门
    - 药品监督管理技术支撑机构
  - 药品监督管理
    - 药品监督管理概述
    - 药品安全规划
    - 药品行政监督管理
    - 药品技术监督管理

2. 学习方法

药品的定义、分类及特征是学习本课程的基础，应准确掌握。药品标准是判断药品质量合格与否的依据，也是学生未来从事药学工作的重要工具，应系统掌握药品标准尤其是国家药品标准的分类及内容。对药品监督管理的学习应从不同层级、不同分类出发，采用比较记忆方法及浏览相关政府网站，了解药品监督管理的内容及监管体制，重点是药品质量监督检验及药品监督管理技术支撑机构的职责。

（裴志东）

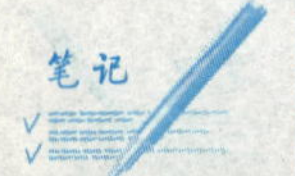

复习思考题

1. 举例说明药品的两重性,及对药品实施监督管理的必要性。
2. 我国的药品标准主要包括哪些?解释药品地方标准的法律效力。
3. 药品质量监督检验的性质和类型是什么?
4. 我国药品监督管理技术支撑机构的分布及主要职责?

第三章

国家药物政策

学习目的

通过本章学习，使学生熟悉国家药物政策的相关内容和国家对药品监督管理的主要制度，为以后的实际工作做准备。

学习要点

国家药物政策的概念；基本药物制度的概念；基本药物目录的管理；基本药物质量监督、报销与补偿及使用管理的主要内容；药品分类管理的具体措施；医疗保险药品目录、定点零售药店与外配处方管理的主要内容；国家药品储备管理的主要措施；国家重点保护的野生药材名录与分级管理规定。

第一节　国家药物政策概述

一、国家药物政策概念

世界卫生组织（World Health Organization，WHO）1975 年在第 28 次国际卫生会议上首次提出国家药物政策（National Drug/Medicine Policy，NDP 或 NMP）概念。国家药物政策是国家在药品领域的行动纲领，包括政府在药品领域构建的中长期政策目标以及解决药品领域诸多问题的总体政策框架，用以指导药品研发、生产、流通和使用等具体政策，促进国民健康水平和医药产业健康发展。国家药物政策是国家卫生政策的组成部分。

二、国家药物政策与制度的关系

药品管理制度是为实现某一特定政策目标而建立的一组药品管理规则或规则体系，包括药品研制管理制度、生产供应管理制度、使用管理制度以及经济管理制度等。这些规则中的一些内容可能已经上升为法律法规，也可能尚未上升为法律法规，以某种指导性文件的形式存在。

从国家药物政策、药物管理制度、药事管理法律法规三者的关系来看，国家药物政策是一种宏观性的纲领，为各项药物管理制度的建设提供宏观的政策环境，对各项药品管理制度的制定和实施以及药事管理立法具有普遍的导向作用。国家药物政策可

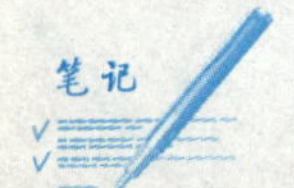

以通过这种导向机制发挥作用,但更主要的作用机制是通过具体化为相关药品管理制度和药事管理法律法规,来保证实现其政策目标。尤其是国家药物政策上升为法律以后,其内容得到具体化和定型化,法律的国家强制性、严格的程序性、切实的可诉性,使国家药物政策目标的实现得到可靠的保障。

国家药品管理制度的建立和实施以及国家药事管理立法都需要国家药物政策的指导。各项药品管理制度是国家药物政策的具体化,同时对药事管理立法也具有一定的导向作用,许多药品管理制度也需要通过法律化,转化为法律制度,借助法律的国家强制力来保障各项管理制度的有效实施。

三、国家药物政策的目标与构成

从广泛的意义上讲,国家药物政策应该促进药物领域的平等和可持续性。国家药物政策总的目标是为确保:①药品的可获得性,基本药物(essential medicines)的公平获得和可承受力;②药品的质量安全,所有药品的质量可靠、安全、有效;③药品的合理应用,医务人员和消费者共同促进治疗合理性和药品的成本效益使用。

国家药物政策是一个综合框架,其中每个构成要素都为实现政策总体目标发挥着各自不同的重要作用。政策应该平衡这些不同的目的和目标,从而构成一个完整和连贯的体系。国家药物政策由一系列政策目标和政策措施构成,包括药品研制政策、生产供应政策、使用政策和经济政策等内容。具体包括:基本药物遴选、药品筹资(资金筹措)、经济可负担性、供应系统、药品监管、合理使用、人力资源、相关研究、监测评估等。

第二节 国家基本药物制度

一、国家基本药物制度的内涵

我国政府非常重视基本药物制度的建立。1979 年,我国开始参加 WHO 基本药物行动计划。1982 年,国家卫生管理部门会同国家医药管理局制定了我国第一个《国家基本药物目录》(西药部分)。1992 年,国家卫生管理部门颁布了《制定国家基本药物工作方案》,成立国家基本药物领导小组,将实施国家基本药物与医疗制度改革相结合。1997 年,《中共中央、国务院关于卫生改革与发展的决定》进一步提出“对纳入国家基本药物目录和质优价廉的药品,制定鼓励生产流通的政策”。2006 年,《中共中央关于构建社会主义和谐社会若干重大问题的决定》再次提出“建立国家基本药物制度,整顿药品生产和流通秩序,保证群众基本用药”。2009 年 1 月,《中共中央、国务院关于深化医药卫生体制改革意见》提出初步建立国家基本药物制度,并从目录制定、生产供应、价格、规范使用、报销等方面进行详细规定。2009 年 8 月,我国国家卫生管理部门等 9 部委联合发布了“关于印发《关于建立国家基本药物制度的实施意见》的通知”(以下简称“实施意见”)和《国家基本药物目录管理办法(暂行)》进一步明确基本药物及其制度的概念、国家基本药物工作委员会职责和促进国家基本药物制度推行的相关措施。2015 年 4 月,在评估调研基本药物目录实施情况的基础上,9 部委修订并出台了《国家基本药物目录管理办法》。

（一）基本药物的概念

基本药物的概念在实践中不断发展和完善。自20世纪70年代以来，WHO对基本药物的概念进行了多次修正。1977年，WHO提出基本药物是最重要的、基本的、不可缺少的、满足人们必需的药品。2002年，基本药物的概念有了巨大发展，WHO提出"基本药物是满足人们基本的健康需要，根据公共卫生的现状、有效性和安全性，以及成本-效果比较的证据作遴选的药品。"

我国基本药物的概念也伴随着国家基本药物制度的逐渐完善在发生变化。1992年，国家基本药物领导小组提出国家基本药物是从我国目前临床应用的各类药物中经过科学评价而遴选出的在同类药品中具有代表性的药品，其特点是疗效肯定、不良反应小、质量稳定、价格合理、使用方便等。2009年，"实施意见"明确规定基本药物是适应基本医疗卫生需求，剂型适宜，价格合理，能够保障供应，公众可公平获得的药品。

（二）国家基本药物制度的概念

国家基本药物制度（National Essential Drug System，NEDS）是为维护人民群众健康、保障公众基本用药权益而确立的一项重大国家医药卫生政策，是国家药品政策的核心和药品供应保障体系的基础，涉及基本药物的遴选、生产、流通、使用、定价、报销、监测评价等多个环节。国家基本药物制度首先在政府举办的基层医疗卫生机构实施，主要内容包括国家基本药物目录的遴选调整、生产供应保障、集中招标采购和统一配送、零差率销售、全部配备使用、医保报销、财政补偿、质量安全监管以及绩效评估等相关政策与办法。

我国幅员辽阔，城乡、地区发展差异大，在全国范围内建立基本药物制度，有利于提高群众获得基本药物的可及性，保证群众基本的用药需求；有利于维护群众的基本医疗卫生权益，促进社会公平正义；有利于改变医疗机构"以药补医"的运行机制，体现基本医疗卫生的公益性；有利于规范药品生产、流通、使用行为，促进合理用药，减轻群众负担。

二、国家基本药物目录管理

国家基本药物目录是国家基本药物制度的核心和基础。1975年，WHO首次提出基本药物的理念，1977年公布了第1版《基本药物目录（Essential Drugs List，EDL）》。我国于1982年发布了第一个《国家基本药物目录》后，从1996—2004年，每2年调整一次目录。自2009年我国启动新一轮医疗卫生体制改革开始，每3年调整一次基本药物目录。我国历版国家基本药物目录见表3-1。

表3-1　我国历版国家基本药物目录

发布（调整）时间	西药 （包括化学药品和生物制品）	中成药	总计
1982年	278种	—	278种
1996年	699种	1699种	2398种
1998年	740种	1333种	2073种
2000年	770种	1249种	2019种

续表

发布(调整)时间	西药(包括化学药品和生物制品)	中成药	总计
2002 年	759 种	1242 种	2001 种
2004 年	773 种	1260 种	2033 种
2009 年	205 种	102 种	307 种
2012 年	317 种	203 种	520 种

(注:2009 版和 2012 版还包含中药饮片,中药饮片的基本药物管理暂按国务院有关部门关于中药饮片定价、采购、配送、使用和基本医疗保险给付等政策规定执行。)

1. 国家基本药物目录的构成　国家基本药物目录中的药品包括化学药品、生物制品、中成药和中药饮片。化学药品和生物制品主要依据临床药理学分类,中成药主要依据功能分类。化学药品和生物制品的名称采用中文通用名称和英文国际非专利药名中表达的化学成分的部分,剂型单列;中成药采用药品通用名称。中药饮片未列出具体品种,但规定颁布了国家标准的中药饮片为国家基本药物,国家另有规定的除外。

2. 国家基本药物目录的遴选原则　国家基本药物的遴选按照防治必需、安全有效、价格合理、使用方便、中西药并重、基本保障、临床首选和基层能够配备的原则,结合我国用药特点,参照国际经验,合理确定品种(剂型)和数量。国家基本药物目录的制定应当与基本公共卫生服务体系、基本医疗服务体系、基本医疗保障体系相衔接。国家卫生管理部门会同有关部门起草国家基本药物目录遴选工作方案和具体的遴选原则,经国家基本药物工作委员会审核后组织实施。

3. 不纳入国家基本药物目录的药品范围　国家基本药物目录中的药品应当是《中华人民共和国药典》收载的,国家药品监督管理部门或原卫生管理部门公布药品标准的品种。除急救、抢救用药外,独家生产品种纳入国家基本药物目录的应当经过单独论证。以下药品不得纳入目录遴选范围:①含有国家濒危野生动植物药材的;②主要用于滋补保健作用,易滥用的;③非临床治疗首选的;④因严重不良反应,国家药品监督管理部门明确规定暂停生产、销售或使用的;⑤违背国家法律、法规,或不符合伦理要求的;⑥国家基本药物工作委员会规定的其他情况。

4. 国家基本药物工作委员会　国家基本药物工作委员会负责协调、解决、制定和实施国家基本药物制度过程中各个环节的相关政策问题,确定国家基本药物制度框架,确定国家基本药物目录遴选和调整的原则、范围、程序和工作方案,审核国家基本药物目录,各有关部门在职责范围内做好国家基本药物遴选调整工作。委员会由国家卫生计生委、国家发展改革委、工业和信息化部、财政部、人力资源和社会保障部、商务部、国家食品药品监督管理总局、国家中医药管理局、总后勤部国家卫生管理部门组成。办公室设在国家卫生计生委,承担国家基本药物工作委员会的日常工作。按照国家基本药物工作委员会确定的原则,国家卫生计生委负责组织建立国家基本药物专家库,报国家基本药物工作委员会审核。专家库主要由医学、药学、药物经济学、医疗保险管理、卫生管理和价格管理等方面专家组成,负责国家基本药物的咨询和评审工作。

笔记

5. 制定国家基本药物目录的程序 制定国家基本药物目录的程序:①从国家基本药物专家库中,随机抽取专家成立目录咨询专家组和目录评审专家组,咨询专家不参加目录评审工作,评审专家不参加目录制订的咨询工作;②咨询专家组根据循证医学、药物经济学对纳入遴选范围的药品进行技术评价,提出遴选意见,形成备选目录;③评审专家组对备选目录进行审核投票,形成目录初稿;④将目录初稿征求有关部门意见,修改完善后形成送审稿;⑤送审稿经国家基本药物工作委员会审核后,授权卫生计生委发布。

6. 国家基本药物目录的调整 国家基本药物目录的遴选与调整应当科学、公正、公开、透明,建立健全循证医学、药物经济学评价标准和工作机制,科学合理地制定目录。广泛听取社会各界的意见与建议,接受社会监督。鼓励科研机构、医药企业、社会团体等开展国家基本药物循证医学、药物经济学评价工作。国家基本药物目录在保持数量相对稳定的基础上,实行动态管理,原则上 3 年调整一次。必要时,经国家基本药物工作委员会审核同意,可适时组织调整。

调整的品种和数量应当根据以下因素确定:①我国基本医疗卫生需求和基本医疗保障水平变化;②我国疾病谱变化;③药品不良反应监测评价;④国家基本药物应用情况监测和评估;⑤已上市药品循证医学、药物经济学评价;⑥国家基本药物工作委员会规定的其他情况。其中,具有以下情形的品种应调出国家基本药物目录:①药品标准被取消的;②国家药品监督管理部门撤销其药品批准证明文件的;③发生严重不良反应的;④根据药物经济学评价,可被风险效益比或成本效益比更优的品种所替代的;⑤国家基本药物工作委员会认为应当调出的其他情形。

三、基本药物质量监督管理

依据“实施意见”,为加强基本药物质量安全监管,国家食品药品监督管理部门于 2009 年 9 月下发了《关于加强基本药物质量监督管理的规定》,就基本药物的质量管理进一步做出了明确的规定。

1. 明确监管职责 国家食品药品监督管理部门负责组织协调、监督指导全国基本药物质量监督管理工作;省级食品药品监督管理部门负责组织实施和指导协调本辖区内基本药物质量监督管理工作;省以下食品药品监督管理部门负责具体实施基本药物生产、配送和使用环节的质量监督管理工作。各级食品药品监督管理部门应当按照职责分工和属地管理的原则,各负其责,切实加强基本药物质量监督管理,确保基本药物质量。省级食品药品监督管理部门之间应当相互配合,加强沟通协调,建立和完善信息通报机制,强化基本药物质量监督管理。地方各级食品药品监督管理部门应当进一步加强对城市社区和农村基本药物质量监督管理,充分发挥农村药品监督网在保证基本药物质量监督管理中的作用。

2. 提高质量标准 基本药物生产企业应当主动开展药品标准研究和修订工作,完善和提高药品标准。国家食品药品监督管理总局组织对基本药物的标准逐一进行评估,加快推进基本药物标准提高工作。对需要完善标准的,基本药物生产企业应当按照要求完成标准的修订工作;对同一药品存在不同标准的,国家食品药品监督管理总局按照标准先进性的原则予以统一提高。国家食品药品管理部门将基本药物的标准优先纳入《中华人民共和国药典》。

笔记

3. 完善基本药物生产、配送质量规范

（1）生产企业：基本药物生产企业应当：①根据基层医疗卫生机构和其他不同层级医疗机构的用药特点，在确保基本药物质量的前提下，采用适宜包装，方便使用；②改变基本药物剂型和规格必须严格按照《药品注册管理办法》的规定办理；③对处方和工艺进行自查，针对基本药物生产规模大、批次多的特点，严格按照《药品生产质量管理规范》组织生产，建立和实施质量受权人制度，完善质量管理、强化风险控制体系建设，对原辅料采购、投料、工艺控制及验证、产品检验、放行等环节加强管理，确保药品质量；④省级食品药品监督管理部门应当组织对基本药物生产企业进行处方和工艺核查，建立基本药物生产核查品种档案，核查结果不符合要求的，企业不得组织生产。

（2）配送企业：基本药物的配送企业应当严格按照《药品经营质量管理规范》的要求，加强对基本药物进货、验收、储存、出库、运输等环节的管理；对农村、偏远地区的药品配送，必须根据药品包装及道路、天气状况等采取相应措施，防止运输过程中不良因素对药品质量造成影响。

（3）医疗机构和零售药店：医疗机构和零售药店必须按照规定加强对基本药物进货、验收、储存、调配等环节的管理，保证基本药物质量。零售药店应当充分发挥执业药师等药学技术人员的作用，指导患者合理用药。食品药品监督管理部门应当加强对医疗机构和零售药店基本药物质量的日常监督检查，对违法行为要依法予以查处，对医疗机构的查处结果应当及时通报同级卫生行政部门。

4. 加强质量监督检查　对基本药物定期进行质量抽检，并向社会及时公布抽检结果。国家对基本药物实行全品种覆盖抽查检验，并及时向社会公布抽验结果。国家食品药品监督管理总局组织基本药物的评价抽验，在年度药品抽验计划中加大对基本药物的抽验比例。省级食品药品监督管理部门应加强对本辖区内基本药物生产企业的监督检查，每年组织常规检查不得少于两次。对检查中发现的问题，及时督促企业整改。对存在违法行为的，依法予以查处，并将查处结果通报本省基本药物招标采购机构。应制定基本药物的监督抽验年度计划，统一组织、统筹协调辖区内基本药物的监督抽验，每年至少对辖区内基本药物生产企业生产的基本药物进行一次抽验。县级以上食品药品监督管理部门应当结合本辖区实际，加强对辖区内基本药物经营企业和使用单位的监督抽验。

5. 进行全品种电子监管　原国家食品药品监督管理局于 2010 年 5 月发布《关于基本药物进行全品种电子监管工作的通知》、2012 年 2 月发布《关于基本药物生产配送企业全面实行电子监管有关事宜的公告》，明确要求：①凡生产基本药物品种的中标企业，应在 2011 年 3 月 31 日前加入药品电子监管网，基本药物品种出厂前，生产企业须按规定在上市产品最小销售包装上加印（贴）统一标识的药品电子监管码，并通过监管网进行数据采集和报送；凡经营基本药物品种的企业，须按规定进行监管码信息采集和报送；②2011 年 4 月 1 日起，对列入基本药物目录的品种，未入网及未使用药品电子监管码统一标识的，一律不得参与基本药物招标采购；③对未中标的基本药物目录品种生产企业的电子监管工作，要按照国家局的部署逐步完成；④2012 年 2 月底前，所有生产企业生产的基本药物品种必须赋码，所有基本药物配送企业必须通过电子监管网实现数据上传，不能开展基本药物品种核注核销的企业不得承担基本药物

笔记

配送工作。

6. 加强不良反应监测与报告　基本药物生产企业应加强和完善基本药物不良反应监测，建立健全药品安全预警和应急处置机制，完善药品召回管理制度，保证用药安全。基本药物生产、配送企业以及医疗机构和零售药店应当建立健全药品不良反应报告、调查、分析、评价和处理制度，主动监测、及时分析、处理和上报药品不良反应信息，对存在安全隐患的，应当按规定及时召回。各级食品药品监督管理部门应当进一步加强药品不良反应报告与监测工作，及时分析评价基本药物不良反应的病例报告，完善药品安全预警和应急处置机制。国家食品药品监督管理总局组织开展基本药物品种的再评价工作，并将再评价结果及时通报国家卫生管理部门。

四、基本药物采购管理

药品集中采购是公立医院改革的重要环节，也是药品生产流通领域改革的重要内容。2006 年以后，我国推行以省（区、市）为单位的网上药品集中采购，在规范药品采购行为、保证药品质量和用药安全、降低药品虚高价格、遏制医药购销领域不正之风等方面发挥了积极作用，特别是实施基本药物制度，构建基层药品采购新机制，取得了新突破，人民群众得到了明显实惠，各地也积累了丰富经验。2015 年 2 月国务院办公厅印发了《关于完善公立医院药品集中采购工作的指导意见》（国办发［2015］7 号），明确了我国基本药物借鉴国际药品采购通行做法，充分吸收基本药物采购经验，坚持以省（区、市）为单位的网上药品集中采购方向，实行一个平台、上下联动、公开透明、分类采购，采取招生产企业、招采合一、量价挂钩、双信封制、全程监控等措施，加强药品采购全过程综合监管，切实保障药品质量和供应。同时鼓励地方结合实际探索创新，进一步提高医院在药品采购中的参与度。

1. 招标采购　政府举办的医疗卫生机构使用的基本药物，由省级人民政府指定以政府为主导的药品集中采购相关机构按《招标投标法》和《政府采购法》的有关规定，实行省级集中网上公开招标采购。药品招标采购要坚持“质量优先、价格合理”的原则，坚持全国统一市场，不同地区、不同所有制企业平等参与、公平竞争。充分依托现有资源，逐步形成全国基本药物集中采购信息网络。参与投标的基本药物生产、经营企业资格条件由各地结合企业的产品质量、服务和保障能力制定。由招标选择的药品生产企业、具有现代物流能力的药品经营企业或具备条件的其他企业统一配送。药品配送费用经招标确定。其他医疗机构和零售药店基本药物采购方式由各地确定。

2. 定点生产　完善国家药品储备制度，确保临床必需、不可替代、用量不确定、企业不常生产的基本药物生产供应。对用量小、临床必需的基本药物可通过招标采取定点生产等方式确保供应，对定点生产品种各地不再单独进行基本药物招标。截至 2015 年，国家工业和信息化部确定了去乙酰毛花苷注射液、盐酸洛贝林注射液、盐酸多巴酚丁胺注射液、甲巯咪唑片四个品种的定点生产。

3. 购销合同　加强基本药物购销合同管理。生产企业、经营企业和医疗卫生机构按照《合同法》等规定，根据集中采购结果签订合同，履行药品购销合同规定的责任和义务。合同中应明确品种、规格、数量、价格、回款时间、履约方式、违约责任等内容。各级卫生行政部门要会同有关部门督促检查。

五、基本药物的报销与补偿

凡是纳入基本医保药品目录范围的药物，因病情需要使用且符合医保相关报销规定的，均能得到规定比例的报销。基本药物全部纳入基本医疗保障药品报销目录的范围，而且报销比例明显高于非基本药物。

"实施意见"要求实施基本药物制度的政府办城市社区卫生服务机构和基层医疗卫生机构，要全部配备使用基本药物并实现零差率销售。基本药物零差率销售，降低了基本药物价格，但也使基层医疗卫生机构的收入减少。为维持正常的运行，国务院办公厅下达了《关于建立健全基层医疗卫生机构补偿机制的意见》（国办发［2010］62号）、《关于巩固完善基本药物制度和基层运行新机制的意见》（国办发［2013］14 号）以及财政部、国家卫生计生委关于印发《基层医疗卫生机构实施国家基本药物制度补助资金管理办法》的通知（2014 年 9 月 24 日财社［2014］139 号）等文件规定，建立健全稳定长效的多渠道补偿机制，支持各地实施基本药物制度。

实施基本药物制度后，中央财政为支持基层医疗卫生机构实施国家基本药物制度、推进基层医疗卫生机构综合改革设立了专项补助资金。政府举办的乡镇卫生院、城市社区卫生服务机构的人员支出和业务支出等运行成本通过服务收费和政府补助补偿。基本医疗服务主要通过医疗保障付费和个人付费补偿；基本公共卫生服务通过政府建立的城乡基本公共卫生服务经费保障机制补偿；经常性收支差额由政府按照"核定任务、核定收支、绩效考核补助"的办法补助。政府负责其举办的乡镇卫生院、城市社区卫生服务机构按国家规定核定的基本建设经费、设备购置经费、人员经费和其承担公共卫生服务的业务经费。按扣除政府补助后的服务成本制定医疗服务价格，体现医疗服务合理成本和技术劳务价值，并逐步调整到位。按上述原则补偿后出现的经常性收支差额由政府进行绩效考核后，根据服务数量和质量等绩效将基本公共卫生服务经费及时足额拨付到基层医疗卫生机构予以补助。

六、基本药物的使用管理

政府举办的基层医疗卫生机构全部配备和使用国家基本药物。在建立国家基本药物制度的初期，政府举办的基层医疗卫生机构确需配备、使用非目录药品，暂由省级人民政府统一确定，并报国家基本药物工作委员会备案。配备使用的非目录药品执行国家基本药物制度相关政策和规定。其他各类医疗机构也要将基本药物作为首选药物并达到一定使用比例，具体使用比例由卫生行政部门确定。

医疗机构要按照国家基本药物临床应用指南和基本药物处方集，加强合理用药管理，确保规范使用基本药物。政府举办的基层医疗卫生机构增加使用非目录药品品种数量，应坚持防治必需、结合当地财政承受能力和基本医疗保障水平从严掌握。具体品种由省级卫生行政部门会同发展改革（价格）、工业和信息化、财政、人力资源社会保障、食品药品监管、中医药等部门组织专家论证，从国家基本医疗保险药品目录（甲类）范围内选择，确因地方特殊疾病治疗必需的，也可从目录（乙类）中选择。增加药品应是多家企业生产品种。民族自治区内政府举办的基层医疗卫生机构配备使用国家基本药物目录以外的民族药，由自治区人民政府制定相应管理办法。

笔记

第三节 药品分类管理

一、药品分类管理基本概念

（一）药品分类管理的发展历程

20 世纪 50 ~ 60 年代，出于用药安全和对毒性、成瘾性药品销售及使用进行管理的需要，西方发达国家已开始将药品分为处方药和非处方药两类，即实行药品分类管理制度。20 世纪 80 年代初，WHO 开始向其他国家推行这一管理模式。目前，已有 100 多个国家和地区对药品实行了分类管理。

我国在实行药品分类管理以前，医院药房销售的药品都需要处方，而社会药店除了对麻醉药品、精神药品、医疗用毒性药品、放射性药品和戒毒药品的销售有特殊限制外，包括抗生素、注射剂、大输液等在内的其他药品基本处于自由销售状态，使得药品滥用、群体耐药性增加等现象无法得到有效遏制，消费者用药存在严重的安全隐患。为了防止药品滥用、保障用药安全，自 1995 年开始，我国探索药品分类管理工作。1997 年 1 月《中共中央、国务院关于卫生改革与发展的决定》提出了国家建立和完善药品分类管理制度；1999 年开始药品分类管理试点工作，并先后颁布了《处方药与非处方药分类管理办法（试行）》（2000 年 1 月施行）和《处方药与非处方药流通管理暂行规定》、《药品流通监督管理办法（暂行）》等对处方药和非处方药的生产、流通和使用等作出了详细要求；2001 年修订的《药品管理法》也明文规定国家对药品实行处方药和非处方药分类管理制度。2011 年《中国非处方药行业发展蓝皮书》显示，从 2000—2010 年，我国正式施行药品分类管理的十年间，OTC 市场有了快速的发展。我国的药品分类管理制度逐步走向完善，药品分类管理工作有计划、有步骤的推行。

（二）药品分类管理相关定义

1. 药品分类管理　药品分类管理是国际通行的管理办法。它是根据药品的安全性，依其品种、规格、适应证、剂量及给药途径等的不同，将药品分为处方药和非处方药，并作出相应的生产、经营、使用、广告等方面的管理规定。

2. 处方药　处方药（prescription drug or ethical drug）是指凭执业医师或执业助理医师的处方方可购买、调配和使用的药品。处方药一般有如下特点：①患者难以正确掌握其使用剂量和使用方法；②患者自身难以完成给药，无法达到治疗目的。因此，患者只有就诊后，由医生开具处方，并在医务人员的指导、监控下使用，才能保证用药的安全和有效。新药和列入国家特殊管理的药品基本都是处方药。

3. 非处方药　非处方药（nonprescription drug）在国外又称之为“可在柜台上买到的药物”（over the counter），简称 OTC，是指由国家药品监督管理部门公布的，不需要凭执业医师或执业助理医师处方，消费者自行判断、购买和使用的药品。根据药品的安全性又将非处方药分为甲、乙两类。甲类非处方药必须在具有《药品经营许可证》的药品零售企业出售；乙类非处方药经审批后，可以在其他商业企业（商场、超市等）经营。非处方药主要有以下特点：①安全性高，正常使用时无严重不良反应或其他严重的有害的相互作用；②疗效确切，使用时患者可以觉察治疗效果；

笔记

③在规定条件下质量稳定；④使用方便，使用时不需要医务人员的指导、监控和操作，可由患者自行选用。

处方药和非处方药不是药品本质的属性，只是管理上的界定。无论是处方药还是非处方药，都是药品监督管理部门批准的合法药品。非处方药也是药品，具有药品的各种属性，虽然安全性较高，但并非绝对的"保险药"。

二、药品分类管理的目的及意义

实行处方药与非处方药分类管理的目的在于一方面有效地加强对处方药的监督管理，防止消费者因自我行为不当导致滥用药物和危害健康；另一方面，通过规范对非处方药的管理，引导消费者科学、合理地进行自我保健。其意义主要表现在：

(1)保证公众用药安全有效、方便及时：一方面对安全性大的药品实行非处方药管理，有利于增强人们的自我药疗、自我保健意识；另一方面对不适于自我药疗的品种实行处方管理，在医师的监督下使用，有利于减少药品滥用，提高医疗质量。

(2)合理分配医疗资源，降低医疗费用：政府可依照药品分类情况，按照医疗费用"大病统筹，小病自负"的原则规定报销和不可报销的药品品种。消费者随着生活水平的提高，自我保健、自我药疗意识也不断增强，"大病去医院，小病进药店"的观念日益深入人心，自我判断、购买和使用非处方药大大节约了诊疗费用和治疗时间。

三、药品分类管理的具体措施

目前，关于药品分类管理主要依据《非处方药专有标识管理规定》(暂行)、《处方药与非处方药分类管理办法》(试行)、《处方药与非处方药流通管理暂行规定》及《关于开展处方药与非处方药转换评价工作的通知》。此外，2007 年颁布的《药品流通监督管理办法》也作了相关的具体规定。

(一)目录管理

1. 非处方药　国家药品监督管理部门组织遴选和公布非处方药目录，并对目录中的药品进行监测和评价，根据临床安全信息，对目录中存在安全隐患或不适宜按非处方药管理的品种进行调整，及时转换为处方药后按处方药管理。非处方药目录的遴选原则主要有：

(1)应用安全：药品不会导致严重的不良反应，如致畸、致癌、致出生缺陷、致死、危及生命以及导致住院等；不产生药物依赖性；无潜在毒性不易引起蓄积中毒；不良反应发生率低甚至程度轻微，有的基本无不良反应。中成药还要求组方合理，无不良相互作用，处方中无"十八反"、"十九畏"，重金属限量不超过国内或国外公认标准。

(2)疗效确切：药品的适应证或功能主治明确，临床作用确切、效果好，不需经常调整剂量，连续使用不引起耐药性。

(3)质量稳定：药品质量可控，在规定条件下性质稳定。

(4)使用方便：用药时不需做特殊检查和试验，以口服、外用、吸入等剂型为主。

2. 处方药　我国目前没有制定处方药目录，但规定了零售药店不得经营的 9 大

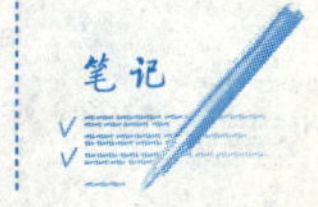

类药品种类和必须凭处方销售的10大类药品种类。具体为：

零售药店不得经营的9大类药品种类为：①麻醉药品；②第一类精神药品；③放射性药品；④终止妊娠药品；⑤蛋白同化制剂；⑥肽类激素（胰岛素除外）；⑦药品类易制毒化学品；⑧疫苗；⑨我国法律法规规定的其他药品零售企业不得经营的药品。

零售药店必须凭处方销售的10大类药品种类为：①注射剂；②医疗用毒性药品；③第二类精神药品；④九大不得经营的药品以外其他按兴奋剂管理的药品；⑤精神障碍治疗药（抗精神病、抗焦虑、抗躁狂、抗抑郁药）；⑥抗病毒药（逆转录酶抑制剂和蛋白酶抑制剂）；⑦肿瘤治疗药；⑧含麻醉药品的复方口服液和曲马多制剂；⑨未列入非处方药目录的抗菌药和激素；⑩其他必须凭处方销售的药品。

（二）专有标识管理

1. 非处方药　非处方药的包装和说明书上必须印有规定的非处方药专有标识，未印有专有标识的非处方药一律不准出厂。我国非处方药专有标识图案为椭圆形背景下三个英文字母“OTC”，这也是国际上对非处方药的习惯称谓。非处方药专有标识的图案分为红色和绿色，红色用于甲类非处方药，绿色用于乙类非处方药和用作指南性标识。使用非处方药专有标识时，药品的使用说明书和大包装可以单色印刷，标签和其他包装必须按国家药品监督管理部门公布的色标要求印刷。单色印刷时，标识下方必须标示“甲类”或“乙类”字样。专有标识和标签、说明书必须一体化印刷，其大小可根据实际需要设定，但必须醒目、清晰，并按照规定的坐标比例（30∶14）使用。具体标识图案如下见图3-1。

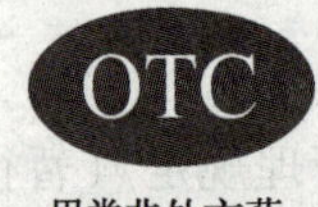

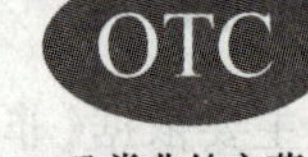

图3-1　非处方药标识图

2. 处方药　我国实行特殊管理的药品（麻醉药品、精神药品、医疗用毒性药品和放射性药品）一般属于处方药，其标签和说明书上必须印有规定的标识。

（三）生产、批发管理

处方药和非处方药生产、批发企业必须具有《药品生产许可证》、《药品经营许可证》，必须按照有关规定向具有合法经营资格的药品零售企业和医疗机构销售，并按规定保存销售记录备查。生产企业必须将相应的警示语或忠告语醒目地印制在药品包装或药品说明书上，其忠告语分别为“凭医师处方销售、购买和使用”和“请仔细阅读药品使用说明书并按说明使用或在药师指导下购买和使用”。

每个销售基本单元包装必须附有说明书。非处方药标签和说明书的文字表述应当科学、规范、准确，容易理解，便于患者自行判断、选择和使用。说明书的内容应按相关规定印刷。

药品生产、批发企业不得以任何方式直接向患者推荐、销售处方药。

（四）零售管理

1. 零售药店

（1）销售处方药的零售药店必须配备执业药师审核处方，《药品经营许可证》、执业药师证书应悬挂在醒目、易见的地方。执业药师应佩戴标明其姓名、技术职称等内

笔记

容的胸卡。执业药师或药师不在岗时，应当挂牌告知，并停止销售处方药和甲类非处方药。

(2)处方药、非处方药应当分柜摆放。不得采用有奖销售、附赠药品或礼品等方式销售处方药。

(3)处方药不得采用开架自选的销售方式，必须凭执业医师或执业助理医师的处方销售、购买和使用。执业药师或药师必须对医师处方进行审核、签字后，依据处方正确调配、销售药品。处方必须留存2年以上备查。

2. 普通商业企业

(1)普通商业企业不得销售处方药和甲类非处方药。在药品零售网点不足的地区，符合条件的普通商业企业经地市级以上药品监督管理部门审查、批准、登记，颁发乙类非处方药准销标志，可以销售乙类非处方药。其销售人员和相关管理人员须经专业培训，由省级以上药品监督管理部门或其授权的药品监督管理部门考核、合格后持证上岗。

(2)普通商业企业必须从具有《药品经营许可证》、《药品生产许可证》的药品批发、生产企业采购乙类非处方药，并按规定保存采购记录备查。

(3)连锁超市销售的乙类非处方药必须由连锁总部统一从合法供应渠道和供应商采购、配送，分店不得单独采购。总部必须配备与经营药品和经营规模相适应的仓储条件，至少配备1名药师以上技术职称的药学技术人员，负责进货质量验收及日常质量管理工作。

(五)广告管理

处方药只允许在国务院卫生行政部门和国家药品监督管理部门共同指定的医学、药学专业刊物上介绍，不得在大众传播媒介进行广告宣传。

仅宣传非处方药药品名称(包括通用名、商品名)的无须经过审查批准，宣传除药品名称以外的内容的必须申请广告批准文号。非处方药经批准可在大众媒介上进行广告宣传，但不得在儿童类节目或刊物上发布广告。

四、“双跨”药品的管理

1.“双跨”药品的界定 有些药品根据其适应证、剂量和疗程的不同，既可以作为处方药，又可以作为非处方药，这种具有双重身份的药品就是“双跨”药品。这类药品的部分适应证适合患者自我判断和自我药疗。于是，在限适应证、限剂量、限规格、限疗程的规定下，将此部分作为非处方药品，而患者难以判断的部分则仍作为处方药。

目前，我国公布的“双跨”药品有2300多个品种，包括化学药物约300种，中药2000多种。其中以消化系统和解热镇痛类药物居多。

2. 管理要求

(1)包装、标签和说明书 由于“双跨”药品既能按处方药管理又能按非处方药管理，因此必须分别使用处方药和非处方药两种标签和说明书，包装颜色也应有明显区别。国家规定为非处方药部分的，必须按照国家公布的非处方药品使用说明书、标签、包装、专有标识进行审核登记、生产上市；而原处方药部分仍按原批准使用的说明书、标签、包装生产和使用，仍作为处方药品。

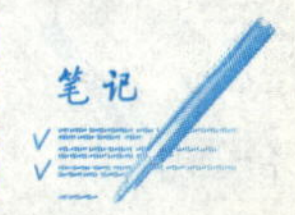

(2)商品名称 “双跨”药品不论是作为处方药还是非处方药,应当有相同的商品名,且其商品名不得扩大或暗示作为处方药或非处方药的疗效。

(3)销售与广告管理 “双跨”品种的销售和广告分别按照处方药与非处方药进行管理,在药品零售企业陈列药品时,对“双跨”品种应该按专有标识对药品进行分柜摆放。

五、处方药与非处方药转换评价

国家食品药品监督管理部门对非处方药目录实行动态管理。

1. 处方药转换评价为非处方药 不得申请将处方药转换评价为非处方药的情形有:①监测期内的药品;②用于急救和其他患者不适于自我治疗疾病的药品,如用于肿瘤、青光眼、消化道溃疡、精神病、糖尿病、肝病、肾病、前列腺疾病、免疫性疾病、心脑血管疾病、性传播疾病等的治疗药品;③消费者不便自我使用的药物剂型,如注射剂、埋植剂等剂型;④用药期间需要专业人员进行医学监护或指导的药品;⑤需要在特殊条件下保存的药品;⑥作用于全身的抗菌药、激素(避孕药除外);⑦含毒性中药材且不能证明其安全性的药品;⑧原料药、药用辅料、中药材及饮片;⑨国家规定的麻醉药品、精神药品、医疗用毒性药品和放射性药品及其他特殊管理的药品;⑩其他不符合非处方药要求的药品。

2. 非处方药转换评价为处方药 国家食品药品监督管理部门负责组织对已批准为非处方药品种的监测和评价工作,对存在安全隐患或不适宜按非处方药管理的药品转换为处方药,按处方药管理。

第四节 医疗保险药品的管理

一、基本医疗保险体系

(一)我国医疗保障体系改革的历程和基本框架

改革开放以来,党中央、国务院陆续做出一系列重大决策,积极推进基本医疗保险制度改革:1994 年在江苏镇江、江西九江开展职工医疗保险改革试点;1998 年底开始在全国推行城镇职工基本医疗保险制度改革,实现由公费劳保医疗的单位福利制度向社会保险制度的转轨;2003 年,开展新型农村合作医疗制度试点,2008 年在全国范围推开;2003 年、2005 年分别建立农村和城市医疗救助制度,对低保等困难群众进行救助;2007 年,开展城镇居民基本医疗保险试点,把学生、儿童、老人等城镇非从业人员纳入保障范围,2009 年城镇居民医保制度在全国全面推开。

(二)我国基本医疗保障主要政策

1. 城镇职工基本医疗保险

(1)覆盖范围:城镇所有用人单位,包括企业、机关、事业单位、社会团体、民办非企业单位及其职工,都要参加城镇职工基本医疗保险。实际上覆盖了城镇全体从业人员。

(2)筹资标准:医疗保险费由用人单位和职工共同缴纳。用人单位缴费率控制在职工工资总额的 6% 左右,在职职工缴费率为本人工资的 2%,退休人员个人不缴费。

具体缴费比例由各统筹地区根据实际情况确定。

(3)统筹层次:原则上以地级以上行政区为统筹单位,也可以县(市)为统筹单位,京津沪原则上在全市范围内实行统筹。目前,全国多数地区为县级统筹。

(4)费用支付:城镇职工基本医疗保险基金由统筹基金和个人账户构成。个人账户主要支付门诊费用、住院费用中个人自付部分以及在定点药店购药费用。统筹基金用于支付符合规定的住院医疗费用和部分门诊大病医疗费用,起付标准为当地职工年平均工资的10%(实际在5%左右),最高支付限额(封顶线)为当地职工年平均工资的6倍左右。

2. 城镇居民基本医疗保险

(1)覆盖范围:城镇中不属于城镇职工基本医疗保险制度覆盖范围的学生(包括大学生)、少年儿童和其他非从业城镇居民,都可自愿参加城镇居民医疗保险。

(2)筹资标准:由各地按照低水平起步的原则,根据本地经济发展水平、居民家庭和财政负担的能力合理确定。

(3)政府补助:为了引导和帮助广大城镇居民缴费参保,城镇居民基本医疗保险实行了政府补助的政策。

(4)费用支付:城镇居民基本医疗保险不建立个人账户,基金主要用于支付住院医疗费用和部分门诊大病费用。此外,为解决参保居民常见病、多发病的门诊医疗费用负担问题,部分地区开展了门诊统筹,将普通门诊医疗费用纳入医疗保险支付范围。

3. 新型农村合作医疗　简称“新农合”。“新农合”是以政府资助为主、针对农村居民的一项基本医疗保险制度。

(1)覆盖范围:所有农村居民都可以家庭为单位自愿参加新型农村合作医疗。

(2)筹资和政府补助:政府对所有参合农民给予适当补助。

(3)待遇标准:新农合一般采取以县(市)为单位进行统筹,主要补助参合农民的住院医疗费用。各县(市)确定支付范围、支付标准和额度。

4. 城乡医疗救助　城乡医疗救助体系是我国多层次医疗保障体系的兜底层次,包括城市医疗救助制度和农村医疗救助制度。由政府财政提供资金,主要是为无力进入基本医疗保险体系以及进入后个人无力承担自付费用的城乡贫困人口提供帮助,使他们能够与其他社会成员一样享有基本医疗保障。社会医疗救助的对象是因病致贫的低收入者和贫困者,资金主要由财政支持,也可以吸纳社会捐助等其他来源的资金。

5. 基本医疗保险对医疗服务管理主要政策　医疗保险的保障功能需要通过购买医疗服务来实现。医疗保险机构对医疗机构的服务行为进行有效管理和引导,主要的管理手段是三个目录、两个定点、一个结算办法,简称“三二一”。

(1)服务项目管理:通过制定相关标准和办法,确定基本医疗保险可以支付的医疗服务项目范围。主要包括基本医疗保险药品目录、诊疗项目、医疗服务设施标准,简称“3个目录”。参保人员在“3个目录”规定范围内发生的医疗费用,由基本医疗保险基金按规定支付。

(2)就医管理:城镇基本医疗保险实行定点医疗机构和定点药店管理。医疗保险经办机构同定点机构签订协议,明确各自的责任、权利和义务。参保人员在定点

笔记

医疗机构就医发生的费用，按基本医疗保险规定支付。参保人员可以选择若干包括社区、基层医疗机构在内的定点医疗机构就医、购药，也可以持处方在若干定点药店购药。

(3)结算管理：目前各地实行按服务项目付费、按服务单元付费、按人头付费、总额预付制、按病种付费等多种结算方式。

二、基本医疗保险药品目录

为了保障职工基本医疗用药，合理控制药品费用，规范基本医疗保险用药范围管理，根据《国务院关于建立城镇职工基本医疗保险制度的决定》(国发[1998]44号)，1999年颁布《城镇职工基本医疗保险用药范围管理暂行办法》。

1. 纳入《基本医疗保险药品目录》需具备的条件　基本医疗保险用药范围通过制定《基本医疗保险药品目录》(以下简称《药品目录》)进行管理。

纳入《药品目录》的药品，应是临床必需、安全有效、价格合理、使用方便、市场能够保证供应的药品，并具备下列条件之一：①《中华人民共和国药典》(现行版)收载的药品；②符合国家药品监督管理部门颁布标准的药品；③国家药品监督管理部门批准正式进口的药品。

不能纳入基本医疗保险用药范围的药品包括：①主要起营养滋补作用的药品；②部分可以入药的动物及动物脏器，干(水)果类；③用中药材和中药饮片泡制的各类酒制剂；④各类药品中的果味制剂、口服泡制剂；⑤血液制品、蛋白类制品(特殊适应证与急救、抢救除外)；⑥劳动保障部规定基本医疗保险基金不予支付的其他药品。

2.《药品目录》品种与分类　《药品目录》所列药品包括西药、中成药(含民族药，下同)、中药饮片(含民族药，下同)。西药和中成药列入基本医疗保险基金准予支付的药品目录，药品名称采用通用名，并标明剂型。中药饮片列入基本医疗保险基金不予支付的药品目录，药品名称采用药典名。

《药品目录》中的西药和中成药在《国家基本药物》的基础上遴选，分为"甲类目录"和"乙类目录"。"甲类目录"是临床治疗必需，使用广泛，疗效好，同类药品中价格低的药品。"乙类目录"是可供临床治疗选择使用，疗效好，同类药品中比"甲类目录"药品价格略高的药品。"甲类目录"由国家统一制定，各地不得调整。"乙类目录"由国家制定，各省、自治区、直辖市可根据当地经济水平、医疗需求和用药习惯，适当进行调整，增加和减少的品种数之和不得超过国家制定的"乙类目录"药品总数的15%。

3. 基本医疗保险对医保药品的支付规定　基本医疗保险参保人员使用《药品目录》中的药品，所发生的费用按以下原则支付：①使用"甲类目录"的药品所发生的费用，按基本医疗保险的规定支付；②使用"乙类目录"的药品所发生的费用，先由参保人员自付一定比例，再按基本医疗保险的规定支付。个人自付的具体比例，由统筹地区规定，报省、自治区、直辖市劳动保障行政部门备案；③使用中药饮片所发生的费用，除基本医疗保险基金不予支付的药品外，均按基本医疗保险的规定支付；④急救、抢救期间所需药品的使用可适当放宽范围，各统筹地区要根据当地实际制定具体的管理办法。

笔记

4.《药品目录》中的药品删除情形 在国家《药品目录》中的药品,有下列情况之一的,从基本医疗保险用药范围或国家和地方的《药品目录》中删除:①药品监管局撤销批准文号的;②药品监管局吊销《进口药品注册证》的;③药品监管局禁止生产、销售和使用的;④经主管部门查实,在生产、销售过程中有违法行为的;⑤在评审过程中有弄虚作假行为的。

国家《药品目录》的组织制定工作由人力资源和社会保障部负责。原则上每三年调整一次,各省、自治区、直辖市《药品目录》进行相应调整。国家《药品目录》的新药增补工作每年进行一次,各地不得自行进行新药增补。增补进入国家"乙类目录"的药品,各省、自治区、直辖市可根据实际情况,确定是否进入当地的"乙类目录"。

三、定点零售药店的管理

为规范医疗保险制度的实施,有效控制医疗费用增长,城镇居民基本医疗保险和城镇职工医疗保险实行定点医疗机构和定点零售药店管理。定点零售药店,是指经统筹地区劳动保障行政部门资格审查,并经社会保险经办机构确定的,为城镇职工基本医疗保险参保人员提供处方外配服务的零售药店。处方外配是指参保人员持定点医疗机构处方,在定点零售药店购药的行为。外配处方必须由定点医疗机构医师开具,有医师签名和定点医疗机构盖章。处方要有药师审核签字,并保存 2 年以上以备核查。

定点零售药店应配备专(兼)职管理人员,与社会保险经办机构共同做好各项管理工作。对外配处方要分别管理、单独建账。定点零售药店要定期向统筹地区社会保险经办机构报告处方外配服务及费用发生情况。

社会保险经办机构要加强对定点零售药店处方外配服务情况的检查和费用的审核。定点零售药店有义务提供与费用审核相关的资料及账目清单。

1. 定点零售药店审查和确定 为保证基本医疗保险用药的品种和质量,引入竞争机制,合理控制药品服务成本,方便参保人员就医后购药和便于管理,定点零售药店应具备以下条件:①持有《药品经营许可证》和《营业执照》,经药品监督管理部门年检合格;②遵守《中华人民共和国药品管理法》及有关法规,有健全和完善的药品质量保证制度,能确保供药安全、有效和服务质量;③严格执行国家、省(自治区、直辖市)规定的药品价格政策,经物价部门监督检查合格;④具备及时供应基本医疗保险用药、24 小时提供服务的能力;⑤能保证营业时间内至少有 1 名药师在岗,营业人员需经地级以上药品监督管理部门培训合格;⑥严格执行城镇职工基本医疗保险制度有关政策规定,有规范的内部管理制度,配备必要的管理人员和设备。

2. 申请成为医保定点药店需提交的材料 愿意承担城镇职工基本医疗保险定点服务的零售药店,应向统筹地区劳动保障行政部门提出书面申请,并提供以下材料:①药品经营许可证和营业执照的副本;②药师以上药学技术人员的职称证明材料;③药品经营品种清单及上一年度业务收支情况;④药品监督管理、物价部门监督检查合格的证明材料;⑤劳动保障行政部门规定的其他材料。

3. 社保机构对定点药店的申请审理确认与管理 劳动保障行政部门根据零售药店的申请及提供的各项材料,对零售药店的定点资格进行审查。

笔记

统筹地区社会保险经办机构在获得定点资格的零售药店范围内确定定点零售药店，统发定点零售药店标牌，并向社会公布，供参保人员选择购药。

社会保险经办机构要与定点零售药店签订包括服务范围、服务内容、服务质量、药费结算办法以及药费审核与控制等内容的协议，明确双方的责任、权利和义务。协议有效期一般为1年。任何一方违反协议。对方均有权解除协议，但须提前通知对方和参保人，并报劳动保障行政部门备案。社会保险经办机构要按照基本医疗保险有关政策规定和与定点零售药店签订的协议，按时足额结算费用。对违反规定的费用，社会保险经办机构不予支付。

劳动保障行政部门要组织药品监督管理、物价、医药行业主管部门等有关部门，加强对定点零售药店处方外配服务和管理的监督检查。要对定点零售药店的资格进行年度审核。对违反规定的定点零售药店，劳动保障行政部门可视不同情况，责令其限期改正，或取消其定点资格。

第五节　国家药品储备制度

国家储备药品是国家为了维护公众的身体健康、保证紧急需要而平时储备管理的，在国内发生重大灾情、疫情及其他突发事件时国务院规定的部门可以紧急调用的药品。

目前，我国的药品储备已由单纯的战备作用扩大到外援、救灾、防疫和应对突发事故等方面，也可以作为一种宏观调控手段调节国内药品供需关系、调控药品价格。因此，国家药品储备制度具有非常重要的现实意义。

一、国家药品储备制度发展历程

药品储备是一种宏观调控手段，我国国家药品储备制度的发展过程大体可以分为以下两个阶段，即一级储备、静态管理阶段和两级储备、动态管理阶段。

1. 一级储备、静态管理阶段　20世纪70年代初，为保证灾情、疫情及突发事故发生后对药品和医疗器械的紧急需要，我国建立了中央一级储备、静态管理的国家药品储备制度，国家拨出专款，在全国修建了13个药品储备库。由原国家医药管理局负责医药储备工作。

2. 两级储备、动态管理阶段　1997年7月，国务院发布《关于改革和加强医药储备管理工作的通知》，提出了“建立中央与地方两级医药储备制度”的具体措施。并于1997年12月颁布了《国家药品医疗器械储备管理暂行办法》，明确了在中央统一政策、统一规划、统一组织实施的原则下，建立中央与地方（省、自治区、直辖市）两级医药储备制度，实行统一领导、分级负责的管理体制。医药储备实行品种控制、总量平衡的动态储备，有偿调用，以保证储备资金的安全、保值和有效使用。1999年6月颁布的《国家医药储备管理办法》，对医药储备做了新规定，明确了中央医药储备主要负责储备重大灾情、疫情及重大突发事故和战略储备所需的特种药品、专项药品及医疗器械；地方医药储备主要负责储备地区性或一般灾情、疫情及突发事故和地方常见病防治所需的药品和医疗器械。同时，将医药储备工作主管部门改为国家经济贸易委员会即现在的国家发展和改革委员会。2011年，国家出台的《医药工业“十二五”发展规

笔记

划》提出了要完善两级医药储备制度。统筹整合中央、地方医药储备资源，实现两级储备的互补和联动，提高国家医药储备应急反应能力，提高财政资金的使用效率。建立全国联网的医药储备信息平台，加强动态监测，保障在公共事件发生时医药物资的足量供应。

二、我国药品储备制度

（一）主管机构及职责

国家发展和改革委员会负责协调全国的医药储备工作。主要职责是：①负责对各省级人民政府或其指定的职能部门动用中央医药储备申请的审批；②根据国家需要，负责调剂、调用地方医药储备的审批；③会同有关部门制定或调整国家医药储备管理的有关政策，监督、检查国家医药储备政策的贯彻和执行情况；④负责组织编制中央医药储备年度计划；⑤会同有关部门确定并适时调整中央储备药品的品种；⑥负责选择承担中央医药储备的企业，并监督企业做好医药储备的各项管理工作；⑦商财政部后安排下达中央医药储备资金，并会同财政、金融及审计等部门做好中央医药储备资金的监督管理、财务审计工作；⑧负责建立医药储备统计制度，组织对承担医药储备任务的企业进行检查、培训和考核，推广医药储备的先进经验；⑨负责指导地方医药储备工作。

（二）承担医药储备任务企业的条件及职责

1. 承担医药储备任务企业的条件　承担医药储备任务的企业，分别由国家医药储备主管部门和省级医药储备管理部门根据企业管理水平、仓储条件、企业规模及经营效益等情况会同同级财政部门择优选定，这些企业必须是国有或国有控股的大中型医药企业，并通过《药品经营质量管理规范》（以下简称“GSP”）认证，亏损企业不得承担医药储备任务。

2. 承担储备任务企业的职责　①执行医药储备管理部门下达的储备计划；②依照医药储备管理部门下达的调用通知单，执行储备药品的调用任务，确保调用时储备药品及时、有效的供应；③负责对储备药品进行适时轮换，保证储备药品的质量；④建立健全企业内部医药储备管理的各项规章制度，加强储备药品的原始记录、账卡、档案等的基础管理工作，建立健全企业内部医药储备资金管理制度，确保医药储备资金的安全和保值；⑤按时、准确上报各项医药储备统计报表；⑥负责对从事医药储备工作的人员进行培训，不断提高其业务素质和管理水平。

与医药储备有关的政府部门、承担医药储备任务的企业，均应设立24小时传真电话，建立24小时值班制度，并将单位名称、负责人及值班电话上报国家医药储备主管部门。

（三）药品储备的管理措施

1. 储备计划管理　医药储备实行严格的计划管理。中央和地方医药储备计划，分别由国家医药储备主管部门和省级医药储备管理部门下达。

每年2月底前，国家医药储备主管部门根据国家有关部门的灾情、疫情预报等，按照实际需要和适当留有余地的原则，协商卫生、财政等部门后，制订年度中央医药储备计划，下达给有关企业执行，并抄送有关部门。地方医药储备年度计划，要参照中央医药储备计划并结合当地实际情况制订，并于每年4月底前上报国家医药储备主管部门

笔记

备案。地方医药储备计划进行调整，须报国家医药储备主管部门备案。

承担医药储备任务的企业要与相应的医药储备管理部门签订"医药储备责任书"，认真执行储备计划，在储备资金到位后一个月内，保证储备计划的落实。计划的变动或调整，需报国家医药储备主管部门审核批准。企业调出药品后，应按储备计划及时补齐相应的品种及数量。

医药生产企业应优先满足承担储备任务的企业对储备药品的收购要求。部分供应短缺的品种，各级医药储备管理部门应帮助承担储备任务的企业解决。

2. 储存管理　医药储备实行品种控制、总量平衡的动态储备。在保证储备药品的品种、质量、数量的前提下，承担储备任务的企业要根据具体药品的有效期及质量要求对储备药品适时进行轮换，储备药品的库存总量不得低于计划总量的70%。

承担储备任务的企业要切实加强其储备药品的质量管理，落实专人负责，建立月检、季检制度，检查记录参照GSP实施指南。储备药品入、出库要实行复核签字制。

3. 调用管理

(1)医药储备调用的总体原则：①发生一般灾情、疫情及突发事故或一个省、自治区、直辖市范围内发生灾情、疫情及突发事故需要紧急动用医药储备时，由本省、自治区、直辖市在省级医药储备内供应；②发生较大灾情、疫情及突发事故或发生灾情、疫情及突发事故涉及若干省、自治区、直辖市时，首先动用本省、自治区、直辖市医药储备，不足部分按有偿调用的原则，向相邻省、自治区、直辖市人民政府或其指定的部门请求动用其医药储备，仍难以满足需要时再申请动用中央医药储备；③发生重大灾情、疫情及重大突发事故时，应首先动用地方医药储备，不能满足需要时，可申请动用中央医药储备；④没有建立地方医药储备的省、自治区、直辖市，原则上不得申请动用中央医药储备。

(2)各级医药储备主管部门之间的调用原则：①各省级人民政府可以指定申请使用中央医药储备的责任部门，并报国家医药储备主管部门备案；②地方需要动用中央医药储备时，可以由省级人民政府或其指定的职能部门向国家医药储备主管部门提出申请，国家医药储备主管部门与有关部门协商后，下达调用药品品种、数量通知单，由有关承储单位组织调运相应的储备药品；③申请动用中央医药储备的省级人民政府或其指定的职能部门要及时将货款支付给调出企业，供需双方应在储备药品调出十日内补签购销合同；④本着有偿调用的原则，国家医药储备主管部门可以根据需要调用地方医药储备。

(3)医药储备企业在调用中的任务：承担医药储备任务的企业接到调用通知后，须在规定的时限内将药品发到指定地区和单位，并对调出药品的质量负责。有关部门和企业要积极为紧急调用储备药品的运输提供条件。遇有紧急情况如中毒、爆炸、突发疫情等事故发生，承担储备任务的企业接到国家医药储备主管部门的电话或传真后，可按要求先发送储备药品。申请调用的省级人民政府或其指定的职能部门要在一周内补办有关手续。

(4)储备药品的补调：中央储备药品在调用过程中如发现质量问题，应就地封存，事后按规定进行处理。接收单位和调出单位应立即将情况报告国家医药储备主管部门，由其通知调出单位按同样品种、规格、数量补调。

4. 储备资金管理　中央与地方两级医药储备所需资金分别由国务院和各省级人

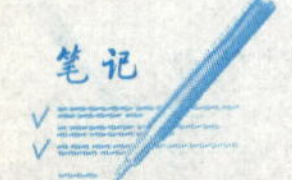

民政府落实，由国家医药储备主管部门和省级医药储备管理部门按照其储备计划会同同级财政部门下达。

医药储备资金是政府的专项资金，必须严格管理，专款专用，不得挤占挪用，并要确保储备资金的安全和保值。

储备药品实行有偿调用。调出方要及时收回货款，调入方不得以任何借口或理由拖延或拒付货款。

当储备计划调整、企业承储任务调整或企业不能按计划完成储备调运任务时，以及出现不符合医药储备其他规定的情形时，国家医药储备主管部门和各省级医药储备管理部门会同同级财政部门调整或收回医药储备资金。

5. 监督与检查　国家医药储备主管部门会同财政部等对各地、各有关部门和有关企业落实国家医药储备政策情况进行监督、检查。财政、审计、经贸委（经委、计经委）等有关部门和银行负责对医药储备资金的监督和检查。

承担医药储备任务的企业，如果出现管理混乱、账目不清、不合理损失严重、企业被兼并或者拒报各项医药储备统计报表等情况，取消其医药储备任务，并收回储备资金。

6. 处罚　储备单位延误救灾防疫及突发事故的药品供应，弄虚作假，挪用储备资金，管理严重混乱，造成严重后果和损失，构成犯罪的，依法追究有关负责人和直接负责人的刑事责任；不构成犯罪的，给予行政处分。医药储备工作人员玩忽职守、徇私舞弊或者滥用职权，构成犯罪的，依法追究其刑事责任；不构成犯罪的，给予行政处分。

第六节　野生药材资源管理

依据《中华人民共和国药品管理法》，国家对野生药材资源实行保护制度。为了保护和合理利用野生药材资源，适应人民医疗保健事业的需要，国务院于 1987 年 12 月发布实施了《野生药材资源保护管理条例》。国家对野生药材资源实行保护、采猎相结合的原则，并创造条件开展人工种养。在我国境内采猎、经营野生药材的任何单位或个人，除国家另有规定外，都必须遵守此条例。

一、国家重点保护野生药材物种的分级

国家重点保护的野生药材物种分为三级管理。

一级保护野生药材物种：指濒临灭绝状态的稀有珍贵野生药材物种。

二级保护野生药材物种：指分布区域缩小、资源处于衰竭状态的重要野生药材物种。

三级保护野生药材物种：指资源严重减少的主要常用野生药材物种。

二、国家重点保护野生药材采猎管理要求

1. 对一级保护野生药材物种的管理　在我国禁止采猎一级保护野生药材物种。一级保护野生药材物种属于自然淘汰的，其药用部分由各级药材公司负责经营管理，但不得出口。

2. 对二、三级野生药材物种的管理　采猎、收购二、三级保护野生药材物种的，

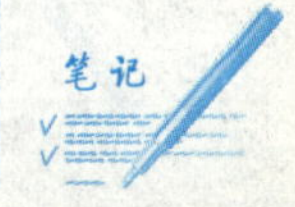

必须按照批准的计划执行。该计划由县以上(含县,下同)医药管理部门(含当地人民政府授权管理该项工作的有关部门,下同)会同同级野生动物、植物管理部门制定,报上一级医药管理部门批准。采猎二、三级保护野生药材物种的,必须持有采药证。取得采药证后,需要进行采伐或狩猎的,必须分别向有关部门申请采伐证或狩猎证,且不得在禁止采猎区、禁止采猎期进行采猎,也不得使用禁用工具进行采猎。

三、国家重点保护野生药材的出口管理

1. 对各级保护野生药材物种经营(出口)的管理　一级保护野生药材物种属于自然淘汰的,其药用部分可以由各级药材公司负责经营管理,但不得出口;二、三级保护野生药材物种属于国家计划管理品种的,由中国药材公司统一经营管理;其余品种由产地县药材公司或其委托单位按照计划收购。二、三级保护野生药材物种的药用部分,除国家另有规定外,实行限量出口。实行限量出口和出口许可证制度的品种,由国家医药管理部门会同国务院有关部门确定

2. 国家对中药材的出口管理　贯彻"先国内后国外"的原则;如国内供应、生产严重不足则应停止或减少出口;国内供应如有剩余的,应争取多出口。

四、国家重点保护的野生药材名录

42 种重点保护的野生药材分级及名录如下:

一级保护野生药材物种:虎骨,豹骨,羚羊角,鹿茸(梅花鹿)。

二级保护野生药材物种:鹿茸(马鹿),麝香,熊胆,穿山甲,蟾酥,蛤蟆油,金钱白花蛇,乌梢蛇,蕲蛇,蛤蚧,甘草,黄连,人参,杜仲,厚朴,黄柏,血竭。

三级保护野生药材物种:川贝母,伊贝母,刺五加,黄芩,天冬,猪苓,龙胆,防风,远志,胡黄连,肉苁蓉,秦艽,细辛,紫草,五味子,蔓荆子,诃子,山茱萸,石斛,阿魏,连翘,羌活。

五、法律责任

违反采猎、收购、保护野生药材物种规定的,由当地县以上食品药品监督管理部门会同同级有关部门没收其非法采猎的野生药材及使用工具,并处以罚款。

未经野生药材资源保护管理部门批准进入野生药材资源保护区从事科研、旅游等活动的,当地县以上医药管理部门和自然保护区主管部门有权制止;造成损失的,必须承担赔偿责任。

违反野生药材物种收购、经营、出口管理规定的,由工商行政管理部门或有关部门没收其野生药材和全部违法所得,并处以罚款。

保护野生药材资源管理部门工作人员徇私舞弊的,由所在单位或上级管理部门给予行政处分;造成野生药材资源损失的,必须承担赔偿责任。当事人对行政处罚决定不服的,可以在接到处罚决定书之日起 15 日内向人民法院起诉;期满不起诉又不执行的,作出行政处罚决定的部门可以申请人民法院强制执行。

破坏野生药材资源情节严重,构成犯罪的,由司法机关依法追究刑事责任。

笔记

学习小结

1. 学习内容

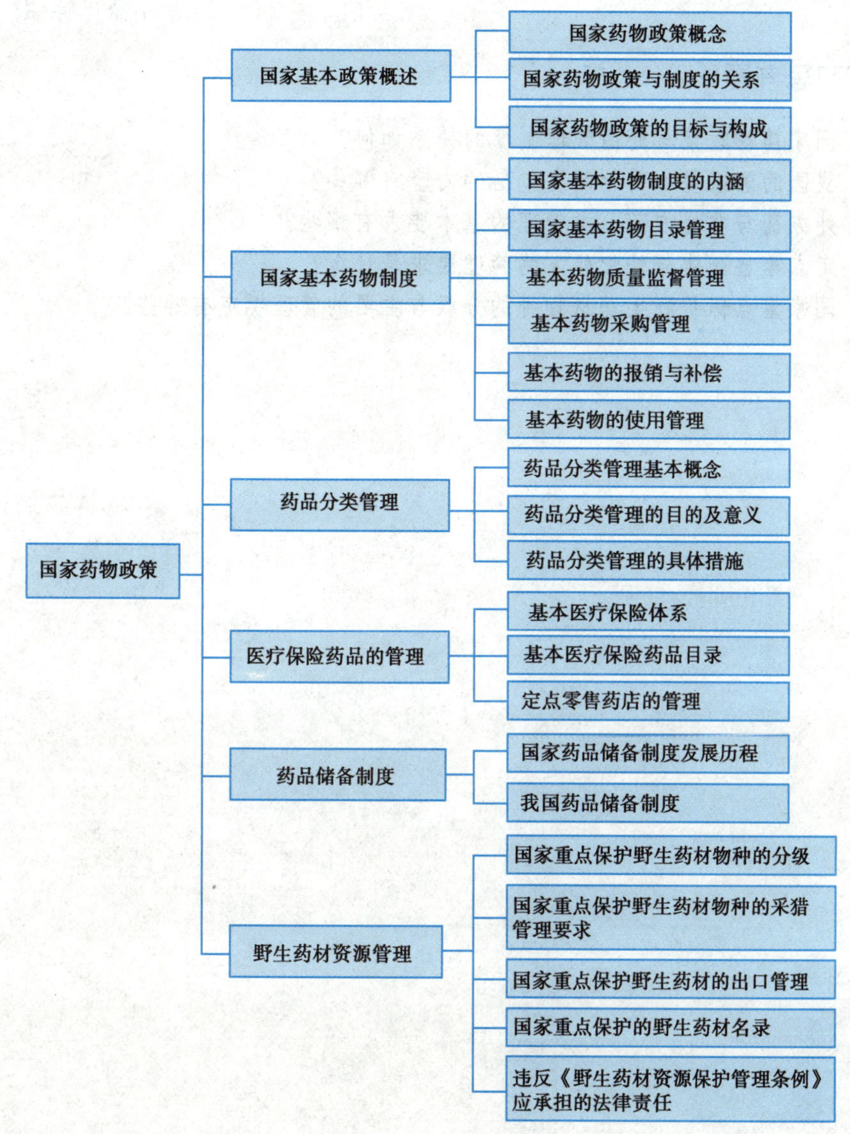

2. 学习方法

根据教学大纲要求，建议同学结合教材、课堂教学、利用药品监督管理机构的网站查找和下载相关的管理文件等方法，重点掌握国家基本药物制度、药品分类管理制度等内容。对于国家药物政策一节，应理解政策与制度的关系；国家基本药物应注意遴选原则和制度的具体内容；在学习中用类比的方法对药品分类管理制度、医疗保险药品目录、国家重点保护的野生药材资源的分级和名录等章节中的处方药与非处方药、医保甲类目录与乙类目录、各级野生药材资源的概念进行类比记忆；还可以编写口诀对野生药材资源名录进行记忆。这样，利用课堂教学、课后阅读、上网收集信息、思考、分析与总结的方法，不仅可以得到大量的资料，还可提高学习积极性，拓宽药品管理知

笔记

识的视野。另外，还可通过到药店、药厂或管理部门实地参观、见习等观察和体验的学习方法，理解相关概念体系和理论体系，以及药品管理文件在药品实际管理活动中的应用，加深对所学内容的理解与掌握，对国家药物政策做整体系统的了解。

（李小犟　许　静）

复习思考题

1. 国家药物政策与药品管理制度的关系如何？
2. 我国的国家基本药物制度包括的内容有哪些？
3. 处方药与非处方药分类管理的基本要求有哪些？
4. 定点零售药店与外配处方的管理要求是什么？
5. 国家重点保护野生药材物种的分级与主要的管理规定有哪些？

第四章

药师与药学职业道德

学习目的

通过本章的学习，熟悉药师及执业药师的相关要求、药学服务的内涵，同时围绕药师应具备的素质及药学领域的职业道德问题，为今后从事药学实践及服务奠定基础。

学习要点

药师的定义及类型；执业药师管理制度；执业药师职业道德准则；药学服务的内涵及药师应具备的素质。

第一节 药 师

一、药师的定义、类别及其职责

药师是医药卫生保健体系中不可或缺的重要组成部分，是保障人们用药合理、安全、有效的关键人员，因此大多数国家都通过立法对药师的资格、职责和权利进行了规范。

（一）药师的定义

"药师"最早是人们对专门从事调配、售卖药品的人员的一种称谓。从公元8~21世纪，药师的称谓一直沿用了下来，但随着药学的发展，这一社会角色，已从最初的行业技艺人员，逐渐演变成为现代的职业技术人员。现代社会的药师，是一种关系人们身体健康和生命安全的重要职业。从事这一职业的人，接受过高等药学教育，经过有关部门的考核合格，取得资格，遵循药事法规和职业道德规范，在药学的各个领域从事与药品的生产、经营、使用、科研、检验和管理有关的实践活动。

药师（pharmacist）的定义有狭义与广义之分：广义的药师是指受过高等药学专业教育，经有关部门考核合格后取得资格，从事药学专业技术工作的个人；狭义的药师是指药学专业技术职称系列中的药师（中药师），属于初级职称。

（二）药师的类别

1. 根据专业可分为西药师、中药师、临床药师。

2. 根据技术职称可分为西药类与中药类。其职称系列分别为主任药师、副主任药师、主管药师、药师、药士，与主任中药师、副主任中药师、主管中药师、中药师、中药士。

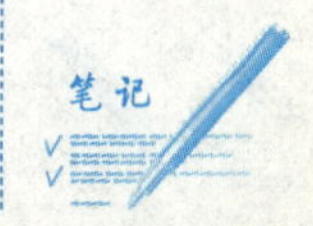

3. 根据工作领域可分为药房药师、药品科研单位药师、药品生产企业药师、药品经营企业药师、药品检验所药师、食品药品监督管理部门药师等。

4. 根据是否依法注册可分为药师、执业药师。

（三）药师的职责

无论处于何种药学工作岗位，药师的根本职责都是一样的，即保证所提供药品和药学服务的质量。同时，分布于不同领域的药师，通过发挥不同的岗位功能，履行作为药师的根本职责。

1. 药品研发领域药师的职责　科研领域药师主要是指医药科研机构、高等医药院校以及药品生产企业新药研发部门中从事新产品、新工艺研究开发工作的药师。科研部门药师仅占药师群体的极少数，但却是推动医药科技水平进步的主要力量。

（1）分析新产品开发方向和前景。

（2）设计、筛选和制备新产品。

（3）通过临床前和临床研究，确定新产品质量，尤其是有效性和安全性。

（4）研究确定新药质量标准。

（5）根据新药管理要求，获得新产品的批准，并确保新产品正式的生产质量。

2. 药品生产企业药师的职责　生产企业药师主要指药品生产企业中直接从事药品生产和质量管理的药师。生产部门药师的主要任务是与其他专业技术人员协作，保证和提高药品质量。

（1）依据市场需求，制订生产计划，保证药品供应。

（2）保证药品质量：按照《中华人民共和国药品管理法》、《药品生产质量管理规范》及相关法律规定，制定药品生产操作规程及其他质量控制制度及文件，并严格实施，保证生产合格药品。其次，依据药品标准，检验原料、中间品、半成品、成品，杜绝不合格产品流入下道工序或进入药品市场。

（3）追踪药品上市后的使用信息，及时、妥善处理药品不良反应事件。

3. 流通领域药师的职责　流通领域药师包括药品生产企业市场和销售部门的药师以及在药品经营企业从事药品批发或零售工作的药师。流通领域药师的主要职责包括：

（1）构建药品流通渠道，沟通药品供需环节。

（2）合理储运药品，保持药品在流通过程中的质量。

（3）保持药品流通渠道规范有序，杜绝假、劣药品进入市场。

（4）与医疗专业人员沟通、交流，传递药品信息。

4. 医疗机构药师的职责

（1）调配处方：根据医生处方调配发药是医疗机构药房药师最常见的日常工作之一。一般来说，调配发药包括以下 5 个步骤：收方（包括从病人手中接受处方或从病房医护人员处接受处方等）、审查处方、调配处方、复核、发药（包括发给患者或病房护士、交代服用方法或注意事项、答复询问等）。

（2）药品管理：负责药品采购供应、使用与管理药品。

（3）提供专业意见：提供用药信息与药学咨询服务，向公众宣传合理用药知识。

（4）参与临床药学：

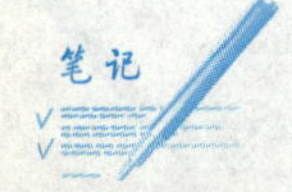

1）参与临床药物治疗：开展药学查房，为患者提供药学专业技术服务；参加病例讨论和疑难、危重患者的医疗救治，协同医师做好药物使用遴选，对临床药物治疗提出意见或调整建议，与医师共同对药物治疗负责。

2）开展药物临床应用监测：开展药品质量监测，药品严重不良反应和药品损害的收集、整理、报告等工作，促进药物合理使用。

3）结合临床药物治疗实践，进行药学临床应用研究；开展药物利用评价和药物临床应用研究。

4）参与新药临床试验和新药上市后安全性与有效性监测。

5. 社会药房药师的职责

（1）供应药品：根据消费者的疾病及意愿供应非处方药，根据医生处方供应处方药。

（2）指导患者合理用药：药师除了为患者提供销售服务外，还应主动与患者交流，帮助患者分析病因病症，指导其合理选药、用药。

（3）向患者提供健康保健知识。

（4）药品管理：协助药店店长把好药品质量关，一切以药品质量为先，参与药品质量验收及分类管理等。

二、我国执业药师制度

1994 年 3 月，人事部、国家医药管理局颁布了《执业药师资格制度暂行规定》；1995 年 7 月，人事部、国家中医药管理局颁布了《执业中药师资格制度暂行规定》，从此我国开始实施执业药师资格制度。1999 年 4 月，人事部、国家药品监督管理局下发了《人事部、国家药品监督管理局关于修订印发〈执业药师资格制度暂行规定〉和〈执业药师资格考试实施办法〉的通知》，对原有考试管理办法进行了修订，明确执业药师、中药师统称为执业药师。人事部和国家药品监督管理总局共同负责全国执业药师资格制度的政策制定、组织协调、资格考试、注册登记和监督管理工作。

（一）执业药师的定义

执业药师（licensed pharmacist）是指经全国统一考试合格，取得《执业药师资格证书》并经注册登记，在药品生产、经营、使用单位中执业的药学技术人员。

（二）执业药师考试

执业药师资格考试实行全国统一大纲、统一命题、统一组织的考试制度。国家食品药品监督管理总局负责组织拟定考试科目和考试大纲、编写培训教材、建立试题库及考试命题工作。

1. 考试科目及时间　执业药师资格考试科目包括：药学（中药学）专业知识（一）、药学（中药学）专业知识（二）、药事管理与法规、药学（中药学）综合知识与技能。执业药师资格考试一般每年举行一次，日期为每年 10 月。考试分 4 个半天进行，每个科目考试时间为两个半小时。

2. 考试条件要求　凡中华人民共和国公民和获准在我国境内就业的其他国籍的人员具备以下条件之一者，均可申请参加执业药师资格考试：

（1）取得药学、中药学或相关专业中专学历，从事药学或中药学专业工作满七年。

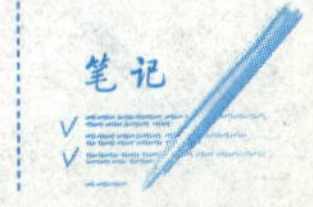

(2)取得药学、中药学或相关专业大专学历,从事药学或中药学专业工作满五年。

(3)取得药学、中药学或相关专业大学本科学历,从事药学或中药学专业工作满三年。

(4)取得药学、中药学或相关专业第二学士学位、研究生班毕业或取得硕士学位,从事药学或中药学专业工作满一年。

(5)取得药学、中药学或相关专业博士学位。

按照国家有关规定评聘为高级专业技术职务,并具备下列条件之一者,可免试药学(或中药学)专业知识(一)、药学(或中药学)专业知识(二)两个科目,只参加药事管理与法规、综合知识与技能两个科目的考试。

(1)中药学徒、药学或中药学专业中专毕业,连续从事药学或中药学专业工作满20年。

(2)取得药学、中药学专业或相关专业大专以上学历,连续从事药学或中药学专业工作满15年。

以两年为一个周期,参加全部科目考试的人员须在连续两个考试年度内通过全部科目的考试。参加免试部分科目的人员须在一个考试年度内通过应试科目。

3. 资格证的颁发　执业药师资格考试合格者,由各省、自治区、直辖市人事(职改)部门颁发人事部统一印制的、人事部与国家食品药品监督管理总局用印的中华人民共和国《执业药师资格证书》,该证书在全国范围内有效。

(三)执业药师的注册

执业药师资格实行注册制度。取得《执业药师资格证书》者,须按规定向所在省(区、市)食品药品监督管理局申请注册。经注册后,方可按照注册的执业类别(药学类、中药学类)、执业范围(药品生产、药品经营、药品使用)从事相应的执业活动。未经注册者,不得以执业药师身份执业。

国家食品药品监督管理总局为全国执业药师资格注册的管理机构,各省、自治区、直辖市食品药品监督管理局为注册机构。人事部及各省、自治区、直辖市人事(职改)部门对执业药师注册工作有监督、检查的责任。

1. 申请注册的条件　申请注册者,必须同时具备下列条件:

(1)取得《执业药师资格证书》。

(2)遵纪守法,遵守药师职业道德。

(3)身体健康,能坚持在执业药师岗位工作。

(4)经所在单位考核同意。

2. 注册证的颁发　经批准注册者,由各省、自治区、直辖市食品药品监督管理局在《执业药师资格证书》中的注册情况栏内加盖注册专用印章,同时发给国家食品药品监督管理总局统一印制的中华人民共和国《执业药师注册证》,并报国家食品药品监督管理总局备案。

3. 变更注册　执业药师只能在一个省、自治区、直辖市注册,若需变更执业地区、执业范围应及时办理变更注册手续。

4. 再注册　执业药师注册有效期为3年,有效期满前3个月,持证者须到注册机构办理再次注册手续。再次注册者须有参加继续教育的证明。

5. 注销注册　执业药师有下列情形之一的,由所在单位向注册机构办理注销注

笔记

册手续：

(1)死亡或被宣告失踪的。

(2)受刑事处罚的。

(3)受取消执业资格处分的。

(4)因健康或其他原因不能或不宜从事执业药师业务的。

凡注销注册的，由所在省(区、市)的注册机构向国家药品监督管理总局备案，并由国家药品监督管理总局定期公告。

(四)执业药师的职责

1. 执业药师必须遵守职业道德，忠于职守，以对药品质量负责、保证人民用药安全有效为基本准则。

2. 执业药师必须严格执行《药品管理法》及国家有关药品研究、生产、经营、使用的各项法规及政策。执业药师对违反《药品管理法》及有关法规的行为或决定，有责任提出劝告、制止、拒绝执行并向上级报告。

3. 执业药师在执业范围内负责对药品质量的监督和管理，参与制定、实施药品全面质量管理及对本单位违反规定的处理。

4. 执业药师负责处方的审核及监督调配，提供用药咨询与信息，指导合理用药，开展治疗药物的监测及药品疗效的评价等临床药学工作。

(五)执业药师的继续教育

执业药师必须接受继续教育，需努力钻研业务，不断更新知识，掌握最新医药信息，保持较高的专业水平。

国家食品药品监督管理总局负责制定执业药师继续教育管理办法，组织拟定、审批继续教育内容。各省、自治区、直辖市食品药品监督管理局负责本地区执业药师继续教育的实施工作。国家食品药品监督管理总局批准的执业药师培训机构承担执业药师的继续教育工作。

执业药师实行继续教育登记制度。国家食品药品监督管理总局统一印制《执业药师继续教育登记证书》，执业药师接受继续教育经考核合格后，由培训机构在证书上登记盖章，并以此作为再次注册的依据。

第二节　药学服务

现代药学的发展主要经历了3个阶段，即传统的以药品供应为主的阶段，参与临床用药实践，促进合理用药为主的临床药学阶段和更高层次的以患者为中心，强调改善患者生命质量的药学服务阶段。以患者为中心的药学服务已成为全球药师共同追求的目标，实施全程化的药学服务是全体药师共同的责任。广大药师向患者提供符合伦理和职业标准的药学服务，是适应时代、社会和经济发展的必然。

一、药学服务的含义

药学服务(pharmaceutical care，简称PC)是药学人员利用药学专业知识和工具，向社会公众(包括医药护人员、病人及其家属、其他关心用药的群体等)提供直接的、负责任的、与药物使用相关的各类服务，以患者为中心，提高药物治疗的安全性、有效

笔记

性和经济性，实现改善和提高患者生命质量的理想目标。

药学服务中的“服务”不同于一般的仅限于行为上的功能，它包含的是一个群体（药师）对另一个群体（患者）的关怀和责任。这种服务与药物有关，涉及全社会使用药物的患者，包括住院患者、门诊患者、社区患者和家庭患者，监护他们在用药全程中的安全、有效、经济和适宜。因此，药学服务具有很强的社会属性，且其社会属性还表现在不仅服务于治疗性用药，而且还要服务于预防性用药、保健性用药。

二、从事药学服务应具备的素质

药师是实施药学服务成功与否的关键。药师素质的不断提高以及队伍的不断壮大，为实施药学服务、不断提高药学服务水平提供最重要的技术保障。事实证明，药师提供药学服务可以减少药品不良反应、药源性疾病的发生，降低医疗服务费用，更好地保障公众用药的安全有效。

提供药学服务的人员必须具有药学或中药学专业的教育背景，具备扎实的药学专业知识，临床医学基础知识以及开展药学服务工作的实践经验和能力，并具备药学服务相关的药事管理与法规知识以及高尚的职业道德，此外，还应当具备较高的交流沟通能力、药历书写能力和技巧，以及一定的投诉应对能力和技巧。药学服务要求药师把自己的全部活动建立在以患者为中心的基础上，主动服务、关心关怀、保障患者用药的安全、有效、经济、适宜，实现最大程度改善和提高患者身心健康的目标。信息沟通能力是开展药学服务工作的关键，药历制订、修改贯穿于药学服务的全过程，投诉应对能力是开展药学服务的更高能力要求。

（一）信息沟通能力

沟通是信息凭借一定符号载体，在个人或群体间从发送者到接受者进行传递，并获取理解的过程。

1. 沟通的意义与目的　随着现代临床药学的发展，沟通已经成为当今药师开展药学服务的基本技能。药师与患者之间的良好沟通是建立和保持药患关系、审核药物相关问题和治疗方案、监测药物疗效以及开展患者健康教育的基础。

（1）获得信息：沟通是了解患者心灵的窗口，药师从中可获取患者的疾病信息及用药疑问等。

（2）解决问题：可通过药师科学、专业、严谨、耐心的回答，使患者获得有关用药的指导，解决患者在药物治疗过程中的问题，提高用药的有效性、依从性和安全性，减少药疗事故的发生。

（3）增进了解：伴随着沟通的深入、交往频率的增加，药师和患者的情感和联系加强，药师的服务更贴近患者，患者对治疗的满意度增加。

（4）确立价值：可确立药师的价值感，树立药师形象，提高公众对药师的认知度。

2. 沟通的技巧

（1）认真聆听：药师应仔细聆听并分析患者表述的病症及意思，尽量避免打断对方的谈话，以对患者的疾病及用药做出正确的判断。

（2）注意语言的表达：药师在与患者沟通时应注意使用服务用语和通俗易懂的语言，应尽量避免使用专业术语及长句，以便患者理解领会。

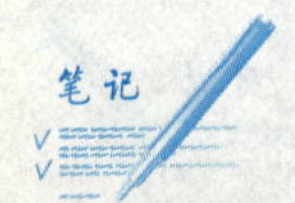

(3)注意非语言的运用:在与人交往的过程中,除了语言,其他非语言的交流也非常重要。例如,与患者当面沟通时,与患者的距离不要太近也不要太远,保持适宜即可;要保持微笑,说话时正视对方。

(4)注意掌握时间:与患者谈话的时间不宜过长,提供的信息不宜过多,否则会造成患者反感或信息掌握障碍。因此,药师可事先准备好一些药品的资料,在与患者交流过程中发给患者,以缩短谈话时间同时亦可使患者充分了解产品。

(5)关注特殊人群:对于特殊人群的用药需详细提示服用方法及注意事项等,如婴幼儿、老年人等。

(二)药历书写

1. 药历书写的概念及作用　药历(medication history)是客观记录患者用药史和药师为保证患者合理用药所采取的措施,是发现、分析、解决药物问题的技术档案,开展个体化用药的重要依据。药历可以使临床药师及其他医务人员了解患者的药物相关信息,保证患者用药安全、有效、经济,便于药师开展药学服务。

书写药历是药师进行规范化药学服务的具体体现。书写药历要客观真实地记录药师实际工作的具体内容,咨询的重点及相关因素。此外还应注意的是,药历的内容应该完整、清晰、易懂,不用判断性的语句。

2. 药历的主要内容　药历由药师填写,作为动态、连续、客观、全程掌握用药情况的记录,内容包括其监护患者在用药过程中的用药方案、用药经过、用药指导、药学监护计划、药效表现、不良反应、治疗药物监测(the rapeutic drug monitoring,TDM)、各种实验室检查数据、对药物治疗的建设性意见和对患者的健康教育忠告等。

3. 药历的格式　在国外有一些药历标准模式,如SOAP药历模式和TITRS药历模式。SOAP药历模式是指患者主诉(subjective)信息,体检(objective)信息,评价(assessment)和提出治疗方案(plan)模式;TITRS药历模式指主题(title),诊疗的介绍(introduction),正文部分(text),提出建议(recommendation)和签字(signature)模式。

2006年初,中国药学会医院药学专业委员会结合国外药历模式,发布了国内药历的书写原则与推荐格式:基本情况、病历摘要、用药记录、用药评价。具体如下:

(1)基本情况:包括患者姓名、性别、年龄、出生年月、职业、体重或体重指数、婚姻状况、病案号或病区病床号、医疗保险和费用情况、生活习惯和联系方式。

(2)病历摘要:既往病史、体格检查、临床诊断、非药物治疗情况、既往用药史、药物过敏史、主要实验室检查数据、出院或转归。

(3)用药记录:药品名称、规格、剂量、给药途径、起始时间、停药时间、联合用药、不良反应或药品短缺品种记录。

(4)用药评价:用药问题与指导、药学监护计划、药学干预内容、TDM数据、对药物治疗的建设性意见、结果评价。

(三)投诉应对能力

在药学服务过程中,经常遇到的一个棘手问题是接待和处理患者的投诉。正确妥善地处理患者投诉,可改善药师的服务,增进患者对药师的信任。

1. 投诉的类型　常见的投诉类型有:服务态度和质量、药品数量、药品质量、退药、用药后发生严重不良反应及价格异议。

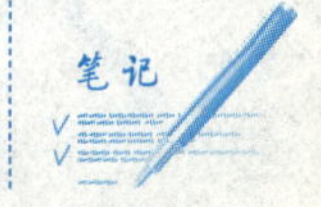

2. 投诉的处理

(1)选择合适的地点：在接待患者投诉时，首先要考虑在何处接待患者。一般的原则是如果投诉即时发生(即刚刚接受服务后便发生投诉)，则应尽快将患者带离现场，以缓和患者的情绪，转移其注意力，不使该事件对其他服务对象造成影响。接待患者的地点宜选择安静舒适的地点，如办公室、会议室等场所，以有利于谈话和沟通。

(2)选择合适的人员：无论是即时或事后患者的投诉，均不宜由当事人来接待患者。一般性的投诉，可由当事人的主管或同事接待。事件比较复杂或患者反映的问题比较严重，则应由店长、经理或科主任亲自接待。同时应注意接待投诉的人须有亲和力，善于沟通，有一定处理投诉的经验。

(3)接待时的举止行为：接待者举止行为的要点第一是尊重，第二是微笑。

(4)适当的方式和语言：很多情况下的患者投诉，是患者对服务方的制度、程序或其他制约条件不够了解，以致对服务不满意。在处理这类投诉时，可采用换位思考的方式，要通过适当的语言使患者站在医院、药店或药师的立场上，理解、体谅我们的服务工作，使双方在一个共同的基础上达成谅解。

(5)证据原则(强调有形证据)：对于患者投诉的问题应有确凿的证据，在工作中应当注意保存有形的证据，如处方、清单、病历、药历或电脑存储的相关信息，以应对患者的投诉。

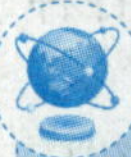
知识链接

用药咨询服务

用药咨询是应用药师所掌握的药学知识和药品信息，包括药理学、药效学、药动学、商品学、药品不良反应及安全信息等，承接公众对药物治疗和合理使用的咨询服务。药师开展用药咨询服务是药师参与全程化药学服务的重要环节，也是药学服务的突破口，对临床合理用药有重要意义。根据药物咨询对象的不同，可分为患者用药咨询、医师用药咨询、护士用药咨询及公众用药咨询。

第三节　药学职业道德

一、药学职业道德的特点与作用

(一)药学职业道德的定义

药学职业道德是从事药学科研、生产、经营、使用、教育和管理等的医药工作者的职业道德，是调整药学工作人员与患者等服务对象之间关系，药学工作人员与社会之间关系和药学工作人员同仁之间关系的行为准则、规范的总和。

(二)药学职业道德的特点

药学职业道德作为一种特殊的职业道德，除了具有一般职业道德的特点(爱岗敬业，诚实守信，办事公道，服务群众，奉献社会)之外，还具有自身的特点。高尚的药学职业道德要求药学工作人员具有扎实的药学知识与技能，在药学工作中全心全意为患者服务。同时，药学工作人员还应当具有对社会、对公众、对患者健康的高度责任感和献身精神；关心患者，热忱服务；一视同仁，平等对待；语言亲切，态度和蔼；尊重人格，保护隐私。

（三）药学职业道德的作用

1. 激励　药学职业道德可激励药学工作人员提升对药学职业的认识及职业情感的养成，锻炼职业意志，树立职业理想，形成良好的职业行为和习惯。

2. 促进　药学职业道德在协调医药行业内部关系，完成和树立医药行业新风貌方面有着直接的促进作用。

3. 调节　医药领域涉及工业、农业、商业、行政等诸多方面的外部关系，以及医药行业内部的各种关系，难免会发生某种利害冲突和意见分歧。药学职业道德则可以在思想上、感情上、作风上和行为等方面起到能动的调节作用。

4. 约束　药学职业道德原则和规范都严格地要求药学工作人员在履行自己的职业任务时，应顾大局、讲原则、守信用、公平竞争、诚实待人、廉洁奉公，对于各种歪风邪气有显著的约束作用。

5. 督促和启迪　医药行业需要道德觉悟和专业才能的辩证统一，方能做好本职工作。专业才能是搞好药品生产、经营和药学服务的基础，道德觉悟则是搞好药品生产和医药服务的动力。

二、药学职业道德的基本原则及规范

（一）药学职业道德的基本原则

药学职业道德的基本原则是调整药学工作人员与患者之间、药学工作人员与社会之间、药学工作人员相互之间的关系必须遵循的根本指导原则。药学职业道德的基本原则被概括为“提高药品质量，保证药品安全有效，实行社会主义人道主义，全心全意地为人民健康服务”。

1. 提高药品质量，保证药品安全有效　药品质量优劣直接关系人民群众的健康，甚至生命安全。所以，药品的研发、生产、流通和使用等全过程，都要有明确而严格的质量监控制度，并对药学人员进行职业道德教育。药学工作人员要不断提高药品质量，以满足人民群众防病治病的需要，此外，还应认识到药品质量也是药品生产企业或药品经营企业繁荣发达的关键。

2. 实行社会主义的人道主义　人道主义是古今中外药学职业道德传统的精华所在，它的核心是尊重人的生命，一视同仁地治愈人的疾病，保障患者身体及心理健康，关心和同情病人的心理与道德观念，从各方面提供和保证优质的药学服务。

3. 全心全意地为人民健康服务　药学职业道德原则要求药学人员应以病人为本，把救死扶伤、防病治病的需要作为一切工作的出发点，不怕劳苦，不计较个人得失，努力做好工作，主动热情地为患者提供有关药学方面的各种服务，对业务技术精益求精，刻苦钻研，不断充实自己，做一名真正“毫不利己、专门利人”全心全意为人民服务的药学人员。

在药学实践过程中，药学工作人员全心全意为人民服务必须处理好如下 3 个方面的关系：正确处理医药人员与服务对象的关系；正确处理个人利益与集体利益的关系；正确处理德与术的关系。

笔记

（二）药学职业道德规范

1. 药学职业道德规范的含义　药学职业道德规范是指药学工作人员在药学工作中应遵守的道德规则和道德标准，是社会对药学工作人员行为基本要求的概括。它是药学职业道德基本原则的具体表现、展开和补充，用以指导人们的言行，协调药学领域中的各种人际关系。药学职业道德规范是判断药学人员行为是非、善恶的标准，是药学人员在药事实践中形成的一定道德关系的反映和概括，也是调整药学人员道德关系和道德规范行为的准则。

2. 药学职业道德规范的具体内容　药学人员的职业活动涉及人民生命健康和生存质量，并逐步形成各种控制与制约，这些控制与制约一部分形成法律、法规，一部分形成药学人员群体共同遵守的行为准则。药学职业道德规范是调整和正确处理药学人员与服务对象之间、药学人员与社会之间以及药学人员之间的准则，是药学人员人际关系中的道德要求。

（1）药学工作人员对服务对象的职业道德规范

1）仁爱救人，文明服务：药学工作人员对服务对象一定要有仁爱之心，同情、体贴患者疾苦，对患者及服务对象负责。药学工作就是直接或间接为人们健康服务，服务必须以病人为本，药学领域的一切工作都应始终把病人利益放在首位，时时处处为病人的健康着想，这种高尚的道德观集中体现在保证药品质量、及时满足需要和药品的安全性、有效性、经济性，真诚地全心全意热情主动为病人服务。

2）严谨治学，理明术精：药学工作人员要以科学的“求真”态度对待药学实践活动，任何马虎或弄虚作假的行为不仅会有损科学的尊严，还有可能危害人们的生命健康，造成极为严重的后果。

3）济世为怀，清廉正派：药学工作者在工作中应当坚持原则，抵制各种诱惑，一心一意只为患者的健康服务，不能利用自身在专业上的优势欺诈患者，谋取私利，这是做一个有良好药学职业道德的人的最低要求。

（2）药学工作人员对社会的职业道德规范

1）坚持公益原则，维护人类健康：药学工作人员在实践中运用自己掌握的知识和技能为患者、服务对象工作的同时，还肩负着对社会公共利益的维护责任。药学工作人员应坚持做到对服务对象负责与对社会负责的高度统一，坚持社会效益和经济效益并重，这是药学质量道德的基本要求。在药品生产、经营、使用活动中既要十分重视合理的经济效益，更要重视社会效益，两者相辅相成，互相促进。

2）宣传医药知识，承担保健职责：药物的应用不仅在于治疗疾病，还特别强调了预防疾病发生的作用。医药人员必须自觉向社会宣传医药知识，实现社会公众的合理用药。

（3）药学工作者同仁间的职业道德规范：做好药学工作，发展药学事业，不但要正确处理药学人员与社会、服务对象或病人的关系，同时还应正确处理药学人员之间关系。它包括药学学科各行业之间、同行业之间同级药学人员之间、上下级药学人员的关系，要提倡取长补短、互相学习的良好风气，为发展药学事业而共同奋斗。

1）谦虚谨慎，团结协作：药学工作者要孜孜不倦地钻研业务知识，以谦虚谨慎的态度向同仁学习。同时，谦虚也是团结协作的基础，现代药学已经分化出众多的学科，现代药学工作的开展已经离不开各学科之间的精诚合作，唯有互相支持、紧密合作才

笔记

能促进药学事业的长足发展。

2)勇于探索创新,献身医药事业:解除人类疾病之痛苦,不断满足广大人民群众日益增长的对健康的需求,不断在科学发展的道路上探索新理论、新技术、新产品是药学工作人员的使命和职责。

三、药学领域的职业道德要求

(一)药学科研的职业道德要求

1. 药学科研　由于药学科研直接涉及人的生命,在研究目的、方法和手段的选择,实验方法的采用,实验的结果及成果应用等方面,都与参与研究的各方面利益密切相关。因此,药学科研的道德要求是药学研究实践中各种利益矛盾的原则、规范的总和。

2. 药学科研的道德要求

(1)忠诚事业,献身药学:忠诚事业,献身药学这是药学科研道德最基本的要求,也是从事药学科研人员在长期的认识、探索过程中形成的一种良好的动机。它体现了药学工作者对人类健康事业的强烈责任感,对药学事业的执着追求和不畏艰难,拼搏奋斗的高贵品质,以及为了药学事业甘愿牺牲个人利益的崇高思想境界。

(2)实事求是,一丝不苟:在药学研究中,忠于客观事实,坚持实事求是是每个科研工作者必备的思想品质之一。具体应做到:严格按照科研设计要求,踏踏实实地完成全部研究计划;全面地观察事实,如实地记录每一项科研数据和实验结果,敢于修正错误,坚持真理;对于实验中获得的各种数据、原始材料等,应作出符合实际的总结概括和科学的结论;报道科研成果应实事求是。

(3)尊重同仁,团结协作:在药学科研合作中,应尊重他人的研究成果,实事求是地对待合作者的贡献,正确处理与合作者的关系,正确评价他人的科学成果;应遵循平等、互利、自愿的原则,集体主义原则,贡献和分配相统一的原则;同时,尊重前人和他人在与自己同一科研领域所付出的劳动和所获得的成果,不能窃为已有。

(4)以德为先,尊重生命:药学科研中的人体试验,动物试验,安乐死药物和基因药物等特殊药物的研究都有可能包含着对人体或动物的某种伤害或潜在危险。因此,从事以上药物研究的工作者都需要遵循一定的道德准则,必须坚持以维护受试者利益为前提,严格遵循人体实验或动物实验的道德规范。

(二)药品生产的职业道德要求

1. 药品生产　药品生产过程是药品质量形成过程的主要组成部分,是药品质量能否符合预期标准的关键。在生产过程中,药品质量受到人员、机器设备、原辅材料及包装材料、工艺方法、生产环境及管理等多方面因素的影响,而药品生产过程中对药品质量影响最为能动和关键的从业人员的行为规范与约束力需要"道德"这一特殊的规范体系。因此,道德公约,社会舆论,职业道德规范是所有药品生产从业人员行为不可缺少的调节工具。

2. 药品生产的道德要求

(1)保证生产,社会效益与经济效益并重:药品生产企业要急患者所急,想患者之所想,保证药品的生产和供应,及时为临床和社会提供数量充足的合格药品。

(2)质量第一,自觉遵守规范:药品具有防病治病和调节人体机能的特殊性,客观

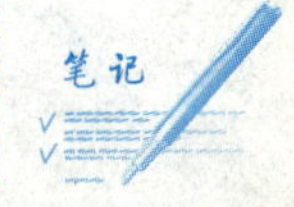

上决定了其质量的至关重要性。在药品生产过程中应树立“质量第一”的观念与意识,这是药品生产企业及药品生产人员道德中必不可少的主要成分。药品质量关系到人们生命安全,为保证药品质量,药品生产的全过程必须遵守和执行《药品生产质量管理规范》(简称 GMP),这既是法律责任,也是道德的根本要求。

(3)保护环境,保护药品生产者的健康:药品生产的过程中通常会产生废气、废渣及废液。“三废”的处理既影响药品本身的质量又直接关系到环境质量,最终关系到人民群众的健康。因此,环境保护是药品生产企业不可推卸的社会责任,药品生产企业及生产人员应以民众健康为重,保护环境,促进可持续发展,科学合理的处理“三废”。此外,药品生产,尤其是从事高毒性、强污染性及高致敏性等某些有特殊要求的药品生产,往往会对生产操作者的身体健康产生危害。因此,药品生产企业应采取必要的防护措施,保证药品生产者的健康及安全,这既是药品生产者的合法权益,也是药品生产的道德要求。

(4)规范包装,如实宣传:药品包装应具备保护药物,便于存储和运输,便于使用等功能。药品包装所附说明书应实事求是,并将相应的警示或忠告语印制在药品包装或说明书上。

(5)依法促销,诚信推广:药品广告应严格遵守广告法和有关政策规定,并坚持用社会公共道德和药学职业道德规范来制约广告行为。所有药品的促销策略必须真实合法、准确可信,促销宣传资料应有科学依据。企业可为医师或药师提供专业的药学资料,但不能以经济或物质利益促销。药品广告不得含有不科学的表示功效的断言或者保证,不得利用国家机关、医药科研单位、学术机构或者专家、学者、医师、患者的名义和形象作证明。

3. 中药材生产过程中的道德要求

(1)中药材生产中的道德要求:中药材的生产环境直接影响中药材的质量。“三废”及农药的不合理使用均会导致中药材污染,进而影响消费者生命健康。因此,在中药材生产中应注意对空气、土壤、水源等环境质量的控制,采用最小有效剂量并选用高效、低毒、低残留农药,以降低农药残留和重金属污染,保护生态环境。同时应注意药用动物的养殖中不得添加激素、类激素等添加剂,饲料及添加剂应无污染。

(2)中药材采收中的道德要求:中药材有效成分的含量高低会随其不同的入药部位及不同的生产周期而异。因此,应根据产品质量及植物单位面积产量或动物养殖数量,并参考传统采收经验等因素确定适宜的采收时间(包括采收期、采收年限)和方法。地道药材应按传统方法进行加工,如有改动,应提供充分试验数据,不得影响药材质量。同时,野生或半野生药用动植物的采集应坚持“最大持续产量”原则,应有计划地进行野生抚育、轮采与封育,以利生物的繁衍与资源的更新。只顾经济效益,重产量、轻药效的采收行为,既影响中药材的质量又使有限的社会资源遭到浪费,是极其不道德的行为。

(3)中药材贮藏中的道德要求:中药材的贮藏条件直接影响到中药材的质量。因此中药材贮藏过程中,必须按各中药材的贮藏要求,严格贮藏条件,这既是确保中药材质量的技术要求,也是中药材贮藏中的道德要求。

(三)药品经营的职业道德要求

1. 药品经营　药品经营是实现药品为消费者服务的中间环节,药品经营应遵循

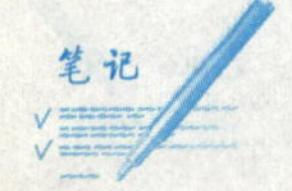

自愿、平等、公平、诚实信用的原则。加强药品经营道德建设对于保证药品质量，改善服务态度，提高服务质量，保护消费者生命安全，促进合理用药具有十分重要的意义。

2. 药品经营的道德要求

（1）规范采购，维护质量：采购供应的目的是为了满足人民防病治病的需要，为此，在药品采购供应中的职业道德尤为重要。确保药品质量，是采购供应的灵魂与核心。药品采购人员在全面审核供货商合法性的基础上，有选择地与质量优信誉好的企业订立采购合同，在必要时，进行深入细致的现场考察。采购的药品要逐一验收，并有完备的验收记录。在库药品应按规定存储，按要求设置温、湿度与色标管理，药品仓库应当具备冷藏、避光、通风、防火、防鼠的设备和措施，并准确发货。

（2）做好安全储运的道德要求：药品运输和储存是药品流通领域的一个重要环节，根据每类药品的性质正确储运对保证药品的质量十分重要，药学职业道德要求药品储运工作做到严谨准确、安全迅速、文明装卸、认真负责。

（3）热情周到，服务客户：药品销售包括生产企业向经营企业的销售，经营企业向医疗机构药房、社会药店向病人的配发或销售。销售人员的道德品质对人民防病治病和用药安全有直接影响。销售工作做到认真负责，主动热情，服务周到，实事求是，讲究信誉，依法销售，这是销售工作的道德原则。

（4）指导用药，做好药学服务：药品零售企业应严格自觉地按照药品分类管理的规定，耐心向患者进行用药指导，若条件许可，可建立私密空间的咨询室或咨询台。同时，注意收集并记录药品不良反应，并按规定上报，做到时时把消费者的利益放在首位。

（四）医院药学的职业道德要求

1. 医院药学　医疗机构药学部门的主要工作包括调剂、制剂、药品供应、药品质量管理、经济管理、药学服务及药品信息管理等。随着现代医药卫生事业的发展，医院药学工作模式已由单纯供应型逐渐向技术服务型转变。

2. 医院药学的道德要求

（1）规范进药，质量第一：医院药品采购要坚持质量第一的原则，按照国家有关规定，从合法有证的单位采购药品，确保药品经营单位的合法性是保证采购药品质量的第一步，也是关键一步。对采购的药品应严格验收制度，检查药品合格证、包装、标签与说明书等，确认药品的合法性。

（2）准确调配，耐心服务：医院调剂人员接方后，应认真仔细审查处方内容，保证准确无误调剂药品。如发现有错误处方、不规范处方或有配伍禁忌的处方时，调剂人员要及时请医生更正。如有缺药，不可擅自选药替代。调剂人员发药时要耐心向患者讲明服用方法及注意事项等，语言应通俗易懂，语气亲切。

（3）指导合理用药，维护患者利益：医疗机构药师应始终以患者为本，维护患者的利益，真诚主动地为患者提供药学服务；以精湛的专业知识参与临床药学实践，帮助临床医师正确选择药品，指导患者合理用药，解除患者痛苦，维护患者利益。

四、中国执业药师职业道德准则

（一）救死扶伤，不辱使命

执业药师应当将患者及公众的身体健康和生命安全放在首位，以自己的专业知

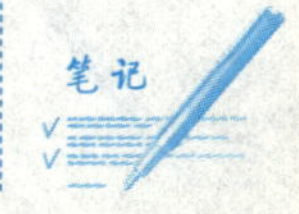

识、技能和良知，尽心、尽职、尽责为患者及公众提供高质量的药品和药学服务。

执业药师应当以救死扶伤、实行人道主义为己任，时刻为患者着想，竭尽全力为患者解除病痛。在患者和公众生命安全存在危险的紧急情况下，为了患者及公众的利益，执业药师应当提供必要的药学服务和救助措施。

（二）尊重患者，一视同仁

执业药师应当尊重患者或消费者的价值观、知情权、自主权、隐私权，对待患者或消费者应不分年龄、性别、民族、信仰、职业、地位、贫富，一律平等相待。

执业药师在岗期间应按规定着装，佩戴全国统一的执业药师徽记和标明其姓名和执业药师称谓等内容的胸卡，同时，《执业药师注册证》应当悬挂在所执业的药店或药房中醒目、易见的地方。执业药师应当言语、举止文明礼貌，热心、耐心、平等对待患者，不得有任何歧视性或其他不道德的行为；应当尊重患者隐私，对在执业过程中知晓的患者隐私，不得无故泄漏；应当满足患者的用药咨询需求，提供专业、真实、准确、全面的药学信息，不得在药学专业服务的项目、内容、费用等方面欺骗患者，除非确有正当合法的理由，否则不得拒绝为患者调配处方、提供药品或药学服务。

（三）依法执业，质量第一

执业药师应当遵守药品管理法律、法规，恪守职业道德，依法独立执业，确保药品质量和药学服务质量，科学指导用药，保证公众用药安全、有效、经济、合理。

执业药师应按规定进行注册，参加继续教育，并依法执行药学服务业务；应在合法的药品零售企业、医疗机构从事合法的药学技术业务活动。不得在执业场所以外从事经营性药品零售业务；不得将自己的《执业药师资格证书》、《执业药师注册证》、徽记、胸卡交于其他人或机构使用；不得在药品零售企业、医疗机构只挂名而不现场执业；不得同意或授意他人使用自己的名义向公众推销药品或提供药学服务；应当在职在岗，不得同时在两个或两个以执业范围和执业地区执业；暂时离开执业场所并没有其他执业药师替代时，应当有执业药师暂时离开、暂停关键药学服务业务的告示。

执业药师应当了解药品的性质、功能与主治和适应证、作用机理、不良反应、禁忌、药物相互作用、储藏条件及注意事项。执业药师应当向患者准确解释药品说明书，注重对药品使用禁忌、不良反应、注意事项和使用方法的解释说明，并详尽回答患者的用药疑问。执业药师应当客观地告知患者使用药品可能出现的不良反应，不得夸大药品的疗效，也不得故意对可能出现的用药风险做不恰当的表述或做虚假承诺。

执业药师应当凭医师处方调配、销售处方药，应对医师处方进行审核，确认处方的合法性与合理性，并签字后依据处方正确调配、销售药品。对处方不得擅自超越法律授权更改或代用。对有配伍、使用禁忌超剂量的处方，应当拒绝调配、销售，必要时，经处方医师更正或者重新签字，方可调配、销售。执业药师应当对患者正确使用处方药、选购和使用甲类非处方药提供用药指导；对于患者提出的乙类非处方药选择、使用等问题，以及其他有关药品和健康方面的问题，应当给予热情、耐心、准确、完整地解答。对于病因不明或用药后可能掩盖病情、延误治疗或加重病情的患者，执业药师应向其提出寻求医师诊断、治疗的建议。对于儿童、孕妇、老人等特殊人群使用的药品，或者

笔记

具有禁忌、严重不良反应或服用不当可能影响疗效甚至危及患者健康和生命安全的药品，在交付药品时，执业药师应当要求患者严格按照药品使用说明书的规定使用药品，并给予明确的口头提醒。对于国家特殊管理的药品，执业药师应当自觉严格遵守相关法律、法规的规定。

执业药师应当管理所执业机构的药品质量和药学服务质量，依法组织制定、修订并监督实施能够有效保证药品质量和药学服务质量的管理规章和制度。执业药师应当依法购进、贮藏药品，保证药品购进渠道、储藏条件合法，保证购进、储藏药品的质量。

执业药师不得调配、推销、分发质量不合格、不符合购进药品验收规定或过期、回收的药品给患者。执业药师应当谨慎保管配药记录，保证其不丢失或毁损，便于查阅；应当恪守独立执业、履行职责的原则，拒绝任何明显危害患者生命安全或身体健康、违反法律或社会伦理道德的购药要求；应当指导、监督和管理其药学技术助理或药学实习生的处方药调配、销售或服务过程，对药学服务质量负责，对于不正确的处方药调配、销售或服务，执业药师应予以纠正；应当关注药品不良反应并注意收集药品不良反应信息，自觉严格执行药品不良反应报告制度。

（四）进德修业，珍视声誉

执业药师应当积极参加执业药师自律组织举办的有益于职业发展的活动，珍视和维护职业声誉，模范遵守社会公德，提高职业道德水准。执业药师应当积极主动接受继续教育，不断学习新知识、新技术，完善和扩充专业知识，关注与执业活动相关的法律法规的变化，加强道德修养，提高专业水平和执业能力；知荣明耻，正直清廉，自觉抵制不道德行为和违法行为，努力维护职业声誉。

执业药师应当遵守行业竞争规范，公平竞争，自觉维护执业秩序，维护执业药师的职业荣誉和社会形象，不得有下列行为：

1. 以贬低同行的专业能力和水平等方式招揽业务。
2. 以提供或承诺提供回扣等方式承揽业务。
3. 利用新闻媒介或其他手段提供虚假信息或夸大自己的专业能力。
4. 在胸卡上印有各种学术、学历、职称、社会职务以及所获荣誉等。
5. 私自收取回扣、礼物等不正当收入。

执业药师不得并抵制采用有奖销售、附赠药品或礼品销售等销售方式向公众促销药品，干扰、误导购药者的购药行为；不得以牟取自身利益或所在执业单位及其他单位的利益为目的，利用自己的职业声誉和影响以任何形式向公众进行误导性或欺骗性的药品及药学、医疗服务宣传和推荐；在执业过程中不得饮酒，在面对面提供药学服务的过程中不得有吸烟、饮食及其他与所提供药学服务无关的行为；不得与药品生产、经营企业及其业务人员、医疗机构及其医师、护理人员等执业相关人员共谋不合法利益，不得利用执业药师身份开展或参与不合法的商业活动。

（五）尊重同仁，密切协作

执业药师应当与同仁和医护人员相互理解，相互信任，以诚相待，密切配合，建立和谐的工作关系，共同为药学事业的发展和人类的健康奉献力量。执业药师应当尊重同行，同业互助，公平竞争，共同提高执业水平，不应诋毁、损害其他执业药师的威信和声誉；应当加强与医护人员、患者之间的联系，保持良好的沟通、交流与合作，积极参与

笔记

用药方案的制订、修订过程，提供专业、负责的药学支持。

学习小结

1. 学习内容

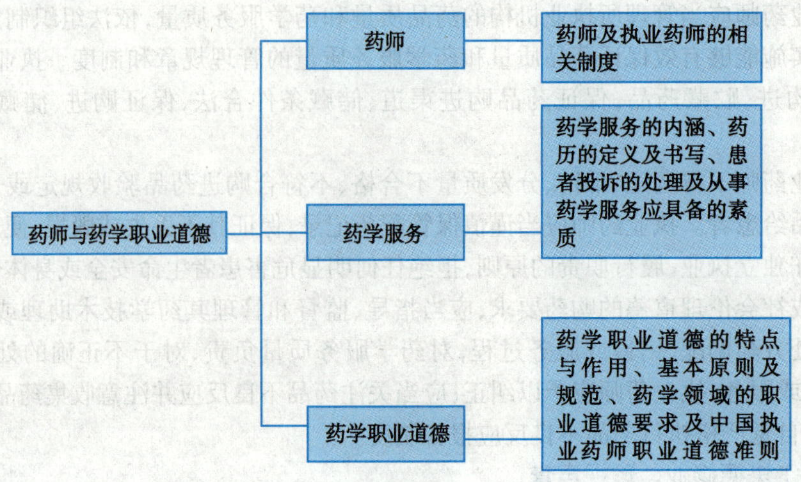

2. 学习方法

本章的学习要注意药师与执业药师的区别及执业药师考试的有关要求。其次熟悉药师的新课题——药学服务，学习药历书写、药师沟通的技巧及处理患者投诉的技巧。同时，了解在医药行业这一关系民众生命健康的特殊行业中，药学职业道德的重要性及药学各领域对职业道德的要求。

（林津晶）

复习思考题

1. 请谈谈药师在不同药事领域的职责。
2. 何谓执业药师？请简述参加执业药师资格考试须满足的条件。
3. 患者的投诉主要有哪些方面？并请谈谈药师在处理患者投诉时应注意的问题。
4. 请简述我国药学执业道德规范的具体内容。

第五章

药事管理立法

学习目的

通过学习药事管理立法的有关概念、我国药事管理立法的发展历程以及我国药事管理法律体系内容，为后续特殊管理药品管理、药品注册管理、药品广告管理、药品生产与经营管理、医疗机构药事管理等章节的学习奠定宏观基础。

学习要点

药事管理法和药品管理法的概念；药事管理法的渊源；我国主要药事管理法律法规及药事管理法律体系；我国《药品管理法》的立法历程；我国《药品管理法》及其实施条例的主要内容。

第一节 药事管理法概述

一、药事管理法概念

（一）药事管理法的概念

1. 法的概念　法是由国家制定和认可，反映统治阶级意志，以规定人们的权利和义务为调整机制，由国家强制力保证其实施，并具有普遍约束力的社会规范体系。在社会管理领域，法就是通过对人们行为的有效调整，进而对社会关系进行调整，达到对社会关系和社会秩序的有效控制。

2. 药事管理法和药事管理立法　药事管理法（pharmacy administration law）是指由国家制定或认可，并由国家强制力保证实施的，调整与药事相关的各种行为与社会关系的法律规范的总称。药事管理法的内容广泛，主要是指药事管理法律体系（the legal system of pharmacy administration），包括药事管理的法律、行政法规、规章等规范性法律文件；同时也与具体的药事管理法律如药品管理法等相区别。

药事管理立法（legislation of pharmacy administration）则是指由特定的国家机关，依据法定的权限和程序，制定、认可、修改、补充和废止药事管理法律规范的活动。药事管理立法既强调立法活动的过程，同时也包含其立法过程的结果，药事管理立法有时可代指药事法律、法规、规章及其他规范性文件的总称，与药事管理法同义。

3. 药品管理法　药品管理法有广义和狭义之分，广义的药品管理法是指调整药品监督管理、保证药品质量，保障人体用药安全，维护人民身体健康和用药合法权益活

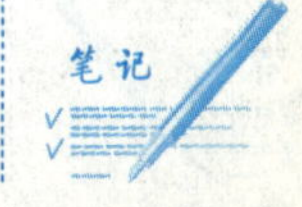

动中产生的各种社会关系的法律规范的总称。实践中，广义的药品管理法经常与药事管理法通用，因为药事管理法以药品管理法为核心，药品管理法是药事管理法律体系的基本法；狭义的药事管理法则仅指1984年第六届全国人大常委会第七次会议通过、2001年和2015年两次修订的《中华人民共和国药品管理法》。

（二）药事管理法的渊源

药事管理法的渊源，即药事管理法的外在表现形式，包括宪法、法律、行政法规、地方性法规、部门规章和地方政府规章等，依据其制定、修改主体及审议颁布程序的不同，具有不同法律效力等级。

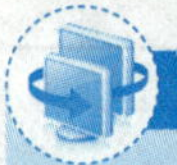

知识拓展

法的渊源

法的渊源也称为法的形式，我国法的渊源主要是以宪法为核心的各种制定法，包括：

1. 宪法　是国家的根本法，在法的渊源体系中居于最高的核心，具有最高的法律效力，任何法律法规都不得与宪法相抵触。宪法是我国所有部门法律体系的根本渊源。

2. 法律　指全国人民代表大会及其常务委员会制定的规范性法律文件。

3. 行政法规　指国务院根据宪法和法律制定的规范性法律文件，其法律效力低于宪法和法律。

4. 地方性法规　指设区的市以上人民代表大会及其常委会依法制定的适用于本行政区域的规范性法律文件，其法律地位低于宪法和法律。

5. 部门规章　指国务院各部门依据法律、行政法规以及国家授权制定的规范性法律文件。

6. 地方政府规章　指设区的市以上人民政府，在不与宪法、法律、行政法规相抵触的前提下，根据本行政区域的实际情况依法制定的规范性法律文件。

7. 民族区域自治地方法规　指民族区域自治地方人民代表大会及其常委会根据宪法、民族区域自治法和其他法律的规定制定的单行条例或其他规定，在民族区域自治地方具有法律效力。

8. 国际条约　指我国与外国签订、批准或承认的某些国际条约或协定。

9. 法律解释　指有权国家机关对法律法规的含义以及在实践中如何应用所作的解释。

二、药事管理法律体系

（一）药事管理法律体系的概念

1. 法律体系　有两层含义，一是国家法律体系，即广义的概念，是指一国全部现行法律规范按照一定标准和原则，划分为不同法律部门而形成的内部和谐一致、有机联系的整体；二是专门法律体系，即狭义的概念，即由调整某一领域的法律规范所组成的一个整体，如本节讨论的药事管理法律体系。

2. 药事管理法律体系　是指以《药品管理法》和《药品管理法实施条例》为主干，由数量众多的药事管理法律、法规、规章及其他药事管理规范性文件，按照一定的标准、原则、功能和层次组成的相互配合、相互制约的药事法律规范系统，以保证药品质量和人体用药安全有效。实践中，也常用广义的药品管理法或药事管理法代指药事管理法律体系。

（二）我国主要药事管理法律法规

我国药事管理法律体系主要包括药事管理法律、药事管理行政法规、药事管理部

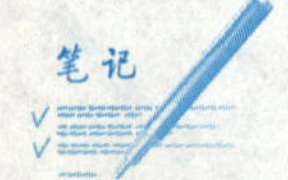

门规章、药事管理地方性法规及技术规范等。迄今我国药事管理的专门法律只有《中华人民共和国药品管理法》一部,我国药事管理法律体系中最多的是药事管理行政法规和部门规章。

我国现行有效的主要药事管理行政法规见表5-1,主要药事管理部门规章见表5-2。

表5-1　我国主要药事管理行政法规

行政法规名称	施行日期
野生药材资源保护管理条例	1987年12月1日
医疗用毒性药品管理办法	1988年12月27日
放射性药品管理办法	1989年1月13日
中药品种保护条例	1993年1月1日
药品管理法实施条例	2002年9月15日
中医药条例	2003年10月1日
反兴奋剂条例	2004年3月1日
麻醉药品和精神药品管理条例	2005年11月1日

表5-2　我国主要药事管理部门规章

颁布机关	规章名称	施行日期
人事部、原国家药品监督管理局	执业药师资格制度暂行规定	1999年4月1日
原国家药品监督管理局	处方药与非处方药分类管理办法(试行)	1999年6月11日
	处方药与非处方药流通管理暂行规定	2000年1月1日
	药品经营质量管理规范	2000年7月1日
	药品行政保护条例实施细则	2000年10月24日
	医疗机构制剂配制质量管理规范	2001年3月13日
	中药材生产质量管理规范	2002年6月1日
国家食品药品监督管理局	药品监督行政处罚程序规定	2003年7月1日
	中药材生产质量管理规范认证管理办法	2003年11月1日
	药物非临床研究质量管理规范	2003年9月1日
	药物临床试验质量管理规范	2003年9月1日
	药品进口管理办法	2004年1月1日
	药品不良反应报告和监测管理办法	2004年3月4日
	药品经营许可证管理办法	2004年4月1日
	国家食品药品监督管理局关于涉及行政审批的行政规章修改、废止、保留的决定	2004年7月1日
	互联网药品信息服务管理办法	2004年7月8日
	生物制品批签发管理办法(试行)	2004年7月13日

续表

颁布机关	规章名称	施行日期
国家食品药品监督管理局	直接接触药品的包装材料和容器管理办法	2004 年 7 月 20 日
	药品生产监督管理办法	2004 年 8 月 5 日
	医疗机构制剂配制监督管理办法	2005 年 6 月 1 日
	医疗机构制剂注册管理办法(试行)	2005 年 8 月 1 日
	互联网药品交易服务审批暂行规定	2005 年 12 月 1 日
	国家食品药品监督管理局药品特别审批程序	2005 年 11 月 18 日
	进口药材管理办法(试行)	2006 年 2 月 1 日
	药品说明书和标签管理规定	2006 年 6 月 1 日
	蛋白同化制剂、肽类激素进出口管理办法(暂行)	2006 年 9 月 1 日
国家中医药管理局、卫生部	医院中药饮片管理规范	2007 年 3 月 20 日
国家食品药品监督管理局	药品流通监督管理办法	2007 年 5 月 1 日
卫生部	处方管理办法	2007 年 5 月 1 日
国家食品药品监督管理局	药品广告审查办法	2007 年 5 月 1 日
国家工商行政管理总局	药品广告审查发布标准	2007 年 5 月 1 日
国家食品药品监督管理局	药品注册管理办法	2007 年 10 月 1 日
	药品召回管理办法	2007 年 12 月 10 日
卫生部、国家发改委、财政部、国家食品药品监督管理局等 9 部委	国家基本药物目录管理办法(试行)	2009 年 8 月 18 日
卫生部	国家基本药物目录(基层医疗卫生机构配备使用部分)	2009 年 9 年 21 日
	医院处方点评管理规范(试行)	2010 年 2 月 10 日
	静脉用药集中调配质量管理规范	2010 年 4 月 20 日
	二、三级综合医院药学部门基本标准(试行)	2010 年 12 月 3 日
	药品生产质量管理规范(2010 年修订)	2011 年 3 月 1 日
卫生部、国家中医药管理局、总后勤部卫生部	医疗机构药事管理规定	2011 年 3 月 1 日
卫生部	药品不良反应报告和监测管理办法	2011 年 7 月 1 日
国家食品药品监督管理局	医疗机构药品监督管理办法(试行)	2011 年 10 月 11 日
国家食品药品监督管理总局	食品药品行政处罚程序规定	2014 年 6 月 1 日
	蛋白同化制剂和肽类激素进出口管理办法	2014 年 12 月 1 日
	药品经营质量管理规范	2015 年 6 月 25 日

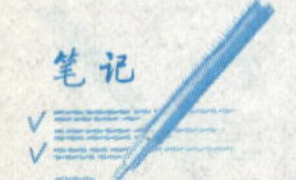

第二节 《中华人民共和国药品管理法》及《实施条例》

一、药品管理的立法历程

我国现代意义上的药品管理立法，始于1911年辛亥革命之后，至今已历经百年的发展变迁，可大体分为三个历史阶段。

（一）1911—1949年药品管理立法的萌芽阶段

辛亥革命胜利后，1912年成立的“中华民国”南京临时政府，在内务部下设卫生司（1928年改设卫生部），主管全国卫生工作，下属第四科主办药政工作，并开始了药品管理立法的尝试，先后发布《药师暂行条例》（1929年）、《管理药商规则》（1929年）、《麻醉药品管理条例》（1929年）、《购用麻醉药品暂行办法》（1935年）、《管理成药规则》（1930年）、《细菌学免疫学制品管理规则》（1937年）和《药师法》（1943年）等药品和药事管理法规，构成了我国最早的药品管理立法的框架和雏形。但由于刚刚起步，这些药品管理法规立法水平均比较低，加之当时政治、经济因素的影响，多流于纸上，在实践中未得到有效施行。

（二）1949—1983年药品管理立法的初创阶段

新中国成立后，一方面，配合戒烟禁毒工作和清理旧社会遗留下来的伪劣药品问题，卫生部制定了《关于严禁鸦片烟毒的通令》、《关于管理麻醉药品暂行条例的公布令》、《关于麻醉药品临时登记处理办法的通令》、《关于抗疲劳素药品管理的通知》、《关于由资本主义国家进口西药检验管理问题的指示》等一系列行政性规范性文件；另一方面，随着我国制药工业的发展，国家有关部委制订了《关于综合医院药剂科工作制度和各级人员职责》、《食用合成染料管理暂行办法》、《关于药政管理的若干规定》、《毒药、限制性剧药管理暂行规定》、《关于药品宣传工作的几点意见》、《管理中药的暂行管理办法》等一系列加强生产管理的规章，药品管理立法水平有了较大提高，奠定了我国早期药品管理法的基础，并在实践中取得了一定的成效。但十年“文革”期间，药政管理工作受到严重破坏，相关药品管理立法工作也基本停滞。

1978年十一届三中全会后，国家各项工作开始重新步入正轨，也开始了法治国家建设的探索与实践。在药品管理立法领域，1978年国务院颁布了新时期第一个纲领性药事管理文件——《药政管理条例（试行）》，卫生部和其有关部门也颁布了一系列配套行政法规和部门规章，如《麻醉药品管理条例》、《新药管理办法（试行）》、《卫生部关于医疗用毒药、限制性剧药管理规定》等。这些法规和规章，对于保证药品质量，维护人体用药安全有效，发挥了极大的作用。但同时也存在着执法主体不明确，没有明确的法律责任等问题，使其效力的发挥受到限制。

（三）1984年以后《药品管理法》的制定、颁布、实施、修订和完善阶段

鉴于我国医药卫生事业的发展和药品管理立法的相对滞后的矛盾，第六届全国人大常委会从20世纪80年代初开始酝酿起草我国药品管理法，几经审议，1984年9月20日第六届全国人大常委会第七次会议审议通过了《中华人民共和国药品管理法》，自1985年7月1日起施行。《药品管理法》是我国第一部全面的、综合性的药品管理法律，是我国药品管理立法历史上的一个里程碑，标志着我国药品管理进入法制化管

笔记

理阶段。在《药品管理法》实施十几年后，随着我国政治、经济和社会生活的发展变化，在药品管理方面又出现了许多新情况和新问题，也发生了一些新的违法犯罪。原《药品管理法》的有些规定难以适应现实需要，如药品管理法的执法主体发生变化，对有些违法行为处罚过轻，实践中已经改变的药品监管制度需要修改有关法律条文等。为此，20 世纪 90 年代末，《药品管理法》的修订工作提上日程，至 2001 年 2 月 28 日，第九届全国人大常委会第二十次会议审议通过了修订后的《药品管理法》，并于 2001 年 12 月 1 日起施行。2002 年 8 月 14 日，国务院颁布《中华人民共和国药品管理法实施条例》，于 2002 年 9 月 15 日起施行。《药品管理法》的修订和《实施条例》的颁布，是我国药品管理立法又一重大进展，也奠定了加入 WTO 后我国医药产业发展的法律基础。近几年，对《药品管理法》又稍有修订，目前施行的是 2015 年 4 月 24 日中华人民共和国第十二届全国人民代表大会常务委员会第十四次会议通过后发布的。

为了保证《药品管理法》的有效实施，国务院又先后制定颁布了《医疗用毒性药品管理办法》、《放射性药品管理办法》、《麻醉药品和精神药品管理条例》等行政法规，卫生部、国家卫生和计划生育委员会、原国家医药管理局、原国家药品监督管理局（State Drug Administration，SDA）、原国家食品药品监督管理局（State Food and Drug Administration，SFDA）、国家食品药品监督管理总局（China Food and Drug Administration，CFDA）等部门也先后发布《药品生产质量管理规范》、《药品经营质量管理规范》、《药品注册管理办法》等诸多部门规章。同时，各省、自治区、直辖市也制定了一系列有关药品管理的地方性法规和规章，我国药品管理法不断完善并逐渐形成了一个具有中国特色的体系。

二、《药品管理法》的主要内容

（一）立法宗旨与适用范围

1. 立法宗旨　加强药品监督管理，保证药品质量，保障人体用药安全，维护人民身体健康和用药的合法权益。

2. 适用范围　在中华人民共和国境内从事药品的研制、生产、经营、使用和监督管理的单位或者个人，必须遵守《药品管理法》。需要注意的是，在地域上，《药品管理法》不在我国香港、澳门地区施行，而按照其特别行政区基本法的规定执行；而“使用”，仅指医疗机构对患者使用药品，不包括患者个人自己使用药品。

（二）药品生产企业管理

1. 开办药品生产企业应具备的条件　开办药品生产企业应当符合国家制定的药品行业发展规划和产业政策，防止重复建设，并必须具备以下条件：

（1）人员条件：具有依法经过资格认定的药学技术人员、工程技术人员及相应的技术工人。

（2）设施与环境条件：具有与其药品生产相适应的厂房、设施和卫生环境。

（3）质量控制条件：具有能对所生产药品进行质量管理和质量检验的机构、人员以及必要的仪器设备。

（4）规章制度条件：具有保证药品质量的规章制度。

2. 开办药品生产企业的审批　开办药品生产企业，须经企业所在地省、自治区、直辖市人民政府药品监督管理部门批准并发给《药品生产许可证》。无《药品生产许

笔记

可证》的,不得生产药品。

《药品生产许可证》应当标明有效期和生产范围,到期重新审查发证。

3. 实施药品生产质量控制　药品生产企业必须按照国务院药品监督管理部门制定的《药品生产质量管理规范》组织生产。药品监督管理部门按照规定对药品生产企业是否符合《药品生产质量管理规范》(Good Manufacturing Practice,GMP)的要求进行认证;对认证合格的,发给认证证书。

4. 药品生产过程行为规则

(1)按批准的生产工艺进行生产:除中药饮片的炮制外,药品必须按照国家药品标准和国务院药品监督管理部门批准的生产工艺进行生产,生产记录必须完整准确。药品生产企业改变影响药品质量的生产工艺的,必须报原批准部门审核批准。

中药饮片必须按照国家药品标准炮制;国家药品标准没有规定的,必须按照省、自治区、直辖市人民政府药品监督管理部门制定的炮制规范炮制。

(2)原、辅料要求:生产药品所需的原料、辅料,必须符合药用要求。

(3)质量检验:药品生产企业必须对其生产的药品进行质量检验;不符合国家药品标准或者不按照省、自治区、直辖市人民政府药品监督管理部门制定的中药饮片炮制规范炮制的,不得出厂。

(4)委托生产:经省、自治区、直辖市人民政府药品监督管理部门批准,药品生产企业可以接受委托生产药品。

(三)药品经营企业管理

1. 开办药品经营企业应具备的条件　开办药品经营企业应当遵循合理布局和方便群众购药的原则,并必须具备以下条件:

(1)人员条件:具有依法经过资格认定的药学技术人员。

(2)设施与环境条件:具有与所经营药品相适应的营业场所、设备、仓储设施、卫生环境。

(3)质量控制条件:具有与所经营药品相适应的质量管理机构或者人员。

(4)规章制度条件:具有保证所经营药品质量的规章制度。

2. 开办药品经营企业的审批　开办药品批发企业,须经企业所在地省、自治区、直辖市人民政府药品监督管理部门批准并发给《药品经营许可证》;开办药品零售企业,须经企业所在地县级以上地方药品监督管理部门批准并发给《药品经营许可证》。无《药品经营许可证》的,不得经营药品。

《药品经营许可证》应当标明有效期和经营范围,到期重新审查发证。

3. 实施药品经营质量控制　药品经营企业必须按照国务院药品监督管理部门制定的《药品经营质量管理规范》(Good Supply Practice,GSP)经营药品。药品监督管理部门按照规定对药品经营企业是否符合《药品经营质量管理规范》的要求进行认证;对认证合格的,发给认证证书。

4. 药品经营过程行为规则

(1)建立进货检查验收制度:药品经营企业购进药品,必须建立并执行进货检查验收制度,验明药品合格证明和其他标识;不符合规定要求的,不得购进。

(2)建立真实完整购销记录:药品经营企业购销药品,必须有真实完整的购销记录。购销记录必须注明药品的通用名称、剂型、规格、批号、有效期、生产厂商、购(销)

笔记

货单位、购(销)货数量、购销价格、购(销)货日期及国务院药品监督管理部门规定的其他内容。

(3)药品销售和处方调配准确无误:药品经营企业销售药品必须准确无误,并正确说明用法、用量和注意事项;调配处方必须经过核对,对处方所列药品不得擅自更改或者代用。对有配伍禁忌或者超剂量的处方,应当拒绝调配;必要时,经处方医师更正或者重新签字,方可调配。药品经营企业销售中药材,必须标明产地。

(4)制定和执行药品保管制度:药品经营企业必须制定和执行药品保管制度,采取必要的冷藏、防冻、防潮、防虫、防鼠等措施,保证药品质量。药品入库和出库必须执行检查制度。

5. 城乡集贸市场出售药品的规定　城乡集市贸易市场不得出售中药材以外的药品,但持有《药品经营许可证》的药品零售企业在规定的范围内可以在城乡集市贸易市场设点出售中药材以外的药品。

(四)医疗机构药剂管理

1. 医疗机构药学技术人员配备的规定　医疗机构必须配备依法经过资格认定的药学技术人员。非药学技术人员不得直接从事药剂技术工作。

2. 医疗机构配制制剂管理

(1)医疗机构配制制剂的条件:医疗机构配制制剂,必须具有能够保证制剂质量的设施、管理制度、检验仪器和卫生条件。

(2)医疗机构配制制剂的审批:医疗机构配制制剂,须经所在地省、自治区、直辖市人民政府卫生行政部门审核同意,由省、自治区、直辖市人民政府药品监督管理部门批准,发给《医疗机构制剂许可证》。无《医疗机构制剂许可证》的,不得配制制剂。

《医疗机构制剂许可证》应当标明有效期,到期重新审查发证。

(3)医疗机构配制制剂的品种限制:医疗机构配制的制剂,应当是本单位临床需要而市场上没有供应的品种,并须经所在地省、自治区、直辖市人民政府药品监督管理部门批准后方可配制。

(4)医疗机构配制制剂的使用:医疗机构配制的制剂必须按照规定进行质量检验;合格的,凭医师处方在本医疗机构使用。

特殊情况下,经国务院或者省、自治区、直辖市人民政府的药品监督管理部门批准,医疗机构配制的制剂可以在指定的医疗机构之间调剂使用。医疗机构制剂的调剂使用,不得超出规定的期限、数量和范围。

医疗机构配制的制剂,不得在市场销售。

3. 医疗机构处方调配管理　医疗机构的药剂人员调配处方,必须经过核对,对处方所列药品不得擅自更改或者代用。对有配伍禁忌或者超剂量的处方,应当拒绝调配;必要时,经处方医师更正或者重新签字,方可调配。

4. 医疗机构药品购进、保管规定　医疗机构购进药品,必须建立并执行进货检查验收制度,验明药品合格证明和其他标识;不符合规定要求的,不得购进和使用。

医疗机构必须制定和执行药品保管制度,采取必要的冷藏、防冻、防潮、防虫、防鼠等措施,保证药品质量。

(五)药品管理

1. 新药研制的审批　研制新药,必须按照国务院药品监督管理部门的规定如实

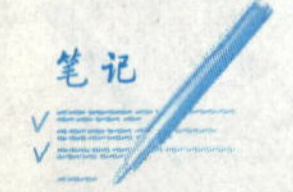

报送研制方法、质量指标、药理及毒理试验结果等有关资料和样品,经国务院药品监督管理部门批准后,方可进行临床试验。

药物的非临床安全性评价研究机构和临床试验机构必须分别执行《药物非临床研究质量管理规范》(Good Laboratory Practice, GLP)、《药物临床试验质量管理规范》(Good Clinical Practice, GCP)。

完成临床试验并通过审批的新药,由国务院药品监督管理部门批准,发给新药证书。

2. 药品生产的审批　生产新药或者已有国家标准的药品的,须经国务院药品监督管理部门批准,并发给药品批准文号;药品生产企业在取得药品批准文号后,方可生产该药品。但是,生产没有实施批准文号管理的中药材和中药饮片除外。

3. 药品标准　药品必须符合国家药品标准。中药饮片必须按照国家药品标准炮制;国家药品标准没有规定的,必须按照省、自治区、直辖市人民政府药品监督管理部门制定的炮制规范炮制。

国务院药品监督管理部门颁布的《中华人民共和国药典》和药品标准为国家药品标准。

国务院药品监督管理部门组织药典委员会,负责国家药品标准的制定和修订。

国务院药品监督管理部门的药品检验机构负责标定国家药品标准品、对照品,以及承担药品的注册审批检验以及技术复核工作。

4. 药品审评、再评价与调查　国务院药品监督管理部门组织药学、医学和其他技术人员,对新药进行审评,对已经批准生产的药品进行再评价。

国务院药品监督管理部门对已经批准生产或者进口的药品,应当组织调查;对疗效不确、不良反应大或者其他原因危害人体健康的药品,应当撤销批准文号或者进口药品注册证书。

已被撤销批准文号或者进口药品注册证书的药品,不得生产或者进口、销售和使用;已经生产或者进口的,由当地药品监督管理部门监督销毁或者处理。

5. 药品采购　药品生产企业、药品经营企业和医疗机构必须从具有药品生产、经营资格的企业购进药品;但是,购进没有实施批准文号管理的中药材除外。

6. 药品进出口管理

(1)药品进口管理

1)禁止进口的药品:疗效不确切、不良反应大或者其他原因危害人体健康的药品禁止进口。

2)药品进口的审批:药品进口,须经国务院药品监督管理部门组织审查,经审查确认符合质量标准、安全有效的,方可批准进口,并发给进口药品注册证书。

医疗单位临床急需或者个人自用进口的少量药品,按照国家有关规定办理进口手续。

3)药品进口的程序:药品必须从允许药品进口的口岸进口,并由进口药品的企业向口岸所在地药品监督管理部门登记备案。海关凭药品监督管理部门出具的《进口药品通关单》放行。无《进口药品通关单》的,海关不得放行。

口岸所在地药品监督管理部门应当通知药品检验机构按照国务院药品监督管理部门的规定对进口药品进行抽查检验,并依照规定收取检验费。

笔记

4)进口药品的检验:国务院药品监督管理部门对下列药品在销售前或者进口时,指定药品检验机构进行检验;检验不合格的,不得销售或者进口:①国务院药品监督管理部门规定的生物制品;②首次在中国销售的药品;③国务院规定的其他药品。

(2)药品出口管理:对国内供应不足的药品,国务院有权限制或者禁止出口。

(3)特殊管理药品的进出口管理:进口、出口麻醉药品和国家规定范围内的精神药品,必须持有国务院药品监督管理部门发给的《进口准许证》、《出口准许证》。

7. 禁止生产、销售假药和劣药　禁止生产(包括配制)、销售假药和劣药。假药和劣药的定义见表5-3。

表5-3　假药与劣药的定义与比较

假药	劣药
有下列情形之一的,为假药: (1)药品所含成分与国家药品标准规定的成分不符的 (2)以非药品冒充药品或者以他种药品冒充此种药品的	药品成分的含量不符合国家药品标准的,为劣药。
有下列情形之一的药品,按假药论处: (1)国务院药品监督管理部门规定禁止使用的 (2)依照本法必须批准而未经批准生产、进口,或者依照本法必须检验而未经检验即销售的 (3)变质的 (4)被污染的 (5)使用依照本法必须取得批准文号而未取得批准文号的原料药生产的 (6)所标明的适应证或者功能主治超出规定范围的	有下列情形之一的药品,按劣药论处: (1)未标明有效期或者更改有效期的 (2)不注明或者更改生产批号的 (3)超过有效期的 (4)直接接触药品的包装材料和容器未经批准的 (5)擅自添加着色剂、防腐剂、香料、矫味剂及辅料的 (6)其他不符合药品标准规定的

案例分析

利用网络制售假药太疯狂

案例:针对中老年人常见病的主流药品,跨区域收购假药半成品进行包装,利用新型网络终端在全国范围内批发零售,涉案金额近百万元。2014年3月24日,浙江省金华市婺城区检察院以销售假药罪对犯罪嫌疑人谭某军、谭某峰、谭某平提起公诉。

2013年初,黑龙江籍男子谭某军在老家欠下60多万元赌债。为躲高利贷,跑到山东找女儿谭某峰、谭某平和儿子刘某波(另案处理)想办法。谭某军想到自己之前曾在医院回收过药品,便开始策划假药生意。经过一番调查,谭某军将目标定为治疗中老年人高血压、心脏病、糖尿病等常见疾病的主流品牌药品,然后开始指挥家人分工合作。

谭某峰负责在网上联络北京、天津等地医院的"黄牛",回收假冒"立普妥"、"波利维"等品牌药品的半成品。刘某波联系周边地区医院的仓管员、保洁员,大量收购品牌药品的原包装盒与

笔记

批发箱，并找外地印刷厂印制药品说明书、标签等。谭某平则申请多个QQ号，在网上搜索销售药品的QQ群逐一加入，进而在群里发布广告和药品信息。谭某军负责接收货物、包装药品及联系物流代收货款。

2013年6月，谭家人开始铺设销售网络。由于谭某平在QQ群上发布的药品销售广告以知名医药品牌为主，买家基础较为广泛。他们以"大大低于成本价，100盒起混合批发"的噱头，将自己打造成一级药品批发商，吸引众多网友咨询联系。

在与买家互为QQ好友之后，谭某平宣称熟客有更大折扣，引诱对方购买，再通过QQ、手机等联系方式，与买家商谈种类、价格、数量，并以正规物流公司"货到付款可验货"为保证，自行填写快递公司托运单，利用其销售假药并代收货款。

他们肆无忌惮地"山寨"许多大牌的药品，通过家族建立的销售网络发往全国各地。

5个月后，经人举报，谭某军等人在山东被抓获。至案发，4人利用物流公司发货近60次，仅当场查扣的货单上销售金额便达40余万元，堆在家中未出售的假药半成品近3000盒，空包装盒近1000只，市场价值近百万元。

分析：无论是回收旧药品重包装再销售，还是用玉米粉等食用素材生产药丸和片剂，均符合"假药"的界定情形，因此谭家人的行为已构成生产、销售假药罪，应予惩处。

8. 药品管理制度

(1)特殊管理药品制度：国家对麻醉药品、精神药品、医疗用毒性药品、放射性药品，实行特殊管理。管理办法由国务院制定。

(2)中药品种保护制度：国家实行中药品种保护制度，具体办法由国务院制定。

(3)处方药与非处方药分类管理制度：国家对药品实行处方药与非处方药分类管理制度，具体办法由国务院制定。

(4)药品储备制度：国家实行药品储备制度。国内发生重大灾情、疫情及其他突发事件时，国务院规定的部门可以紧急调用企业药品。

9. 其他

(1)新发现和从国外引种药材的管理：新发现和从国外引种的药材，经国务院药品监督管理部门审核批准后，方可销售。

(2)药品通用名称：列入国家药品标准的药品名称为药品通用名称。已经作为药品通用名称的，该名称不得作为药品商标使用。

(3)直接接触药品的工作人员健康检查：药品生产企业、药品经营企业和医疗机构直接接触药品的工作人员，必须每年进行健康检查。患有传染病或者其他可能污染药品的疾病的，不得从事直接接触药品的工作。

(六)药品包装管理

1. 药品包装材料　直接接触药品的包装材料和容器，必须符合药用要求，符合保障人体健康、安全的标准，并由药品监督管理部门在审批药品时一并审批；药品生产企业不得使用未经批准的直接接触药品的包装材料和容器；对不合格的直接接触药品的包装材料和容器，由药品监督管理部门责令停止使用。

2. 药品包装　药品包装必须适合药品质量的要求，方便储存、运输和医疗使用。

发运中药材必须有包装。在每件包装上，必须注明品名、产地、日期、调出单位，并附有质量合格的标志。

笔记

3. 药品标签、说明书　药品包装必须按照规定印有或者贴有标签并附有说明书。

标签或者说明书上必须注明药品的通用名称、成分、规格、生产企业、批准文号、产品批号、生产日期、有效期、适应证或者功能主治、用法、用量、禁忌、不良反应和注意事项。

麻醉药品、精神药品、医疗用毒性药品、放射性药品、外用药品和非处方药的标签，必须印有规定的标志。

（七）药品价格与广告管理

1. 药品价格管理　依法实行市场调节价的药品，药品的生产企业、经营企业和医疗机构应当按照公平、合理和诚实信用、质价相符的原则制定价格，为用药者提供价格合理的药品。

药品的生产企业、经营企业和医疗机构应当遵守国务院价格主管部门关于药价管理的规定，制定和标明药品零售价格，禁止暴利和损害用药者利益的价格欺诈行为。

药品的生产企业、经营企业、医疗机构应当依法向政府价格主管部门提供其药品的实际购销价格和购销数量等资料。

医疗机构应当向患者提供所用药品的价格清单；医疗保险定点医疗机构还应当按照规定的办法如实公布其常用药品的价格，加强合理用药的管理，具体办法由国务院卫生行政部门规定。

2. 药品购销中的禁止行为

(1)禁止药品的生产企业、经营企业和医疗机构在药品购销中账外暗中给予、收受回扣或者其他利益。

(2)禁止药品的生产企业、经营企业或者其代理人以任何名义给予使用其药品的医疗机构的负责人、药品采购人员、医师等有关人员以财物或者其他利益。

(3)禁止医疗机构的负责人、药品采购人员、医师等有关人员以任何名义收受药品的生产企业、经营企业或者其代理人给予的财物或者其他利益。

3. 药品广告管理

(1)药品广告的发布：药品广告须经企业所在地省、自治区、直辖市人民政府药品监督管理部门批准，并发给药品广告批准文号；未取得药品广告批准文号的，不得发布。

处方药可以在国务院卫生行政部门和国务院药品监督管理部门共同指定的医学、药学专业刊物上介绍，但不得在大众传播媒介发布广告或者以其他方式进行以公众为对象的广告宣传。

(2)药品广告的内容：药品广告的内容必须真实、合法，以国务院药品监督管理部门批准的说明书为准，不得含有虚假的内容；不得含有不科学的表示功效的断言或者保证；不得利用国家机关、医药科研单位、学术机构或者专家、学者、医师、患者的名义和形象作证明。

非药品广告不得有涉及药品的宣传。

（八）药品监督

1. 药品监督管理机构及其职责

(1)药品监督管理机构：国务院食品药品监督管理部门主管全国药品监督管理工作。国务院有关部门在各自的职责范围内负责与药品有关的监督管理工作。

笔记

省、自治区、直辖市人民政府食品药品监督管理部门负责本行政区域内的药品监督管理工作。省、自治区、直辖市人民政府有关部门在各自的职责范围内负责与药品有关的监督管理工作。

国务院食品药品监督管理部门应当配合国务院经济综合主管部门，执行国家制定的药品行业发展规划和产业政策。

(2)药品监督管理部门的职责

1)食品药品监督管理部门有权按照法律、行政法规的规定对报经其审批的药品研制和药品的生产、经营以及医疗机构使用药品的事项进行监督检查，有关单位和个人不得拒绝和隐瞒。

2)食品药品监督管理部门根据监督检查的需要，可以对药品质量进行抽查检验。

3)食品药品监督管理部门对有证据证明可能危害人体健康的药品及其有关材料可以采取查封、扣押的行政强制措施，并在7日内作出行政处理决定；药品需要检验的，必须自检验报告书发出之日起15日内作出行政处理决定。

4)食品药品监督管理部门应当按照规定，依据《药品生产质量管理规范》、《药品经营质量管理规范》，对经其认证合格的药品生产企业、药品经营企业进行认证后的跟踪检查。

(3)药品监督管理部门的义务

1)食品药品监督管理部门进行监督检查时，必须出示证明文件，对监督检查中知悉的被检查人的技术秘密和业务秘密应当保密。

2)食品药品监督管理部门对药品质量进行抽查检验，应当按照规定抽样，并不得收取任何费用。

3)地方人民政府和药品监督管理部门不得以要求实施药品检验、审批等手段限制或者排斥非本地区药品生产企业依照《药品管理法》规定生产的药品进入本地区。

4)食品药品监督管理部门不得参与药品生产经营活动，不得以其名义推荐或者监制、监销药品；药品监督管理部门的工作人员不得参与药品生产经营活动。

2. 药品检验机构及其职责、义务　食品药品监督管理部门设置或者确定的药品检验机构，承担依法实施药品审批和药品质量监督检查所需的药品检验工作。药品生产企业、药品经营企业和医疗机构的药品检验机构或者人员，应当接受当地食品药品监督管理部门设置的药品检验机构的业务指导。

药品检验机构不得参与药品生产经营活动，不得以其名义推荐或者监制、监销药品；药品检验机构的工作人员不得参与药品生产经营活动。

3. 药品不良反应报告制度　国家实行药品不良反应报告制度。药品生产企业、药品经营企业和医疗机构必须经常考察本单位所生产、经营、使用的药品质量、疗效和反应，发现可能与用药有关的严重不良反应，必须及时向当地省、自治区、直辖市人民政府食品药品监督管理部门和卫生行政部门报告。

对已确认发生严重不良反应的药品，国务院或者省、自治区、直辖市人民政府的食品药品监督管理部门可以采取停止生产、销售、使用的紧急控制措施，并应当在五日内组织鉴定，自鉴定结论作出之日起15日内依法作出行政处理决定。

(九)法律责任

1. 法律责任的概念及种类　法律责任，是指行为人由于自己违法行为、违约行为

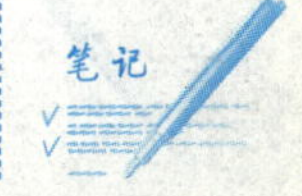

或者由于法律规定而应承担的某种强制性、否定性的法律后果。

根据行为人违反法律规范的性质和社会危害程度，法律责任分为民事责任、行政责任和刑事责任3种。

首先，民事责任，是指行为人因违反民事法律、违约或者由于法律规定所应承担的一种法律责任。承担民事责任的方式有很多种，《药品管理法》所确定的民事责任形式主要是损害赔偿。《药品管理法》规定需要承担民事责任的行为主要有两种，一是药品检验机构出具的检验结果不实，造成损失的，应当承担相应的赔偿责任；一是药品的生产企业、经营企业、医疗机构违反规定，给药品使用者造成损害的，依法承担赔偿责任。

其次，行政责任，是指行为人违反行政法律规范但尚未构成犯罪所应承担的法律责任，主要包括行政处罚和行政处分两类。行政处罚是由特定国家行政执法机关依照法定权限和程序对违反行政法规尚不构成犯罪的公民、法人给予的一种行政制裁。《药品管理法》规定的行政处罚主要有警告、罚款、没收药品和违法所得、停产停业整顿、吊销许可证或撤销药品批准证明文件等5种形式；行政处分是国家行政机关、企事业单位或其他组织依照行政隶属关系对违法失职的国家公务员或所属人员实施的惩戒措施，主要包括警告、记过、记大过、降级、撤职、开除6种形式。《药品管理法》规定的承担行政责任的违法行为是最多的。

最后，刑事责任，是指行为人因其犯罪行为所必须承担的，由司法机关代表国家所确定的刑事惩罚性法律责任。《药品管理法》中规定多种违法行为要依照《中华人民共和国刑法》（以下简称《刑法》）追究刑事责任，如《刑法》中关于生产销售假药罪、生产销售劣药罪的规定。

2. 违反《药品管理法》应承担的法律责任

（1）违反有关许可证、药品批准证明文件规定的法律责任：《药品管理法》中规定的许可证、药品批准证明文件有《药品生产许可证》、《药品经营许可证》、《医疗机构制剂许可证》、《进口药品注册证》、GMP认证证书、药品批准文号及其他批件等。违反有关许可证、药品批准证明文件的规定，行为人要承担罚款、吊销许可证、没收违法所得等行政责任，如构成犯罪，还要依法追究刑事责任（表5-4）。

表5-4　违反有关许可证、药品批准证明文件规定的法律责任

违法行为人及违法行为	法律责任		《药品管理法》条款
	行政责任	民事和刑事责任	
单位或个人没有许可证生产、经营药品或配制制剂	（1）依法予以取缔 （2）没收药品、没收违法所得 （3）并处罚款：药品货值金额2～5倍	构成犯罪的，依法追究刑事责任	第72条
药品生产、经营企业、医疗机构从没有许可证的企业购进药品	（1）责令改正，没收购进药品及违法所得 （2）并处罚款：购进药品货值金额2～5倍 （3）情节严重的吊销许可证，或者医疗机构执业许可证		第79条

续表

违法行为人及违法行为	法律责任		《药品管理法》条款
	行政责任	民事和刑事责任	
单位或个人伪造、变造、买卖、出租、出借许可证或药品批准证明文件	(1)没收违法所得 (2)并处罚款:违法所得1~3倍或2万~10万元 (3)情节严重的吊销许可证或药品批准证明文件	构成犯罪的,依法追究刑事责任	第81条
单位或个人以欺骗手段取得许可证或者药品批准证明文件	(1)吊销许可证或者撤销药品批准证明文件 (2)并处罚款:1万~3万元 (3)5年内不受理其申请		第82条

(2)生产销售假药、劣药的法律责任:生产(包括配制)、销售假药、劣药的,以及知道或应当知道属于假劣药品而为其提供运输、保管、仓储等便利条件的,行为人要承担行政责任,如没收违法所得、罚款、吊销许可证等;构成犯罪的,还要依法追究刑事责任(表5-5)。

表5-5　生产、销售假药、劣药的法律责任

违法行为人及违法行为	法律责任		《药品管理法》条款
	行政责任	民事和刑事责任	
单位或个人生产、销售假药的	(1)没收假药和违法所得 (2)并处罚款:药品货值金额2~5倍 (3)撤销药品批准证明文件 (4)并责令停产、停业整顿 (5)情节严重的吊销许可证	构成犯罪的,依法追究刑事责任	第73条
单位或个人生产、销售劣药的	(1)没收劣药和违法所得 (2)并处罚款:药品货值金额1~3倍 (3)情节严重,责令停产、停业整顿或撤销药品批准证明文件、吊销许可证	构成犯罪的,依法追究刑事责任	第74条
单位生产、销售假药或生产、销售劣药情节严重	(1)直接负责的主管人员和其他直接责任人员,10年内不得从事药品生产、经营活动 (2)对生产者专门用于假、劣药的原辅料、包装材料予以没收		第75条
单位或个人为假、劣药提供运输、保管、仓储等便利条件	(1)没收违法收入 (2)并处罚款:违法收入的0.5~3倍	构成犯罪的,依法追究刑事责任	第76条

笔记

(3)违反《药品管理法》其他有关规定的法律责任:《药品管理法》还规定了有关单位和个人违反其他有关规定应当承担的法律责任(表5-6)。

表5-6 违反《药品管理法》其他有关规定的法律责任

违法行为人及违法行为	法律责任		《药品管理法》条款
	行政责任	民事和刑事责任	
药品生产、经营企业、临床试验机构、非临床安全性研究机构未按照GMP、GSP、GLP、GCP实施相应的质量管理规范	(1)给予警告,责令限期改正 (2)逾期不改正的,责令停产、停业整顿,并处罚款5000元~2万元 (3)情节严重的,吊销许可证和临床试验资格		第78条
药品进口者没有向允许药品进口的口岸所在地药品监督管理局登记备案	(1)警告、限期改正 (2)逾期不改正者,撤销进口药品注册证		第80条
医疗机构将其配制的制剂在市场销售	(1)没收制剂、没收违法所得 (2)并处罚款:制剂货值金额1~3倍		第83条
药品经营企业购销记录不真实或不完整,或销售药品、调配处方、销售中药材不符合《药品管理法》第19条规定	(1)责令改正,警告 (2)情节严重者,吊销药品经营许可证		第84条
单位或者个人所生产或经营的药品标识不符合规定	除依法按假、劣药论处的外: (1)责令改正、警告 (2)情节严重,撤销药品批准证明文件		第85条
药品生产、经营企业及医疗机构在药品购销中给予、收受回扣、其他利益 药品生产、经营企业或其代理人在药品购销活动中受贿	(1)罚款1万~20万元 (2)情节严重的吊销许可证及营业执照	构成犯罪的,依法追究刑事责任	第89条
药品生产、经营企业负责人、采购人员在药品购销中收受财物、其他利益	(1)给予处分 (2)没收违法所得	构成犯罪的,依法追究刑事责任	第90条

续表

违法行为人及违法行为	法律责任		《药品管理法》条款
	行政责任	民事和刑事责任	
医疗机构的负责人、采购人员、医师收受财物、其他利益	(1)给予处分 (2)没收违法所得 (3)情节严重,吊销医师执业证书	构成犯罪的,依法追究刑事责任	第90条
单位或个人在药品广告审批及广告内容有违法行为	(1)按《广告法》规定处罚 (2)并撤销广告批准文号 (3)1年内不受理该品种广告审批申请	构成犯罪的,依法追究刑事责任	第91条
药品生产、经营企业、医疗机构给药品使用者造成损害的		依法承担赔偿责任	第92条

(4)药品监督管理部门、药品检验机构违法的法律责任:药品监督管理部门是《药品管理法》的行政执法主体,药品检验机构是法定技术机构,药品监督管理行政部门和技术机构违反《药品管理法》的规定,也要承担相应的法律责任,主要形式是行政处罚和行政处分,构成犯罪的,依法追究刑事责任(表5-7)。

表5-7 药品监督管理部门、药品检验机构违法的法律责任

违法行为人及违法行为	法律责任		《药品管理法》条款
	行政责任	民事和刑事责任	
药品检验机构和个人(指直接负责的主管人员和其他直接责任人员)出具虚假检验报告	(1)责令改正、给予警告 (2)罚款:单位3万~5万元 (3)个人:降级、撤职、开除、罚款3万元以下 (4)没收违法所得 (5)情节严重的撤销检验资格	构成犯罪的,依法追究刑事责任;造成损失的,依法承担赔偿责任	第86条
药品监督管理部门不履行药品广告审查职责造成虚假广告等	对直接负责的主管人员和其他责任人员给予行政处分	构成犯罪的,依法追究刑事责任	第91条
药品监督管理部门违法发给GMP、GSP认证证书、许可证、进口药品注册证、新药证书、药品批准文号等违法审批、违法许可行为	(1)责令收回违法发给的证书、撤销药品批准证明文件 (2)对责任人给予行政处分	构成犯罪的,依法追究刑事责任	第93条

续表

违法行为人及违法行为	法律责任		《药品管理法》条款
	行政责任	民事和刑事责任	
药品监督管理部门、药品检验机构及其工作人员参与药品生产、经营活动	(1)责令改正 (2)没收违法所得 (3)个人给予行政处分		第94条
药品监督管理部门、药品检验机构在药品监督检验中违法收费	(1)责令退还 (2)个人给予行政处分 (3)情节严重的撤销其检验资格		第95条
药品监督管理部门及其有关人员有失职、渎职行为	个人给予行政处分	构成犯罪的，依法追究刑事责任	第96条
药监部门的违反《药品管理法》的行政行为	由上级药监部门： (1)责令限期改正 (2)逾期不改正的，有权予以改变或撤销		第97条
药品监督管理人员滥用职权、徇私舞弊、玩忽职守	行政处分	构成犯罪的，依法追究刑事责任	第98条

(5)违反《价格法》的法律责任：药品生产、经营企业和医疗机构违反《中华人民共和国价格法》有关规定，应承担行政责任，如警告、罚款、没收违法所得、责令停业整顿直至吊销营业执照(表5-8)。

表5-8　违反《价格法》的法律责任

违法行为人及违法行为	法律责任(行政责任)	《药品管理法》条款
药品生产、经营企业、医疗机构不执行政府定价、政府指导价	《价格法》第39条： (1)责令改正 (2)没收违法所得，可以并处违法所得5倍以下的罚款 (3)情节严重的，责令停业整顿	第88条
药品生产、经营企业、医疗机构拒报、虚报、瞒报生产经营成本或不依法向价格部门提供实际购销价格、购销数量资料	《价格法》第44条： (1)拒绝按照规定提供监督检查所需资料提供虚假资料的，责令改正，予以警告 (2)逾期不改正的，可以处以罚款	

续表

违法行为人及违法行为	法律责任（行政责任）	《药品管理法》条款
药品生产、经营企业、医疗机构不依法制定合理药价或存在暴利和损害用药者利益的价格欺诈行为	《价格法》第40条： (1)责令改正，没收违法所得，可以并处违法所得5倍以下的罚款 (2)没有违法所得的，予以警告，可以并处罚款 (3)情节严重的，责令停业整顿，或者由工商行政管理机关吊销营业执照	第88条
药品生产、经营企业、医疗机构不标明药品零售价格	《价格法》第42条：经营者违反明码标价规定的，责令改正，没收违法所得，可以并处5千元以下的罚款	

三、《药品管理法实施条例》的主要内容

为了切实贯彻实施《药品管理法》，2002年8月4日国务院颁布《中华人民共和国药品管理法实施条例》(以下简称《实施条例》)，自2002年9月15日起施行。《药品管理法》与《实施条例》是一个整体，《实施条例》遵循《药品管理法》的立法宗旨和原则，对其进一步明确和细化，增强了可操作性。在2016年3月1日，由国务院颁布并施行《国务院关于修改部分行政法规的决定》，其中包括《中华人民共和国药品管理法实施条例》，其目的是为配合实施2015年4月份新修订的《药品管理法》。

（一）药品检验机构的设置

国务院药品监督管理部门设置国家药品检验机构。

省、自治区、直辖市人民政府药品监督管理部门可以在本行政区域内设置药品检验机构。地方药品检验机构的设置规划由省、自治区、直辖市人民政府药品监督管理部门提出，报省、自治区、直辖市人民政府批准。

国务院和省、自治区、直辖市人民政府的药品监督管理部门可以根据需要，确定符合药品检验条件的检验机构承担药品检验工作。

（二）药品生产企业管理的实施

1. 开办药品生产企业的审批与GMP认证　开办药品生产企业的申办人应当向拟办企业所在地省、自治区、直辖市人民政府药品监督管理部门提出申请。省、自治区、直辖市人民政府药品监督管理部门应当自收到申请之日起30个工作日内，依据《药品管理法》第八条规定的开办条件组织验收；验收合格的，发给《药品生产许可证》。

省级以上人民政府药品监督管理部门组织对药品生产企业的认证工作，符合《药品生产质量管理规范》的，发给认证证书。其中，生产注射剂、放射性药品和国务院药品监督管理部门规定的生物制品的药品生产企业的认证工作，由国务院药品监督管理部门负责。

新开办药品生产企业、药品生产企业新建药品生产车间或者新增生产剂型的，应

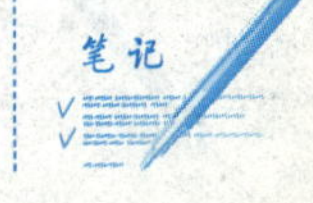

当自取得药品生产证明文件或者经批准正式生产之日起 30 日内，按照规定向药品监督管理部门申请 GMP 认证。受理申请的药品监督管理部门应当自收到企业申请之日起 6 个月内，组织对申请企业是否符合《药品生产质量管理规范》进行认证；认证合格的，发给认证证书。上述程序见图 5-1。

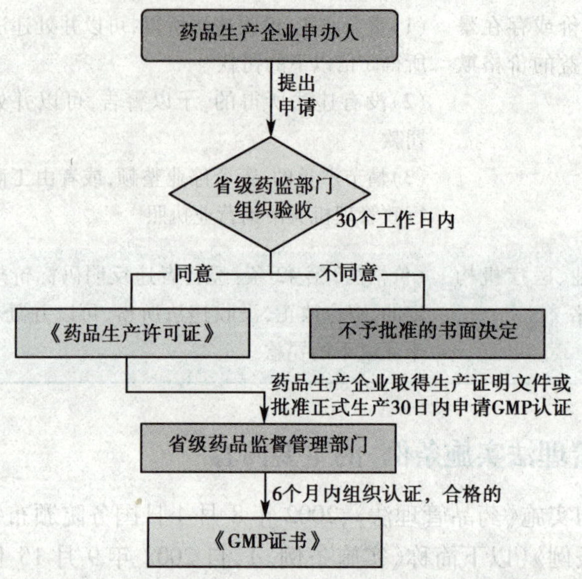

图 5-1　药品生产企业的审批与 GMP 认证流程

根据 2013 年国务院办公厅印发的《国家食品药品监督管理总局主要职责内设机构和人员编制规定》，由于职能转变，将药品生产许可和药品生产质量管理规范认证两项行政许可逐步整合为一项行政许可，即将两项行政审批逐步整合为一项审批。

2.《药品生产许可证》的管理

(1)变更：药品生产企业变更《药品生产许可证》许可事项的，应当在许可事项发生变更 30 日前，向原发证机关申请《药品生产许可证》变更登记；未经批准，不得变更许可事项。原发证机关应当自收到申请之日起 15 个工作日内作出决定。

(2)换发与缴销：《药品生产许可证》有效期为 5 年。有效期届满，需要继续生产药品的，持证企业应当在许可证有效期届满前 6 个月，按照国务院药品监督管理部门的规定申请换发《药品生产许可证》；药品生产企业终止生产药品或者关闭的，《药品生产许可证》由原发证部门缴销。

3. 其他

(1)药品生产原料药的规定：药品生产企业生产药品所使用的原料药，必须具有国务院药品监督管理部门核发的药品批准文号或者进口药品注册证书、医药产品注册证书；但未实施批准文号管理的中药材、中药饮片除外。

(2)委托生产的规定：接受委托生产药品的，受托方必须是持有与其受托生产的药品相适应的《药品生产质量管理规范认证证书》的药品生产企业。但是，疫苗、血液制品和国务院药品监督管理部门规定的其他药品，不得委托生产。

(三) 药品经营企业管理的实施

1. 开办药品经营企业的审批与 GSP 认证　开办药品批发企业，申办人应当向拟

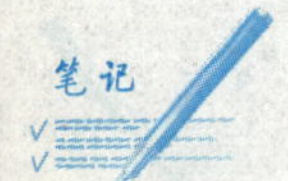

办企业所在地省、自治区、直辖市人民政府药品监督管理部门提出申请。省、自治区、直辖市人民政府药品监督管理部门应当自收到申请之日起 30 个工作日内，依据国务院药品监督管理部门规定的设置标准作出是否同意筹建的决定。

开办药品零售企业，申办人应当向拟办企业所在地设区的市级药品监督管理机构或者省、自治区、直辖市人民政府药品监督管理部门直接设置的县级药品监督管理机构提出申请。受理申请的药品监督管理机构应当自收到申请之日起 30 个工作日内，依据国务院药品监督管理部门的规定，结合当地常住人口数量、地域、交通状况和实际需要进行审查，作出是否同意筹建的决定。

申办人完成拟办企业筹建后，应当向原审批机构申请验收。原审批机构应当自收到申请之日起 15 个工作日内，依据《药品管理法》第十五条规定的开办条件组织验收；符合条件的，发给《药品经营许可证》。

新开办药品批发企业和药品零售企业，应当自取得《药品经营许可证》之日起 30 日内，向发给其《药品经营许可证》的药品监督管理部门或者机构申请 GSP 认证。受理药品零售企业认证申请的药品监督管理机构应当自收到申请之日起 7 个工作日内，将申请移送省、自治区、直辖市人民政府药品监督管理部门。省、自治区、直辖市人民政府药品监督管理部门应当自收到认证申请之日起 3 个月内，组织对申请认证的药品批发企业或者药品零售企业是否符合《药品经营质量管理规范》进行认证；认证合格的，发给认证证书。上述程序见图 5-2。

根据 2013 年国务院办公厅印发的《国家食品药品监督管理总局主要职责内设机构和人员编制规定》，由于职能转变、调整，将药品经营许可与药品经营质量管理规范认证两项行政许可逐步整合为一项，即将两项审查逐步整合为一项审查。

2.《药品经营许可证》的管理

(1)变更：药品经营企业变更《药品经营许可证》许可事项的，应当在许可事项发生变更 30 日前，向原发证机关申请《药品经营许可证》变更登记；未经批准，不得变更许可事项。原发证机关应当自收到企业申请之日起 15 个工作日内作出决定。

(2)换发与缴销：《药品经营许可证》有效期为 5 年。有效期届满，需要继续经营药品的，持证企业应当在许可证有效期届满前 6 个月，按照国务院药品监督管理部门的规定申请换发《药品经营许可证》；药品经营企业终止经营药品或者关闭的，《药品经营许可证》由原发证机关缴销。

3. 其他

(1)药品经营企业人员配备：经营处方药、甲类非处方药的药品零售企业，应当配备执业药师或者其他依法经资格认定的药学技术人员；经营乙类非处方药的药品零售企业，应当配备经设区的市级药品监督管理机构或者省、自治区、直辖市人民政府药品监督管理部门直接设置的县级药品监督管理机构组织考核合格的业务人员。

(2)城乡集贸市场内设点销售药品的规定：交通不便的边远地区城乡集市贸易市场没有药品零售企业的，当地药品零售企业经所在地县(市)药品监督管理机构批准并到工商行政管理部门办理登记注册后，可以在该城乡集市贸易市场内设点并在批准经营的药品范围内销售非处方药品。

(3)互联网药品交易的规定：通过互联网进行药品交易的药品生产企业、药品经营企业、医疗机构及其交易的药品，必须符合《药品管理法》和《实施条例》的规定。互

笔记

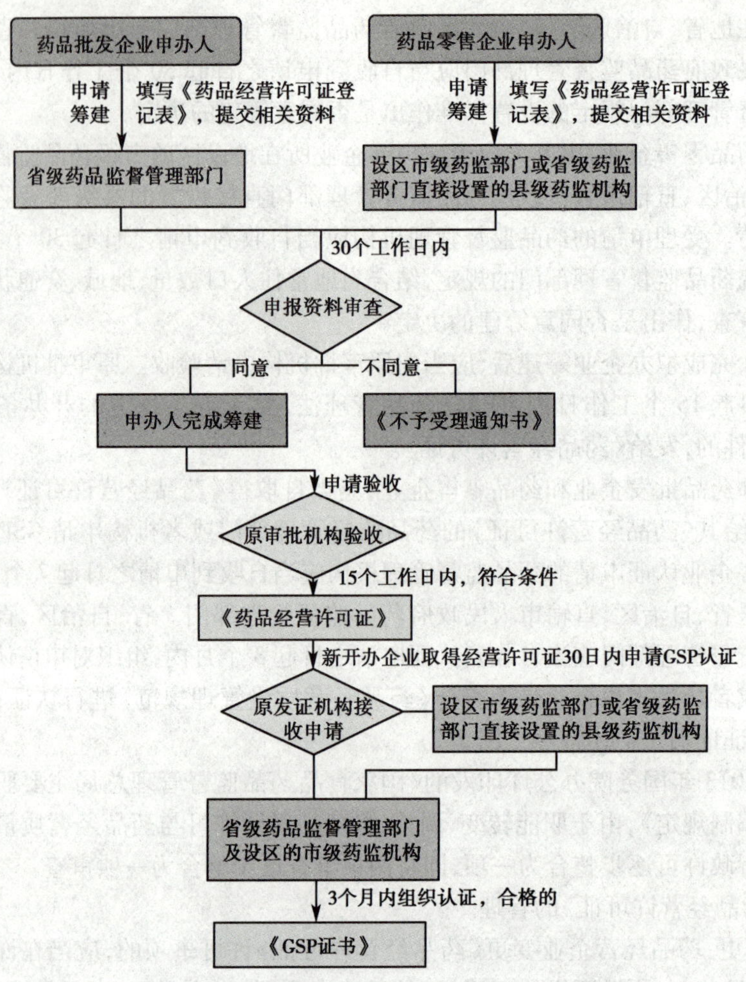

图5-2 药品经营企业的审批与GSP认证流程

联网药品交易服务的管理办法，由国务院药品监督管理部门会同国务院有关部门制定。

（四）医疗机构药剂管理的实施

1. 医疗机构制剂管理

（1）医疗机构配制制剂审批

1）医疗机构制剂室的审批：医疗机构设立制剂室，应当向所在地省、自治区、直辖市人民政府卫生行政部门提出申请，经审核同意后，报同级人民政府药品监督管理部门审批；省、自治区、直辖市人民政府药品监督管理部门验收合格的，予以批准，发给《医疗机构制剂许可证》。省级卫生行政部门和药品监督管理部门应当在各自收到申请之日起30个工作日内，作出是否同意或者批准的决定。

2）医疗机构制剂批准文号：医疗机构配制制剂，必须按照国务院药品监督管理部门的规定报送有关资料和样品，经所在地省、自治区、直辖市人民政府药品监督管理部门批准，并发给制剂批准文号后，方可配制。

（2）《医疗机构制剂许可证》的管理

1）变更：医疗机构变更《医疗机构制剂许可证》许可事项的，应当在许可事项发生

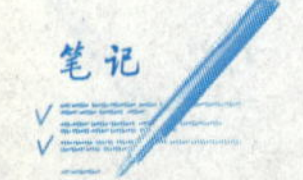

变更30日前，向原审核、批准机关申请《医疗机构制剂许可证》变更登记；未经批准，不得变更许可事项。原审核、批准机关应当在各自收到申请之日起15个工作日内作出决定；医疗机构新增配制剂型或者改变配制场所的，应当经所在地省、自治区、直辖市人民政府药品监督管理部门验收合格后，依照上述规定办理《医疗机构制剂许可证》变更登记。

2）换发与缴销：《医疗机构制剂许可证》有效期为5年。有效期届满，需要继续配制制剂的，医疗机构应当在许可证有效期届满前6个月，按照国务院药品监督管理部门的规定申请换发《医疗机构制剂许可证》；医疗机构终止配制制剂或者关闭的，《医疗机构制剂许可证》由原发证机关缴销。

（3）医疗机构制剂的调剂：医疗机构配制的制剂不得在市场上销售或者变相销售，不得发布医疗机构制剂广告。

发生灾情、疫情、突发事件或者临床急需而市场没有供应时，经国务院或者省、自治区、直辖市人民政府的药品监督管理部门批准，在规定期限内，医疗机构配制的制剂可以在指定的医疗机构之间调剂使用。

国务院药品监督管理部门规定的特殊制剂的调剂使用以及省、自治区、直辖市之间医疗机构制剂的调剂使用，必须经国务院药品监督管理部门批准。

2. 医疗机构药品购进　医疗机构购进药品，必须有真实、完整的药品购进记录。药品购进记录必须注明药品的通用名称、剂型、规格、批号、有效期、生产厂商、供货单位、购货数量、购进价格、购货日期以及国务院药品监督管理部门规定的其他内容。

3. 处方调配

（1）调配人员：医疗机构审核和调配处方的药剂人员必须是依法经资格认定的药学技术人员。

（2）凭处方调配和调配范围：医疗机构向患者提供的药品应当与诊疗范围相适应，并凭执业医师或者执业助理医师的处方调配；计划生育技术服务机构采购和向患者提供药品，其范围应当与经批准的服务范围相一致，并凭执业医师或者执业助理医师的处方调配。

（3）个人诊所药品配备：个人设置的门诊部、诊所等医疗机构不得配备常用药品和急救药品以外的其他药品。常用药品和急救药品的范围和品种，由所在地的省、自治区、直辖市人民政府卫生行政部门会同同级人民政府药品监督管理部门规定。

（五）药品管理的实施

1. 药物临床试验　研制新药，需要进行临床试验的，应当经国务院药品监督管理部门批准。药物临床试验申请经国务院药品监督管理部门批准后，申报人应当在经依法认定的具有药物临床试验资格的机构中选择承担药物临床试验的机构，并将该临床试验机构报国务院药品监督管理部门和国务院卫生行政部门备案。

药物临床试验机构进行药物临床试验，应当事先告知受试者或者其监护人真实情况，并取得其书面同意。

2. 生产已有不同药品标准的药品

（1）生产已有国家标准的药品，应向省、自治区、直辖市人民政府药品监督管理部门或者国务院药品监督管理部门提出申请，报送有关技术资料并提供相关证明文件。省、自治区、直辖市人民政府药品监督管理部门应当自受理申请之日起30个工作日内

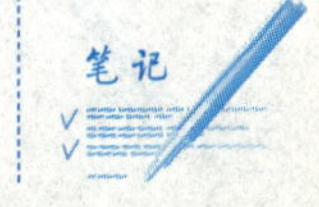

进行审查，提出意见后报送国务院药品监督管理部门审核，并同时将审查意见通知申报方。国务院药品监督管理部门经审核符合规定的，发给药品批准文号。

(2)生产有试行期标准的药品，应当在试行期满前3个月，提出转正申请；国务院药品监督管理部门应当自试行期满之日起12个月内对该试行期标准进行审查，对符合国务院药品监督管理部门规定的转正要求的，转为正式标准；对试行标准期满未按照规定提出转正申请或者原试行标准不符合转正要求的，撤销该试行标准和依据该试行标准生产药品的批准文号。

3. 新药监测期　国务院药品监督管理部门根据保护公众健康的要求，可以对药品生产企业生产的新药品种设立不超过5年的监测期；在监测期内，不得批准其他企业生产和进口。

4. 自行取得且未披露的试验数据的保护　国家对获得生产或者销售含有新型化学成分药品许可的生产者或者销售者提交的自行取得且未披露的试验数据和其他数据实施保护，任何人不得对该未披露的试验数据和其他数据进行不正当的商业利用。除下列情形外，药品监督管理部门不得披露上述数据：①公共利益需要；②已采取措施确保该类数据不会被不正当地进行商业利用。

自药品生产者或者销售者获得生产、销售新型化学成分药品的许可证明文件之日起6年内，对其他申请人未经已获得许可的申请人同意，使用上述数据申请生产、销售新型化学成分药品许可的，药品监督管理部门不予许可；但是，其他申请人提交自行取得数据的除外。

5. 药品进口管理的规定

(1)进口药品应具备的条件：申请进口的药品，应当是在生产国家或者地区获得上市许可的药品；未在生产国家或者地区获得上市许可的，经国务院药品监督管理部门确认该药品品种安全、有效而且临床需要的，可以依照规定批准进口。

(2)进口药品的程序：进口药品，应当按照国务院药品监督管理部门的规定申请注册。国外企业生产的药品取得《进口药品注册证》，中国香港、澳门和台湾地区企业生产的药品取得《医药产品注册证》后，方可进口。

进口药品到岸后，进口单位应当持《进口药品注册证》或者《医药产品注册证》以及产地证明原件、购货合同副本、装箱单、运单、货运发票、出厂检验报告书、说明书等材料，向口岸所在地药品监督管理部门备案。口岸所在地药品监督管理部门经审查，提交的材料符合要求的，发给《进口药品通关单》。进口单位凭《进口药品通关单》向海关办理报关验放手续。

口岸所在地药品监督管理部门应当通知药品检验机构对进口药品逐批进行抽查检验，但有《药品管理法》第四十一条规定情形的除外，即国务院药品监督管理部门规定的生物制品、首次在中国销售的药品和国务院规定的其他药品由国务院药品监督管理部门指定药品检验机构进行检验。检验不合格的，不得销售或者进口。

(3)医疗机构临床急需少量药品进口：医疗机构因临床急需进口少量药品的，应当持《医疗机构执业许可证》向国务院药品监督管理部门提出申请，经批准后，方可进口。进口的药品应当在指定医疗机构内用于特定医疗目的。

(4)特殊药品的进口：疫苗类制品、血液制品、用于血源筛查的体外诊断试剂以及国务院药品监督管理部门规定的其他生物制品在销售前或者进口时，应当按照国务院

笔记

药品监督管理部门的规定进行检验或者审核批准;检验不合格或者未获批准的,不得销售或者进口。

6. 药品再评价、再注册与补充申请　国务院药品监督管理部门对已批准生产、销售的药品进行再评价,根据药品再评价结果,可以采取责令修改药品说明书,暂停生产、销售和使用的措施;对不良反应大或者其他原因危害人体健康的药品,应当撤销该药品批准证明文件。

国务院药品监督管理部门核发的药品批准文号、《进口药品注册证》、《医药产品注册证》的有效期为5年。有效期届满,需要继续生产或者进口的,应当在有效期届满前6个月申请再注册。药品再注册时,应当按照国务院药品监督管理部门的规定报送相关资料。有效期届满,未申请再注册或者经审查不符合国务院药品监督管理部门关于再注册的规定的,注销其药品批准文号、《进口药品注册证》或者《医药产品注册证》。

变更研制新药、生产药品和进口药品已获批准证明文件及其附件中载明事项的,应当向国务院药品监督管理部门提出补充申请。

(六)药品包装管理的实施

1. 直接接触药品的包装材料与容器的要求　药品生产企业使用的直接接触药品的包装材料和容器,必须符合药用要求和保障人体健康、安全的标准,并经国务院药品监督管理部门批准注册。

2. 中药饮片的包装材料、容器及标签的规定　生产中药饮片,应当选用与药品性质相适应的包装材料和容器;包装不符合规定的中药饮片,不得销售。中药饮片包装必须印有或者贴有标签。中药饮片的标签必须注明品名、规格、产地、生产企业、产品批号、生产日期,实施批准文号管理的中药饮片还必须注明药品批准文号。

3. 医疗机构制剂的包装材料、容器、标签及说明说明书的规定　医疗机构配制制剂所使用的直接接触药品的包装材料和容器、制剂的标签和说明书应当符合《药品管理法》和《实施条例》的有关规定,并经省、自治区、直辖市人民政府药品监督管理部门批准。

(七)药品价格和广告管理的实施

1. 药品价格管理　政府价格主管部门依照《价格法》第28条规定实行药品价格监测时,为掌握、分析药品价格变动和趋势,可以指定部分药品生产企业、药品经营企业和医疗机构作为价格监测定点单位;定点单位应给予配合、支持,如实提供有关信息资料。

2. 药品广告管理

(1)发布药品广告的审批

1)药品广告批准文号:发布药品广告,应当向药品生产企业所在地省、自治区、直辖市人民政府药品监督管理部门报送有关材料。省、自治区、直辖市人民政府药品监督管理部门应当自收到有关材料之日起10个工作日内作出是否核发药品广告批准文号的决定;核发药品广告批准文号的,应当同时报国务院药品监督管理部门备案。

2)进口药品广告批准文号:发布进口药品广告,应当依照规定向进口药品代理机构所在地省、自治区、直辖市人民政府药品监督管理部门申请药品广告批准文号。

3)异地发布药品广告:在药品生产企业所在地和进口药品代理机构所在地以外

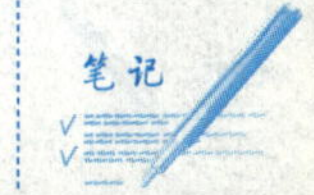

的省、自治区、直辖市发布药品广告的，发布广告的企业应当在发布前向发布地省、自治区、直辖 市人民政府药品监督管理部门备案。接受备案的省、自治区、直辖市人民政府药品监督管理部门发现药品广告批准内容不符合药品广告管理规定的，应当交由原核发部门处理。

(2)不得发布与立即停止发布的药品广告：经国务院或者省、自治区、直辖市人民政府的药品监督管理部门决定，责令暂停生产、销售和使用的药品，在暂停期间不得发布该品种药品广告；已经发布广告的，必须立即停止。

未经省、自治区、直辖市人民政府药品监督管理部门批准的药品广告，使用伪造、冒用、失效的药品广告批准文号的广告，或者因其他广告违法活动被撤销药品广告批准文号的广告，发布广告的企业、广告经营者、广告发布者必须立即停止该药品广告的发布。

(八)药品监督的实施

1. 药品质量抽查检验　药品抽样必须由两名以上药品监督检查人员实施，并按照国务院药品监督管理部门的规定进行抽样；被抽检方应当提供抽检样品，不得拒绝。被抽检单位没有正当理由，拒绝抽查检验的，国务院药品监督管理部门和被抽检单位所在地省、自治区、直辖市人民政府药品监督管理部门可以宣布停止该单位拒绝抽检的药品上市销售和使用。当事人对药品检验机构的检验结果有异议，申请复验的，应当向负责复验的药品检验机构提交书面申请、原药品检验报告书。复验的样品从原药品检验机构留样中抽取。

对有掺杂、掺假嫌疑的药品，在国家药品标准规定的检验方法和检验项目不能检验时，药品检验机构可以补充检验方法和检验项目进行药品检验；经国务院药品监督管理部门批准后，使用补充检验方法和检验项目所得出的检验结果，可以作为药品监督管理部门认定药品质量的依据。

2. 药品质量公告　国务院和省、自治区、直辖市人民政府的药品监督管理部门应当根据药品质量抽查检验结果，定期发布药品质量公告。药品质量公告应当包括抽验药品的品名、检品来源、生产企业、生产批号、药品规格、检验机构、检验依据、检验结果、不合格项目等内容。药品质量公告不当的，发布部门应当自确认公告不当之日起5日内，在原公告范围内予以更正。

3. 药品行政强制措施　药品监督管理部门依法对有证据证明可能危害人体健康的药品及其有关证据材料采取查封、扣押的行政强制措施的，应当自采取行政强制措施之日起7日内作出是否立案的决定；需要检验的，应当自检验报告书发出之日起15日内作出是否立案的决定；不符合立案条件的，应当解除行政强制措施；需要暂停销售和使用的，应当由国务院或者省、自治区、直辖市人民政府的药品监督管理部门作出决定。

4. 药品检验费用的规定

(1)不收取费用的项目：药品抽查检验。

(2)收取费用的项目：对药品检验结果有异议，申请复验的，应按规定先向复验机构预先支付药品检验费用，复验结论与原检验结论不一致的，复验检验费用由原药品检验机构承担；依法核发证书、进行药品注册、药品认证和实施药品审批检验及其强制性检验，可以收取费用。

笔记

（九）法律责任

1. 无证生产、经营药品行为的处罚　有下列行为之一者，按照《药品管理法》第72条规定的无证生产、经营药品的行为给予处罚，即依法予以取缔，没收违法生产、销售的药品和违法所得，并处违法生产、销售的药品货值金额2倍以上5倍以下的罚款；构成犯罪的，依法追究刑事责任。

（1）未经批准，擅自在城乡集市贸易市场设点销售药品或者在城乡集市贸易市场设点销售的药品超出批准范围的。

（2）个人设置的门诊部、诊所等医疗机构向患者提供的药品超出规定范围的。

（3）药品生产、经营企业和医疗机构变更许可事项，应当办理变更登记手续而未办理的，应给予警告，责令限期补办；逾期不补办的，应宣布其《许可证》无效；但其仍然从事药品生产经营活动的。

2. 生产、销售假药行为的处罚　有下列行为之一者，按照《药品管理法》第七十三条规定的生产、销售假药的行为给予处罚，即没收违法生产、销售的药品和违法所得，并处违法生产、销售药品货值金额2倍以上5倍以下的罚款；有药品批准证明文件的予以撤销，并责令停产、停业整顿；情节严重的，吊销《药品生产许可证》、《药品经营许可证》或者《医疗机构制剂许可证》；构成犯罪的，依法追究刑事责任：

（1）擅自委托或者接受委托生产药品的。

（2）医疗机构使用假药的。

3. 生产、销售劣药行为的处罚　有下列行为之一者，按照《药品管理法》第七十四条规定的生产、销售劣药的行为给予处罚，即没收违法生产、销售的药品和违法所得，并处违法生产、销售药品货值金额1倍以上3倍以下的罚款；情节严重的，责令停产、停业整顿或者撤销药品批准证明文件、吊销《药品生产许可证》、《药品经营许可证》或者《医疗机构制剂许可证》；构成犯罪的，依法追究刑事责任：

（1）生产没有国家药品标准的中药饮片，不符合省级药品监督管理部门制定的炮制规范的。

（2）医疗机构不按照省级药品监督管理部门批准的标准配制制剂的。

（3）医疗机构使用劣药的。

4. 未实施相关质量管理规范行为的处罚　有下列行为之一者，按照《药品管理法》第七十八条规定未按照规定实施GMP、GSP、GCP、GLP的行为给予处罚，即给予警告，责令限期改正；逾期不改正的，责令停产、停业整顿，并处5千元以上5万元以下的罚款；情节严重的，吊销《药品生产许可证》、《药品经营许可证》和药物临床试验机构的资格：

（1）开办药品生产企业、药品生产企业新建药品生产车间、新增生产剂型，在国务院药品监督管理部门规定的时间内未通过GMP认证，仍进行药品生产的。

（2）开办药品经营企业，在国务院药品监督管理部门规定的时间内未通过GSP认证，仍进行药品经营的。

（3）擅自进行临床试验的。

5. 医疗机构擅自使用其他医疗机构配制制剂行为的处罚　未经批准，医疗机构擅自使用其他医疗机构配制的制剂的，按照《药品管理法》第七十九条规定的从无《药品生产许可证》、《药品经营许可证》的企业购进药品的行为，责令改正，没收违法购进

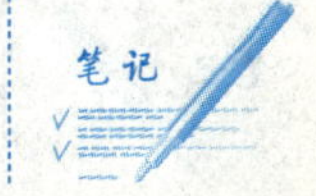

的药品，并处违法购进药品货值金额2倍以上5倍以下的罚款；有违法所得的，没收违法所得；情节严重的，吊销《药品生产许可证》、《药品经营许可证》或者医疗机构执业许可证书。

6. 药品包装、标签、说明书违反规定的处罚　药品生产企业、药品经营企业生产、经营的药品及医疗机构配制的制剂，其包装、标签、说明书违反《药品管理法》及《实施条例》规定的，按《药品管理法》第八十五条规定的药品标识不符合规定给予处罚，除依法应当按照假药、劣药论处的外，责令改正，给予警告；情节严重的，撤销该药品的批准证明文件。

7. 药品广告违法行为的处罚　篡改经批准的药品广告内容的，由药品监督管理部门责令广告主立即停止发布，并由原审批部门依照《药品管理法》第九十一条的规定，依照《中华人民共和国广告法》的规定处罚，并由发给广告批准文号的药品监督管理部门撤销广告批准文号，1年内不受理该品种的广告审批申请；构成犯罪的，依法追究刑事责任。

药品广告批准文号撤销后，药品监督管理部门应自做出行政处理决定之日起5个工作日内通知广告监督管理部门。广告监督管理部门应自收到通知之日起15个工作日内，作出行政处理决定。

异地发布广告未按照规定备案的，由发布地的药品监督管理部门责令限期改正；逾期不改正的，应停止该药品品种在发布地的广告发布活动。

未经批准，擅自发布药品广告的，药品监督管理部门发现后，应当通知广告监督管理部门依法查处。

8. 报送虚假材料和样品申报临床试验的处罚　药品申报者在申报临床试验时，报送虚假研制方法、质量标准、药理及毒理试验结果等有关资料和样品的，国务院药品监督管理部门对该申报药品的临床试验不予批准，对药品申报者给予警告；情节严重的，3年内不受理该药品申报者申报该品种的临床试验申请。

9. 药品监督管理部门及其工作人员的违法行为的处罚　药品监督管理部门及其工作人员违反规定，泄露生产者、销售者为获得生产、销售含有新型化学成分药品许可而提交的未披露试验数据或者其他数据，造成申请人损失的，由药品监督管理部门依法承担赔偿责任；药品监督管理部门赔偿损失后，应当责令故意或者有重大过失的工作人员承担部分或者全部赔偿费用，并对直接责任人员依法给予行政处分。

10. 从重处罚的违法行为　违反《药品管理法》和《实施条例》的规定，有下列行为之一的，由药品监督管理部门在《药品管理法》和《实施条例》规定的处罚幅度内从重处罚：

(1)以麻醉药品、精神药品、医疗用毒性药品、放射性药品冒充其他药品，或者以其他药品冒充上述药品的。

(2)生产、销售以孕产妇、婴幼儿及儿童为主要使用对象的假药、劣药的。

(3)生产、销售的生物制品、血液制品属于假药、劣药的。

(4)生产、销售、使用假药、劣药，造成人员伤害后果的。

(5)生产、销售、使用假药、劣药，经处理后重犯的。

(6)拒绝、逃避监督检查，或者伪造、销毁、隐匿有关证据材料的，或者擅自动用查封、扣押物品的。

笔记

11. 其他　药品经营企业、医疗机构未违反《药品管理法》和《实施条例》的有关规定，并有充分证据证明其不知道所销售或者使用的药品是假药、劣药的，应当没收其销售或者使用的假药、劣药和违法所得；但是，可以免除其他行政处罚。

第三节　药事管理法律体系的内容

药事管理法律体系从内容上可以分为药物研制与注册法律体系、药品生产法律体系、药品流通法律体系、药品使用法律体系和特殊管理药品法律体系等几个主要部分。作为药事管理基本法的《药品管理法》及其《实施条例》从宏观上对以上各方面均作了原则性的规定，具体内容见本章第二节。为贯彻实施《药品管理法》，国务院、卫生部、药品监督管理部门等又围绕着《药品管理法》颁布了一系列行政法规、规章，使药事管理法律体系各部内容得以充实、完善，具有可操作性。本节不再重复《药品管理法》及《实施条例》的内容，主要从整体上概括各部分法规规章及其主要内容。

一、药物研制与注册法律体系

（一）药物研制法律体系

1. 《药物非临床研究质量管理规范》（GLP）　适用于申请药品注册而进行的非临床安全性研究，在组织机构、实验设施、仪器设备和实验材料、标准操作规程、研究工作的实施、资料档案等方面进行全过程标准化规范管理。现行版本从 2003 年 9 月 1 日起施行。

2. 《药物临床试验质量管理规范》（GCP）　适用于药物临床研究，凡药品进行各期临床试验，包括人体生物利用度或生物等效性试验，均需按此规范执行。GCP 对临床试验全过程的标准进行了规定，包括方案设计、组织实施、监查、稽查、记录、分析总结和报告。同时，GCP 保护了志愿受试者和病人在新药研究中的安全和利益，规定了生产者申请临床试验所要出具的有价值的临床资料等。现行版本从 2003 年 9 月 1 日起施行。

3. 其他　国家药品监督管理部门还颁布了许多配套规定，主要有 1999 年原国家药品监督管理局颁发的《药品研究机构登记备案管理办法》和《药品研究和申报注册违规处理办法》；2004 年国家食品药品监督管理局和卫生部共同制定的《药物临床试验机构资格认定办法（试行）》，规定了申请药物临床试验机构资格应具备的条件、申请与受理、现场检查、审核与公告、监督管理等方面的内容；2007 年 4 月，国家食品药品监督管理局发布的《药物非临床研究质量管理规范认证管理办法》，对 GLP 认证的申请与受理、资料审查与现场检查、审核与公告、监督管理等方面进行了详细的规定；此外，为促进我国药物研究开发，指导药物研究单位用科学规范的方法开展药品研究工作，国家药品监督管理部门自 2002 年以来，以《药品管理法》和《药品注册管理办法》为依据，以科学性、前瞻性和可操作性为指导思想，借鉴"人用药品注册技术要求国际协调会（ICH）"等技术指导原则，起草和修订了一系列我国药物研究技术指导原则。

（二）药品注册法律体系

我国药品注册管理的主要法律依据是《药品注册管理办法》，该办法于 2002 年颁

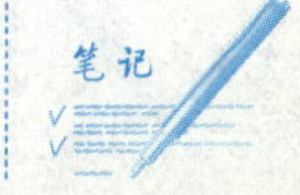

布试行文件，经过2005年和2007年两次修订，现行《药品注册管理办法》于2007年10月1日起施行，其主要规定了临床前研究和临床研究的主要内容、药品注册的分类管理原则、药品注册申报和审批的条件和程序等。在6个附件里分别规定了各类药品注册分类及申报资料要求以及药品再注册申报资料项目等。

为配合药品注册管理工作，国家食品药品监督管理局还先后发布了《医疗机构制剂注册管理办法》（试行）（2005年）、《中药注册管理补充规定》（2008年）和《新药注册特殊审批管理规定》（2009年），对医疗机构制剂注册、中药注册和新药注册的特殊情况予以规定，并颁布了《药品注册现场核查管理规定》（2008年），使药品管理法律体系的内容逐渐完善。

二、药品生产法律体系

1.《药品生产质量管理规范》（GMP）　GMP是药品生产管理法律体系的核心，自1988年卫生部颁布了我国第一部GMP后，经1992年、1998年和2010年三次修订，现行《药品生产质量管理规范》（2010年修订）自2011年3月1日起施行，它在药品生产的质量风险管理、机构与人员、厂房设施及设备、洁净区级别、物料与产品、文件管理、生产管理、质量控制与质量保证、无菌药品灭菌方式、药品批次划分等方面提出了明确要求。

2.《药品生产质量管理规范认证管理办法》　配合GMP的修订，2011年8月2日，原国家食品药品监督管理局也修订GMP认证管理办法，对GMP认证中的申请、受理与审查、现场检查、审批与发证、跟踪调查、《药品GMP证书》管理等方面进行重新修订和规定，进一步规范检查认证行为，并推动《药品生产质量管理规范（2010年修订）》的实施。

3.《药品生产监督管理办法》　为了加强药品生产环节的监督管理，国家食品药品监督管理局于2004年8月5日发布《药品生产监督管理办法》，就开办药品生产企业的申请与审批、药品生产许可证管理、药品委托生产管理及监督检查管理等问题从药品生产企业的筹建、验收程序，药品生产许可证的年检、变更要求，药品委托生产的品种、审批程序、申报资料及药品生产监督检查等方面进行了规定。

4.《医疗机构制剂配制质量管理规范》和《医疗机构制剂配制监督管理办法》　为加强医疗机构制剂质量控制与管理，根据《药品管理法》，并参考《药品生产质量管理规范》，原国家药品监督管理局于2001年3月13日发布《医疗机构制剂配制质量管理规范（试行）》，在机构与人员、房屋与设施、设备、物料、卫生、文件、配制管理、质量管理与检验、使用管理等方面对医疗机构配制制剂作出了全面规定；2005年国家食品药品监督管理局颁布了《医疗机构制剂配制监督管理办法》，对医疗机构设立制剂室的许可、《医疗机构制剂许可证》的管理、中药制剂委托配制的管理、监督检查、法律责任作出了详细规定。

5.《药品委托生产监督管理规定》　为规范药品委托生产，确保药品质量安全，根据《中华人民共和国药品管理法》、《中华人民共和国药品管理法实施条例》，国家药品监督管理部门于2014年8月发布《药品委托生产监督管理规定》（CFDA公告2014年第36号），对境内药品生产企业之间委托生产药品的申请、审查、许可和监督管理作出详细规定。《药品委托生产监督管理规定》明确规定：麻醉药品、精神药品、药品类

笔记

易制毒化学品及其复方制剂，医疗用毒性药品，生物制品，多组分生化药品，中药注射剂和原料药不得委托生产。放射性药品的委托生产按照有关法律法规规定办理。

三、药品流通法律体系

（一）《药品经营质量管理规范》（GSP）与《药品经营质量管理规范认证管理办法》

2000 年，原国家药品监督管理局出台了《药品经营质量管理规范》、《药品经营质量管理规范实施细则》、《药品经营质量管理规范认证管理办法（试行）》和《GSP 检查员管理办法》，形成了比较完整的 GSP 制度。随着 GSP 认证管理工作的深入开展，原国家食品药品监督管理局（SFDA）修订了原有《药品经营质量管理规范（GSP）认证管理办法（试行）》，并于 2003 年 4 月 24 日颁布了新的《药品经营质量管理规范认证管理办法》。

随着医药流通业的发展以及管理经验的日益完善，经过历次修订，2015 年 7 月 1 日，由国家食品药品监督管理总局颁布实施的新版《药品经营质量管理规范》反映了药品经营行业发展的最新管理水平和最新理念。

新版 GSP 特点：①覆盖药品生产、流通环节中所有涉及药品销售、储存及运输的活动，实现了供应链的全过程管理；②引入质量风险管理概念，构建全方位质量管理体系，突出企业药品质量安全控制；③全面推行计算机信息化管理，与国家实施的药品电子监管码管理相结合，实现药品质量控制的自动化和药品质量追溯的有效化；④强调冷链管理和储运过程温湿度监测的自动化；⑤票据管理规范化。

（二）《药品流通监督管理办法》（2007 年 5 月 1 日实施）

对药品生产、经营企业购销药品和医疗机构购进、储存药品作出规定。

（三）《互联网药品交易服务审批暂行规定》（2005 年 9 月 25 日实施）

主要内容包括互联网药品交易的定义、类别与审批部门，各类别企业应具备的条件、申报审批程序和法律责任等。

（四）《药品经营许可证管理办法》（2004 年 4 月 1 日实施）

对申领《药品经营许可证》的条件和程序、《药品经营许可证》的变更与换发以及监督检查进行了具体规定。

（五）《药品广告审查发布标准》和《药品广告审查办法》（2007 年 5 月 1 日实施）

前者规定了药品广告审查的对象、依据和审查机关，药品广告审查的内容及程序，以及对虚假违法药品广告的处理；后者对药品广告的范围和内容、禁止性内容、发布对象和时间以及虚假违法广告的处罚作了详细规定。

（六）《药品进口管理办法》（2004 年 1 月 1 日起实施）

主要规定了药品进口备案、口岸检验及监督管理等内容。

（七）《处方药和非处方药流通管理规定》（2000 年 1 月 1 日起实施）

对于生产、批发企业的销售药品、零售药店与医疗机构处方和使用药品、普通商业企业零售药品分别作出规定。

四、药品使用法律体系

对于医疗机构使用药品法律规定的内容，主要体现在两个法律文件之中，一是卫

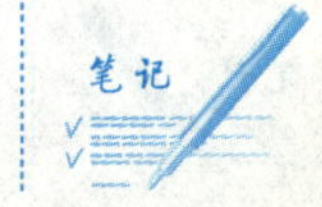

生部、国家中医药管理局、总后勤部卫生部2011年3月1日发布施行的《医疗机构药事管理规定》，其中对药物临床应用和药剂管理作出的规定；二是国家食品药品监督管理局2011年10月11日发布施行的《医疗机构药品监督管理办法（试行）》，其中对医疗机构药品调配和使用的规定。

五、特殊管理药品法律体系

特殊管理药品包括麻醉药品、精神药品、医疗用毒性药品和放射性药品4类，国家针对这4类药品制定了专门的法律加以管理。

（一）《麻醉药品和精神药品管理条例》（2005年11月1日起施行）

对麻醉药品和精神药品的种植、实验研究和生产、经营、使用、储存、运输、审批程序、监督管理和法律责任等作出全面规定。同时，国家食品药品监督管理局还先后制定了《麻醉药品和精神药品邮寄管理办法》、《关于麻醉药品和精神药品实验研究管理规定的通知》、《麻醉药品和精神药品生产管理办法（试行）》、《麻醉药品和精神药品经营管理办法（试行）》、《麻醉药品和精神药品运输管理办法》等规章，并修订公布了《麻醉药品和精神药品目录（2007年版）》，对麻醉药品和精神药品各方面管理进行了具体规定。

（二）《医疗用毒性药品管理办法》（1988年12月27日起施行）

对于医疗用毒性药品的概念和品种、生产管理、经营和使用管理、法律责任等方面作出明确规定。

（三）《放射性药品管理办法》（1989年1月13日起施行）

从放射性新药的研制、临床研究和审批，生产、经营和进出口，包装、运输和使用，以及放射性药品的标准和检验等方面做出全面的规定。

（四）其他

其他实行特殊管理措施的药品的法律规定，主要有《药品类易制毒化学品管理办法》（2010年5月11日施行），规定了药品类易制毒化学品生产、经营、购买许可的范围、条件、程序、资料要求和审批时限，明确了药品类易制毒化学品原料药、单方制剂和小包装麻黄碱的购销渠道，规范了生产、经营企业和有关使用单位的安全管理制度、条件要求；《反兴奋剂条例》（2004年3月1日起施行）和国家食品药品监督管理局《关于贯彻落实〈反兴奋剂条例〉进一步加强兴奋剂管理的通知》（2007年6月22日发布），对于兴奋剂的生产、销售、进出口等方面进行了严格的规定；《生物制品批签发管理办法》（2004年7月13日起施行），对生物制品批签发的概念，批签发的申请，检验、审核与签发、复审监督与处罚作出明确规定。

六、其他

（一）国家基本药物制度

为保障群众基本用药，减轻医药费用负担，国家建立和实施基本药物制度。国家基本药物制度是对基本药物的遴选、生产、流通、使用、定价、报销、监测评价等环节实施有效管理的制度，与公共卫生、医疗服务、医疗保障体系相衔接。

（二）药品电子监管制度

药品电子监管有助于建立药品可追溯制度，真正实现对药品生产、流通、使用等环

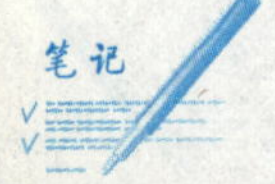

节的全过程实施监管，最大限度保护企业的合法利益和确保人民用药安全。"十二五"规划的总体目标就是实现药品的全品种、全过程电子监管，以保障药品在生产、流通、使用各环节的安全。

学习小结

1. 学习内容

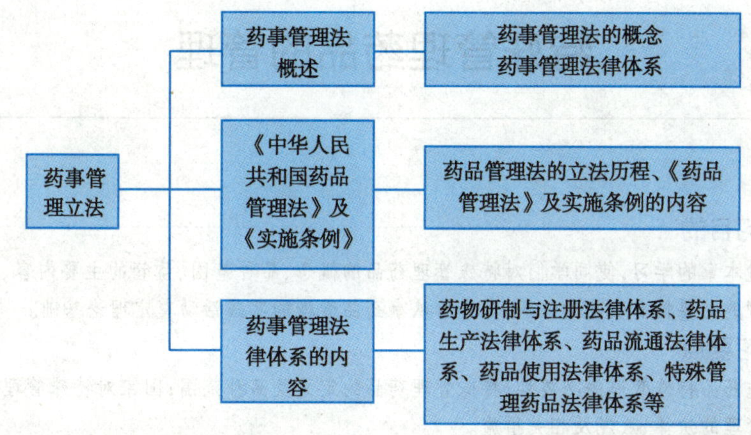

2. 学习方法

本章学习既需要记忆，即全面掌握我国药事管理法律的相关内容及规定；也需要理解，即理解我国药事管理法律规定的立法深意与目的，并在理解的基础上加强记忆；同时更为重要的是，需要用实践检验对知识掌握与理解的程度，即用所学理论知识尝试解决实际问题，知道什么是合法、什么是违法，违法要承担什么责任。另外，本章是后续各章的基础，后续各章是本章相关内容的充分展开，对于本章的学习应着重把握药事管理立法的整体，为后续各章的学习做好准备。

（何宁　王红芳）

复习思考题

1. 简述药事管理法、药事管理立法、药品管理法和药事管理法律体系4个概念之间的关系。
2. 法的渊源是什么？概述我国药事管理法的主要渊源。
3. 开办药品生产企业和药品经营企业应具备什么条件？有何异同？
4. 什么是假药和劣药？按假药和劣药论处的情形有哪些？比较两者的区别。
5. 直接接触药品的包装材料和容器的法律规定有哪些？

第六章

特殊管理药品的管理

学习目的

通过本章的学习，使同学们对特殊管理药品的概念、品种范围、监管的主要内容、具体措施及监管的必要性有明确的认识，为今后从事药品管理的实践活动奠定理论基础。

学习要点

实施药品特殊管理的必要性；特殊管理药品的定义及品种范围；国家对特殊管理药品实施监督管理的法律、法规及相关措施。

第一节 特殊管理药品的概念、品种范围及意义

一、特殊管理药品的概念

"特"是指"特别、不平常的、超出一般的"，"殊"是指"不同的"，"特殊"的含义就是指"不同于一般的"。我国为保障人民用药安全和维护身体健康对药品实施立法管理，与其他商品相比较而言，本身就是一种特殊的管理模式。但是，由于一些药品或在疗效、或在副作用、或在其他用途上的特殊性，我国在对其实施立法管理的基础上，还制订了专门的法律法规对其实施了特殊的监管，这就是药品的特殊管理。

特殊管理药品是指在我国《药品管理法》中明文规定了实行特殊管理的药品（麻醉药品、精神药品、医药疗用毒性药品、放射性药品），以及国家制订了专门的法律法规进行特殊监管的药品（包含了药品类易制毒化学品，蛋白同化制剂、肽类激素，含特殊药品复方制剂，疫苗等）。

二、药品特殊管理的法律法规及品种范围

1. 药品特殊管理的法律法规　新中国成立以来，我国先后制定和发布了一系列有关特殊管理药品的法律法规，有效地加强了对这几类药品的管理，主要法律法规见表6-1。

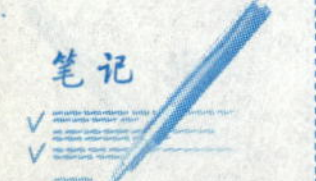

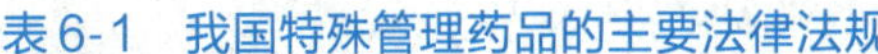

表6-1　我国特殊管理药品的主要法律法规

发布时间	规范性文件名称	发布机构
1950 年 2 月	《关于严禁鸦片烟毒的通令》	政务院
1950 年 11 月	《麻醉药品临时登记处理办法》	政务院
1950 年 11 月	《管理麻醉药品暂行条例》及实施细则	原卫生部
1952 年 11 月	《关于抗疲劳素药品管理的通知》	原卫生部
1964 年 4 月	《管理毒药、限制性剧药暂行规定》	原卫生部、商业和化工部
1978 年 9 月	《麻醉药品管理条例》	国务院
1979 年 2 月	《麻醉药品管理条例实施细则》	原卫生部
1979 年 6 月	《医疗用毒性药品、限制性剧药管理规定》	原卫生部、国家医药管理总局
1982 年 7 月	《关于禁绝鸦片烟毒问题的紧急指示》	国务院
1984 年 9 月	《中华人民共和国药品管理法》	全国人民代表大会常务委员会
1987 年 11 月	《麻醉药品管理办法》	国务院
1988 年 12 月	《精神药品管理办法》	国务院
1988 年 12 月	《医疗用毒性药品管理办法》	国务院
1989 年 1 月	《放射性药品管理办法》	国务院
1990 年 12 月	《关于禁毒的决定》	全国人大常委会
2002 年 10 月	《关于切实加强医疗用毒性药品监管的通知》	原国家药品监督管理局
2004 年 1 月	《反兴奋剂条例》	国务院
2005 年 3 月	《疫苗流通和预防接种管理条例》	国务院
2005 年 8 月	《麻醉药品和精神药品管理条例》	国务院
2005 年 8 月	《易制毒化学品管理条例》	国务院
2006 年 3 月	《疫苗储存和运输管理规范》	原卫生部、国家食品药品监督管理局
2008 年 7 月	《关于将 A 型肉毒毒素列入毒性药品管理的通知》	原卫生部、国家食品药品监督管理局
2008 年 10 月	《关于进一步加强含麻黄碱类复方制剂管理的通知》	原国家食品药品监督管理局
2009 年 8 月	《关于切实加强部分含特殊药品复方制剂销售管理的通知》	原国家食品药品监督管理局
2010 年 3 月	《药品类易制毒化学品管理办法》	原卫生部
2010 年 12 月	《关于对部分含特殊药品复方制剂实施电子监管工作的通知》	原国家食品药品监督管理局
2012 年 9 月	《关于加强含麻黄碱类复方制剂管理有关事宜的通知》	原国家食品药品监督管理局、公安部、原卫生部

笔记

续表

发布时间	规范性文件名称	发布机构
2013 年 7 月	《关于进一步加强含可待因复方口服溶液、复方甘草片和复方地芬诺酯片购销管理的通知》	国家食品药品监督管理总局
2014 年 6 月	《关于进一步加强含麻醉药品和曲马多口服复方制剂购销管理的通知》	国家食品药品监督管理总局
2015 年 4 月	《关于加强含可待因复方口服液体制剂管理的通知》	国家食品药品监督管理总局、国家卫生计生委
2015 年 4 月	《中华人民共和国药品管理法》	全国人民代表大会常务委员会
2015 年 7 月	《药品经营质量管理规范》	国家食品药品监督管理总局
2015 年 9 月	《非药用类麻醉药品和精神药品列管办法》	国家食品药品监督管理总局、公安部、国家卫生计生委、国家禁毒办

2. 药品特殊管理的品种范围　《药品管理法》第三十五条明确规定，国家对麻醉药品、精神药品、医疗用毒性药品、放射性药品实行特殊管理。除此之外，国家专门制订了管理办法、条例的药品品种有药品类易制毒类化学品，蛋白同化制剂、肽类激素，含特殊药品复方制剂，疫苗等的药品。

特殊管理的药品品种不是一成不变的，药品监督管理部门及其他有关管理部门会根据药品的安全性、有效性及对社会的危害性等情况随时调整特殊管理的药品目录。

三、药品特殊管理的意义

药品是关系到公众生命健康的特殊商品，特殊管理的药品本身就具有重要的医疗价值，药品的特殊管理在于首先确保发挥其医疗价值，在防病治病和维护社会公众健康上发挥积极的作用。但因特殊管理的药品具有特殊的药理作用，如监管、使用不当，将会造成对本人、家庭及社会的严重危害，因此必须对其实施特殊管理。

第二节　特殊管理药品的管理

一、麻醉药品和精神药品的管理

（一）麻醉药品的定义和分类

1. 麻醉药品的定义　麻醉药品（narcotic drugs）是指连续使用后易产生生理依赖性，能成瘾癖的药品。

麻醉药品连续使用后所产生生理依赖性的特征是：①强迫性地要求连续用药，并且不择手段地去搞到药；②由于耐受性，有加大剂量的趋势；③停药后有戒断症状，即精神烦躁不安、失眠、疼痛加剧、肌肉震颤，呕吐、腹泻、散瞳、流涕、流泪、出汗等；④对用药者本人和社会均易产生危害。

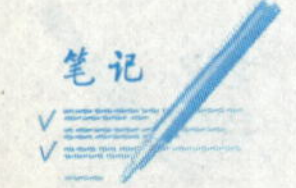

为严格对麻醉药品的管理，国家对麻醉药品的种植、生产、供应、运输和使用等环节实行法制化管理，以保证医疗、教学和科研的安全使用，维护人民身心健康，保证社会的正常秩序。国务院于2005年发布了《麻醉药品和精神药品管理条例》，对麻醉药品从原植物的种植到使用等环节都做了明确的规定。

2. 麻醉药品的分类　我国法律进行管制的麻醉药品是指列入麻醉药品目录的药品和其他物质。麻醉药品包括：阿片类、可卡因类、大麻类、合成麻醉药类及国务院药品监督管理部门制定的其他类易成瘾癖的药品，药用原植物及其制剂。国家食品药品监督管理总局、公安部、国家卫生计生委，于2013年11月11日联合公布《麻醉药品品种目录(2013年版)》，自2014年1月1日起施行。该目录共收载121个品种，其中我国生产及使用的品种及包括的制剂、提取物、提取物粉共有27个品种(具体品种目录可在国家食品药品监督管理总局网站查阅)。

(二)精神药品的定义和分类

1. 精神药品的定义　精神药品(spirit drug)是指作用于中枢神经系统，能使之兴奋或抑制，连续使用能产生精神依赖性的药品。

长期使用精神药品后产生的药物依赖性叫精神依赖。其特征是：为追求该药产生的欣快感，有一种连续使用某种药物要求(非强迫性)；没有加大剂量的趋势或这种趋势很小；停药后不出现戒断症状或很少；所引起的危害主要是用药者本人。

2. 精神药品的分类　我国法律进行监管的精神药品是指列入精神药品目录的药品和其他物质。精神类药品分为：第一类精神药品如氯胺酮、乙芬胺、去氧麻黄碱等；第二类精神药品如咖啡因等。国家食品药品监督管理总局、公安部、国家卫生计生委，于2013年11月11日联合公布《精神药品品种目录(2013年版)》，自2014年1月1日起施行。该目录共收载149个品种，其中第一类精神药品有68个品种，第二类精神药品有81个品种。目前，我国生产及使用的第一类精神药品有7个品种，第二类精神药品有29个品种(具体品种目录可在国家食品药品监督管理总局网站查阅)。

(三)麻醉药品和精神药品的监督管理概况

1. 麻醉药品的监管　《1961年麻醉品单一公约》是目前有关麻醉品管理最主要的国际公约，世界上多数国家已是它的缔约国，我国于1985年宣布加入此公约。根据《中华人民共和国药品管理法》第39条规定，结合国内管理麻醉药品的经验，国务院于1987年11月28日，颁布了《麻醉药品管理办法》。国家药品监督管理局于1999年1月1日发布了《罂粟壳管理暂行规定》，4月9日又发布了《关于加强盐酸二氢埃托啡管理工作的通知》。2000年2月2日发布了《关于印发医疗机构麻醉药品、一类精神药品供应管理办法》，为进一步规范麻醉药品的管理起到了积极作用。为加强麻醉药品和精神药品的管理，保证麻醉药品和精神药品的合法、安全、合理使用，防止流入非法渠道，2005年7月26日国务院第100次常务会议通过《麻醉药品和精神药品管理条例》，自2005年11月1日起施行。

2. 精神药品的监管　1971年联合国在维也纳签订了《1971年精神药物公约》，以便加强对精神药物的国家管制，我国于1985年宣布加入这一公约。1982年，国务院发出通知对吗啡、哌替啶、安纳咖、咖啡因等麻醉和限制性药品要严加管理。1983年，卫生部规定对精神药品进出口由卫生部核发许可证制度；1985年卫生部拟订了《精神药品管理条例》。根据《中华人民共和国药品管理法》规定，国务院1988年11月15

笔记

日实施了《精神药品管理办法》。

2005年7月26日国务院第100次常务会议通过《麻醉药品和精神药品管理条例》，2005年8月3日国务院令第442号公布，自2005年11月1日起施行。对规范管理麻醉药品和精神类药品起到重要作用。

（四）麻醉药品和精神药品的特殊监督管理

1. 麻醉药品、精神药品的管理体制　国务院药品监督管理部门负责全国麻醉药品和精神药品的监督管理工作，并会同农业主管部门对麻醉药品药用原植物实施监督管理，公安部门负责对造成麻醉药品药用原植物、麻醉药品和精神药品流入非法渠道的行为进行查处，其他有关主管部门在各自的职责范围内负责与麻醉药品和精神药品有关的管理工作。

省、自治区、直辖市人民政府药品监督管理部门负责本行政区域内麻醉药品和精神药品的监督管理工作，县级以上地方公安机关负责对本行政区域内造成麻醉药品和精神药品流入非法渠道的行为进行查处，县级以上地方人民政府其他有关主管部门在各自的职责范围内负责与麻醉药品和精神药品有关的管理工作。

2. 麻醉药品、精神药品的种植、实验研究　国务院药品监督管理部门根据麻醉药品和精神药品的需求总量制定年度生产计划。会同国务院农业主管部门根据麻醉药品年度生产计划，制订麻醉药品药用原植物年度种植计划。麻醉药品药用原植物种植企业应当根据年度种植计划，种植麻醉药品药用原植物。麻醉药品药用原植物种植企业应当向国务院药品监督管理部门和国务院农业主管部门定期报告种植情况。麻醉药品药用原植物种植企业由国务院药品监督管理部门和国务院农业主管部门共同确定，其他单位和个人不得种植麻醉药品药用原植物。

申请人开展麻醉药品和精神药品实验研究应当填写《麻醉药品和精神药品实验研究立项申请表》，连同有关资料报所在地省、自治区、直辖市药品监督管理部门。经省级药品监督管理部门初审后报CFDA审查，符合条件和规定的，发给《麻醉药品和精神药品实验研究立项批件》，该立项批件不得转让。

麻醉药品和第一类精神药品的临床试验，不得以健康人为受试对象。

3. 麻醉药品、精神药品的生产　国家对麻醉药品和精神药品实行定点生产制度。国务院药品监督管理部门应当根据麻醉药品和精神药品的需求总量，确定麻醉药品和精神药品定点生产企业的数量和布局，并根据年度需求总量对数量和布局进行调整、公布。

从事麻醉药品、第一类精神药品生产以及第二类精神药品原料药生产的企业，应当经所在地省、自治区、直辖市人民政府药品监督管理部门初步审查，由国务院药品监督管理部门批准；从事第二类精神药品制剂生产的企业，应当经所在地省、自治区、直辖市人民政府药品监督管理部门批准。定点生产企业生产麻醉药品和精神药品，应当依照药品管理法的规定取得药品批准文号。

发生重大突发事件，定点生产企业无法正常生产或者不能保证供应麻醉药品和精神药品时，国务院药品监督管理部门可以决定其他药品生产企业生产麻醉药品和精神药品。

麻醉药品、第一类精神药品、第二类精神药品原料药不得委托加工，第二类精神药品制剂可以委托加工。

笔记

定点生产企业生产的麻醉药品和第一类精神药品原料药只能按照计划销售给制剂生产企业和经批准购用的其他单位，小包装原料药可以销售给全国性批发企业和区域性批发企业。定点生产企业只能将第二类精神药品原料药销售给全国性批发企业、区域性批发企业、专门从事第二类精神药品批发业务的企业、第二类精神药品制剂生产企业以及经备案的其他需用第二类精神药品原料药的企业。定点生产企业只能将第二类精神药品制剂销售给全国性批发企业、区域性批发企业、专门从事第二类精神药品批发业务的企业、第二类精神药品零售连锁企业、医疗机构或经批准购用的其他单位。

4. 麻醉药品、精神药品的经营　国家对麻醉药品和精神药品实行定点经营制度。国务院药品监督管理部门应当根据麻醉药品和第一类精神药品的需求总量，确定麻醉药品和第一类精神药品的定点批发企业布局，并应当根据年度需求总量对布局进行调整、公布。

药品经营企业不得经营麻醉药品原料药和第一类精神药品原料药。但是，供医疗、科学研究、教学使用的小包装的上述药品可以由国务院药品监督管理部门规定的药品批发企业经营。

麻醉药品和第一类精神药品不得零售。禁止使用现金进行麻醉药品和精神药品交易，个人合法购买麻醉药品和精神药品的除外。

经批准的药品零售连锁企业，应当凭执业医师出具的处方，按规定剂量销售第二类精神药品，并将处方保存 2 年备查；禁止超剂量或者无处方销售第二类精神药品；不得向未成年人销售第二类精神药品。

罂粟壳只能用于中药饮片和中成药的生产及医疗配方使用。

麻醉药品和精神药品实行政府定价，在制定出厂和批发价格的基础上，逐步实行全国统一零售价格。具体办法由国务院价格主管部门制定。

5. 麻醉药品、精神药品的使用　药品生产企业需要以麻醉药品和第一类精神药品为原料生产普通药品的，应当向所在地省、自治区、直辖市人民政府药品监督管理部门报送年度需求计划，由省、自治区、直辖市人民政府药品监督管理部门汇总报国务院药品监督管理部门批准后，向定点生产企业购买。

药品生产企业需要以第二类精神药品为原料生产普通药品的，应当将年度需求计划报所在地省、自治区、直辖市人民政府药品监督管理部门，并向定点批发企业或者定点生产企业购买。

医疗机构需要使用麻醉药品和第一类精神药品的，应当经所在地设区的市级人民政府卫生主管部门批准，取得麻醉药品、第一类精神药品购用印鉴卡（以下称印鉴卡）。医疗机构应当凭印鉴卡向本省、自治区、直辖市行政区域内的定点批发企业购买麻醉药品和第一类精神药品。

医疗机构应当按照国务院卫生主管部门的规定，对本单位执业医师进行有关麻醉药品使用知识的培训、考核，经考核合格的，授予麻醉药品处方资格。执业医师取得麻醉药品处方资格后，方可在本医疗机构开具麻醉药品处方，但不得为自己开具该种处方。

具有麻醉药品和第一类精神药品处方资格的执业医师，根据临床应用指导原则，对确需使用麻醉药品或者第一类精神药品的患者，应当满足其合理用药需求。在医疗

笔记

机构就诊的癌症疼痛患者和其他危重患者得不到麻醉药品或者第一类精神药品时，患者或者其亲属可以向执业医师提出申请。具有麻醉药品和第一类精神药品处方资格的执业医师认为要求合理的，应当及时为患者提供所需麻醉药品或者第一类精神药品。

执业医师应当使用专用处方开具麻醉药品和精神药品。单张处方的最大用量应当符合国务院卫生主管部门的规定。

医疗机构应当对麻醉药品和精神药品处方进行专册登记，加强管理。麻醉药品处方至少保存3年，精神药品处方至少保存2年。

对临床需要而市场无供应的麻醉药品和精神药品，持有医疗机构制剂许可证和印鉴卡的医疗机构需要配制制剂的，应当经所在地省、自治区、直辖市人民政府药品监督管理部门批准。医疗机构配制的麻醉药品和精神药品制剂只能在本医疗机构使用，不得对外销售。

医疗机构、戒毒机构以开展戒毒治疗为目的，可以使用美沙酮或者国家确定的其他用于戒毒治疗的麻醉药品和精神药品。具体管理办法由国务院药品监督管理部门、国务院公安部门和国务院卫生主管部门制定。

6. 麻醉药品、精神药品的储存　麻醉药品药用原植物种植企业、定点生产企业、全国性批发企业和区域性批发企业以及国家设立的麻醉药品储存单位，应当按照相关规定设置储存麻醉药品和第一类精神药品的专库。

麻醉药品和第一类精神药品的使用单位应当设立专库或者专柜储存麻醉药品和第一类精神药品。

麻醉药品药用原植物种植企业、定点生产企业、全国性批发企业和区域性批发企业、国家设立的麻醉药品储存单位以及麻醉药品和第一类精神药品的使用单位，应当配备专人负责管理工作，并建立储存麻醉药品和第一类精神药品的专用账册。药品入库双人验收，出库双人复核，做到账物相符。专用账册的保存期限应当自药品有效期期满之日起不少于5年。

第二类精神药品经营企业应当在药品库房中设立独立的专库或者专柜储存第二类精神药品，并建立专用账册，实行专人管理。专用账册的保存期限应当自药品有效期期满之日起不少于5年。

7. 麻醉药品的运输　托运或者自行运输麻醉药品和第一类精神药品的单位，应当向所在地省、自治区、直辖市人民政府药品监督管理部门申请领取运输证明。运输证明有效期为1年。

运输证明应当由专人保管，不得涂改、转让、转借。

邮寄麻醉药品和精神药品，寄件人应当提交所在地省、自治区、直辖市人民政府药品监督管理部门出具的准予邮寄证明。

定点生产企业、全国性批发企业和区域性批发企业之间运输麻醉药品、第一类精神药品，发货人在发货前应当向所在地省、自治区、直辖市人民政府药品监督管理部门报送本次运输的相关信息。属于跨省、自治区、直辖市运输的，收到信息的药品监督管理部门应当向收货人所在地的同级药品监督管理部门通报；属于在本省、自治区、直辖市行政区域内运输的，收到信息的药品监督管理部门应当向收货人所在地设区的市级药品监督管理部门通报。

笔记

（五）非药用类麻醉药品和精神药品的管理

1. 非药用类麻醉药品和精神药品定义和品种　非药用类麻醉药品和精神药品是指未作为药品生产和使用，具有成瘾性或者成瘾潜力且易被滥用的物质。

近年来，非药用类麻醉药品和精神药品制贩、走私和滥用问题日益突出，为加强对非药用类麻醉药品和精神药品的列管工作，防止非法生产、经营、运输、使用和进出口，遏制有关违法犯罪活动的发展蔓延，根据《中华人民共和国禁毒法》和《麻醉药品和精神药品管理条例》等法律、法规的规定，公安部、国家食品药品监督管理总局、国家卫生计生委和国家禁毒委员会办公室联合制定了《非药用类麻醉药品和精神药品列管办法》，并于2015年10月1日起施行。同时发布了《非药用类麻醉药品和精神药品管制品种增补目录》，增列了116种国际社会高度关注的非药用类麻醉药品和精神药品。

2. 非药用类麻醉药品和精神药品的管理内容　麻醉药品和精神药品按照药用类和非药用类分类列管。除麻醉药品和精神药品管理品种目录已有列管品种外，新增非药用类麻醉药品和精神药品管制品种由《非药用类麻醉药品和精神药品列管办法》附表列示。非药用类麻醉药品和精神药品管制品种目录的调整由国务院公安部门会同国务院食品药品监督管理部门和国务院卫生计生行政部门负责。非药用类麻醉药品和精神药品发现医药用途，调整列入药品目录的，不再列入非药用类麻醉药品和精神药品管制品种目录。

对列管的非药用类麻醉药品和精神药品，禁止任何单位和个人生产、买卖、运输、使用、储存和进出口。因科研、实验需要使用非药用类麻醉药品和精神药品，在药品、医疗器械生产、检测中需要使用非药用类麻醉药品和精神药品标准品、对照品，以及药品生产过程中非药用类麻醉药品和精神药品中间体的管理，按照有关规定执行。

各地禁毒委员会办公室（以下简称禁毒办）应当组织公安机关和有关部门加强对非药用类麻醉药品和精神药品的监测，并将监测情况及时上报国家禁毒办。国家禁毒办经汇总、分析后，应当及时发布预警信息。

二、医疗用毒性药品的管理

（一）医疗用毒性药品的定义及品种

医疗用毒性药品（toxic drug，简称毒性药品），是指毒性剧烈，治疗剂量与中毒剂量相近，使用不当会致人中毒或死亡的药品。

对毒性药品实行特殊管理，是我国的一贯政策。国务院于1988年12月27日制定和发布了《医疗用毒性药品管理办法》，对进一步加强医疗用毒性药品的监督管理做出了全面而详尽的明确规定。

毒性药品管理品种包括：毒性中药品种共27种；毒性西药品种共13种（西药品种除亚砷酸注射液、A型肉毒毒素制剂以外均指原料药）。

（二）医疗用毒性药品的监督管理部门及监管措施

1. 医疗用毒性药品的生产　毒性药品年度生产、收购、供应和配制计划，由省、自治区、直辖市药品监督管理部门根据医疗需要制定后，下达给指定的毒性药品生产、收购、供应单位，并抄报国家食品药品监督管理总局和国家中医药管理局。生产单位不得擅自改变生产计划自行销售。

凡加工炮制毒性中药，必须按照《中华人民共和国药典》，或者省、自治区、直辖市

笔记

药品监督管理部门制定的《炮制规范》的规定进行。

生产毒性药品及其制剂，必须严格执行生产工艺操作规程，在本单位药品检验人员的监督下准确投料，并建立完整的生产记录，保存5年备查。在生产毒性药品过程中产生的废弃物必须妥善处理，不得污染环境。

2. 医疗用毒性药品的销售　毒性药品的收购、经营，由各级药品监督管理部门指定的药品经营单位负责；配方用药由零售药店、医疗单位负责。其他任何单位或者个人均不得从事毒性药品的收购、经营和配方业务。

3. 医疗用毒性药品的使用　医疗单位供应和调配毒性药品，凭医生签名的正式处方。零售药店供应和调配毒性药品，凭盖有医生所在的医疗单位公章的正式处方。每次处方剂量不得超过2日剂量。

调配处方时，必须认真负责、计量准确。按医嘱注明要求，并由配方人员及具有药师以上技术职称的复核人员签字盖章后方可发出。对处方未注明"生用"的毒性中药，应当付炮制品。如发现处方有疑问时，须经原处方医生重新审定后再进行调配。处方一次有效，发药后处方保存2年备查。

医疗机构应当向经药品生产企业指定的A型肉毒毒素经销商采购A型肉毒毒素制剂，对购进的A型肉毒毒素制剂登记造册、专人管理，按规定储存，做到账物相符。医师应当根据诊疗指南和规范、药品说明书中的适应证、药理作用、用法、用量、禁忌、不良反应和注意事项开具处方，每次处方剂量不得超过2日用量，处方按规定保存。

4. 医疗用毒性药品的保管　收购、经营、加工、使用毒性药品的单位必须建立健全保管、验收、领发、核对等制度，严防收假、发错、与其他药品混杂。做到划定仓间或仓位，专柜加锁并由专人保管。防止因发生被盗、配方发错等原因引起严重的不良后果。

医疗用毒性药品的包装容器上必须印有规定的毒药标志，在运输毒性药品的过程中，应当采取有效措施，防止发生意外。

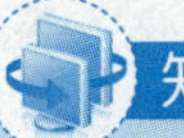

知识拓展

科研教学单位购用医疗用毒性药品审批

一、法律依据

1.《中华人民共和国药品管理法》第三十五条。

2.《医疗用毒性药品管理办法》第十条。

二、申办条件

具备使用医疗用毒性药品条件的科研教学机构。

三、申报材料

1. 申请书。

2. 填报《医疗用毒性药品购用申请审查表》。

3.《企业法人营业执照》或《事业单位法人证书》复印件。

4. 由企业法定代表人签字的经办人的授权书。

5. 经办人身份证明复印件。

6. 使用特殊药品科研课题批件。

7. 实验方案(体现医疗用毒性药品具体使用量)。

8. 上次购用证明复印件(首次购用除外)。

9. 3上次购药增值税发票复印件(首次购用除外)。

笔记

10. 上次购买医疗用毒性药品使用情况(首次购用除外)。

以上申请材料一式两份,统一使用A4纸,标明目录及页码分装成册。提交复印件的要件在申请时应出示原件。

四、许可程序

1. 申请 申请人向所在地食品药品监督管理部门注册安监科提交申请。

2. 受理 申请事项不属于食品药品监督管理局职权范围的,应当即时做出不予受理的决定,发给《行政许可不予受理通知书》,并告知申请人向有关部门申请;申请材料存在可以当场更正的错误的,应当允许申请人当场更正;申请材料不齐全或者不符合法定形式的,应当当场一次告知申请人需要补正的全部内容,并发给申请人《补正材料通知书》;申请事项属于食品药品监督管理局职权范围,申请材料齐全、符合法定形式,或申请人按要求提交全部补正材料的,予以受理,出具《受理通知书》。

3. 审查 按照国务院《医疗用毒性药品管理办法》有关规定进行审查。

4. 决定 经审查符合规定的,做出同意使用的决定;不符合规定的,做出不同意使用的决定,说明理由,并告知申请人享有依法申请行政复议或提起行政诉讼的权利。

5. 送达 向申请人送达是否同意使用的决定。

五、许可时限

1. 审批时限 依据《中华人民共和国行政许可法》第四十二条规定,自申请受理至作出是否同意使用决定之日止10个工作日。

2. 送达时限 是否同意使用的决定自决定做出之日起,10日内送达。同意使用的同时送达购用证明。

三、放射性药品的管理

(一)放射性药品的定义及品种

放射性药品(radioactive drug)是指用于临床诊断或者治疗的放射性核素制剂或者其标记药物。包括裂变制品、堆照制品、加速器制品、放射性同位素发生器及其配套药盒、放射免疫分析药盒等。放射性药品与其他特殊药品的不同之处就在于其含有的放射性核素能放射出α、β和γ射线。因此,凡在分子内或制剂内含有放射性核素的药品都称为放射性药品。

国家对放射性药品的生产经营,使用单位实行了全面的监督和管理,不仅进一步保证了放射性药品的生产经营,使用单位都实行了全面的监督和管理,不仅进一步保证了放射性药品的质量,保障了群众用药的安全有效,而且促进了我国核医学科和医用放射性核素的发展。为了加强放射性药品的管理,根据《中华人民共和国药品管理法》,1989年1月13日,国务院令第25号发布《放射性药品管理办法》,自发布之日起施行。

《中华人民共和国药典》2015年版收载的放射性药品共计30种。

(二)放射药品的监督管理部门及监管措施

1. 放射性药品的标准管理 放射性药品是一类特殊药品,它释放出的射线具有穿透性,当其通过人体时,可与组织发生电离作用,因此对它的质量要求比一般药品更需严加监督检查。以保证达到诊断与治疗的目的又不使正常组织受到损害。所谓放

笔记

射性药品标准管理即指药检机构根据国家制定的标准对药品质量进行监督检查。放射性药品的监督检查可以概括为3个方面:①物理检查(查性状、放射性纯度及强度);②化学检查(包括pH、放射化学纯度、载体含量等);③生物检查(要求无菌、无热原、进行生物学特殊实验)。

2. 放射性药品的保管制度　放射性药品应由专人负责保管。收到放射性药品时,应认真核对名称、出厂日期、放射性浓度、总体积、总强度、容器号、溶液的酸碱度及物理性状等,注意液体放射性药品有否破损、渗漏,注意发生器是否已做细菌培养、热原检查。做好放射性药品使用登记。贮存放射性药品容器应贴好标签。建立放射性药品使用登记表册,在使用时认真按账册项目要求逐项填写,并作永久性保存。放射性药品应放在铅罐内,置于贮源室的贮源柜内,平时有专人负责保管,严防丢失。常用放射药品应按不同品种分类放置在通风橱贮源槽内,标志要鲜明,以防发生差错。发现放射性药品丢失时,应立即追查去向,并报告上级机关。放射性药品用于病人前,应对其品种和用量进行严格的核对,特别是在同一时间给几个病人服药时,应仔细核对病人姓名及给药剂量。

第三节　药品的其他特殊管理

一、药品类易制毒化学品的管理

(一)药品类易制毒化学品的概念和品种

易制毒化学品是指可用于制造毒品的原料及配剂的化学物品。根据其在制备毒品中所起的作用可分为3类:第一类是可以用于制毒的主要原料。2006年9月商务部、公安部公布的《易制毒化学品进出口国际核查管理规定》的附件“国际核查易制毒化学品管理目录”中共有29个,加上国务院批准2008年4月23日将羟亚胺、2012年9月15日将邻氯苯基环戊酮、2014年3月31日将1-苯基-2-溴-1-丙酮和3-氧-2-苯基丁腈增列入《易制毒化学品管理条例》第一类易制毒化学品管制,共33个。第二类(5个)、第三类(6个)是可以用于制毒的溶剂、添加剂、稀释剂等化学配剂(第一类、第二类所列物质可能存在的盐类,也纳入管制)。

药品类易制毒化学品是指在第一类易制毒化学品中的药品类物质,包括麦角酸、麦角胺、麦角新碱和麻黄碱类物质(包括麻黄碱、伪麻黄碱、消旋麻黄碱、去甲麻黄碱、甲基麻黄碱、麻黄浸膏、麻黄浸膏粉等),包括原料药及其单方制剂。

(二)药品类易制毒化学品管理的法律法规

1.《易制毒化学品管理条例》　为规范管理易制毒化学品的生产、经营、购买、运输和进口、出口行为,防止易制毒化学品被用于制造毒品,维护经济和社会秩序,国务院于2005年8月17日批准通过了,并自2005年11月1日起施行该条例。在该《条例》中,对易制毒化学品的品种及其分类进行了明确的规定。

2.《药品类易制毒化学品管理办法》　根据国务院《易制毒化学品管理条例》,为加强药品类易制毒化学品管理,防止流入非法渠道,原卫生部制定了《药品类易制毒化学品管理办法》,于2010年2月23日经部务会议审议通过,并于2010年5月1日起施行。在该《办法》中,对药品类易制毒化学品的品种进行了明确的规定。

易制毒化学品的分类和品种需要调整的，由国务院公安部门会同国务院食品药品监督管理等部门提出方案，报国务院批准。涉及药品类易制毒化学品的，国家食品药品监督管理局应当及时调整并予公布。

（三）《药品类易制毒化学品管理办法》的主要内容

《药品类易制毒化学品管理办法》对药品类易制毒化学品的生产、经营、购买以及监督管理进行了全面的规范。其主要包括以下方面的内容：

1. 对药品类易制毒化学品的监管主体进行了明确规定 《药品类易制毒化学品管理办法》明确国家食品药品监督管理局主管全国药品类易制毒化学品生产、经营、购买等方面的监督管理工作。2014 年 9 月 18 日公布的“国务院关于修改部分行政法规的决定”（国务院令第 653 号）将《易制毒化学品管理条例》第十条第一款中的“国务院食品药品监督管理部门”修改为“省、自治区、直辖市人民政府食品药品监督管理部门”。县级以上地方食品药品监督管理部门负责本行政区域内的药品类易制毒化学品生产、经营、购买等方面的监督管理工作。

2. 对药品类易制毒化学品的生产、经营许可进行了明确规定 生产药品类易制毒化学品中属于药品的品种，应当依照《药品管理法》和相关规定取得药品批准文号。省食品药品监督管理局对符合药品类易制毒化学品生产规定的，发给《药品类易制毒化学品生产许可批件》，注明许可生产的药品类易制毒化学品名称。药品类易制毒化学品以及含有药品类易制毒化学品的制剂不得委托生产。

药品类易制毒化学品的经营许可，由省、自治区、直辖市食品药品监督管理部门办理。对符合规定的，在《药品经营许可证》经营范围中标注“药品类易制毒化学品”。

3. 对药品类易制毒化学品的购买许可进行了明确规定 对药品类易制毒化学品实行购买许可制度。购买药品类易制毒化学品的，应当办理《药品类易制毒化学品购用证明》。《购用证明》只能在有效期内一次使用，不得转借、转让。

4. 对药品类易制毒化学品的安全管理进行了明确规定 药品类易制毒化学品生产企业、经营企业、使用药品类易制毒化学品的药品生产企业和教学科研单位，应当配备保障药品类易制毒化学品安全管理的设施，建立层层落实责任制的药品类易制毒化学品管理制度。建立药品类易制毒化学品专用账册，设置专库（柜）储存，专库或专柜应当实行双人双锁管理，入库应当双人验收，出库应当双人复核，做到账物相符。

5. 对药品类易制毒化学品的监督管理进行了明确规定 县级以上地方食品药品监督管理部门负责本行政区域内药品类易制毒化学品生产企业、经营企业、使用药品类易制毒化学品的药品生产企业和教学科研单位的监督检查，建立药品类易制毒化学品的安全管理状况、销售流向、使用情况等内容的监督检查制度和监督检查档案。

6. 对药品类易制毒化学品的法律责任进行了明确规定 药品类易制毒化学品生产企业、经营企业、使用药品类易制毒化学品的药品生产企业、教学科研单位，未按规定执行安全管理制度的，由县级以上食品药品监督管理部门按照《条例》的规定给予处罚。

二、蛋白同化制剂、肽类激素的管理

（一）蛋白同化制剂、肽类激素的概念和品种

蛋白同化制剂又称同化激素，俗称合成类固醇，是合成代谢类药物。具有促进蛋

笔记

白质合成和减少氨基酸分解的特征，可促进肌肉增生，提高动作力度和增强男性的性特征。在医疗实践活动中常用于慢性消耗性疾病及大手术、肿瘤化疗、严重感染等对机体严重损伤后的复原治疗。2013 年 12 月 30 日国家体育总局、中华人民共和国商务部、中华人民共和国国家卫生和计划生育委员会、中华人民共和国海关总署、国家食品药品监督管理总局联合发布的"2014 年兴奋剂目录公告"中蛋白同化制剂品种目录共有品种 77 个。

肽类激素由氨基酸通过肽键连接而成，作用是通过刺激肾上腺皮质生长、红细胞生成等实现促进人体的生长、发育。可用脏器为原料提取或用全合成法制得。2013 年 12 月 30 日国家体育总局、中华人民共和国商务部、中华人民共和国卫生部、中华人民共和国海关总署和国家食品药品监督管理局联合发布的"2014 年兴奋剂目录公告"中肽类激素品种目录共有品种 15 个。

蛋白同化制剂、肽类激素常易被作为非医疗目的兴奋剂使用。大量使用此类药物会导致生理、心理的不良后果，损害身体健康。同时，滥用这类药物会形成强烈的心理依赖。

（二）蛋白同化制剂、肽类激素管理的法律法规

1.《反兴奋剂条例》　为防止蛋白同化制剂、肽类激素作为兴奋剂在体育运动中使用，保护体育运动参加者的身心健康，国务院制定了《反兴奋剂条例》，于 2003 年 12 月 31 日国务院第 33 次常务会议通过，自 2004 年 3 月 1 日起施行。

《反兴奋剂条例》规定，兴奋剂目录由国务院体育主管部门会同国务院食品药品监督管理部门、国务院卫生主管部门、国务院商务主管部门和海关总署制定、调整并公布。

2.《国家食品药品监督管理局关于进一步加强兴奋剂管理的通知》　为深入贯彻落实《反兴奋剂条例》，进一步加强兴奋剂管理，国家食品药品监督管理局于 2008 年 12 月 3 日发布了《国家食品药品监督管理局关于进一步加强兴奋剂管理的通知》，对蛋白同化制剂、肽类激素的生产、经营、销售和监管进行了进一步的明确规定。

（三）蛋白同化制剂、肽类激素管理的主要内容

《反兴奋剂条例》和《国家食品药品监督管理局关于进一步加强兴奋剂管理的通知》对蛋白同化制剂、肽类激素管理主要包含的内容如下：

1. 对蛋白同化制剂、肽类激素的监管主体进行了明确规定　国务院体育主管部门负责并组织全国的反兴奋剂工作，县级以上人民政府食品药品监督管理、卫生、教育等有关部门，在各自职责范围内依照本条例和有关法律、行政法规的规定负责反兴奋剂工作。

2. 对蛋白同化制剂、肽类激素的生产、经营许可进行了明确规定　生产兴奋剂目录所列蛋白同化制剂、肽类激素，应当依照《中华人民共和国药品管理法》及有关规定取得《药品生产许可证》、药品批准文号。蛋白同化制剂、肽类激素的生产企业只能向医疗机构、符合规定的药品批发企业和其他同类生产企业供应蛋白同化制剂、肽类激素。2007 年 10 月 1 日后生产出厂的含兴奋剂药品，必须按规定在药品说明书或者标签上标注"运动员慎用"字样。

依照药品管理法的规定取得《药品经营许可证》的药品批发企业，具备一定的条件（主要是人员、设施和管理制度三方面），并经省、自治区、直辖市人民政府食品药品

笔记

监督管理部门批准，方可经营蛋白同化制剂、肽类激素。蛋白同化制剂、肽类激素的批发企业只能向医疗机构、蛋白同化制剂、肽类激素的生产企业和其他同类批发企业供应蛋白同化制剂、肽类激素。

医疗机构只能凭依法享有处方权的执业医师开具的处方向患者提供蛋白同化制剂、肽类激素。

除胰岛素外，药品零售企业不得经营蛋白同化制剂或者其他肽类激素。

3. 明确了反兴奋剂义务　体育社会团体、运动员管理单位和其他单位，应加强反兴奋剂的教育、培训，不得向运动员提供兴奋剂，不得组织、强迫、欺骗运动员在体育运动中使用兴奋剂。

4. 对兴奋剂检查与检测进行了明确规定　国务院体育主管部门制定兴奋剂检查规则和兴奋剂检查计划并组织实施。

5. 明确了法律责任　对违反规定的，由县级以上食品药品监督管理部门按照国务院食品药品监督管理部门规定的职责分工进行处罚。构成犯罪的，依法追究刑事责任。

三、部分含特殊药品复方制剂的管理

（一）部分含特殊药品复方制剂的概念和品种

2009年8月，国家食品药品监督管理局发布“关于切实加强部分含特殊药品复方制剂销售管理的通知”的通知（国食药监安［2009］503号），将含有含麻黄碱类复方制剂（不包括含麻黄的中成药，下同）、含有可待因复方口服溶液、复方甘草片、复方地芬诺酯片称为“含特殊药品复方制剂”。因此，部分含特殊药品复方制剂的品种是指含有含麻黄碱类复方制剂（不包括含麻黄的中成药，下同）、含有可待因复方口服溶液、复方甘草片、复方地芬诺酯片。

（二）部分含特殊药品复方制剂管理的法律法规

1.《关于进一步加强含麻黄碱类复方制剂管理的通知》　因随着毒品形势的变化，我国一些地区出现含麻黄碱类复方制剂流入非法渠道被用于制毒的问题，在国内外造成不良影响。2008年10月27日，国家食品药品监督管理局发布《关于进一步加强含麻黄碱类复方制剂管理的通知》（国食药监办［2008］613号），要求进一步加强含麻黄碱类复方制剂（不包括含麻黄的中成药）的管理，有效遏制流弊势头，保障公众用药需求。

2.《关于切实加强部分含特殊药品复方制剂销售的管理》　因近年来一些未列入特殊药品管理的处方药和非处方药在部分地区出现从药用渠道流失，被滥用或提取制毒的现象，在国内外造成不良影响，且危害公众健康安全。2009年8月18日，国家食品药品监督管理局发布了《关于切实加强部分含特殊药品复方制剂销售管理的》（国食药监安［2009］503号），对部分含特殊药品复方制剂的销售做出了明确的规定。

3.《关于对部分含特殊药品复方制剂实施电子监管工作的通知》　2010年12月22日，国家食品药品监督管理局发布了《关于对部分含特殊药品复方制剂实施电子监管工作的通知》（国食药监办［2010］484号），对部分含特殊药品复方制剂做出了实施电子监管的明确规定。

4.《关于加强含麻黄碱类复方制剂管理有关事宜的通知》　2012年9月4日，国

笔记

家食品药品监督管理局、中华人民共和国公安部、中华人民共和国卫生部联合发布了《关于加强含麻黄碱类复方制剂管理有关事宜的通知》(国食药监办[2012]260号),对含麻黄碱类复方制剂的管理做出了进一步的明确规定。

5.《关于进一步加强含可待因复方口服溶液、复方甘草片和复方地芬诺酯片购销管理的通知》 2013年7月8日,国家食品药品监督管理局办公厅发布了《关于进一步加强含可待因复方口服溶液、复方甘草片和复方地芬诺酯片购销管理的通知》(食药监办药化监[2013]33号),对部分含特殊药品复方制剂的购销做出了进一步加强管理的规定。

6.《关于进一步加强含麻醉药品和曲马多口服复方制剂购销管理的通知》 2014年6月5日,国家食品药品监督管理总局办公厅发布了《关于进一步加强含麻醉药品和曲马多口服复方制剂购销管理的通知》(食药监办药化监[2014]111号),对含麻醉药品和曲马多口服复方制剂购销管理做出了进一步的明确规定。

7.《关于加强含可待因复方口服液体制剂管理的通知》 2015年4月29日,食品药品监管总局、国家卫生计生委联合发布了《关于加强含可待因复方口服液体制剂管理的通知》(食药监药化监[2015]46号),做出了将含可待因复方口服液体制剂列入第二类精神药品管理明确的通知规定。

(三)部分含特殊药品复方制剂管理的主要内容

1. 加强对原料管理 严控生产含麻黄碱类复方制剂所需原料药审批量,各省(区、市)药品监管部门应继续严格按照国家局、公安部《关于进一步加强麻黄碱管理的通知》(国食药监办[2007]716号)的要求,对生产含麻黄碱类复方制剂所需原料药年审批量应控制在近3年购用量平均值以下。生产企业应当切实加强销售管理,严格管控产品销售渠道,确保所生产的药品在药用渠道流通。凡发现多次流失或流失数量较大的含麻黄碱类复方制剂,其生产企业所在地省级食品药品监管部门应消减其生产企业相关品种的麻黄碱类原料药购用审批量,削减幅度原则上不少于上1年度审批量的50%。

2. 加强对生产管理 凡生产含麻黄碱类复方制剂、含可待因复方口服溶液、含地芬诺酯复方制剂的企业,应在2011年12月31日前加入药品电子监管网,药品出厂前,须按规定在上市产品最小销售包装上加印(贴)统一标识的药品电子监管码。

含麻黄碱类复方制剂每个最小包装规格麻黄碱类药物含量口服固体制剂不得超过720mg,口服液体制剂不得超过800mg。相关药品生产企业应当在2013年2月28日前完成上述药品的标签、说明书和包装的修改工作,未完成的2013年3月1日后不得销售。

3. 加强对经营管理 具有《药品经营许可证》的企业可经营含特殊药品复方制剂。药品生产企业和药品批发企业可以将含特殊药品复方制剂销售给药品批发企业、药品零售企业和医疗机构。从生产企业直接购进上述药品的批发企业,可以将药品销售给其他批发企业、零售企业和医疗机构;从批发企业购进的,只能销售给本省(区、市)的零售企业和医疗机构。

2012年1月1日起,对含麻黄碱类复方制剂、含可待因复方口服溶液、含地芬诺酯复方制剂,未入网及未使用药品电子监管码统一标识的,一律不得销售。

药品生产、批发企业经营含特殊药品复方制剂时,应当按照药品GMP、药品GSP

笔记

的要求建立客户档案，核实并留存购销方资质证明复印件、采购人员（销售人员）法人委托书和身份证明复印件、核实记录等；指定专人负责采购（销售）、出（入）库验收、签订买卖合同等。应当严格执行出库复核制度，认真核对实物与销售出库单是否相符，并确保药品送达购买方《药品经营许可证》所载明的仓库地址、药品零售企业注册地址，或者医疗机构的药库。

禁止使用现金进行含特殊药品复方制剂交易。

药品零售企业销售含麻黄碱类复方制剂，应当查验购买者的身份证，并对其姓名和身份证号码予以登记。除处方药按处方剂量销售外，一次销售不得超过两个最小包装。

药品零售企业不得开架销售含特殊药品复方制剂，应当设置专柜由专人管理、专册登记，登记内容包括药品名称、规格、销售数量、生产企业、生产批号、购买人姓名、身份证号码。

4. 加强对处方管理　在药品零售环节，上述药品列入必须凭处方销售的处方药管理。单位剂量麻黄碱类药物含量大于30mg（不含）的含麻黄碱类复方制剂，列入必须凭处方销售的处方药管理。医疗机构应当严格按照《处方管理办法》开具处方。药品零售企业必须凭执业医师开具的处方销售上述药品。

5. 加强监督管理　各级药品监管部门应充分认清当前药物滥用和禁毒的严峻形势，加强领导，明确分工，密切协作，做到药品生产监管和经营监管的无缝衔接。要采取有效措施，加大对含特殊药品复方制剂生产、经营企业的监督检查力度，重点对含特殊药品复方制剂购销中销售、采购、验收入库工作是否指定专人负责，资质的审核及证明材料留存、销售票据管理是否规范，药品销售流向、结算资金流向是否真实，药品进货验收是否符合规定等进行核查。要加大监督检查力度，督促企业严格供货方或销售方资格审查，规范购销渠道和票据管理，认真执行出入库复核、查验制度，以及禁止现金交易等规定，防止药品流入非法渠道；要加强对零售药店处方药与非处方药分类管理的监督和指导，防止药品被套购和滥用。

6. 加强对违反规定的处罚　各级食品药品监管部门对监督检查中发现的违法违规行为必须严肃查处。药品生产、经营企业违反药品GMP、GSP有关规定销售含特殊药品复方制剂的，按照《药品管理法》第七十九条严肃查处，对药品生产企业还应责令整改，整改期间收回药品GMP证书；对直接导致含特殊药品复方制剂流入非法渠道的药品生产、药品批发企业，按照《药品管理法》第七十九条情节严重处理，吊销《药品生产许可证》或《药品经营许可证》。对涉嫌触犯刑律的，要及时移送公安机关处理。国家局将适时在全国范围内通报药品生产、经营企业的违法违规行为。

四、疫苗的管理

（一）疫苗的概念和品种

疫苗是指为了预防、控制传染病的发生、流行，用于人体预防接种的疫苗类预防性生物制品。

疫苗分为两类：第一类疫苗，是指政府免费向公民提供、公民应当依照政府的规定受种的疫苗。包括国家免疫规划确定的疫苗，省、自治区、直辖市人民政府在执行国家免疫规划时增加的疫苗，以及县级以上人民政府或者其卫生主管部门组织的应急接种或者群体性预防接种所使用的疫苗；第二类疫苗，是指由公民自费并且自愿受种的其他疫苗。

（二）疫苗管理的法律法规

为规范疫苗的流通、预防接种及其监督管理，预防、控制传染病的发生、流行，保障社会公众身体健康和公共卫生，国务院制定了《疫苗流通和预防接种管理条例》，于2005年3月16日经国务院第83次常务会议通过（国务院第434号令），自2005年6月1日起施行。

（三）疫苗管理的主要内容

1. 对疫苗的监管主体进行了明确规定　国务院卫生主管部门负责全国预防接种的监督管理工作。县级以上地方人民政府卫生主管部门负责本行政区域内预防接种的监督管理工作。

国务院药品监督管理部门负责全国疫苗的质量和流通的监督管理工作。省、自治区、直辖市人民政府药品监督管理部门负责本行政区域内疫苗的质量和流通的监督管理工作。

2. 对疫苗的流通管理进行了明确规定　疫苗生产企业，应当按照我国“药品管理法”的有关规定，取得疫苗生产批文，并通过GMP认证并取得疫苗生产GMP证书后，方能生产疫苗。

药品批发企业申请从事疫苗经营活动的，应当具备以下条件：①企业具备从事疫苗管理的专业技术人员；②具有保证疫苗质量的冷藏设施、设备和冷藏运输工具；③具有符合疫苗储存、运输管理规范的管理制度。省、自治区、直辖市人民政府药品监督管理部门对药品批发企业是否符合条例规定的疫苗经营条件进行审查，对符合条件的，在其药品经营许可证上加注经营疫苗的业务说明。

疫苗生产企业、疫苗批发企业应当在其供应的纳入国家免疫规划疫苗的最小外包装的显著位置，标明“免费”字样以及国务院卫生主管部门规定的“免疫规划”专用标识。

省级疾病预防控制机构应当根据国家免疫规划和本地区预防、控制传染病的发生、流行的需要，制定本地区第一类疫苗的使用计划（以下称“使用计划”），并向依照国家有关规定负责采购第一类疫苗的部门报告，同时报同级人民政府卫生主管部门备案。疫苗生产企业或者疫苗批发企业应当按照政府采购合同的约定，向省级疾病预防控制机构或者其指定的其他疾病预防控制机构供应第一类疫苗，不得向其他单位或者个人供应。疫苗生产企业可以向疾病预防控制机构、接种单位、疫苗批发企业销售本企业生产的第二类疫苗。疫苗批发企业可以向疾病预防控制机构、接种单位、其他疫苗批发企业销售第二类疫苗。

药品零售企业不得从事疫苗经营活动。

3. 对疫苗的接种管理进行了明确规定　国务院卫生主管部门应当制定、公布预防接种工作规范，并根据疫苗的国家标准，结合传染病流行病学调查信息，制定、公布纳入国家免疫规划疫苗的免疫程序和其他疫苗的免疫程序或者使用指导原则。省、自治区、直辖市人民政府卫生主管部门应当根据国务院卫生主管部门制定的免疫程序、疫苗使用指导原则，结合本行政区域的传染病流行情况，制定本行政区域的接种方案，并报国务院卫生主管部门备案。

笔记

经县级人民政府卫生主管部门依照本条例规定指定的医疗卫生机构，承担预防接种工作。

4. 对疫苗的预防接种保障措施进行了明确规定　县级以上人民政府应当将与国家免疫规划有关的预防接种工作纳入本行政区域的国民经济和社会发展计划，对预防接种工作所需经费予以保障，保证达到国家免疫规划所要求的接种率，确保国家免疫规划的实施。省、自治区、直辖市人民政府根据本行政区域传染病流行趋势，在国务院卫生主管部门确定的传染病预防、控制项目范围内，确定本行政区域与预防接种相关的项目，并保证项目的实施。

5. 对疫苗的预防接种的异常情况处理进行了明确规定　疫苗的预防接种异常反应，是指合格的疫苗在实施规范接种过程中或者实施规范接种后造成受种者机体组织器官、功能损害，相关各方均无过错的药品不良反应。

疾病预防控制机构和接种单位及其医疗卫生人员发现预防接种异常反应、疑似预防接种异常反应或者接到相关报告的，应当依照预防接种工作规范及时处理，并立即报告所在地的县级人民政府卫生主管部门、药品监督管理部门。接到报告的卫生主管部门、药品监督管理部门应当立即组织调查处理。

县级以上地方人民政府卫生主管部门、药品监督管理部门应当将在本行政区域内发生的预防接种异常反应及其处理的情况，分别逐级上报至国务院卫生主管部门和药品监督管理部门。

6. 对疫苗的监督管理进行了明确规定　药品监督管理部门依照药品管理法及其实施条例的有关规定，对疫苗在储存、运输、供应、销售、分发和使用等环节中的质量进行监督检查，并将检查结果及时向同级卫生主管部门通报。

7. 明确了疫苗管理、接种等各方面的法律责任。

学习小结

1. 学习内容

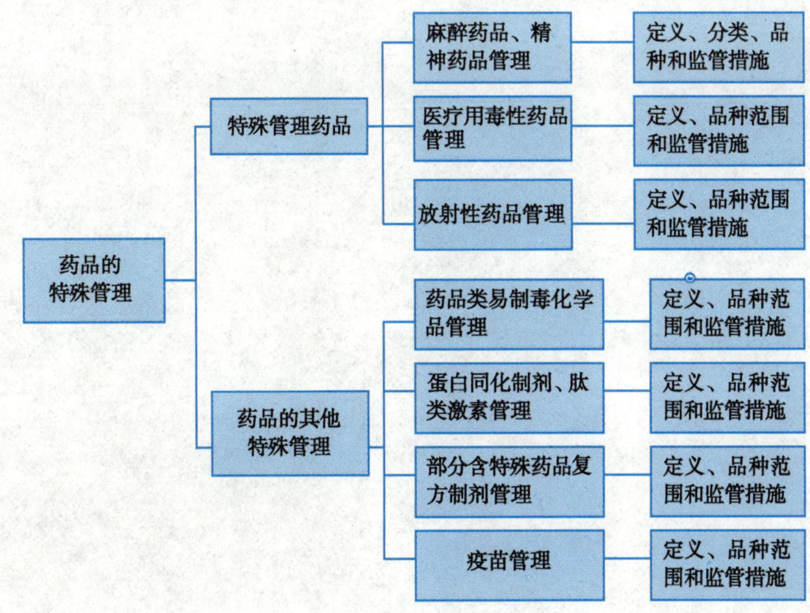

2. 学习方法

此章最基本的学习方法是理解基础上的记忆。因此,需要首先对各种特殊管理药品的定义进行理解基础上的记忆,才能较容易理解其监管措施和监管的必要性。同时还需对各种特殊管理药品的品种范围和代表性品种有一定的认识了解,才能比较全面地掌握本章的学习内容。因此,建议同学们根据教学大纲要求从各种特殊管理药品的定义出发,结合监督管理制度和具体措施进行学习。

(郑 林 侯安国)

复习思考题

1. 药品特殊管理的种类和必要性有哪些?
2. 麻醉药品成瘾性的特点和危害性有哪些?
3. 请简要阐明控制精神药品的零售有什么积极意义。
4. 请简要阐明蛋白同化制剂、肽类激素管理的必要性。

第七章

药包材、药品标识物与药品广告管理

学习目的

通过本章的学习使同学们初步了解药包材、药品标识物、药品电子监管及药品广告的基本知识，为今后从事药学实践活动奠定基础。

学习要点

药包材的注册程序；化学药品及其中成药药品说明书的内容；不得发布广告的品种；限制发布广告的品种。

第一节 药包材的管理

药包材是指药品生产企业生产的药品和医疗机构配制的制剂所使用的直接接触药品的包装材料和容器。原国家药品监督管理局于2000年颁布了《药品包装用材料、容器管理办法》（暂行），2001年修订的《中华人民共和国药品管理法》明确了药包材的监督管理内容。2004年7月，为加强直接接触药品的包装材料和容器的监督管理，保证药包材质量，国家食品药品监督管理局颁布了《直接接触药品的包装材料和容器管理办法》。

一、药包材的标准

药包材国家标准是指国家为保证药包材质量、确保药包材的质量可控性而制定的质量指标、检验方法等技术要求。生产、进口和使用药包材，必须符合药包材国家标准。药包材国家标准由国家食品药品监督管理总局组织国家药典委员会制定和修订，并由国家食品药品监督管理总局颁布实施。国家食品药品监督管理总局制定并颁布的药包材标准是国家为保证药包材质量，保证药品的安全有效的法定标准，是我国药品生产企业使用药包材、药包材企业生产药包材和药品监督部门检验药包材的法定依据。原国家药品监督管理局于2002年颁布了第一批药包材标准（试行）目录，包括低密度聚乙烯输液瓶等14项标准，目前已颁布了六批药包材标准目录。

二、药包材的注册

《药品管理法》规定："直接接触药品的包装材料和容器，必须符合药用要求，符合

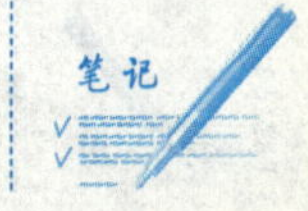

保障人体健康、安全的标准，并由药品监督管理部门在审批药品时一并审批。药品生产企业不得使用未经批准的直接接触药品的包装材料和容器。"药包材是药品不可分割的部分，在我国实行注册管理。药包材注册申请包括生产申请、进口申请、补充申请和再注册申请。

实施注册管理的药包材产品目录：

1. 输液瓶（袋、膜及配件）。
2. 安瓿。
3. 药用（注射剂、口服或者外用剂型）瓶（管、盖）。
4. 药用胶塞。
5. 药用预灌封注射器。
6. 药用滴眼（鼻、耳）剂瓶（管）。
7. 药用硬片（膜）。
8. 药用铝箔。
9. 药用软膏管（盒）。
10. 药用喷（气）雾剂泵（阀门、罐、筒）。
11. 药用干燥剂。

（一）药包材生产申请与注册

药包材生产申请，是指在中国境内生产药包材的注册申请。申请人应当是在中国境内合法登记的药包材生产企业。

申请人应当在完成药包材试制工作后，填写《药包材注册申请表》，向所在地省级药品监督管理部门报送有关资料和样品。省级药品监督管理部门应当在30日内按照《药包材生产现场考核通则》的要求对生产企业组织现场检查，符合要求的，抽取连续3批样品，通知设置或确定的药包材检验机构进行注册检验；不符合要求的，予以退审。药包材检验机构应在30日内完成检验，出具检验报告书并提出意见，报送省级药品监督管理部门并通知申请人。新型药包材的注册检验应在60日内完成。省级药品监督管理部门应在收到药包材检验机构的检验报告书和有关意见后10日内将形式审查意见、现场检查意见连同检验报告书、其他有关意见及申请人报送的资料和样品一并报送国家食品药品监督管理总局。国家食品药品监督管理总局应当在80日内组织完成技术审评。完成技术审评后20日内完成审批。20日内不能作出决定的，经主管局领导批准，可以延长10日。符合规定的，核发《药包材注册证》；不符合规定的，发给《审批意见通知件》。药包材生产申请与注册程序见图7-1。

（二）药包材进口申请与注册

药包材进口申请，是指在境外生产的药包材在中国境内上市销售的注册申请。境外申请人应当是在境外合法登记的药包材生产厂商，其进口申请注册，应由其驻中国境内的办事机构或由其委托的中国境内代理机构办理。

申请人应填写《药包材注册申请表》，向国家食品药品监督管理总局报送有关资料和样品。国家食品药品监督管理总局应在5日内对申报资料进行形式审查，符合要求的予以受理，发给受理通知单和检验通知单；不符合要求的不予受理，发给不予受理通知单，并说明理由。申请人凭检验通知单向国家食品药品监督管理总局设置或确定的药包材检验机构报送连续3批样品。药包材检验机构应在60日内对样品进行检

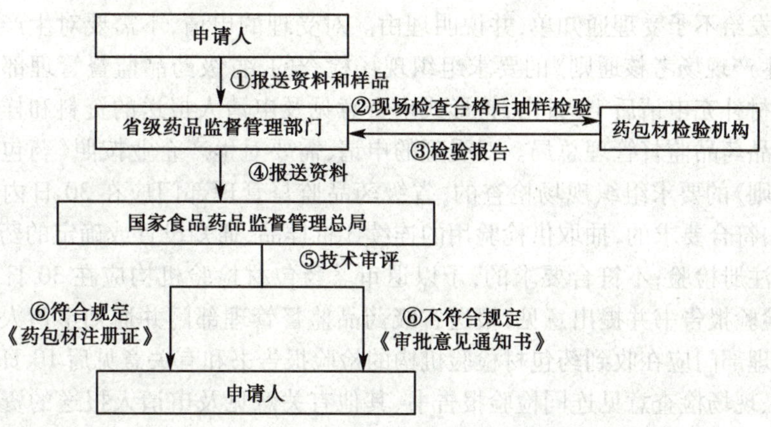

图 7-1 药包材生产申请与注册程序

验，出具检验报告并提出意见，报国家食品药品监督管理总局。国家食品药品监督管理总局根据工作需要，可以对进口药包材研制情况及生产条件进行现场考核，并抽取样品。国家食品药品监督管理总局在收到药包材检验机构对样品的检验报告及意见后，应当在 90 日内组织完成技术审评。国家食品药品监督管理总局应在完成技术审评后 20 日内完成审批。20 日内不能作出决定的，经主管局领导批准，可以延长 10 日。符合规定的，核发《进口药包材注册证》；不符合规定的，发给《审批意见通知件》。中国香港、中国澳门和中国台湾省的药包材生产厂商申请药包材注册的，参照进口药包材办理，符合规定的，发给《药包材注册证》；不符合规定的，发给《审批意见通知件》。药包材进口申请与注册程序见图 7-2。

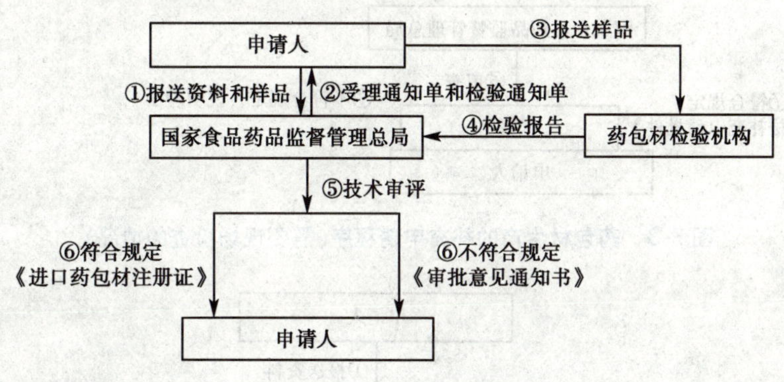

图 7-2 药包材进口申请与注册程序

（三）药包材补充申请与注册

药包材补充申请，是指生产申请和进口申请经批准后，改变、增加或者取消原批准事项或者内容的注册申请。

药包材经批准注册后，变更药包材标准、改变工艺及《药包材注册证》或者《进口药包材注册证》中所载明事项等的，申请人应当提出补充申请。补充申请的申请人，应当是药包材批准证明文件的持有人。

1. 药包材生产的补充申请程序　药包材生产的补充申请，申请人应当填写《药包材补充申请表》，向所在地省级药品监督管理部门报送有关资料和说明，省级药品监督管理部门对申报资料进行形式审查，符合要求的予以受理，发给受理通知单。不符

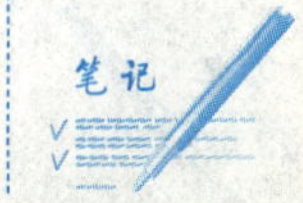

合要求的发给不予受理通知单,并说明理由。对受理的申请,不需要对生产企业按照《药包材生产现场考核通则》的要求组织现场检查的,省级药品监督管理部门应当在受理药包材补充申请后10日内,将形式审查意见及申请人报送的资料和样品一并报送国家食品药品监督管理总局。对受理的申请,需要对生产企业按照《药包材生产现场考核通则》的要求组织现场检查的,省级药品监督管理部门应在30日内组织进行现场检查,符合要求的,抽取供检验用的连续3批样品,通知设置或确定的药包材检验机构进行注册检验;不符合要求的,予以退审。药包材检验机构应在30日内完成检验,出具检验报告书并提出意见,报送省级药品监督管理部门并通知申请人。省级药品监督管理部门应在收到药包材检验机构的检验报告书和有关意见后10日内将形式审查意见、现场检查意见连同检验报告书、其他有关意见及申请人报送的资料和样品一并报送国家食品药品监督管理总局。国家食品药品监督管理总局应在完成技术审评后20日内完成审批。以《药包材补充申请批件》形式,决定是否同意;不同意的决定应当说明理由。其中变更国内药包材生产企业名称、地址称谓等项目的药包材补充申请,由省、自治区、直辖市(食品)药品监督管理部门在受理申请后20日内完成审批,并报国家食品药品监督管理总局备案。药包材生产的补充申请程序见图7-3、图7-4。

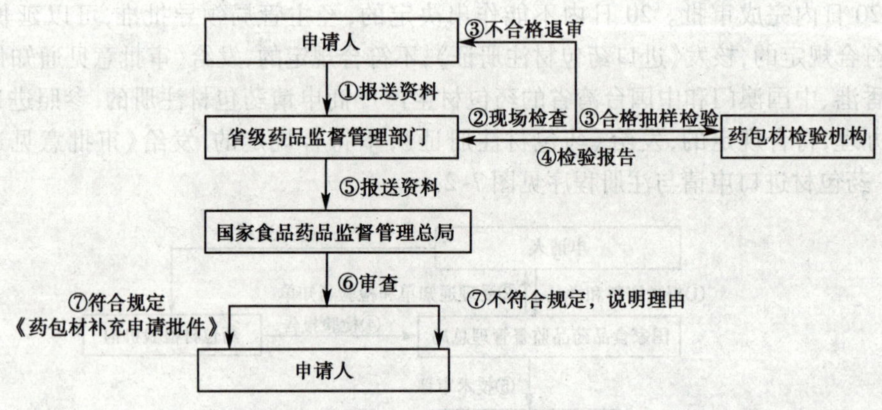

图7-3 药包材生产的补充申请程序(需要现场检查的情况)

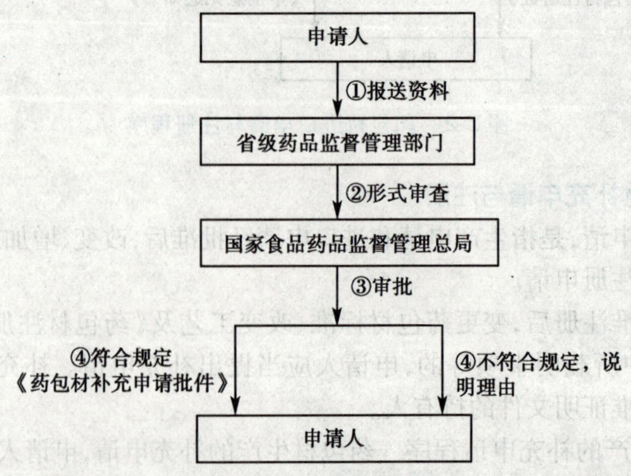

图7-4 药包材生产的补充申请程序(不需要现场检查的情况)

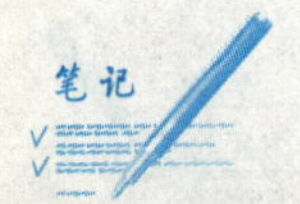

2. 药包材进口的补充申请程序　药包材进口的补充申请，申请人应当填写《药包材补充申请表》，向国家食品药品监督管理总局报送有关资料和说明，国家食品药品监督管理总局对申报资料进行形式审查，符合要求的予以受理，发给受理通知单；不符合要求的发给不予受理通知单，并说明理由。国家食品药品监督管理总局应当在受理申请后20日内完成审批。其中需要进行技术审评的，应当在受理申请后60日内完成审批。

（四）药包材的再注册

药包材再注册，是指对《药包材注册证》或者《进口药包材注册证》有效期届满需要继续生产或者进口的药包材实施审批的过程。

国家食品药品监督管理总局核发的《药包材注册证》或者《进口药包材注册证》的有效期为5年。有效期届满需要继续生产或者进口的，申请人应当在有效期届满前6个月申请再注册。有下列情况之一的，国家食品药品监督管理总局不予再注册：①国家公布禁止使用或者淘汰的药包材；②在规定的时间内未提出再注册申请的药包材；③注册检验不合格的药包材。

1. 药包材生产再注册申请程序　申请人提出药包材生产再注册申请的，应当填写《药包材生产再注册申请表》，同时提供有关申报资料，按照原申报程序报送省级药品监督管理部门，并进行注册检验。省级药品监督管理部门按照原申报程序和要求对申报资料进行形式审查，对生产现场组织检查。国家食品药品监督管理总局在收到省级药品监督管理部门报送的资料和药包材检验机构对药包材再注册样品的检验报告及有关意见后，应当在40日内完成技术审评，并在完成技术审评后20日内完成审批，20日内不能作出决定的，经主管局领导批准，可以延长10日。符合规定的，予以再注册，并换发《药包材注册证》。不符合规定的，发给《审批意见通知件》。药包材生产再注册申请程序见图7-5。

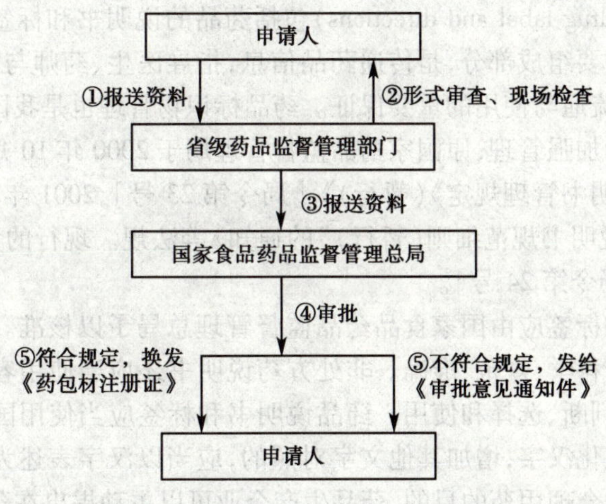

图7-5　药包材生产再注册申请程序

2. 药包材进口的再注册申请程序　药包材进口的再注册，申请人应当填写《药包材进口再注册申请表》，同时提供有关申报资料，按照原申报程序报送国家食品药品监督管理总局，并进行注册检验。国家食品药品监督管理总局在收到药包材检验机构对药包材进口再注册样品的检验报告及有关意见后，应当在50日内完成技术审评，20日内完成审批，20日内不能作出决定的，经主管局领导批准，可以延长10日。符合规

笔记

定的,予以再注册,并换发《进口药包材注册证》。不符合规定的,发给《审批意见通知件》。药包材进口的再注册申请程序见图 7-6。

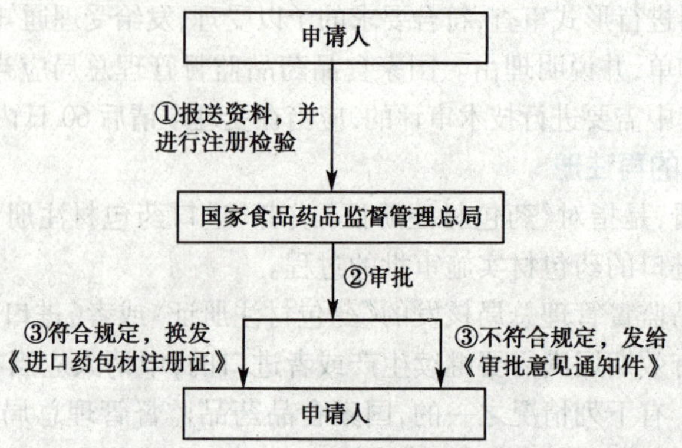

图 7-6　药包材进口的再注册申请程序

三、药包材的监督与管理

国家食品药品监督管理总局和省级药品监督管理部门应对药包材组织抽查检验,并公布检验结果。国家食品药品监督管理总局和省级药品监督管理部门设置或确定的药包材检验机构,承担药包材监督管理及检查所需的检验任务,并出具检验报告。药品生产企业和配制制剂的医疗机构不得使用与国家标准不符的药包材。

第二节　药品标识物管理

药品标识物(drug label and directions)包括药品的说明书和标签。药品标识物是药品质量管理的重要组成部分,是传递药品信息,指导医生、药师与患者合理用药,维护药品正常生产、流通与使用的重要保证。药品标识物管理也是我国药品监督管理的重要组成部分。为加强管理,原国家药品监督管理局于 2000 年 10 月 15 日公布了《药品包装、标签和说明书管理规定》(暂行)》[局令第 23 号],2001 年 6 月 22 日公布了《关于下发"药品说明书规范细则(暂行)"的通知》等法规。现行的为《药品说明书和标签管理规定》[局令第 24 号]。

药品说明书和标签应由国家食品药品监督管理总局予以核准。药品说明书和标签的文字表述应当科学、规范、准确。非处方药说明书还应当使用容易理解的文字表述,以便患者自行判断、选择和使用。药品说明书和标签应当使用国家语言文字工作委员会公布的规范化汉字,增加其他文字对照的,应当以汉字表述为准。出于保护公众健康和指导正确合理用药的目的,药品生产企业可以主动提出在药品说明书或者标签上加注警示语,国家食品药品监督管理总局也可以要求药品生产企业在说明书或者标签上加注警示语。

一、药品说明书管理

(一)药品说明书的内容

药品说明书(drug instruction)是药品信息最基本、最主要的来源,是医生合理用药

笔记

和患者自我药疗的主要依据。药品说明书应当包含药品安全性、有效性的重要科学数据、结论和信息。国家食品药品监督管理总局制定并发布药品说明书的具体格式、内容和书写要求。药品说明书对疾病名称、药学专业名词、药品名称、临床检验名称和结果的表述，应当采用国家统一颁布或规范的专用词汇，度量衡单位应当符合国家标准的规定。

药品说明书应当列出全部活性成分或者组方中的全部中药药味。注射剂和非处方药还应当列出所用的全部辅料名称。药品处方中含有可能引起严重不良反应的成分或者辅料的，应当予以说明。

（二）药品说明书的修订

由于药品在上市前的安全性研究中存在客观的局限性，又在药品上市前临床研究过程中，受到许多客观因素限制，在药品不良反应发现上存在时滞现象，这决定了药品说明书的修改是动态的、不断完善的。

药品生产企业应当主动跟踪药品上市后的安全性、有效性情况，需要对药品说明书进行修改的，应当及时提出申请。根据药品不良反应监测、药品再评价结果等信息，国家食品药品监督管理总局也可以要求药品生产企业修改药品说明书。药品说明书获准修改后，药品生产企业应当将修改的内容立即通知相关药品经营企业、使用单位及其他部门，并按要求及时使用修改后的说明书和标签。

（三）药品说明书的格式

根据《药品说明书和标签管理规定》的要求，国家食品药品监督管理总局先后对化学药品非处方药等五类药品说明书格式及内容作出了规定，化学药品非处方药和中成药非处方药说明书具体格式如下。

化学药品非处方药说明书格式

核准和修改日期

非处方药、外用药品标识位置

×××说明书

请仔细阅读说明书并按说明使用或在药师指导下购买和使用

警示语位置

【药品名称】

【成分】

【性状】

【作用类别】

【适应证】

【规格】

【用法用量】

【不良反应】

【禁忌】

【注意事项】

【药物相互作用】

【贮藏】

【包装】
【有效期】
【执行标准】
【批准文号】
【说明书修订日期】
【生产企业】
如有问题可与生产企业联系

中成药非处方药说明书格式

核准和修改日期

非处方药、外用药品标识位置

×××说明书

请仔细阅读说明书并按说明使用或在药师指导下购买和使用

警示语位置

【药品名称】
【成分】
【性状】
【功能主治】
【规格】
【用法用量】
【不良反应】
【禁忌】
【注意事项】
【药物相互作用】
【贮藏】
【包装】
【有效期】
【执行标准】
【批准文号】
【说明书修订日期】
【生产企业】
如有问题可与生产企业联系

（四）药品说明书的书写要求

为贯彻落实《药品说明书和标签管理规定》，规范药品说明书，国家食品药品监督管理局于2006年先后发布了《关于印发化学药品和生物制品说明书规范细则的通知》、《关于印发中药、天然药物处方药说明书格式内容书写要求及撰写指导原则的通知》、《放射性药品说明书规范细则》和《关于印发非处方药说明书规范细则的通知》。现以中成药非处方药说明书为例予以介绍：

【专有标识】

非处方药、外用药品标识在说明书首页右上角标注。

笔记

外用药品专用标识为红色方框底色内标注白色“外”字。药品说明书如采用单色印刷，其说明书中外用药品专用标识亦可采用单色印刷。

非处方药专有标识按《关于公布非处方药专有标识及管理规定的通知》规定使用。

【说明书标题】

“×××说明书”中的“×××”是指该药品的通用名称。

“请仔细阅读说明书并按说明使用或在药师指导下购买和使用。”

该忠告语必须标注，采用加重字体印刷。

【警示语】

是指需特别提醒用药人在用药安全方面需特别注意的事项。

有该方面内容的，应当在说明书标题下以醒目的黑体字注明。无该方面内容的，不列该项。

【药品名称】

按下列顺序列出：

通用名称：如该药品属《中华人民共和国药典》收载的品种，其通用名称应当与药典一致；药典未收载的品种，其名称应当符合药品通用名称命名原则。

汉语拼音：

【成分】

除《中药品种保护条例》第十三条规定的情形外，必须列出全部处方组成和辅料，处方所含成分及药味排序应与药品标准一致。

处方中所列药味其本身为多种药材制成的饮片，且该饮片为国家药品标准收载的，只需写出该饮片名称。

【性状】

包括药品的外观(颜色、外形)、气、味等，依次规范描述，性状应符合药品标准。

【功能主治】

按照国家食品药品监督管理总局公布的非处方药功能主治内容书写，并不得超出国家食品药品监督管理总局公布的该药品非处方药功能主治范围。

【规格】

应与药品标准一致。数字以阿拉伯数字表示，计量单位必须以汉字表示。

每一说明书只能写一种规格。

【用法用量】

用量按照国家食品药品监督管理总局公布的该药品非处方药用量书写。数字以阿拉伯数字表示，所有重量或容量单位必须以汉字表示。

用法可根据药品的具体情况，在国家食品药品监督管理总局公布的该药品非处方药用法用量和功能主治范围内描述，用法不能对用药人有其他方面的误导或暗示。

需提示用药人注意的特殊用法用量应在注意事项中说明。

【不良反应】

不良反应是指合格药品在正常用法用量下出现的与用药目的无关的或意外的有害反应。

在本项目下应当实事求是地详细列出该药品已知的或可能发生的不良反应。并

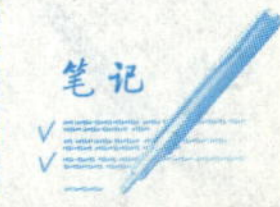

按不良反应的严重程度、发生的频率或症状的系统性列出。

国家食品药品监督管理总局公布的该药品不良反应内容不得删减。

【禁忌】

应列出该药品不能应用的各种情况，如禁止应用该药品的人群或疾病等情况。国家食品药品监督管理总局公布的该药品禁忌内容不得删减。禁忌内容应采用加重字体印刷。

【注意事项】

应列出使用该药品必须注意的问题，包括需要慎用的情况（如肝、肾功能的问题），影响药物疗效的因素（如食物、烟、酒等），孕妇、哺乳期妇女、儿童、老人等特殊人群用药，用药对于临床检验的影响，滥用或药物依赖情况，以及其他保障用药人自我药疗安全用药的有关内容。

必须注明"对本品过敏者禁用，过敏体质者慎用"、"本品性状发生改变时禁止使用"、"如正在使用其他药品，使用本品前请咨询医师或药师"、"请将本品放在儿童不能接触的地方"。

对于可用于儿童的药品必须注明"儿童必须在成人监护下使用"。处方中含兴奋剂的品种应注明"运动员应在医师指导下使用"。

对于是否适用于孕妇、哺乳期妇女、儿童、老人等特殊人群尚不明确的，必须注明"应在医师指导下使用"。

如有与中医理论有关的证候、配伍、饮食等注意事项，应在该项下列出。中药和化学药品组成的复方制剂，应注明本品含××（化学药品通用名称），并列出成分中化学药品的相关内容及注意事项。

国家食品药品监督管理局公布的该药品注意事项内容不得删减。注意事项内容应采用加重字体印刷。

【药物相互作用】

应列出与该药产生相互作用的药物及合并用药的注意事项。未进行该项实验且无可靠参考文献的，应当在该项下予以说明。

必须注明："如与其他药物同时使用可能会发生药物相互作用，详情请咨询医师或药师。"

【贮藏】

按药品标准书写，有特殊要求的应注明相应温度。

【包装】

包括直接接触药品的包装材料和容器及包装规格，并按该顺序表述。

【有效期】

是指该药品在规定的贮藏条件下，能够保持质量稳定的期限。

有效期应以月为单位描述，可以表述为：××个月（×用阿拉伯数字表示）。

【执行标准】

列出执行标准的名称、版本或药品标准编号，如《中国药典》2000年版二部、国家药品标准 WS－10001（HD-0001）－2002。

【批准文号】

是指该药品的药品批准文号、进口药品注册证号或医药产品注册证号。

笔记

【说明书修订日期】

是指经批准使用该说明书的日期。

【生产企业】

国产药品该项应与《药品生产许可证》载明的内容一致，进口药品应当与提供的政府证明文件一致。按下列方式列出：

企业名称：

生产地址：

邮政编码：

电话号码：（须标明区号）

传真号码：（须标明区号）

网址：（如无网址可不写，此项不保留）

如有问题可与生产企业联系

该内容必须标注，并采用加重字体印刷在【生产企业】项后。

案例分析

“尼美舒利”口服制剂的安全性

案例：国家食品药品监督管理局下发通知，决定采取进一步措施加强尼美舒利口服制剂使用管理，内容包括：禁止用于12岁以下儿童；作为抗炎镇痛的二线用药，只能在至少一种其他非甾体抗炎药治疗失败的情况下使用；适应证限于慢性关节炎（如骨关节炎等）的疼痛、手术和急性创伤后的疼痛、原发性痛经的症状治疗；最大单次剂量不超过100mg，疗程不能超过15天，并应依据临床实际情况采用最小的有效剂量、最短的疗程，以减少药品不良反应的发生。

分析：尼美舒利是非甾体抗炎药，具有抗炎镇痛和解热作用。已上市的尼美舒利产品剂型包括片剂、胶囊剂、颗粒剂、干混悬剂、凝胶剂。原批准的适应证为慢性关节炎、手术和急性创伤后疼痛和炎症、上呼吸道感染引起的发热等症状的治疗。根据目前国内外安全性监测数据及专家意见进行评价，认为对于不同适应证、不同人群使用尼美舒利治疗的效益风险评价不同，如发热适应证、儿童人群、存在潜在肝脏疾病人群应用的效益风险评价较差。尼美舒利作为非甾体抗炎药的作用肯定，但其肝损害等不良反应值得高度关注。

二、药品标签管理

药品的标签是指药品包装上印有或者贴有的内容，分为内标签和外标签。药品内标签指直接接触药品的包装的标签，外标签指内标签以外的其他包装的标签。

（一）标签内容

药品的内标签应当包含药品通用名称、适应证或者功能主治、规格、用法用量、生产日期、产品批号、有效期、生产企业等内容。包装尺寸过小无法全部标明上述内容的，至少应当标注药品通用名称、规格、产品批号、有效期等内容。

药品外标签应当注明药品通用名称、成分、性状、适应证或者功能主治、规格、用法用量、不良反应、禁忌、注意事项、贮藏、生产日期、产品批号、有效期、批准文号、生产企业等内容。适应证或者功能主治、用法用量、不良反应、禁忌、注意事项不能全部注明的，应当标出主要内容并注明“详见说明书”字样。

用于运输、储藏的包装的标签，至少应当注明药品通用名称、规格、贮藏、生产日

笔记

期、产品批号、有效期、批准文号、生产企业，也可以根据需要注明包装数量、运输注意事项或者其他标记等必要内容。

原料药的标签应当注明药品名称、贮藏、生产日期、产品批号、有效期、执行标准、批准文号、生产企业，同时还需注明包装数量以及运输注意事项等必要内容。药品各类标签内容见图7-7。

药品各类标签的内容

项目	内包装标签	最小包装标签	外包装标签	
通用名称	√	√	√	*表示不能全部注明的，应当标出主要内容，并注明详见说明书。
成分			√	
性状			√	
适应证	√		√*	
规格	√	√	√	
用法用量	√		√*	
不良反应			√*	
禁忌			√*	
注意事项			√*	
贮藏			√	
包装				
生产日期	√		√	
产品批号	√	√	√	
有效期	√	√	√	
批准文号			√	
生产企业	√		√	

图7-7　药品各类标签内容

（二）药品名称

药品说明书和标签中标注的药品名称必须符合国家食品药品监督管理总局公布的药品通用名称和商品名称的命名原则，并与药品批准证明文件的相应内容一致。

1. 药品通用名称　药品通用名称应当显著、突出，其字体、字号和颜色必须一致。

（1）位置：对于横版标签，必须在上1/3范围内显著位置标出；对于竖版标签，必须在右1/3范围内显著标出；除因包装尺寸的限制而无法同行书写的，不得分行书写。

（2）字体：不得选用草书、篆书等不易识别的字体，不得使用斜体、中空、阴影等形式对字体进行修饰。

（3）颜色：字体颜色应当使用黑色或者白色，与相应的浅色或者深色背景形成强烈反差。

2. 药品商品名称

（1）位置：药品商品名称不得与通用名称同行书写。

（2）字体：商品名的字体不得比通用名称更突出和显著，其字体以单字面积计不得大于通用名称所用字体的1/2。

（3）颜色：商品名称的颜色不得比通用名称更突出和显著。

笔记

（三）专有标识

麻醉药品、精神药品、医疗用毒性药品、放射性药品、外用药和非处方药等国家规定有专用标识，在药品标签上必须在规定位置，具体标识如图 7-8。

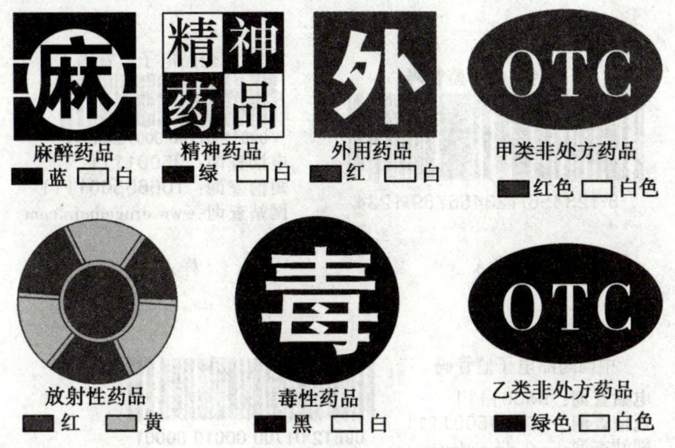

图 7-8　药品标签专有标识

（四）有效期

药品有效期是药品质量的重要特征，有效期的意义有两点：一是药品安全有效的最长期限；二是药品生产企业对药品质量承担责任的最长时间，有效期应当按年、月、日的顺序标注。其格式为“有效期至××××年××月”或“有效期至××××年××月××日”，也可表述为“有效期至××××. ××”或“有效期至××××/××/××”等。

（五）同一原则

同一药品生产企业生产的同一药品，药品规格和包装规格均相同的，其标签的内容、格式及颜色必须一致，并不得使用不同的商标。

同一药品生产企业生产的同一药品，分别按处方药与非处方药管理的，两者的包装颜色应当明显区别。

三、药品电子监管

为贯彻落实《国务院关于加强食品等产品安全监督管理的特别规定》和《国务院办公厅关于进一步加强药品安全监管工作的通知》（国办发［2007］18 号），加快建立重点药品安全追溯体系，强化药品质量安全监管，确保公众用药安全，国家食品药品监督管理总局决定，在特殊药品监控信息网络基础上，进一步加强药品电子监管，完善药品标识制度，建立全国统一的药品电子监督管理网络，分类分批对药品实施电子监管。为加快推进药品电子监管工作，国家食品药品监督管理总局制定了《药品电子监管工作实施方案》，2008 年 10 月 31 前，完成疫苗、中药注射液、血液制品、第二类精神药品生产、经营企业入网、培训、实施工作；完成全国药监系统相关部门入网、培训、实施工作。实现对“四大类”药品的生产、流通、库存等实时监控。《关于研发 2011—2015 年药品电子监管规划通知》规定 2015 年年底前完成全国所有零售药店电子监管的实施工作。

凡进入药品电子监管网《入网药品目录》的品种上市前，必须在产品外标签上加印(加贴)统一标识的药品电子监管码,企业可根据药品包装大小的实际情况自主选择。根据药品包装情况进行各级包装的赋码,原则上凡进行单独流通的包装(含单独流通的过渡包装)都应赋码,以方便流通中的扫描识别。药品电子监管码标识样式见图7-9。

中国药品电子监管码

样式A

中国药品电子监管码

09612 01700 00010 00001

电话查询：95001111

短信查询：106695001111

网站查询：www.drugadmin.com

样式B

中国药品电子监管码

电话查询：95001111

短信查询：106695001111

网站查询：www.drugadmin.com

样式C

图7-9　药品电子监管码标识样式

第三节　药品广告管理

一、药品广告概述

《药品广告审查办法》规定:凡利用各种媒介或者形式发布的广告含有药品名称、药品适应证(功能主治)或者与药品有关的其他内容的,为药品广告。药品广告是向医生、药师、患者宣传药品的重要途径,我国不断加强对药品广告的管理,打击违法药品广告,保护人民用药安全。

1959年,我国卫生部、化工部和商业部联合发布了《关于未大批生产的药品不登宣传广告的通知》。1982年,国务院颁布了《广告管理暂行条例》。1985年,工商局和卫生部颁布了《药品广告管理办法》。1994年,第八届全国人民代表大会常务委员会通过了《中华人民共和国广告法》。1995年,工商局、卫生部颁布了《药品广告审查标准》和《药品广告审查办法》。2001年,国家药品监督管理局发布了《关于国家药品监督管理局停止受理药品广告申请的通知》、《关于停止在大众媒介发布小容量注射剂药品广告的通知》、《关于加强药品广告审查监督管理工作的通知》。为了进一步加强药品广告管理,保证药品广告的真实性和合法性,国家食品药品监督管理局和工商行政管理总局于2007年颁布了《药品广告审查办法》和《药品广告审查发布标准》。

二、药品广告审查发布标准

为了保证药品广告真实、合法、科学,国家食品药品监督管理局和工商行政管理总局联合颁布了《药品广告审查发布标准》,严格规定了药品广告的发布内容。

笔记

（一）不能发布广告的药品

1. 麻醉药品、精神药品、医疗用毒性药品、放射性药品。

2. 医疗机构配制的制剂。

3. 军队特需药品。

4. 国家食品药品监督管理局依法明令停止或者禁止生产、销售和使用的药品。

5. 批准试生产的药品。

（二）限制发布广告的品种

1. 处方药　处方药可以在卫生部和国家食品药品监督管理总局共同指定的医学、药学专业刊物上发布广告，但不得在大众传播媒介发布广告或者以其他方式进行以公众为对象的广告宣传。不得以赠送医学、药学专业刊物等形式向公众发布处方药广告。

处方药名称与该药品的商标、生产企业字号相同的，不得使用该商标、企业字号在医学、药学专业刊物以外的媒介变相发布广告。不得以处方药名称或者以处方药名称注册的商标以及企业字号为各种活动冠名。

2. 非处方药　非处方药广告不得利用公众对于医药学知识的缺乏，使用公众难以理解和容易引起混淆的医学、药学术语，造成公众对药品功效与安全性的误解。非处方药广告必须同时标明非处方药专用标识（OTC）。

（三）药品广告的内容

药品广告内容涉及药品适应证或者功能主治、药理作用等内容的宣传，应当以国务院食品药品监督管理部门批准的说明书为准，不得进行扩大或者恶意隐瞒的宣传，不得含有说明书以外的理论、观点等内容。药品广告中必须标明药品的通用名称、忠告语、药品广告批准文号、药品生产批准文号；以非处方药商品名称为各种活动冠名的，可以只发布药品商品名称。药品广告必须标明药品生产企业或者药品经营企业名称，不得单独出现“咨询热线”、“咨询电话”等内容。

1. 药品广告中有关药品功能疗效的宣传应当科学准确，不得出现下列情形：

（1）含有不科学地表示功效的断言或者保证的。

（2）说明治愈率或者有效率的。

（3）与其他药品的功效和安全性进行比较的。

（4）违反科学规律，明示或者暗示包治百病、适应所有症状的。

（5）含有“安全无毒副作用”、“毒副作用小”等内容的；含有明示或者暗示中成药为“天然”药品，因而安全性有保证等内容的。

（6）含有明示或者暗示该药品为正常生活和治疗病症所必需等内容的。

（7）含有明示或暗示服用该药能应付现代紧张生活和升学、考试等需要，能够帮助提高成绩、使精力旺盛、增强竞争力、增高、益智等内容的；

（8）其他不科学的用语或者表示，如“最新技术”、“最高科学”、“最先进制法”等。

2. 药品广告应当宣传和引导合理用药，不得直接或者间接怂恿任意、过量地购买和使用药品，不得含有以下内容：

（1）含有不科学的表述或者使用不恰当的表现形式，引起公众对所处健康状况和所患疾病产生不必要的担忧和恐惧，或者使公众误解不使用该药品会患某种疾病或加重病情的。

笔记

(2)含有免费治疗、免费赠送、有奖销售、以药品作为礼品或者奖品等促销药品内容的。

(3)含有"家庭必备"或者类似内容的。

(4)含有"无效退款"、"保险公司保险"等保证内容的。

(5)含有评比、排序、推荐、指定、选用、获奖等综合性评价内容的。

3. 忠告语　处方药广告的忠告语是:"本广告仅供医学药学专业人士阅读"。非处方药广告的忠告语是:"请按药品说明书或在药师指导下购买和使用"。

案例分析

"舒筋定痛胶囊"的违规广告

案例:鞍山某药业有限公司生产的药品"舒筋定痛胶囊",国药准字Z20060281,其批准的功能主治为"活血散瘀,消肿止痛。用于跌打损伤,慢性腰腿疼,风湿痹疼"。广告中宣称"能让老腰突,老骨病,老风湿患者不遭罪、少花钱、早去根"。"效果没的说,吃上就见效,今古活,一盒就成"等。

分析:广告宣传超出了食品药品监督管理部门批准的内容,含有不科学表示产品功效的断言和保证,利用患者的名义和形象做功效证明等,严重欺骗和误导消费者。

三、药品广告审查办法

申请审查的药品广告,符合《广告法》、《药品管理法》、《药品管理法实施条例》、《药品广告审查发布标准》以及国家有关广告管理的其他规定的方可予以通过审查。

省、自治区、直辖市药品监督管理部门负责药品广告的审查,县级以上工商行政管理部门负责药品广告的监督管理。国家食品药品监督管理总局对药品广告审查机关的药品广告审查工作进行指导和监督,对药品广告审查机关违反《药品广告审查办法》的行为,依法予以处理。

(一)申请条件

药品广告批准文号的申请人必须是具有合法资格的药品生产企业或者药品经营企业。药品经营企业作为申请人的,必须征得药品生产企业的同意。申请人可以委托代办人代办药品广告批准文号的申办事宜。

申请药品广告批准文号,应当提交《药品广告审查表》,并附与发布内容相一致的样稿(样片、样带)和药品广告申请的电子文件,同时提交以下真实、合法、有效的证明文件:①申请人的《营业执照》复印件;②申请人的《药品生产许可证》或者《药品经营许可证》复印件;③申请人是药品经营企业的,应当提交药品生产企业同意其作为申请人的证明文件原件;④代办人代为申办药品广告批准文号的,应当提交申请人的委托书原件和代办人的营业执照复印件等主体资格证明文件;⑤药品批准证明文件(含《进口药品注册证》、《医药产品注册证》)复印件、批准的说明书复印件和实际使用的标签及说明书;⑥非处方药品广告需提交非处方药品审核登记证书复印件或相关证明文件的复印件;⑦申请进口药品广告批准文号的,应当提供进口药品代理机构的相关资格证明文件的复印件;⑧广告中涉及药品商品名称、注册商标、专利等内容的,应当提交相关有效证明文件的复印件以及其他确认广告内容真实性的证明文件。

笔记

（二）申请程序

申请药品广告批准文号，应当向药品生产企业所在地的药品广告审查机关提出。申请进口药品广告批准文号，应当向进口药品代理机构所在地的药品广告审查机关提出。

经批准的药品广告，在发布时不得更改广告内容。药品广告内容需要改动的，应当重新申请药品广告批准文号。进口药品广告申请程序见图 7-10。

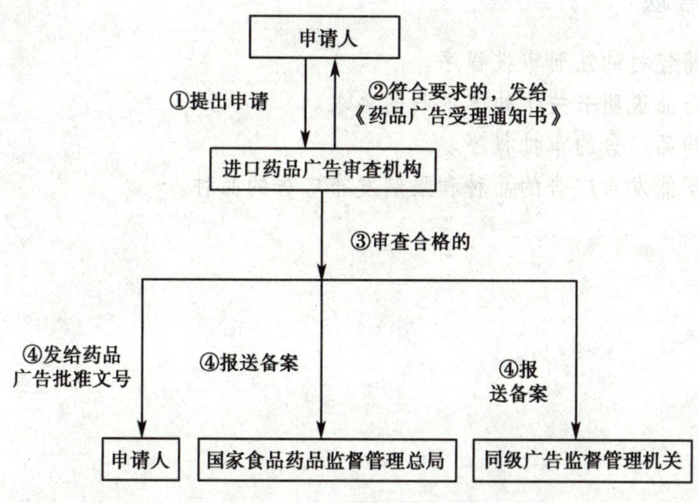

图 7-10　进口药品广告申请程序

学习小结

1. 学习内容

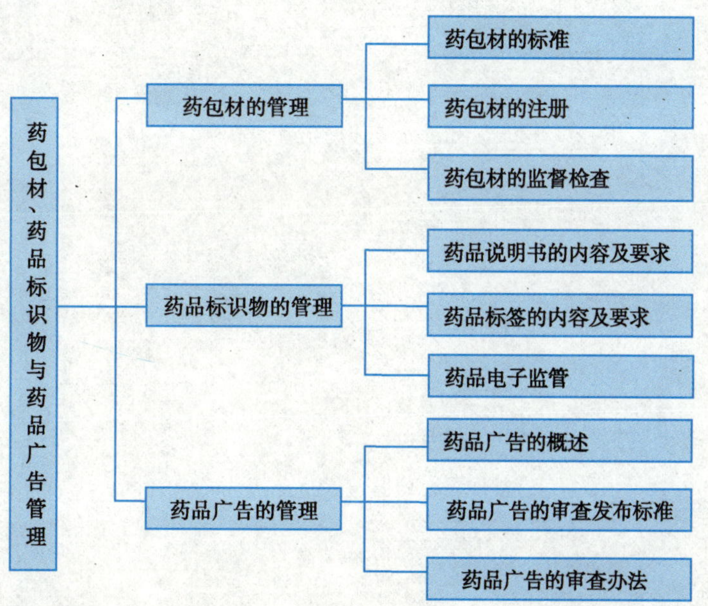

2. 学习方法

学习本章药包材管理内容，重点掌握药包材的注册类型及程序。药品标识物内容重点掌握药品说明书和标签书写要求。药品广告内容重点掌握药品广告的审查发布标准。本章内容的学习还可结合生活实践，观察直接接触药品的包装材料和容器、药品说明书、药品标签、药品电子监管码以及各种媒介出现的药品广告，以便更加深入的理解本章介绍的理论知识。

（王世宇）

复习思考题

1. 简述药包材的注册审批程序。
2. 简述药品说明书关于处方说明的要求。
3. 简述药品广告的审批程序。
4. 简述不能发布广告的品种和限制发布广告的品种。

第八章

药品上市后监督管理

学习目的

通过学习药品上市后再评价、药品不良反应监测、药品召回等药品上市后监督管理相关内容，全面认识药品评价应贯穿于药品整个生命周期，为后期学习药品研制、注册、生产、流通、使用等环节监督管理奠定基础。

学习要点

药品上市后再评价的概念、内容及实施过程；药品不良反应的定义及分类；药品不良反应报告与监测的相关机构和实施过程；药品召回的概念、分类及实施过程。

第一节　药品上市后再评价

一、药品上市后再评价的必要性

（一）药品上市后再评价的概念

药品上市后再评价（post-marketing drug assessment）是依照法定程序，运用药物流行病学、药理学、药剂学、临床医学、药物经济学及药物政策等知识，对已批准上市药品的安全性、有效性、经济性、质量可控性等进行系统的客观评价，并依据评价结论采取风险控制措施的过程。

（二）药品上市后再评价的必要性

药品上市前虽然按照国家相关规定进行了系统的安全性、有效性、质量可控性研究，但限于临床受试者群体与上市后实际用药者群体在年龄、病情、疗程、合并用药等条件上的存在差异，药品监督管理部门必须加强药品上市后的监督管理。药品的批准上市并不意味着药品评价的结束，完整的药品评价应贯穿于药品的整个生命周期。近百年来，世界范围内发生的药害事件也告诉我们，仅仅通过上市前的实验证明药品质量是不充分的，还必须加强上市后药品再评价。

1. 新药上市前研究的局限性　药品上市前非临床研究过程中会受到诸多因素的限制，如人和动物的种属差异、动物实验难以观察到药物对人类主观反应的影响、有限的实验动物数量等，药品上市前临床试验研究也存在局限性，如试验病例少、研究时间短、试验对象年龄范围窄、用药对象条件控制严格和目的单纯等，这些都使发生率较低

笔记

的、需要较长时间应用才能发现的或迟发的药物不良反应、药物相互作用、大范围人群应用的有效性均未能发现，药品的安全性和有效性评价有待上市后进一步完善。

2. 药品审评制度的有限性　药品的安全、有效和质量可控是药品注册的重要评价依据，药品审评关键是对药品风险与收益的综合考量。药品加速审评可以使药品尽快上市发挥治疗疾病的作用，但同时也使药品风险披露不充分，这就需要制药企业进一步开展药品上市后再评价。在1997－2007年，美国就基于安全性原因撤销了20多个药品，包括抗组胺药特非那定、胃肠动力药西沙必利、治疗糖尿病药曲格列酮等。

3. 药品风险管理的持续要求　药品风险管理旨在识别、预防和减少药品相关风险，是对整个产品周期全面和持续降低风险的过程。上市后药品合并用药的多样性、用药条件的复杂性、孕妇和老人儿童用药的特殊性都使药品风险增加。通过药品上市后再评价，在真实使用情况下开展药品研究，有利于发现存在于药品生产、流通和使用环节的风险信号，为上市后药品采取召回、撤销、限制使用和修改说明书等手段提供科学依据。

4. 临床用药的不合理性　临床不合理用药主要表现在诊断不准确、给药剂量不准、疗程过长或过短、违反用药禁忌等。上市前所给定的用药方案具有一定局限性，其并非是最佳方案，导致临床用药不合理。只有在医药研究人员针对长时间大范围人群的使用情况进行系统评价之后，才能确定最佳用药方案。

（三）药品上市后再评价的作用

1. 为药品监督管理部门决策提供科学依据　药品上市后再评价为药品不良反应监测、提高药品标准、《国家基本药物目录》和《医疗保险和工伤保险药品目录》以及非处方药目录的遴选、药品召回、药品撤销与淘汰等提供依据，提高了决策科学性。2009年，我国全面启动中药注射剂再评价工作，以中药注射剂为重点，从处方合理性、工艺科学性、质量可控性等方面，对注射剂风险效益进行综合分析和再评价。国家食品药品监督管理总局在药品上市后再评价科学系统分析的基础上，撤销、修订了部分品种的药品标准，消除了药品使用安全隐患。

2. 开拓药物市场　药品上市后再评价，在某种程度上也会为已上市药品发现新的市场机会。如通过药品上市后再评价，发现药物的新适应证。

3. 指导临床合理用药　合理用药关系广大人民群众的切身利益。除了广泛开展药品不良反应监测外，还要采用新的科学技术进行药品上市后再评价，不断发现新的药物作用、不良反应、药物相互作用等，进一步提高药品标准，促进用药方案合理化。

二、药品上市后再评价的内容

（一）我国药品上市后再评价制度

上市后药品再评价是一个复杂的体系，不良反应监测只是针对药品的安全性再评价。1984年9月颁布的《药品管理法》第二十四条规定："国务院卫生行政部门和省、自治区、直辖市卫生行政部门可以成立药品审评委员会，对新药进行审评，对已经生产的药品进行再评价。"我国首次以法律形式确定新药审评和药品再评价为药品监督管理部门的职责。2001年修订的《药品管理法》第三十三条规定："国务院药品监督管理部门组织药学、医学和其他技术人员，对新药进行审评，对已经批准生产的药品进行再评价"，进一步明确药品注册审评和药品上市后再评价是国家药品监督管理部门组织进行的同等重要的科学性审查。

笔记

《药品管理法》和《药品管理法实施条例》只是针对药品上市后再评价进行原则性规定，并初步构建了药品再评价的基本框架。《药品再评价管理办法》虽然在2005年底发布了征求意见稿，但至今仍没有出台。因此，我国药品上市后再评价缺乏具体的管理办法和原则性规定。目前，我国在《药品管理法》的指导下，制定了《药品不良反应报告和监测管理办法》和《药品召回管理办法》，已经开展了药品安全性再评价和药品的召回与淘汰工作。药品再评价是我国目前药品管理相对薄弱的环节，还没有明确的法规、程序和要求。此项工作仍处于起步阶段，虽然医疗机构、药品生产企业或研究机构开展了药品上市后的研究工作，但还存在研究方法缺乏细则、技术规范不标准、再评价实施机构不统一、研究目的不明确等问题，需要加快药品再评价的立法进度和制定药品上市后再评价规范。

（二）药品上市后再评价的内容

1. 药品有效性再评价　包括已上市药品在广大人群中应用的有效性、长期效应、新适应证以及其他可能影响药品疗效的因素，如性别差异、治疗方案、患者年龄、生理状况、合并用药、饮食等的研究。

2. 药品安全性再评价　包括已上市药品在广大人群中观察长期用药以及停药后发生的不良反应、药品不良反应发生的原因（如药品、给药方法、给药途径、剂量、药物相互作用等）。

3. 药品经济性再评价　包括运用药物经济学的理论与方法，比较不同药物治疗方案的综合成本、效益，以最小的经济负担获取最佳的治疗效果，为医生处方决策、医院药物目录制定、国家基本药物目录筛选等提供信息，合理配置和使用医药卫生资源。

三、药品上市后再评价的实施

药品再评价和药品注册对保证人民用药安全有效具有重要意义。2007年，国务院办公厅发布《关于印发国家食品药品安全“十一五”规划的通知》并提出：制定实施《药品再评价管理办法》，制定配套的技术规范与指南，对已上市药品分期分批开展再评价研究，建立并完善上市后药品监测、预警、应急、撤市、淘汰的风险管理长效机制。2012年1月，国务院发布《国家药品安全“十二五”规划》并提出：开展药品安全风险分析和评价，重点加强基本药物、中药注射剂、高风险药品的安全性评价，经再评价认定疗效不确切、存在严重不良反应、风险大于临床效益危及公众健康的药品，一律注销药品批准证明文件，健全药品上市后再评价制度。药品再评价为药品监督管理部门进行药品上市后监督管理采取行政处理措施提供科学依据。

（一）药品上市后再评价的组织机构

国家食品药品监督管理总局主管全国药品上市后再评价工作，规范上市后研究技术，负责根据再评价结果作出相应行政处理措施的决定，指导和督促药品生产经营企业开展上市后再评价，是开展再评价的行政主体。省级食品药品监督管理部门协助监督管理本区域范围内药品上市后再评价工作。

药品生产、经营和使用单位是开展药品上市后再评价研究的主体，有责任和义务对本单位药品进行上市后监测，并向药品监督管理部门上报再评价所需资料，执行国务院药品监督管理部门根据再评价结果做出的行政处理决定。

国家食品药品监督管理总局药品评价中心是药品上市后再评价的技术监督主体，

笔记

负责开展药品安全性再评价，指导省级药监部门相关监测与再评价工作，组织制定国家基本药物、中药、化学药品与生物制品不良反应监测与再评价的技术标准和规范。

（二）药品上市后再评价的实施方式

目前，我国药品上市后再评价的实施方式主要有：

1. 日常药品上市后再评价　主要指注册申请人在获得药品批准证明文件后按规定必须开展的上市后研究工作，包括Ⅳ期临床试验、新药监测期内的药品定期报告、药品不良反应监测及药品定期安全性更新报告、仿制药质量一致性评价等。根据《药品注册管理办法》，部分药品上市后需进行Ⅳ期临床试验来考察在广泛使用条件下的药物的疗效和不良反应，评价在普通或者特殊人群中使用的利益与风险关系以及改进给药方案等。为保护公众健康，国家食品药品监督管理总局对批准生产的新药品种设立自新药批准生产之日起计算最长不得超过5年的监测期。药品生产企业应当考察处于监测期内的新药的生产工艺、质量、稳定性、疗效及不良反应等情况，并每年向所在地省、自治区、直辖市药品监督管理部门报告。药品生产企业未履行监测期责任的，省、自治区、直辖市药品监督管理部门应当责令其改正。2013年，原国家食品药品监督管理局针对2007年10月1日前批准的对在国内外上市药品进行仿制的化学药品按照给定的评价方法和标准，根据药品生产企业提出的仿制药自我评估资料进行评价，评判其是否与参比制剂在内在物质和临床疗效上具有一致性。2015年，国家食品药品监督管理总局根据《国务院关于改革药品医疗器械审评审批制度的意见》进一步提出了《关于开展仿制药质量和疗效一致性评价的意见》（征求意见稿）。2016年3月，国务院办公厅发布了《关于开展仿制药质量和疗效一致性评价的意见》，对仿制药一致性评价提出指导意见。

2. 特殊药品上市后再评价　主要包括药品监督管理部门根据药品不良反应监测结果或其他安全信息的需要，要求企业开展的上市后研究工作及其结果评价，根据评价结果做出风险控制措施。2009年，原SFDA全面启动中药注射剂再评价，制定了配套的技术规范与指南，最终修订了双黄连注射液标准并撤销了人参茎叶总皂苷注射液和炎毒清注射液标准。

3. 其他药品再评价　主要包括企业或第三方自主进行的上市后研究及药品评价。药品生产、经营企业和医疗机构可根据自身需要发起药品上市后再评价并自行组织实施，评价结果提供给国家食品药品监督管理部门作为药品监督管理的参考。

（三）针对药品上市后再评价结果的处理方式

1. 不予再注册　依据《药品注册管理办法》，药品不予再注册的情形包括未按照要求完成Ⅳ期临床试验的、未按照规定进行药品不良反应监测的、经国家食品药品监督管理总局再评价属于疗效不确、不良反应大或者其他原因危害人体健康的、未按规定履行监测期责任的等。

2. 撤销批准文号或者进口药品注册证书　《药品管理法》第四十二条第一款规定：国务院药品监督管理部门对已经批准生产或者进口的药品，应当组织调查；对疗效不确切、不良反应大或者其他原因危害人体健康的药品，应当撤销批准文号或者进口药品注册证书。

3. 停止生产、销售和使用　经国家食品药品监督管理总局组织再评价，经利益-风险评估，风险大于利益的药品，应停止在我国的生产、销售和使用，进而撤销药品批准文号。《药品管理法》第七十条第二款规定:对已确认发生严重不良反应的药品,国务院或者省、自治区、直辖市人民政府的药品监督管理部门可以采取停止生产、销售、使用的紧急控制措施,并应当在五日内组织鉴定,自鉴定结论作出之日起十五日内依法作出行政处理决定。例如,2015 年 6 月,国家食品药品监督管理总局发布了《关于停止生产销售使用酮康唑口服制剂的公告》。

4. 修订药品说明书　药品说明书是指导医生和患者合理用药的重要依据。为保障公众用药安全,根据国家食品药品监督管理总局监测评价结果对药品说明书记载事项如不良反应、禁忌、注意事项、药物相互作用等进行修订。

案例分析

"阿米三嗪萝巴新片"的上市后再评价

案例:阿米三嗪萝巴新片,又名复方阿米三嗪片,为血管扩张药。按照 SFDA 要求,施维雅(天津)制药公司使用新的有效性评价标准开展临床研究,以重新评估阿米三嗪萝巴新片的临床有效性。结果显示用药组与安慰剂组无统计学差异,研究未能得出阿米三嗪萝巴新片比安慰剂有效的结论,临床试验结果不支持服用阿米三嗪萝巴新片可有效提高非痴呆性血管认知功能障碍患者的认知功能。SFDA 下发通知,决定停止"复方阿米三嗪片"在我国的生产、销售和使用,撤销其批准证明文件。

分析:为保证公众用药安全,依据《药品管理法》第四十二条规定,原国家食品药品监督管理局决定停止阿米三嗪萝巴新片(复方阿米三嗪片)在我国的生产、销售和使用,撤销其批准证明文件。已生产的药品由当地药品监督管理部门监督销毁或者处理。

(四)国外药品上市后再评价

日本、美国、欧盟、英国在药品监管体制趋于完善化、法制化、规范化的过程中,都各自建立了药品上市后监测管理办法或评价指南。

1. 日本　1967 年,日本开始建立药物不良反应监测制度,成立全国性药物监测系统。1979 年,日本首次将"药品上市后监测制度"(post-marketing surveillance,简称 PMS)正式列入《药事法》,成为最早以法规形式要求制药企业开展药品上市后监测的国家。1991 年,日本公布了药品上市后监测实施标准(good post marketing surveillance practice,简称 GPMSP),设置了 GPMSP 检察官,1993 年正式实行 GPMSP。1997 年 3 月,伴随着《药事法》修订,厚生省发布了《关于药品上市后监测的省令》(第 10 号令),同年 4 月开始实行新的 GPMSP。

日本药品上市后监测制度包括药物不良反应报告制度、再审查制度和再评价制度三方面。药品不良反应报告制度主要依靠医院药房、制药企业和医务人员协作实施,不仅对新药的不良反应报告,而且包括以全部药品为对象的用药效果调查,医务人员的 ADR 自发报告以及发表在期刊上的 ADR 研究报告等。再审查制度是指在新药上市后 4 年或 6 年间,根据该药在实际医疗条件下,多种药物联合应用的实际使用情况,重新确认该新药审批时承认的有效性和安全性。再评价制度是以确保药物使用的有效性、安全性为目的,根据医药学的最新学术水平对已经批准上市的全部药品进行重新评价的制度。1988 年,日本修订了再评价制度,包括"定期再评价(每 5 年定期 1 次)和必要时进行临时性评价,根据再评价结果,采取撤销药品生产批准、注册批准事项变更等措施。

笔记

2. 美国 《美国联邦法典》第21篇第314章详细规定了药品上市后报告程序和报告要求,其中包括药品上市后不良反应报告和其他上市后报告,主要内容包含新药申请的警戒报告、年度报告、广告和促销说明书和撤销上市药品。年度报告要求申请者每年应在距上市批准日60天内提交药品上市后的年度报告。如果申请者没有按上述要求汇报,FDA可以撤销该药品已批准的上市申请,禁止该药品的继续销售。

20世纪60年代初,美国国会规定所有药品的ADR必须向FDA报告。20世纪80年代,美国法律规定生产企业必须报告本企业产品的ADR,如果企业不按规定的要求和时间(新药批准后前3年内每季度报一次)报告即被认为是违法,FDA有权予以相应处罚。FDA不仅收集药品正常使用情况下的ADR,而且收集药品过量使用情况下的ADR。此外,FDA认为药品缺乏疗效也属于不良事件。

美国从1993年开始还启动了医药警戒系统。该系统包括消费者与卫生保健人员的自愿报告系统,以及对药品生产厂商、包装商的强制报告系统。通过该系统,FDA收集了许多影响到药品安全性、有效性的报告,为进一步再评价打下很好的基础。因此,药品的安全性大大提高,同时药品淘汰率也显著升高。

美国FDA药品评价与研究中心(Center for Drug Evaluation and Research,CDER)建立了"药品再评价质量管理规范"(Good Review Practices,GRP),作为药品评价的指导准则,提供了医学和统计学评价方法,同时为了促进CDER各部门的协调,提高CDER工作效率,CDER还编制了政策和程序手册。

第二节 药品不良反应监测管理

一、药品不良反应的定义和分类

(一)药品不良反应

1. 我国药品不良反应的概念 根据2011年卫生部发布的《药品不良反应报告和监测管理办法》,药品不良反应(adverse drug reaction,ADR)是指合格药品在正常用法用量下出现的与用药目的无关的有害反应。其中包括副作用、毒性作用、后遗效应、变态反应、继发反应、特异质反应、药物依赖性、停药综合征、致癌、致突变、致畸作用等。

2. 世界卫生组织药品不良反应的概念 药品不良反应是指在人类预防、诊断和治疗疾病或调节生理功能的过程中,正常使用药物剂量时发生的一种有害的和非预期的反应。

(二)药品不良事件

1. 药品不良事件(adverse drug event,ADE) 药品不良事件是指药物治疗期间所发生的任何有害的,并怀疑与药品有关的医疗事件,但该事件并非一定与用药有因果关系。

2. 药品不良事件与药品不良反应的区别 药品不良事件是一切在药物治疗过程中未进行与药品作用的相关性分析的有害医学事件,不仅包含了药品不良反应,而且还包含用药不当和超剂量用药引起的作用,以及不合格药品引起的有害反应。药品不良反应是因果关系确定的药品不良事件,排除了一切经药品相关性分析因果关系不确定的有害反应或误用、滥用药品、过量用药等引发的反应。

笔记

（三）其他相关概念

1. 药品不良反应报告和监测　指药品不良反应的发现、报告、评价和控制的过程。

2. 严重药品不良反应　严重药品不良反应是指因使用药品引起以下损害情形之一的反应：①导致死亡；②危及生命；③致癌、致畸、致出生缺陷；④导致显著的或者永久的人体伤残或者器官功能的损伤；⑤导致住院或者住院时间延长；⑥导致其他重要医学事件，如不进行治疗可能出现上述所列情况的。

3. 新的药品不良反应　指药品说明书中未载明的不良反应。说明书中已有描述，但不良反应发生的性质、程度、后果或者频率与说明书描述不一致或者更严重的，按照新的药品不良反应处理。

4. 药品群体不良事件　指同一药品在使用过程中，在相对集中的时间、区域内，对一定数量人群的身体健康或者生命安全造成损害或者威胁，需要予以紧急处置的事件。

5. 药品重点监测　指为进一步了解药品的临床使用和不良反应发生情况，研究不良反应的发生特征、严重程度、发生率等，开展的药品安全性监测活动。

6. 药品不良反应的发生率　常用的药品不良反应发生率表示方法有：①十分常见：≥1/10；②常见：≥1/100～＜1/10；③偶见：≥1/1000～＜1/100；④罕见：≥1/10 000～＜1/1000；⑤十分罕见：＜1/10 000。

（四）药品不良反应的分类

依照世界卫生组织的分类，一般将药品不良反应分为：

1. A 型药品不良反应（剂量型异常）　此类药品不良反应是由药品本身的药理作用加强而产生的有害反应，常和剂量或合并用药有关。一般具有发生率高、死亡率低、易预测、停药或降低用药剂量后症状减轻或消除的特点。临床表现为副作用、首剂效应、撤药反应、毒性反应等。

2. B 型药品不良反应（质变型异常）　此类药品不良反应是与药品本身的药理作用无关的有害反应，常和剂量无关。一般具有发生率低、死亡率高、难预测的特点。临床表现为变态反应、特异质反应等。

3. C 型药品不良反应　此类药品不良反应，又称为迟现型不良反应，是与药品无明确的时间关系，发生时间一般在长期用药后出现，潜伏期长。一般具有用药史复杂、难预测、机制不清楚的特点。临床表现为致畸、致癌、致突变等。

二、药品不良反应监测机构

（一）药品监督管理行政机构

国家食品药品监督管理总局负责全国药品不良反应报告和监测工作。省、自治区、直辖市药品监督管理部门负责本行政区域内药品不良反应报告和监测的管理工作。设区的市级、县级药品监督管理部门负责本行政区域内药品不良反应报告和监测的管理工作。

（二）药品监督管理技术机构

各级药品不良反应监测机构应当对本行政区域内的药品不良反应报告和监测资料进行评价和管理。国家药品不良反应监测中心负责全国药品不良反应报告和监测的技术工作。省级药品不良反应监测机构负责本行政区域内的药品不良反应报告和

笔记

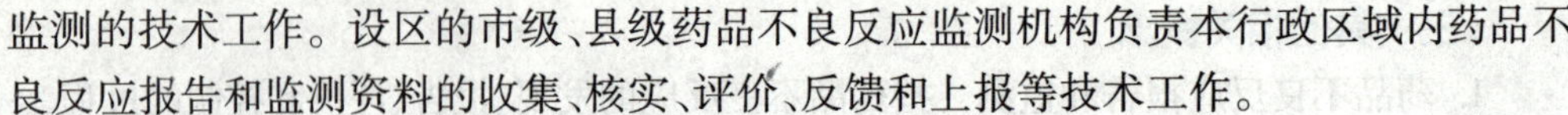

监测的技术工作。设区的市级、县级药品不良反应监测机构负责本行政区域内药品不良反应报告和监测资料的收集、核实、评价、反馈和上报等技术工作。

（三）药品生产、经营企业和医疗机构

药品生产、经营企业和医疗机构应当建立药品不良反应报告和监测管理制度。药品生产企业应当设立专门机构并配备专职人员，药品经营企业和医疗机构应当设立或者指定机构并配备专（兼）职人员，承担本单位的药品不良反应报告和监测工作。从事药品不良反应报告和监测的工作人员应当具有医学、药学、流行病学或者统计学等相关专业知识，具备科学分析评价药品不良反应的能力。药品生产、经营企业和医疗机构应当配合药品监督管理部门、卫生行政部门和药品不良反应监测机构对药品不良反应或者群体不良事件的调查，并提供调查所需的资料。药品生产、经营企业和医疗机构应当建立并保存药品不良反应报告和监测档案。

县级以上卫生行政部门应当加强对医疗机构临床用药的监督管理，在职责范围内依法对已确认的严重药品不良反应或者药品群体不良事件采取相关的紧急控制措施。

三、药品不良反应报告与监测的实施

（一）药品不良反应报告基本要求

1. 药品不良反应报告主体　药品生产企业（包括进口药品的境外制药厂商）、药品经营企业、医疗机构是药品不良反应报告主体，并应当按照规定报告所发现的药品不良反应。同时，国家鼓励公民、法人和其他组织报告药品不良反应。

2. 药品不良反应报告方式　药品生产、经营企业和医疗机构建立药品不良反应报告和监测管理制度，获知或者发现可能与用药有关的不良反应，应当通过国家药品不良反应监测信息网络报告；不具备在线报告条件的，应当通过纸质报表报所在地药品不良反应监测机构，由所在地药品不良反应监测机构代为在线报告。报告内容应当真实、完整、准确。

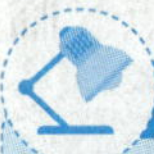
案例分析

“反应停”事件

案例：“反应停”在1957年由德国一家制药公司作为镇静催眠剂上市。同时宣称可用于治疗晨吐、恶心等妊娠反应，是“孕妇的理想选择”（当时的广告语）。1961年10月，在原西德妇科学术会议上，有三名医生分别报告发现很多婴儿有类似的畸形。这些畸形婴儿没有臂和腿，手和脚直接连在身体上，很像海豹的肢体，故称为“海豹肢畸形儿”及“海豹胎”。除上述畸形外，尚可引起其他畸形的发生。医学研究表明，“海豹胎”的病因，是妇女在怀孕初期服用“反应停”（酞胺哌啶酮）所致。“反应停”于20世纪50～60年代初期在全世界广泛使用，在有效地阻止女性怀孕早期的呕吐的同时，也妨碍了孕妇对胎儿的血液供应，导致大量“海豹畸形婴儿”出生。从1957年“反应停”进入市场至1962年撤药，全世界30多个国家和地区（包括我国台湾省）共报告了海豹胎1万余例，各个国家畸形儿的发生率与同期反应停的销售量呈正相关。

分析：“反应停”事件是药物审批制度不完善的产物，但也提醒人们对药物毒副作用警觉。所以，“反应停”事件提示我们应该：①用药时要正确对待药品不良反应；②建立完善的药物审批制度；③由于药品上市前临床研究的局限性，药品监督管理部门应加强上市后药品不良反应监测；④提高药品不良反应信息的公开度。

笔记

（二）药品不良反应报告模式

1. 个例药品不良反应

（1）报告原则：药品生产、经营企业和医疗机构应当主动收集药品不良反应，获知或者发现药品不良反应后应当详细记录、分析和处理，填写《药品不良反应/事件报告表》并报告。

（2）报告范围：新药监测期内的国产药品应当报告该药品的所有不良反应；其他国产药品，报告新的和严重的不良反应。进口药品自首次获准进口之日起5年内，报告该进口药品的所有不良反应；满5年的，报告新的和严重的不良反应。

（3）报告及评价程序：药品生产、经营企业和医疗机构发现或者获知新的、严重的药品不良反应应当在15日内报告，其中死亡病例须立即报告；其他药品不良反应应当在30日内报告。有随访信息的，应当及时报告。设区的市级、县级药品不良反应监测机构应当对收到的药品不良反应报告的真实性、完整性和准确性进行审核。严重药品不良反应报告的审核和评价应当自收到报告之日起3个工作日内完成，其他报告的审核和评价应当在15个工作日内完成。省级药品不良反应监测机构应当在收到下一级药品不良反应监测机构提交的严重药品不良反应评价意见之日起7个工作日内完成评价工作（图8-1）。

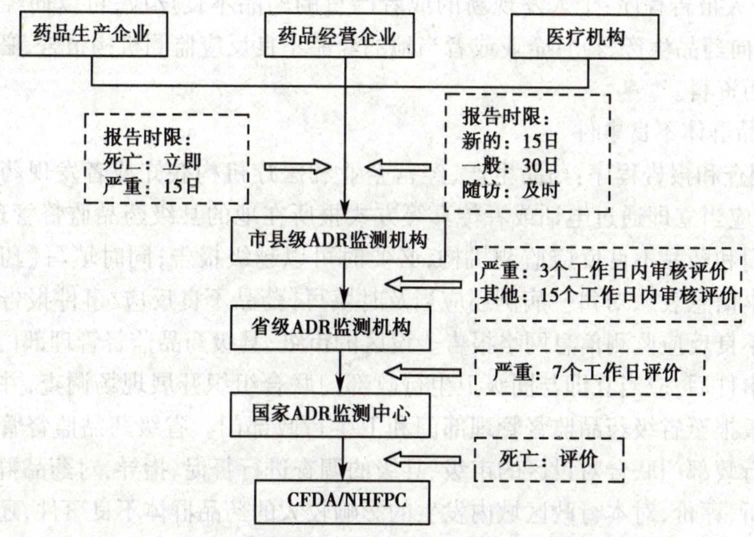

图8-1 个例药品不良反应的报告及评价程序

（4）死亡病例调查及评价程序：药品生产企业应当对获知的死亡病例进行调查，详细了解死亡病例的基本信息、药品使用情况、不良反应发生及诊治情况等，并在15日内完成调查报告，报药品生产企业所在地的省级药品不良反应监测机构。设区的市级、县级药品不良反应监测机构应当对死亡病例进行调查，详细了解死亡病例的基本信息、药品使用情况、不良反应发生及诊治情况等，自收到报告之日起15个工作日内完成调查报告，报同级药品监督管理部门和卫生行政部门，以及上一级药品不良反应监测机构。对死亡病例，事件发生地和药品生产企业所在地的省级药品不良反应监测机构均应当及时根据调查报告进行分析、评价，必要时进行现场调查，并将评价结果报省级药品监督管理部门和卫生行政部门，以及国家药品不良反应监测中心。国家药品

笔记

不良反应监测中心应当及时对死亡病例进行分析、评价,并将评价结果报国家食品药品监督管理总局和国家卫生和计划生育委员会(图8-2)。

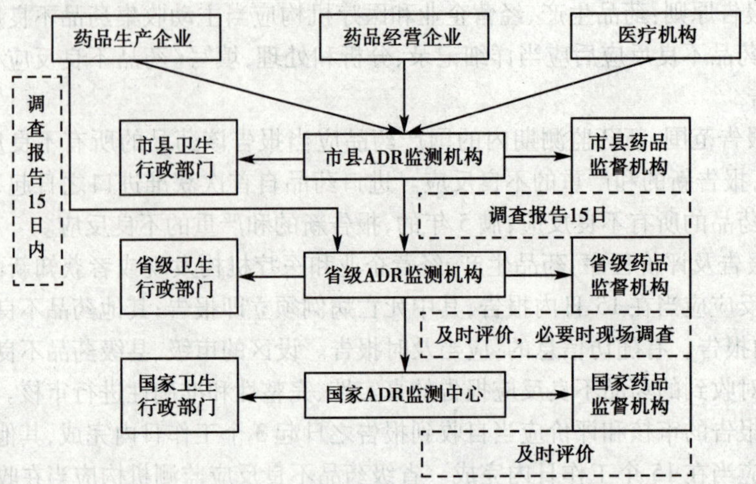

图8-2　死亡病例调查及评价程序

(5)个人报告程序:个人发现新的或者严重的药品不良反应,可以向经治医师报告,也可以向药品生产、经营企业或者当地的药品不良反应监测机构报告,必要时提供相关的病历资料。

2. 药品群体不良事件

(1)调查和报告程序:药品生产、经营企业和医疗机构获知或者发现药品群体不良事件后,应当立即通过电话或者传真等方式报所在地的县级药品监督管理部门、卫生行政部门和药品不良反应监测机构,必要时可以越级报告;同时填写《药品群体不良事件基本信息表》,对每一病例还应当及时填写《药品不良反应/事件报告表》,通过国家药品不良反应监测信息网络报告。设区的市级、县级药品监督管理部门获知药品群体不良事件后,应当立即与同级卫生行政部门联合组织开展现场调查,并及时将调查结果逐级报至省级药品监督管理部门和卫生行政部门。省级药品监督管理部门与同级卫生行政部门联合对设区的市级、县级的调查进行督促、指导,对药品群体不良事件进行分析、评价,对本行政区域内发生的影响较大的药品群体不良事件,还应当组织现场调查,评价和调查结果应当及时报国家食品药品监督管理总局和国家卫生和计划生育委员会。对全国范围内影响较大并造成严重后果的药品群体不良事件,国家食品药品监督管理总局应当与国家卫生和计划生育委员会部联合开展相关调查工作(图8-3)。

(2)各机构采取的措施:药品生产企业获知药品群体不良事件后应当立即开展调查,详细了解药品群体不良事件的发生、药品使用、患者诊治以及药品生产、储存、流通、既往类似不良事件等情况,在7日内完成调查报告,报所在地省级药品监督管理部门和药品不良反应监测机构;同时迅速开展自查,分析事件发生的原因,必要时应当暂停生产、销售、使用和召回相关药品,并报所在地省级药品监督管理部门。

药品经营企业发现药品群体不良事件应当立即告知药品生产企业,同时迅速开展自查,必要时应当暂停药品的销售,并协助药品生产企业采取相关控制措施。

医疗机构发现药品群体不良事件后应当积极救治患者,迅速开展临床调查,分析

笔记

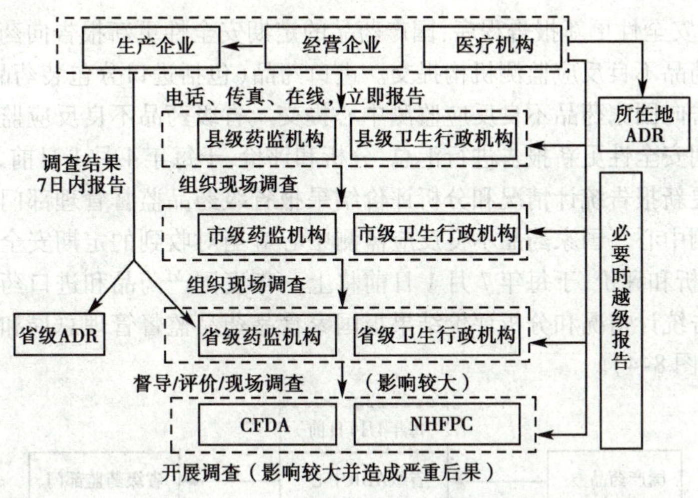

图 8-3　药品群体不良事件的报告程序

事件发生的原因，必要时可采取暂停药品的使用等紧急措施。

药品监督管理部门可以采取暂停生产、销售、使用或者召回药品等控制措施。卫生行政部门应当采取措施积极组织救治患者。

3. 境外发生的严重药品不良反应

（1）报告时限：进口药品和国产药品在境外发生的严重药品不良反应（包括自发报告系统收集的、上市后临床研究发现的、文献报道的），药品生产企业应当填写《境外发生的药品不良反应/事件报告表》，自获知之日起 30 日内报送国家药品不良反应监测中心。国家药品不良反应监测中心要求提供原始报表及相关信息的，药品生产企业应当在 5 日内提交。

（2）采取措施

1）国家药品不良反应监测中心应当对收到的药品不良反应报告进行分析、评价，每半年向国家食品药品监督管理总局和卫生和计划生育委员会报告，发现提示药品可能存在安全隐患的信息应当及时报告。

2）进口药品和国产药品在境外因药品不良反应被暂停销售、使用或者撤市的，药品生产企业应当在获知后 24 小时内书面报国家食品药品监督管理总局和国家药品不良反应监测中心。

4. 定期安全性更新报告

（1）定期安全性更新报告原则：药品生产企业应当对本企业生产药品的不良反应报告和监测资料进行定期汇总分析，汇总国内外安全性信息，进行风险和效益评估，撰写定期安全性更新报告。

（2）定期安全性更新报告范围：设立新药监测期的国产药品，应当自取得批准证明文件之日起每满 1 年提交一次定期安全性更新报告，直至首次再注册，之后每 5 年报告一次；其他国产药品，每 5 年报告一次。首次进口的药品，自取得进口药品批准证明文件之日起每满一年提交一次定期安全性更新报告，直至首次再注册，之后每 5 年报告一次。定期安全性更新报告的汇总时间以取得药品批准证明文件的日期为起点计，上报日期应当在汇总数据截止日期后 60 日内。

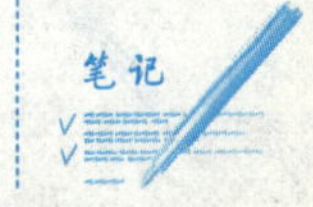

(3)定期安全性更新报告程序:国产药品的定期安全性更新报告向药品生产企业所在地省级药品不良反应监测机构提交。进口药品(包括进口分包装药品)的定期安全性更新报告向国家药品不良反应监测中心提交。省级药品不良反应监测机构应当对收到的定期安全性更新报告进行汇总、分析和评价,于每年4月1日前,将上一年度定期安全性更新报告统计情况和分析评价结果报省级药品监督管理部门和国家药品不良反应监测中心。国家药品不良反应监测中心应当对收到的定期安全性更新报告进行汇总、分析和评价,于每年7月1日前将上一年度国产药品和进口药品的定期安全性更新报告统计情况和分析评价结果报国家食品药品监督管理总局和卫生和计划生育委员会(图8-4)。

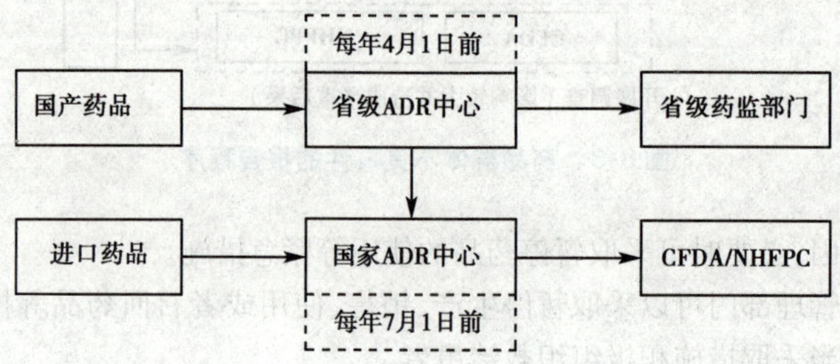

图8-4　定期安全性更新报告程序

(三)药品重点监测

1. 重点监测范围

(1)药品生产企业应当经常考察本企业生产药品的安全性,对新药监测期内的药品和首次进口5年内的药品,应当开展重点监测,并按要求对监测数据进行汇总、分析、评价和报告;对本企业生产的其他药品,应当根据安全性情况主动开展重点监测。

(2)省级以上药品监督管理部门根据药品临床使用和不良反应监测情况,可以要求药品生产企业对特定药品进行重点监测。

2. 重点监测主体　药品生产企业是重点监测的主体。但省级以上药品监督管理部门根据药品临床使用和不良反应监测情况,必要时也可以直接组织药品不良反应监测机构、医疗机构和科研单位开展药品重点监测。此外,省级以上药品监督管理也可以联合同级卫生行政部门指定医疗机构作为监测点,承担药品重点监测工作。

3. 重点监测管理部门　省级以上药品不良反应监测机构负责对药品生产企业开展的重点监测进行监督、检查,并对监测报告进行技术评价。

(四)评价和控制

不同组织类型在药品不良反应评级和控制中承担各自相应的责任:

1. 药品生产企业　药品生产企业应当对收集到的药品不良反应报告和监测资料进行分析、评价,并主动开展药品安全性研究。药品生产企业对已确认发生严重不良反应的药品,应当通过各种有效途径将药品不良反应、合理用药信息及时告知医务人员、患者和公众;采取修改标签和说明书,暂停生产、销售、使用和召回等措施,减少和防止药品不良反应的重复发生。对不良反应大的药品,应当主动申请注销其批准证明文件。药品生产企业应当将药品安全性信息及采取的措施报所在地省级药品监督管理部门和国家食品药品监督管理总局。

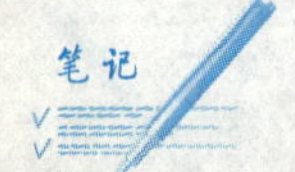

2. 药品经营企业和医疗机构　药品经营企业和医疗机构应当对收集到的药品不良反应报告和监测资料进行分析和评价，并采取有效措施减少和防止药品不良反应的重复发生。

3. 省级药品监督管理部门　省级药品监督管理部门根据分析评价结果，可以采取暂停生产、销售、使用和召回药品等措施，并监督检查，同时将采取的措施通报同级卫生行政部门。

4. 省级药品不良反应监测机构　省级药品不良反应监测机构应当每季度对收到的药品不良反应报告进行综合分析，提取需要关注的安全性信息，并进行评价，提出风险管理建议，及时报省级药品监督管理部门、卫生行政部门和国家药品不良反应监测中心。省级以上药品不良反应监测机构根据分析评价工作需要，可以要求药品生产、经营企业和医疗机构提供相关资料，相关单位应当积极配合。

5. 国家食品药品监督管理总局　国家食品药品监督管理总局根据药品分析评价结果，可以要求企业开展药品安全性、有效性相关研究。必要时，应当采取责令修改药品说明书，暂停生产、销售、使用和召回药品等措施，对不良反应大的药品，应当撤销药品批准证明文件，并将有关措施及时通报卫生部。

6. 国家药品不良反应监测中心　国家药品不良反应监测中心应当每季度对收到的严重药品不良反应报告进行综合分析，提取需要关注的安全性信息，并进行评价，提出风险管理建议，及时报国家食品药品监督管理总局和卫生和计划生育委员会。

（五）信息管理

1. 信息管理原则　各级药品不良反应监测机构应当对收到的药品不良反应报告和监测资料进行统计和分析，并以适当形式反馈。

2. 不同组织的信息管理职责

（1）国家药品不良反应监测中心应当根据对药品不良反应报告和监测资料的综合分析和评价结果，及时发布药品不良反应警示信息。

（2）省级以上药品监督管理部门应当定期发布药品不良反应报告和监测情况。

（3）国家食品药品监督管理总局和卫生和计划生育委员会统一发布影响较大并造成严重后果的药品群体不良事件、其他重要的药品不良反应信息和认为需要统一发布的信息，同时也可以授权省级药品监督管理部门和卫生行政部门发布。

（4）鼓励医疗机构、药品生产企业、药品经营企业之间共享药品不良反应信息。

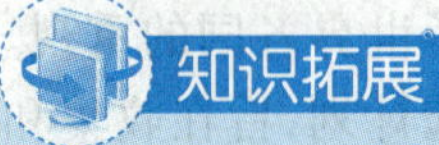

药物警戒

药物警戒（pharmacovigilance），由法国科学家于1974年首次提出。1992年，法国药物流行病学家Begaud正式给出药物警戒的明确解释：防止和监测药物不良反应的所有方法，不应仅仅限于针对上市后的药品，应该包括上市前的临床试验甚至临床前试验研究阶段。2002年，WHO进一步完善了药物警戒的定义：药物警戒是与发现、评价、理解和防范不良反应或其他任何可能与药物有关问题的科学研究与活动。由此可见，药物警戒不等同于传统的药物安全性监测，其范围包括临床前、临床及上市后全过程的监测，还包括用药错误和治疗失败，最终目的是通过药品安全监测，综合评价药物的风险/效益，提高临床合理用药水平，达到保障公众用药安全、有效。

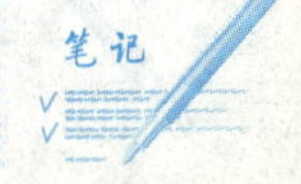

（六）药品不良反应报告与监测的相关法律责任

1. 药品生产企业的法律责任　药品生产企业有下列情形之一的，由所在地药品监督管理部门给予警告，责令限期改正，可以并处5千元以上3万元以下的罚款：①未按照规定建立药品不良反应报告和监测管理制度，或者无专门机构、专职人员负责本单位药品不良反应报告和监测工作的；②未建立和保存药品不良反应监测档案的；③未按照要求开展药品不良反应或者群体不良事件报告、调查、评价和处理的；④未按照要求提交定期安全性更新报告的；⑤未按照要求开展重点监测的；⑥不配合严重药品不良反应或者群体不良事件相关调查工作的；⑦其他违反《药品不良反应监测和管理办法》规定的。药品生产企业有以上第④、⑤情形之一的，按照《药品注册管理办法》的规定对相应药品不予以再注册。

2. 药品经营企业的法律责任　药品经营企业有下列情形之一的，由所在地药品监督管理部门给予警告，责令限期改正；逾期不改的，处3万元以下的罚款：①无专职或者兼职人员负责本单位药品不良反应监测工作的；②未按照要求开展药品不良反应或者群体不良事件报告、调查、评价和处理的；③不配合严重药品不良反应或者群体不良事件相关调查工作的。

3. 医疗机构的法律责任　医疗机构有下列情形之一的，由所在地卫生行政部门给予警告，责令限期改正；逾期不改的，处3万元以下的罚款。情节严重并造成严重后果的，由所在地卫生行政部门对相关责任人给予行政处分：①无专职或者兼职人员负责本单位药品不良反应监测工作的；②未按照要求开展药品不良反应或者群体不良事件报告、调查、评价和处理的；③不配合严重药品不良反应和群体不良事件相关调查工作的。药品监督管理部门发现医疗机构有以上情形之一的，应当移交同级卫生行政部门处理。卫生行政部门对医疗机构作出行政处罚决定的，应当及时通报同级药品监督管理部门。

4. 其他　各级药品监督管理部门、卫生行政部门和药品不良反应监测机构及其有关工作人员在药品不良反应报告和监测管理工作中违反《药品不良反应监测和管理办法》，造成严重后果的，依照有关规定给予行政处分。药品生产、经营企业和医疗机构违反相关规定，给药品使用者造成损害的，依法承担赔偿责任。

四、国内外药品不良反应监测制度

（一）世界卫生组织药品不良反应监测

近百年来，尤其是近几十年，药品品种和数量不断增多。药品在人类防病、治病、保障健康方面发挥了重要作用，但其带来的不良反应也逐渐引起了世界各国的重视。1968年，WHO启动了包括10个国家参与的国际药物监测合作试验计划，旨在收集和交流药品不良反应报告、编制术语集、药品目录以及发展计算机报告管理系统。1970年，WHO在日内瓦设立WHO药物监测中心（WHO Monitoring Center），并于1978年迁至瑞典的乌普沙拉，更名为WHO国际药物监测合作中心。1997年再次更名为乌普沙拉监测中心（Uppsala Monitoring Center，UMC），成为世界卫生组织下设的专门负责收集药品不良反应报告机构，目前有140余个国家药物警戒中心与其合作，定期报送不良反应数据。

（二）我国药品不良反应监测情况

1984年颁布的《药品管理法》规定将不良反应监测列为药品监管的重要内容，标

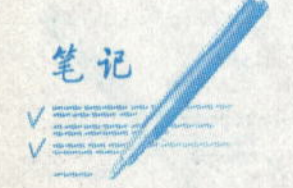

志着不良反应监测步入法制化轨道。但由于缺少配套的法规，不良反应监测一直处于无法可依、无章可循的状况。1999 年 11 月，原国家药品监督管理局会同原卫生部联合颁布《药品不良反应监测管理办法(试行)》，明确规定药品不良反应监测的报告单位、范围、程序和时限等，标志着我国药品不良反应监测工作步入法制化轨道。2004 年 3 月，原国家食品药品监督管理局会同原卫生部联合颁布《药品不良反应报告和监测管理办法》，进一步明确各级药品监督管理部门、卫生行政管理部门职责和药品生产、经营、使用单位的责任，完善了药品不良反应监测的报告程序、评价和控制措施等。2011 年 5 月，卫生部颁布了现行的《药品不良反应报告和监测管理办法》，进一步明确了省以下监管部门和药品不良反应监测机构的职责，增加了对严重药品不良反应、群体药品不良事件调查核实评价的要求，增加了药品重点监测和药品不良反应信息管理制度，强化药品生产企业在药品不良反应监测中的重要作用。

1986 年，卫生部在北京、上海指定 10 家医院，开展药品不良反应监测报告试点，1989 年试点单位进一步扩大，并在原中国药品生物制品检定所成立药品不良反应监察机构，负责全国药品不良反应监察管理工作。1998 年国家药品监督管理局成立，加强药品不良反应监测工作。同年我国正式加入世界卫生组织国际药品监测合作中心，成为第 68 个成员国。近年来，我国药品不良反应监测体系和信息网络系统不断完善，病例报告数量和质量不断提高。国家药品不良反应信息通报制度作为及时反馈有关药品安全信息的技术通报渠道，最大限度地减少损害发生、保障公众安全用药方面起到了重要作用。截至 2015 年 10 月，国家药品不良反应监测中心已发布了 68 期《药品不良反应信息通报》。《2014 年药品不良反应监测年度报告》显示，目前我国医疗机构仍是不良反应报告的主要来源，占报告数量的 82.2%，抗感染药品报告数量仍居各类药品之首，注射剂报告比例仍处于较高水平。

第三节 药品召回

由于研制、生产等原因可能使药品具有危及人体健康和生命安全的危险。作为减少存在安全隐患药品对公众用药安全造成危害的一种行之有效的手段，药品召回制度已在美国、日本、加拿大等许多国家和地区得到成功实施。近年来，齐二药、欣弗、甲氨蝶呤等药品安全事件频频发生，药品召回成为公众关注的问题。原国家食品药品监督管理局依据《药品管理法》、《药品管理法实施条例》及《国务院关于加强食品等安全监督管理的特别规定》于 2007 年 12 月 10 日发布了《药品召回管理办法》。该办法共 5 章 40 条，适用于中华人民共和国境内销售的药品的召回及其监督管理。

一、药品召回概述

(一) 药品召回的概念

药品召回是指药品生产企业(包括进口药品的境外制药厂商)按照规定的程序收回已上市销售的存在安全隐患的药品。其中安全隐患是指由于研发、生产等原因可能使药品具有的危及人体健康和生命安全的不合理危险。已经确认为假药、劣药的则不适用于召回程序。

（二）药品召回的类型等级

1. 药品召回的类型　根据药品召回主体的不同，药品召回分为：

(1)主动召回：指药品生产企业对收集的药品信息进行分析，对可能存在安全隐患的药品按照《药品召回管理办法》中相关条款的要求进行调查评估，发现其存在安全隐患的，自行主动决定召回。

(2)责令召回：指药品监督管理部门经过调查评估，认为存在安全隐患，药品生产企业应当召回药品而未主动召回的，责令药品生产企业所实施的召回。必要时，药品监督管理部门可以要求药品生产企业、经营企业和使用单位立即停止销售和使用该药品。

2. 药品召回的等级　根据药品安全隐患的严重程度，药品召回分为：

(1)一级召回：使用该药品可能引起严重健康危害的。

(2)二级召回：使用该药品可能引起暂时的或者可逆的健康危害的。

(3)三级召回：使用该药品一般不会引起健康危害，但由于其他原因需要收回的。

二、药品召回的实施

（一）药品生产、经营、使用单位和境外制药厂商的责任

1. 药品生产企业的责任

(1)药品生产企业是药品召回的主体，药品生产企业应当建立和完善药品召回制度，收集药品安全的相关信息，对可能具有安全隐患的药品进行调查、评估，召回存在安全隐患的药品。

(2)药品生产企业应当建立健全药品质量保证体系和药品不良反应监测系统，收集、记录药品的质量问题与药品不良反应信息，并按规定及时向药品监督管理部门报告。

(3)药品生产企业应当建立和保存完整的购销记录，保证销售药品的可溯源性。

2. 药品经营企业和使用单位的责任

(1)药品经营企业、使用单位应当协助药品生产企业履行召回义务，按照召回计划的要求及时传达、反馈药品召回信息，控制和收回存在安全隐患的药品。

(2)药品经营企业、使用单位发现其经营、使用的药品存在安全隐患的，应当立即停止销售或使用药品，通知药品生产企业或者供货商，并向药品监督管理部门报告。

(3)药品经营企业和使用单位应当建立和保存完整的购销记录，保证销售药品的可溯源性。

3. 进口药品境外制药厂商的责任

进口药品的境外制药厂商是进口药品召回的主体。为了使药监部门及时掌握进口药品在国外的召回情况，便于对进口药品在境内使用的安全风险进行控制，进口药品的境外制药厂商在境外实施药品召回的，应当及时报告国家食品药品监督管理总局。进口药品的境外制药厂商在境内进行召回的，由进口单位负责具体实施。

（二）药品召回的组织机构

1. 国家食品药品监督管理总局　国家食品药品监督管理总局监督全国药品召回的管理工作。国家食品药品监督管理总局和省、自治区、直辖市药品监督管理部门应当建立药品召回信息公开制度，采用有效途径向社会公布存在安全隐患的药品信息和药品召回的情况。

2. 省级药品监督管理部门　召回药品的生产企业所在地省、自治区、直辖市药品

笔记

监督管理部门负责药品召回的监督管理工作，其他省、自治区、直辖市药品监督管理部门应当配合、协助做好药品召回的有关工作。

（三）药品安全隐患的调查与评估

药品生产企业应当对药品可能存在的安全隐患进行调查。药品监督管理部门对药品可能存在的安全隐患开展调查时，药品生产企业应当予以协助。

药品经营企业、使用单位应当配合药品生产企业或者药品监督管理部门开展有关药品安全隐患的调查，提供有关资料。

1. 药品安全隐患调查的内容　药品安全隐患调查的内容应当根据实际情况确定，可以包括：①已发生药品不良事件的种类、范围及原因；②药品使用是否符合药品说明书、标签规定的适应证、用法用量的要求；③药品质量是否符合国家标准，药品生产过程是否符合 GMP 等规定，药品生产与批准的工艺是否一致；④药品储存、运输是否符合要求；⑤药品主要使用人群的构成及比例；⑥可能存在安全隐患的药品批次、数量及流通区域和范围；⑦其他可能影响药品安全的因素。

2. 药品安全隐患评估的主要内容　药品安全隐患评估的主要内容包括：①该药品引发危害的可能性，以及是否已经对人体健康造成了危害；②对主要使用人群的危害影响；③对特殊人群，尤其是高危人群的危害影响，如老年、儿童、孕妇、肝肾功能不全者、外科病人等；④危害的严重与紧急程度；⑤危害导致的后果。

（四）药品召回的程序

1. 主动召回程序　药品生产企业发现药品存在可能危害人体健康的安全隐患时，应主动决定召回，并按照《药品召回管理办法》规定的程序施行药品召回，具体见表 8-1。

2. 责令召回程序　药品监督管理部门作出责令召回决定，应当将责令召回通知书送达药品生产企业。药品生产企业在收到责令召回通知书后，应当按照主动召回程序的规定通知药品经营企业和使用单位，制订、提交召回计划，并组织实施。同时，药品生产企业应当按照主动召回程序向药品监督管理部门报告药品召回的相关情况，进行召回药品的后续处理。

药品监督管理部门应按照药品主动召回的相应规定对药品生产企业提交的药品召回总结报告进行审查，并对召回效果进行评价。经过审查和评价，认为召回不彻底或者需要采取更为有效的措施的，药品监督管理部门可以要求药品生产企业重新召回或者扩大召回范围。

（五）药品召回的相关法律责任

1. 药品生产企业的相关法律责任

（1）药品监督管理部门确认药品生产企业因违反法律、法规、规章规定造成上市药品存在安全隐患，依法应当给予行政处罚，但该企业已经采取召回措施主动消除或者减轻危害后果的，依照《行政处罚法》的规定从轻或者减轻处罚；违法行为轻微并及时纠正，没有造成危害后果的，不予处罚。药品生产企业召回药品的，不免除其依法应当承担的其他法律责任。

（2）药品生产企业发现药品存在安全隐患而不主动召回药品的，责令召回药品，并处应召回药品货值金额 3 倍的罚款；造成严重后果的，由原发证部门撤销药品批准证明文件，直至吊销《药品生产许可证》。

笔记

(3)药品监督管理部门责令召回，药品生产企业拒绝召回药品的，处应召回药品货值金额3倍的罚款；造成严重后果的，由原发证部门撤销药品批准证明文件，直至吊销《药品生产许可证》。

案例分析

药品"西布曲明"的召回

案例：西布曲明于1997年在国外上市，2000年被获准在我国上市，是减肥辅助治疗药物。经欧盟、澳大利亚等国家和地区进行的一项旨在研究西布曲明心血管不良事件的国际多中心临床研究结果显示，使用该药可能增加受试者严重心血管风险(包括非致死性心梗，非致死性卒中，可复苏的心脏骤停，心血管死亡等)。2010年2月，SFDA发布西布曲明的安全性信息，提示医务工作者和公众该药可能存在的风险，建议必须严格按照适应症用药，控制用法用量，严密监测用药后的反应。要求企业修改完善说明书，警示用药风险。2010年10月，SFDA再次组织了对西布曲明的评估工作，认为西布曲明目前在市场上按照适应证使用的患者较少，停药后体重减轻持续效果较差，且可能增加严重心血管风险，减肥治疗的风险大于效益。

分析：国家食品药品监管局组织相关专家对西布曲明在我国使用的安全性进行了评估，并借鉴国外有关研究数据和采取的措施，认为使用西布曲明可能增加严重心血管风险，减肥治疗的风险大于效益。根据《药品召回管理办法》，国家食品药品监督管理局决定停止西布曲明制剂和原料药在我国的生产、销售和使用，已上市销售的药品由生产企业负责召回销毁。

(4)药品生产企业作出药品召回决定后，未在规定时间内通知药品经营企业、使用单位停止销售和使用需召回药品的，予以警告，责令限期改正，并处3万元以下罚款。

(5)药品生产企业未按照药品监督管理部门要求采取改正措施或者召回药品的，予以警告，责令限期改正，并处3万元以下罚款。

(6)药品生产企业未对召回药品的处理详细记录、未向药品生产企业所在地省、自治区、直辖市药品监督管理部门报告、未对必须销毁的药品在药品监督管理部门监督下销毁，予以警告，责令限期改正，并处3万元以下罚款。

(7)药品生产企业有下列情形之一的，予以警告，责令限期改正；逾期未改正的，处2万元以下罚款：未按《药品召回管理办法》规定建立药品召回制度、药品质量保证体系与药品不良反应监测系统的；拒绝协助药品监督管理部门开展调查的；未按照《药品召回管理办法》规定提交药品召回的调查评估报告和召回计划、药品召回进展情况和总结报告的；变更召回计划，未报药品监督管理部门备案的。

2. 药品经营、使用单位的相关法律责任

(1)药品经营企业、使用单位发现其经营存在安全隐患的药品未立即停止销售或使用、未通知药品生产企业或供货商、未向药品监督管理部门报告，责令停止销售和使用，并处1000元以上5万元以下罚款；造成严重后果的，由原发证部门吊销《药品经营许可证》或者其他许可证。

(2)药品经营企业、使用单位拒绝配合药品生产企业或者药品监督管理部门开展有关药品安全隐患调查、拒绝协助药品生产企业召回药品的，予以警告，责令改正，可以并处2万元以下罚款。

3. 药品监督管理部门及人员的相关法律责任

药品监督管理部门及其工作人员不履行职责或者滥用职权的，按照有关法律、法

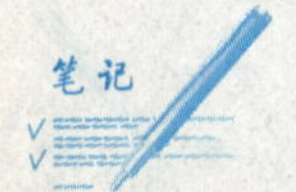

笔记

规规定予以处理。

表8-1　药品生产企业主动召回程序

药品生产企业召回行为	时限	药品生产企业处理措施	省药监局处理措施
作出药品召回决定后，应当制定召回计划并组织实施	一级召回:24 小时内 二级召回:48 小时内 三级召回:72 小时内	通知到有关药品经营企业、使用单位停止销售和使用，同时向所在地省、自治区、直辖市药品监督管理部门报告	
启动药品召回后	一级召回:1 日内 二级召回:3 日内 三级召回:7 日内	将调查评估报告和召回计划提交给所在地省、自治区、直辖市药品监督管理部门备案	(1)省、自治区、直辖市药品监督管理部门应当将收到一级药品召回的调查评估报告和召回计划报告国家食品药品监督管理总局 (2)省、自治区、直辖市药品监督管理部门可以根据实际情况组织专家对药品生产企业提交的召回计划进行评估，认为药品生产企业所采取的措施不能有效消除安全隐患的，可以要求药品生产企业采取扩大召回范围、缩短召回时间等更为有效的措施
对上报的召回计划进行变更	及时	报药品监督管理部门备案	
在实施召回的过程中	一级召回:每日 二级召回:每3 日 三级召回:每7 日	向所在地省、自治区、直辖市药品监督管理部门报告药品召回进展情况	
召回完成后		对召回效果进行评价，向所在地省、自治区、直辖市药品监督管理部门提交药品召回总结报告	(1)省、自治区、直辖市药品监督管理部门应当自收到总结报告之日起 10 日内对报告进行审查，并对召回效果进行评价，必要时组织专家进行审查和评价。审查和评价结论应当以书面形式通知药品生产企业 (2)经过审查和评价，认为召回不彻底或者需要采取更为有效的措施的，药品监督管理部门应当要求药品生产企业重新召回或者扩大召回范围

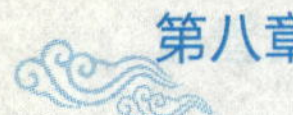

学习小结

1. 学习内容

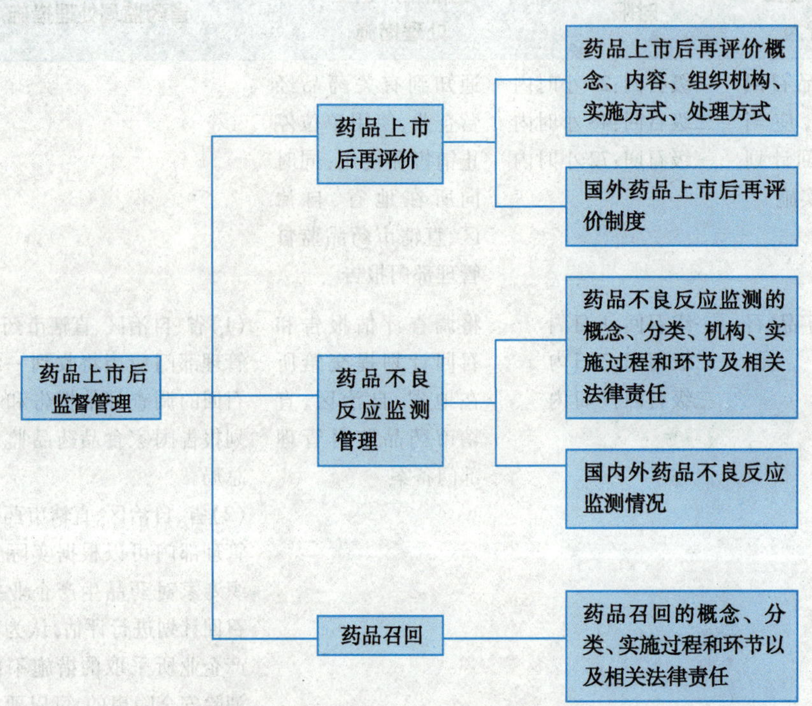

2. 学习方法

药品评价贯穿于药品的整个生命周期,其实质是对药品的风险利益评估。药品的注册审评和上市后再评价是药品监督管理部门同等重要的科学评价环节。目前,药品再评价是目前我国药品管理相对薄弱的环节,还没有明确的法规、程序和要求。药品不良反应监测只是对上市后药品安全性的再评价。药品召回制度的建立弥补了我国对缺陷性药品管理制度的空白。实施药品召回制度的前提是建立完备的药品不良反应监测体系。学习本章时,应注意参考国外药品上市后再评价制度,思考我国药品再评价制度的缺陷和发展方向。同时,也要树立药品整个生命周期中的风险管理意识。

（闫娟娟）

复习思考题

1. 如何理解药品上市后再评价与药品注册审评的关系?

2. 为强化药品生产企业在药品不良反应报告和监测中的主体作用,《药品不良反应报告和监测管理办法》提出了哪些措施,与国际其他国家药品不良反应监测制度对比,我国针对提高药品生产企业的报告积极性还应如何改进?

3. 如何理解存在安全缺陷的药品和假劣药?

笔记

第九章

药物研究与药品注册管理

学习目的

通过本章的学习使学生了解我国新药研究管理的基本内容，药品注册管理的分类及每类注册的程序和规定，药物非临床研究质量管理规范和药物临床试验质量管理规范的基本内容与适用范围，并能在实际工作中加以运用。

学习要点

新药的定义和分类；药品注册申请的类型；药品注册标准；新药的申报与审批程序和要求；新药特殊审批的范围；药品批准文号的格式；药物临床前研究内容；药物临床研究的分期和要求。

第一节　药物研究概述

一、药物研究内容

药物研究是指对药物的合成工艺、提取方法、剂型选择、处方筛选、制备工艺、稳定性、有效性、安全性等进行的研究。由于不同类型的新药所具有的创新程度各不相同，其研究内容和阶段划分也就无法整齐划一。一般是以创新程度最高的新化合物实体(new chemical entities, NCEs)为例，将新药研究开发分为3个阶段，各阶段研究的内容、对象、重点和目的各不相同。

1. 新活性物质的发现与筛选　通过计算机药物分子设计或通过植物、动物、矿物、微生物、海洋生物等多种途径获取新的化学物质，并将这些物质在特定的体内外药理模型上进行筛选评价，以发现具有新颖结构类型和显著药理特性的先导化合物。在发现先导化合物后，经过处理得到一系列与先导化合物结构类似的物质，进行定量构效关系研究，以优化化合物的治疗指数，从中选择最佳化合物作为新化合物实体。

2. 新药的临床前研究　新药临床前研究的主要任务是系统评价新的候选药物，确定其是否符合进入人体临床试验的要求。这一阶段药物在国外统称为“申请作为临床研究用新药”(investigational new drug, IND)。

新药临床前研究，包括新药的合成工艺、提取方法、理化性质及纯度、剂型选择、处方筛选、制备工艺、检验方法、质量指标、稳定性、药理、毒理、动物药代动力学研究等。

笔记

中药制剂还包括原药材的来源、加工及炮制等的研究；生物制品还包括菌毒种、细胞株、生物组织等起始原材料的来源、质量标准、保存条件、生物学特征、遗传稳定性及免疫学的研究等，也包括立项过程的文献研究。

新药临床前研究应参照国家食品药品监督管理总局发布的有关技术指导原则进行，其中安全性评价研究是药物临床前研究的核心内容，必须执行《药物非临床研究质量管理规范》(Good Laboratory Practice, GLP)。

3. 新药的临床研究　临床研究是评价候选药物能否成为新药上市的关键阶段，这一阶段的候选药物在国外称为"新药的申请"(new drug application, NDA)。

我国的药物临床实验(包括生物等效性试验)，必须经国家食品药品监督管理总局批准，获得临床试验批件，且必须执行《药物临床试验质量管理规范》(Good Clinical Practice, GCP)。药品监督管理部门应当对批准的临床试验进行监督检查。

二、药物研究开发特点

1. 知识技术密集，多学科渗透　药物的创新研究需要多学科知识技术的积累和多方面人才、技术和方法的支持。许多国外著名制药公司除了聘用药物化学、药理学等传统学科的专家外，还聘用了如分子生物学、生理学、生物化学、分子动力学等一些新兴或边缘学科的专家，并与许多学术团体建立紧密联系。

2. 高投入　新药研发是一项庞大的系统工程，包含许多复杂的环节，研发成本高昂，并有逐年上升的趋势。有研究表明，为保持医药企业的创新潜力，企业需要至少1.5亿~2.0亿美元/年的研究投入。全球每年用于新药研发资金超过1000亿美元，2014年世界排名前十大制药巨头的研发投入共690.77亿美元，其中罗氏的药物研发投入达到103.67亿美元，位于制药企业首位。我国在药物创新体系建设方面，自2008年起正式启动了"重大新药创制专项"，鼓励新药自主研发，目的是使我国实现从"仿制药大国"到"创新药大国"以及"医药大国"到"医药强国"的转变，自专项实施以来，截至2014年审定中央财政投入经费130.5亿元。"十三五"期间重大新药创制专项中央拨款将达150亿元。

3. 周期长　新药从研究开发到上市一般都需要经过复杂而漫长的过程。20世纪30~50年代是新药蓬勃发展时期，开发周期较短，2~3年便可研发出1个新药。现在临床常用的普药多是那一时期开发的。研发一个新药国内外一般都需要10~15年，甚至更长的时间。目前即使加快了创新药的日常审批速度也需要10年左右，新药研发的平均周期国内外基本相同。

4. 风险大　新药研究开发的风险主要体现在技术风险、市场风险、财务风险和政策风险4个方面。技术风险主要是指以研发部门现有的技术能力不能完全保证实现预定的技术创新所带来的风险，如新药研发技术本身存在缺陷，使药品研发面临失败可能性的风险等；财务风险主要是指由融资渠道不当、资金使用不合理等因素导致新药研发失败的风险，如资金分配、运用不合理，未能做好各阶段的资金使用计划，延缓新药研发过程，甚至导致整个新药研发失败等；市场风险主要是指新药上市后面临由市场接受能力、产品价格及竞争能力、市场需求变动等带来的风险，如新药上市后缺乏竞争优势，不能很好地占领市场，使药品研发失去意义等；政策风险是指政府对药品政策发生重大变化而给新药研发带来的风险，当国家医药产业政策大规模调整时，制药

笔记

企业忽视国家相关政策变化就会发生政策风险，给制药企业带来巨大的经济损失。

5. 高产出、高效益 虽然新药研究开发风险很高，但它同时也具有高回报、高利润、高附加值的一面。新药的利润一般可达销售额的30%或更多，而且药品实行专利保护，研发企业在专利期内享有市场独占权，一旦新药获得上市批准，很快就能够获得高额利润回报，特别是对于那些年销售额在10亿美元以上的"重磅炸弹"式专利药来说，更是如此。如由Pharmasset公司研制，后于2011年被美国吉利德公司收购的全口服丙肝药物索非布韦（Sovaldi，NS5B聚合酶抑制剂）2013年12月上市，2014年销售额即达到102.83亿美元，历时1年便成为销售额突破百亿美元的药物，成为全球最快达到"年销售百亿美元"的超级"重磅炸弹"产品。

三、我国药物研究与药品注册管理的概况

（一）我国药物研究的现状及未来趋势

药物的研究开发是药学界乃至全社会关注的焦点。目前，我国生产的药品多以仿制国外的品种为主，创新药很少。新药研发投入不足是制约我国新药研发能力提高的主要原因之一，如我国生物制药行业投入占销售额比例仅为1.5%左右，而发达国家药企研发投入占销售额比例约为20%。自2008—2015年，在"重大新药创制"专项支持下，我国52个专项品种获得了新药证书，超过30个拥有自主知识产权，其中一类原创新药有18种。技术含量相对较高的一类新药比例有所增加，但整体上我国的原创药水平还需提高。

我国医药市场具有资源丰富、劳动力低廉、市场潜力大等优势，越来越多跨国公司在中国建立了研发中心，中国本土制药企业对原创药研发的关注也不断增加。国家发展和改革委员会指出，"十二五"以来，我国在医药卫生领域持续加大投入，组织实施了科技重大专项、国家自然科学基金、公益性行业科研专项等一批重点科技计划项目，国家财政投入总计近300亿元。"十三五"期间，我国将继续实施新药创制科技重大专项，并将再投入750亿元进行资金扶持，以期能够实现突出自主创新、培育战略性新兴产业、提高国家核心竞争力的总体目标。

2015年底，CFDA已经基本完成医药工业与医疗卫生"十三五"发展规划编制工作，规划中将医疗信息化、高性能医疗器械、生物医药三大领域被确定为重点突破领域。2015年5月7日，国务院办公厅印发《中医药健康服务发展规划（2015—2020年）》。《规划》中指出，中医药（含民族医药）是我国独具特色的健康服务资源。充分发挥中医药特色优势，加快发展中医药健康服务，是全面发展中医药事业的必然要求，是促进健康服务业发展的重要任务，对于深化医药卫生体制改革、提升全民健康素质、转变经济发展方式具有重要意义。

我国药物研发的优势在中药及天然药物研发，目前全球天然药物、药用植物及其制品市场约为600亿美元，其市场发展速度为每年10%~20%，明显高于世界药品市场的增长速度。随着天然药物日渐受到世界各地人们的欢迎，医疗模式也从治疗逐步趋向预防，天然药物研发甚具前景，传统中药市场将不断扩大。

（二）我国药品注册管理的发展概况

1. 初始阶段（1963-2000年） 我国药品的注册管理经历了曲折发展的道路，从分散管理到集中管理，从粗放式的行政规定管理逐步过渡到科学化法制化管理。新中

笔记

国成立以来，我国先后制定了《关于药政管理的若干规定》(1963 年)、《药品新产品管理暂行规定》(1965 年)、《药政管理条例(试行)》(1978 年)、《新药管理办法(试行)》(1979 年)一系列药品注册管理规定、办法等。

在 1984 年颁布的我国第一部《药品管理法》中，首次以法律的形式确认了药品审批制度。1985 年 7 月卫生部发布《新药审批办法》、《新生物制品审批办法》、《进口药品管理办法》。1998 年原国家药品监督管理局的成立和《药品管理法》的修订，更加强化了政府对药品的监督管理，取消了药品的地方标准，集中统一了新药的审批程序。1999 年，国家药品监督管理局陆续修订发布《新药审批办法》等一系列药品注册及管理的法律法规，如《新生物制品审批办法》、《新药保护和技术转让的规定》、《进口药品管理办法》、《仿制药品审批办法》、《药品研究和申报注册违规处理办法》、《药物非临床研究质量管理规范》、《药物临床试验质量管理规范》、《药品研究机构登记备案管理办法》、《药品研究实验记录暂行规定》、《国家药品审评专家管理办法》、《药品注册工作程序》、《关于国外药品在中国注册及临床试验的规定》、《关于审批国外药品临床试验的规定》等，明确药品的注册审批集中由原国家药品监督管理局统一管理，我国药品注册管理的法规体系日益健全并与国际接轨。

2. 形成阶段(2001—2006 年)　2001 年 12 月我国正式加入 WTO，根据 WTO 协议之一《与贸易有关的知识产权协定》(Agreement on Trade-Related Aspects of Intellectual Property Rights, TRIPS)的宗旨、准则和有关具体规定。2002 年 10 月，国家药品监督管理部门发布了《药品注册管理办法(试行)》及其附件，同年 12 月 1 日起开始实施。2005 年原国家食品药品监督管理局根据《行政许可法》要求对《药品注册管理办法(试行)》进行修订，于同年 5 月 1 日起施行。

3. 发展阶段(2007 年至今)　为了解决该法在实施过程中暴露出一些薄弱环节，如药品注册与监督管理脱节，审评、审批标准偏低，程序不够严密，过程不够透明等问题，经反复调研论证和公开征求意见，2007 年 7 月国家食品药品监督管理部门又修订了《药品注册管理办法》，同年 10 月 1 日起施行。《办法》共 15 章 177 条和 6 个附件，其适用范围是在中华人民共和国境内申请药物临床试验、药品生产和药品进口，以及进行药品审批、注册检验和监督管理。为遵循中医药研究规律，体现中药注册特点，规范中药注册行为，促进中医药和民族医药事业发展，根据《药品注册管理办法》的有关规定，原国家食品药品监督管理局组织制定了《中药注册管理补充规定》，2008 年 1 月 8 日发布施行。

2008—2009 年，根据《药品注册管理办法》国家又相继出台了《药品注册现场核查管理规定》、《新药注册特殊审批管理规定》、《药品技术转让注册管理规定》等相关药品注册法规，使得我国药品注册管理日趋完善。为深化改革和不断完善药品注册管理体制和机制，进一步提高审评审批工作的质量和效益，2013 年 2 月，国家食品药品监督管理局发布《关于深化药品审评审批改革进一步鼓励创新的意见》，重点集中在转变创新药审评理念、调整仿制药审评策略、加强药物临床试验质量管理、鼓励儿童药物的研制 4 个方面，同时起草《关于深化药品审评审批改革进一步鼓励创新的意见》，对药品技术注册审评工作进行了完善和调整。

为保证药品的安全、有效和质量可控，规范药品注册行为，根据《中华人民共和国药品管理法》、《中华人民共和国行政许可法》、《中华人民共和国药品管理法实施条

笔记

例》等法律、行政法规，国家食品药品监督管理总局起草了《药品注册管理办法（修改草案）》。修正草案共15章180条，其试用范围同现行实施的2007年《药品注册管理办法》。CFDA正着力重新修订《药品注册管理办法》，积极推进药品管理体系的改革。

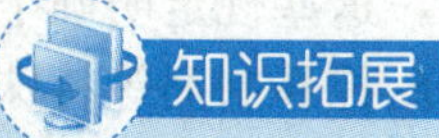

美国药品注册管理的发展概况

世界各国的新药注册管理都在实践中走过了一条迂回曲折的道路。20世纪前，各国有关药品管理的法律法规多侧重于对假药、劣药和毒药的管理。1938年发生了磺胺酏剂事件后，美国国会通过了《食品、药品和化妆品法》的修正案，明确规定新药上市前，必须有充分的材料证明其安全性。1961年发生的“反应停”事件震惊世界，新药研究开发形势发生又一次世界性的大转折，世界各国开始重视加强新药的非临床试验研究及临床试验的法规建设。1962年，美国国会通过法案强化药物管理，修订了《食品、药品和化妆品法》，要求新药在保证其安全性的同时要确证其有效性，明确规定了新药临床评价原则，以及新药（包括首次在美国上市的进口药）的审批手续和项目。1979年，美国国会通过了新药研制中要符合《非临床安全性实验研究规范》（GLP）的规定，研究新药的实验室若未经FDA认证，其实验研究结果不予承认。1980年，美国国会再次通过了《食品、药品和化妆品法》的修正案，更加明确了新药申请所需的资料和审批程序。在加强对新药研制立法的同时，FDA对新药的审批管理更加完善和严格。美国新药研制的一套法制化管理办法对各国影响较大。目前，世界各国新药审批注册法规内容大体一致，但在具体技术指标上有差别。

第二节　新药与药品注册的有关概念

一、新药的定义和范围

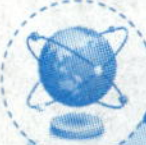

人用药品注册技术规范的国际协作会ICH

人用药品注册技术要求的国际协作会（ICH）1990年4月成立，由欧盟、美国与日本三方的药品注册部门和生产部门组成，分别为欧盟（EU）、欧洲制药工业协会联合会（EFPIA）、日本厚生劳动省（MHLW）、日本制药工业协会（JPMA）、美国食品与药品管理局（FDA）、美国药物研究和生产联合会（PRMA）、瑞士药品管理局（Swiss Medic）、加拿大食品药品监管局（HPFB）。此外，世界卫生组织（WHO）、欧洲自由贸易区（EFTA）和加拿大卫生保健局（CHPB）作为观察员，国际制药工业协会联合会（IFPMA）作为制药工业的保护伞组织参加协调会。ICH的机构由指导委员会、专家工作组和秘书处组成。ICH秘书处设在IFPMA总部，每两年召开一次大会。ICH工作的特征与目标为：①病人第一。一切从病人利益出发是ICH讨论和协商的基础；②对话和协作。部门与工业部门的专家在同一原则下进行讨论，从不同角度提出更合理的见解，避免片面性；③透明度。为了使达成一致的协议文件能很快付诸实施，要求所讨论的技术信息不仅在三方27国（欧盟25国、美国和日本）之间共享，而且应尽量使信息传递到非ICH国家；④高科技。ICH虽然只有27个国家参加，但这27个国家的制药工业产值占了80%，所使用的研究和开发费用占了世界药物研究总投入的90%，并集中了国际上有经验的药品审评和研究开发方面的专家智慧，提出一套技术要求的指导原则。目前ICH指导原则已被越来越多的ICH及非ICH国家所采纳，ICH对规范新药研究开发行为，保证新药安全、有效，发挥着越来越重要的作用。

笔记

2015年8月18日《国务院关于改革药品医疗器械审评审批制度的意见》指明："新药，是指未在中国境内外上市销售的药品。新药申请，是指未在中国境内上市销售的药品的注册申请。"现行《药品注册管理办法》明确："对已上市药品改变剂型、改变给药途径、增加新适应证的药品注册按照新药申请的程序申报。"这些规定明确了只有真正的创新药才能取得新药证书。改变剂型(靶向制剂、缓释、控释制剂等特殊剂型除外)、改变给药途径以及增加新的适应证等情况只按新药程序办理，不按新药程序办证。这不仅厘清了新药的概念，也更加明确细化了新药的范围，体现了用科学监管来鼓励药物创新，对解决我国目前药学实践中存在的问题起到了积极的作用。

二、药品注册的有关概念

(一)药品注册的概念

药品注册是指国务院药品监督管理部门根据药品注册申请人的申请，依照法定程序，对拟上市销售的药品的安全性、有效性、质量可控性等进行系统评价，并决定是否同意其申请的审批过程。

(二)药品注册分类

根据《药品注册管理办法》规定，不同种类药品(中药、天然药物和化学药品以及生物制品)注册申报和审评的内容、要求不同。其中中药、天然药物注册分为9类，化学药品注册分为6类，生物制品注册分为15类。

1. 中药、天然药物注册分类

(1)未在国内上市销售的从植物、动物、矿物等物质中提取的有效成分及其制剂。

(2)新发现的药材及其制剂。

(3)新的中药材代用品。

(4)药材新的药用部位及其制剂。

(5)未在国内上市销售的从植物、动物、矿物等物质中提取的有效部位及其制剂。

(6)未在国内上市销售的中药、天然药物复方制剂。

(7)改变国内已上市销售中药、天然药物给药途径的制剂。

(8)改变国内已上市销售中药、天然药物剂型的制剂。

(9)仿制药。

上述注册分类1~6的品种为新药，注册分类7、8按新药申请程序申报，注册分类9按仿制药程序申报。

2. 化学药品注册分类

(1)未在国内外上市销售的药品。

(2)改变给药途径且尚未在国内外上市销售的制剂。

(3)已在国外上市销售但尚未在国内上市销售的药品。

(4)改变已上市销售盐类药物的酸根、碱基(或者金属元素)，但不改变其药理作用的原料药及其制剂。

(5)改变国内已上市销售药品的剂型，但不改变给药途径的制剂。

(6)已有国家药品标准的原料药或者制剂。

3. 生物制品注册分类

(1)治疗用生物制品注册分类。

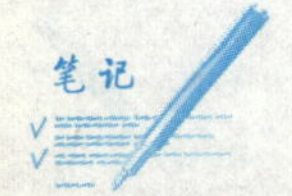

(2)预防用生物制品注册分类。

(三)药品注册申请

药品注册申请包括新药申请、仿制药申请、进口药品申请及其补充申请和再注册申请。

新药申请,是指未在中国境内上市销售的药品的注册申请。对已上市药品改变剂型、改变给药途径、增加新适应证的药品注册按照新药申请的程序申报。

仿制药申请,是指生产国家食品药品监督管理总局已批准上市的与原研药品质量和疗效一致的药品,但是生物制品按照新药申请的程序申报。

进口药品申请,是指境外生产的药品在中国境内上市销售的注册申请。

补充申请,是指新药申请、仿制药申请或者进口药品申请经批准后,改变、增加或取消原批准事项或内容的注册申请。

再注册申请,是指药品批准证明文件有效期满后,申请人拟继续生产或进口该药品的注册申请。

(四)药品注册申请人

药品注册申请人(以下简称申请人)是指提出药品注册申请,承担相应法律责任,并在该申请获得批准后持有药品批准证明文件的机构。药品注册申请人包括境内申请人和境外申请人。境内申请人应当是在中国境内合法登记并能独立承担民事责任的机构,境外申请人应当是境外合法制药厂商。境外申请人办理进口药品注册,应当由其驻中国境内的办事机构或者由其委托的中国境内代理机构办理。办理药品注册申请事务的人员应当具有相应的专业知识,熟悉药品注册的法律、法规及技术要求。

(五)药品注册管理机构

1. 国家食品药品监督管理总局(CFDA) 国家食品药品监督管理总局负责食品(含食品添加剂、保健食品)安全、药品(含中药、民族药)、医疗器械、化妆品的研究、生产、流通、使用的安全性、有效性的综合监督管理。国家食品药品监督管理总局设17个内设机构,其中国家食品药品监督管理总局药品化妆品注册管理司(中药民族药监管司)负责药品注册管理事务,主要工作职责是:①组织拟订药品化妆品注册管理制度并监督实施;②严格依照法律法规规定的条件和程序办理药品注册和部分化妆品行政许可、医疗机构配制制剂跨省区调剂审批并承担相应责任,优化注册和行政许可管理流程;③组织拟订药品化妆品注册相关技术指导原则;④承担处方药与非处方药的转换和注册,监督实施药物非临床研究质量管理规范和药物临床试验质量管理规范,组织拟订中药饮片炮制规范;⑤指导督促药品化妆品注册工作中受理、审评、检验、检查、备案等工作。

药品化妆品注册管理司(中药民族药监管司)下设综合处、中药民族药处、化学药品处、生物制品处、药物研究监督处、化妆品处6个机构。

2. 省、自治区、直辖市食品药品监督管理部门 省、自治区、直辖市食品药品监督管理局药品注册处具体负责药品注册的工作。主要职责是:负责组织实施国家药品标准,监督实施药物非临床研究、药物临床试验质量管理规范;负责新药、仿制药、直接接触药品的包装材料和容器、药用辅料、中药保护品种、处方药与非处方药转换的注册申请的审核工作;负责药品再注册以及不改变药品内在质量的补充申请、医疗机构制剂和已有国家标准药用辅料的注册申请的审批工作;组织协调对药品注册环节违法案件

笔记

的查处工作。

（六）药品注册管理的中心内容和原则

药品注册管理的中心内容是对一个申请新药的物质能否进行人体试验以及能否作为药品生产上市销售的评价、审核、批准，简称“两报两批”，即药物临床研究的申报与审批、药品生产上市的申报与审批。新药、仿制药向所在地省、自治区、直辖市药品监督管理部门申报，同时负责形式审查和研制现场核查，药品审评中心进行技术审评，中国食品药品检定研究院进行样品检验和标准复核，药品认证管理中心进行生产现场检查，国家食品药品监督管理总局进行审批。

药品注册管理应遵循以下四个原则：

1. 公开、公平、公正　国家食品药品监督管理总局对药品注册实行主审集体负责制、相关人员公示制和回避制、责任追究制，受理、检验、审评、审批、送达等环节接受社会监督。

2. 信息查询　药品监督管理部门应当在行政机关网站或者注册申请受理场所公开下列信息：药品注册申请事项、程序、收费标准和依据、时限，需要提交的全部材料目录和申请书示范文本；药品注册受理、检查、检验、审评、审批各环节人员名单和相关信息；已批准的药品目录等综合信息。

3. 保密　药品监督管理部门、相关单位以及参与药品注册工作的人员，对申请人提交的技术秘密和实验数据负有保密的义务。

4. 评估药品上市价值　国家食品药品监督管理总局应当执行国家制定的药品行业发展规划和产业政策，可以组织对药品的上市价值进行评估。

（七）药品注册中知识产权的要求和规定

1. 药品注册所报送的资料引用文献应当注明著作名称、刊物名称及卷、期、页等；未公开发表的文献资料应当提供资料所有者许可使用的证明文件；外文资料应当按照要求提供中文译本。

2. 申请人应当对其申请注册的药物或者使用的处方、工艺、用途等，提供申请人或者他人在中国的专利及其权属状态的说明；他人在中国存在专利的，申请人应当提交对他人的专利不构成侵权的声明。对申请人提交的说明或者声明，药品监督管理部门应当在行政机关网站予以公示。药品注册过程中发生专利权纠纷的，按照有关专利的法律法规解决。

3. 对他人已获得中国专利权的药品，申请人可以在该药品专利期届满前2年内提出注册申请。国家食品药品监督管理总局按照《药品注册管理办法》予以审查，符合规定的核发药品批准文号、《进口药品注册证》或者《医药产品注册证》，专利期满后生效。

4. 对获得生产或者销售含有新型化学成分药品许可的生产者或者销售者提交的自行取得且未披露的试验数据和其他数据，国家食品药品监督管理总局自批准该许可之日起6年内，对未经已获得许可的申请人同意，使用其未披露数据的申请不予批准；但是申请人提交自行取得数据的除外。

（八）药品注册检验

1. 概念　药品注册检验包括样品检验和药品标准复核。样品检验是指药品检验所按照申请人申报或者国家食品药品监督管理总局核定的药品标准对样品进行的

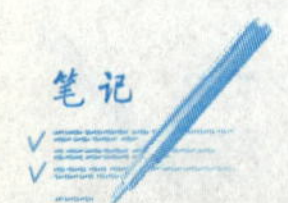

检验。

药品标准复核是指药品检验所对申报的药品标准中检验方法的可行性、科学性、设定的项目和指标能否控制药品质量等进行的实验室检验和审核工作。

2. 药品注册检验的机构 药品注册检验由中国食品药品检定研究院或者省、自治区、直辖市药品检验所承担。进口药品的注册检验由中国食品药品检定研究院组织实施。

下列药品的注册检验由中国食品药品检定研究院或者国家食品药品监督管理总局指定的药品检验所承担：

(1)未在国内上市销售的从植物、动物、矿物等物质中提取的有效成分及其制剂，新发现的药材及其制剂。

(2)未在国内外获准上市的化学原料药及其制剂、生物制品；规定的药品。

(3)生物制品、放射性药品。

(4)国家食品药品监督管理总局规定的其他药品。

(九)药品注册标准

1. 定义和要求 药品注册标准是指国家食品药品监督管理总局批准给申请人特定药品的标准，生产该药品的药品生产企业必须执行该注册标准。药品注册标准不得低于中国药典的规定。

药品注册标准的项目及其检验方法的设定，应当符合中国药典的基本要求、国家食品药品监督管理总局发布的技术指导原则及国家药品标准编写原则。申请人应当选取有代表性的样品进行标准的研究工作。

2. 药品标准物质的管理 药品标准物质，是指供药品标准中物理和化学测试及生物方法试验用，具有确定特性量值，用于校准设备、评价测量方法或者给供试药品赋值的物质，包括标准品、对照品、对照药材、参考品。

中国食品药品检定研究院负责标定国家药品标准物质。中国食品药品检定研究院可以组织有关的省、自治区、直辖市药品检验所、药品研究机构或者药品生产企业协作标定国家药品标准物质。

第三节 药品注册的申报与审批

一、新药申报与审批

(一)新药申请的要求

1. 新药申请人 多个单位联合研制的新药，应当由其中的一个单位申请注册，其他单位不得重复申请；需要联合申请的，应当共同署名作为该新药的申请人。新药申请获得批准后每个品种，包括同一品种的不同规格，只能由一个单位生产。

2. 改变剂型的要求 对已上市药品改变剂型但不改变给药途径的注册申请，应当采用新技术以提高药品的质量和安全性，且与原剂型比较有明显的临床应用优势。改变剂型但不改变给药途径，以及增加新适应证的注册申请，应当由具备生产条件的企业提出；靶向制剂、缓释、控释制剂等特殊剂型除外。

3. 新药审批期间的注册分类和技术要求 在新药审批期间，新药的注册分类和

笔记

技术要求不因相同活性成分的制剂在国外获准上市而发生变化。在新药审批期间，其注册分类和技术要求不因国内药品生产企业申报的相同活性成分的制剂在我国获准上市而发生变化。

4. 补充资料的规定　药品注册申报资料应当一次性提交，药品注册申请受理后不得自行补充新的技术资料，进入特殊审批程序的注册申请或者涉及药品安全性的新发现，以及按要求补充资料的除外；申请人认为必须补充新的技术资料的，应当撤回其药品注册申请；申请人重新申报的，应当符合《药品注册管理办法》有关规定且尚无同品种进入新药监测期。

（二）新药申报与审批程序

新药注册申报与审批分为临床试验申报审批、生产上市申报审批两个阶段。两次申报与审批均由省级药品监督管理部门受理，CFDA 进行最终审批。

1. 新药临床试验的申报与审批　申请人完成临床前研究后，应当填写《药品注册申请表》，向所在地省、自治区、直辖市药品监督管理部门如实报送有关资料。

省、自治区、直辖市药品监督管理部门应当对申报资料进行形式审查，符合要求的，出具药品注册申请受理通知书；不符合要求的，出具药品注册申请不予受理通知书，并说明理由。根据《药品注册现场核查管理规定》，自受理申请之日起 5 日内，组织对药物研制情况及原始资料进行现场核查，对申报资料进行初步审查，提出审查意见。申请注册的药品属于生物制品的，还需抽取 3 个生产批号的检验用样品，并向药品检验所发出注册检验通知。省、自治区、直辖市药品监督管理部门应当在规定的时限内将审查意见、核查报告以及申报资料送交国家食品药品监督管理局药品审评中心，并通知申请人。接到注册检验通知的药品检验所应当按申请人申报的药品标准对样品进行检验，对申报的药品标准进行复核，并在规定的时间内将药品注册检验报告送交国家食品药品监督管理总局药品审评中心，并抄送申请人。

国家食品药品监督管理总局药品审评中心收到申报资料后，应在规定的时间内组织药学、医学及其他技术人员对申报资料进行技术审评，必要时可以要求申请人补充资料，并说明理由。完成技术审评后，提出技术审评意见，连同有关资料报送 CFDA。

CFDA 依据技术审评意见作出审批决定。符合规定的，发给《药物临床试验批件》；不符合规定的，发给《审批意见通知件》，并说明理由。新药临床研究审批流程见图 9-1。

2. 新药生产的申报与审批　申请人完成药物临床试验后，应当填写《药品注册申请表》，向所在地省、自治区、直辖市药品监督管理部门报送申请生产的申报资料，并同时向中国食品药品检定研究院报送制备标准品的原材料及有关标准物质的研究资料。

省、自治区、直辖市药品监督管理部门应当对申报资料进行形式审查，符合要求的，出具药品注册申请受理通知书；不符合要求的，出具药品注册申请不予受理通知书，并说明理由。自受理申请之日起 5 日内组织对临床试验情况及有关原始资料进行现场核查、提出意见。除生物制品外的其他药品，还需抽取 3 批样品，向药品检验所发出标准复核的通知。在规定的时限内上交材料，并通知申请人。

国家食品药品监督管理总局药品审评中心收到申报资料后，应当在规定的时间内组织药学、医学及其他技术人员对申报资料进行审评，经审评符合规定的，通知申请人

笔记

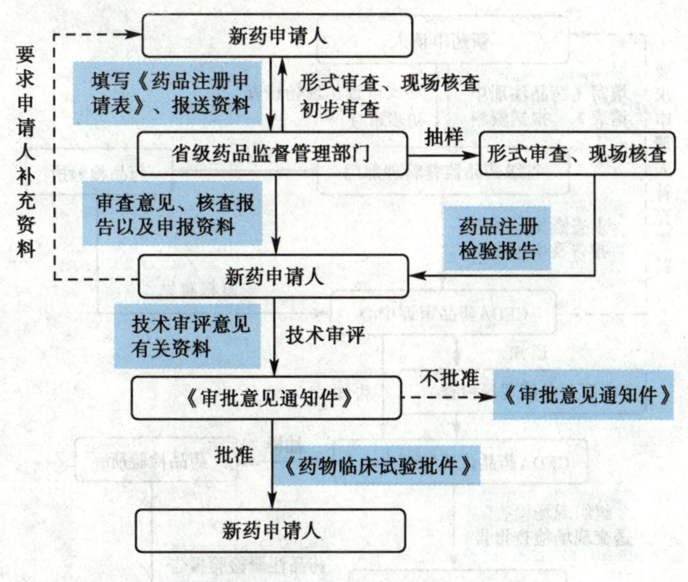

图 9-1　新药临床试验申报审批流程

申请生产现场检查，并告知 CFDA 药品认证管理中心；经审评不符合规定的，国家食品药品监督管理总局药品审评中心将审评意见和有关资料报送 CFDA，CFDA 依据技术审评意见，作出不予批准的决定，发给《审批意见通知件》，并说明理由。

申请人应当自收到生产现场检查通知之日起 6 个月内提出现场检查的申请。CFDA药品认证管理中心在 30 日内组织对样品批量生产过程等进行现场检查，确认核定的生产工艺的可行性，同时抽取 1 批样品（生物制品抽取 3 批样品），送到进行该药品标准复核的药品检验所检验，并在完成现场检查后 10 日内将报告送交 CFDA 药品审评中心。

CFDA 药品审评中心依据技术审评意见、样品生产现场检查报告和样品检验结果，形成综合意见，连同有关资料报送 CFDA。CFDA 依据综合意见，作出审批决定。符合规定的，发给新药证书，申请人已持有《药品生产许可证》并具备生产条件的，同时发给药品批准文号；不符合规定的，发给《审批意见通知件》，并说明理由。

改变剂型但不改变给药途径，以及增加新适应证的注册申请获得批准后不发给新药证书；靶向制剂、缓释、控释制剂等特殊剂型除外。新药生产审批流程见图 9-2。

（三）新药监测期的管理

国家食品药品监督管理总局根据保护公众健康的要求，可以对批准生产的新药品种设立监测期，对该新药的安全性继续进行监测。新药的监测期根据现有的安全性研究资料和境内外研究状况确定。自新药批准生产之日起计算，最长不得超过 5 年。

1. 监测期内对新药的保护　监测期内的新药，国家食品药品监督管理总局不批准其他企业生产、改变剂型和进口，不再受理其他申请人的同品种注册申请。

2. 监测期内对新药的管理　药品生产企业应当考察处于监测期内的新药的生产工艺、质量、稳定性、疗效及不良反应等情况，并每年向所在地省、自治区、直辖市药品监督管理部门报告；药品生产企业未履行监测期责任的，省、自治区、直辖市药品监督管理部门应当责令其改正。药品生产、经营、使用及检验、监督单位发现新药存在严重质量问题、严重或者非预期的不良反应时，应当及时向省、自治区、直辖市药品监督管

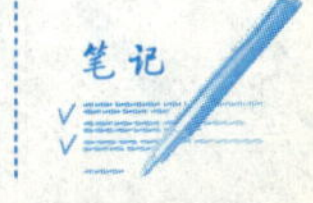

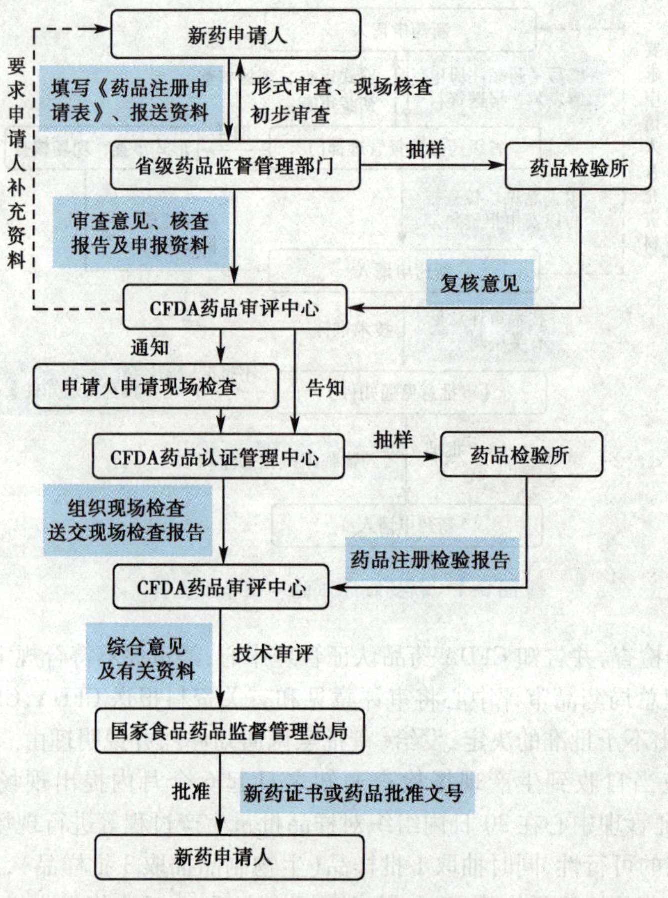

图 9-2　新药生产审批流程

理部门报告。省、自治区、直辖市药品监督管理部门收到报告后应当立即组织调查，并报告国家食品药品监督管理总局。

药品生产企业对设立监测期的新药从获准生产之日起 2 年内未组织生产的，国家食品药品监督管理总局可以批准其他药品生产企业提出的生产该新药的申请，并重新对该新药进行监测。

3. 监测期内其他同种新药的申请　新药进入监测期之日起，已经受理其他申请人注册申请的，可以按照药品注册申报与审批程序继续办理该申请，符合规定的，国家食品药品监督管理总局可以批准该新药的临床试验、生产或者进口，并对境内药品生产企业生产的该新药一并进行监测。

新药进入监测期后，不再受理其他申请人的同品种、改剂型、进口药品的注册申请。已经受理但尚未批准进行药物临床试验的其他申请人同品种申请予以退回；新药监测期满后，申请人可以提出仿制药申请或者进口药品申请。

进口药品注册申请首先获得批准后，已经受理注册申请的，可以按照药品注册申报与审批程序继续办理其申请，符合规定的，国家食品药品监督管理总局予以批准；申请人也可以撤回该项申请，重新提出仿制药申请。对已经受理但尚未批准进行药物临床试验的其他同品种申请予以退回，申请人可以提出仿制药申请。

笔记

（四）新药的特殊审批

为鼓励研究创制新药，有效控制风险，原国家食品药品监督管理局于 2009 年 1 月 7 日发布施行《新药注册特殊审批管理规定》，对符合下列情形的药品注册申请可以实行特殊审批：

(1)未在国内上市销售的从植物、动物、矿物等物质中提取的有效成分及其制剂，新发现的药材及其制剂。

(2)未在国内外获准上市的化学原料药及其制剂、生物制品。

(3)治疗艾滋病、恶性肿瘤、罕见病等疾病且具有明显临床治疗优势的新药。

(4)治疗尚无有效治疗手段的疾病的新药。其中主治病证未在国家批准的中成药【功能主治】中收载的新药，可以视为尚无有效治疗手段的疾病的新药。

属于(1)、(2)项情形的，申请人可以在提交新药临床试验申请时提出特殊审批的申请。属于(3)、(4)项情形的，申请人在申报生产时方可提出特殊审批的申请。

国家食品药品监督管理总局根据申请人的申请，对经审查确定符合特殊审批情形的注册申请，在注册过程中予以优先办理，并加强与申请人的沟通交流。

申请人申请特殊审批，应填写《新药注册特殊审批申请表》，并提交相关资料。《新药注册特殊审批申请表》和相关资料应单独立卷，与《药品注册管理办法》规定的申报资料一并报送药品注册受理部门。

药品注册受理部门受理后，应将特殊审批申请的相关资料随注册申报资料一并送交国家食品药品监督管理总局药品审评中心（以下简称药审中心）。药审中心负责对特殊审批申请组织审查确定，并将审查结果告知申请人，同时在国家食品药品监督管理总局药品审评中心网站上予以公布。

药审中心对获准实行特殊审批的注册申请，按照相应的技术审评程序及要求开展工作。负责现场核查、检验的部门对获准实行特殊审批的注册申请予以优先办理。

获准实行特殊审批的注册申请，申请人除可以按照药审中心的要求补充资料外，还可以对下列情形补充新的技术资料：①新发现的重大安全性信息；②根据审评会议要求准备的资料；③沟通交流所需的资料。

已获准实行特殊审批的注册申请，药审评中心应建立与申请人沟通交流的工作机制，共同讨论相关技术问题。沟通交流应形成记录。记录需经双方签字确认，对该新药的后续研究及审评工作具有参考作用。

申请特殊审批的申请人，在申报临床试验、生产时，均应制定相应的风险控制计划和实施方案。

（五）新药技术转让的申报与审批

为促进新药研发成果转化和生产技术合理流动，鼓励产业结构调整和产品结构优化，规范药品技术转让注册行为，根据《药品注册管理办法》，原国家食品药品监督管理局于 2009 年 8 月 19 日发布施行了《药品技术转让注册管理规定》。药品的技术转让，是指药品技术的所有者按照《药品技术转让注册管理规定》的要求，将药品生产技术转让给受让方药品生产企业，由受让方药品生产企业申请药品注册的过程。药品技术转让分为新药技术转让和药品生产技术转让。新药技术转让是指新药证书的持有者，将新药生产技术转给药品生产企业，并由该药品生产企业申请生产该药品的行为。药品生产技术转让注册申报的条件见《药品技术转让注册管理规定》第三章。

笔记

1. 新药技术转让注册申报的条件　属于下列情形之一的，可以在新药监测期届满前提出新药技术转让的注册申请：①持有《新药证书》的；②持有《新药证书》并取得药品批准文号的。

对于仅持有《新药证书》、尚未进入新药监测期的制剂或持有《新药证书》的原料药，自《新药证书》核发之日起，应当在按照《药品注册管理办法》附件6相应制剂的注册分类所设立的监测期届满前提出新药技术转让的申请。

2. 新药技术转让申报的要求　新药技术转让的转让方与受让方应当签订转让合同。对于仅持有《新药证书》，但未取得药品批准文号的新药技术转让，转让方应当为《新药证书》所有署名单位。对于持有《新药证书》并取得药品批准文号的新药技术转让，转让方除《新药证书》所有署名单位外，还应当包括持有药品批准文号的药品生产企业。

转让方应当将转让品种的生产工艺和质量标准等相关技术资料全部转让给受让方，并指导受让方试制出质量合格的连续3个生产批号的样品。

新药技术转让申请，如有提高药品质量，并有利于控制安全性风险的变更，应当按照相关的规定和技术指导原则进行研究，研究资料连同申报资料一并提交。

新药技术转让注册申请获得批准之日起，受让方应当继续完成转让方原药品批准证明文件中载明的有关要求，如药品不良反应监测和Ⅳ期临床试验等后续工作。

药品技术转让的受让方应当为药品生产企业，其受让的品种剂型应当与《药品生产许可证》中载明的生产范围一致。药品技术转让时，转让方应当将转让品种所有规格一次性转让给同一个受让方。

麻醉药品、第一类精神药品、第二类精神药品原料药和药品类易制毒化学品不得进行技术转让。第二类精神药品制剂申请技术转让的，受让方应当取得相应品种的定点生产资格。放射性药品申请技术转让的，受让方应当取得相应品种的《放射性药品生产许可证》。

3. 新药技术转让的主要程序　新药证书持有者与受让方应当共同向受让方所在地省级药品监督管理部门提出新药技术转让申请，填写《药品补充申请表》，报送有关资料并附转让合同。

省级药品监督管理部门受理新药技术转让申请后，对受让方药品生产企业进行生产现场检查，药品检验所对所抽取的3批样品进行检验。国家食品药品监督管理总局药品审评中心对申报药品技术转让的申报资料进行审评，提出技术审评意见，依据样品生产现场检查报告和样品检验结果，形成综合意见，作出审批决定，符合规定的发给《药品补充申请批件》及药品批准文号，转让前已取得药品批准文号的，应同时注销转让方原批准文号；新药技术转让注册申请获得批准的，应当在《新药证书》原件上标注已批准技术转让的相关信息后予以返还；未获批准的，《新药证书》原件予以退还；不符合规定的，发给《审批意见通知件》，并说明理由；需要进行临床试验的，发给《药物临床试验批件》。

完成临床试验后，受让方应当将临床试验资料报送国家食品药品监督管理总局药品审评中心，同时报送所在地省级药品监督管理部门。省级药品监督管理部门应当组织对临床试验进行现场核查。

二、仿制药申报与审批

（一）仿制药申请的要求

1. 仿制药申请人应当是药品生产企业，其申请的药品应当与《药品生产许可证》载明的生产范围一致。

2. 仿制药应当与被仿制药具有同样的活性成分、给药途径、剂型、规格和相同的治疗作用。已有多家企业生产的品种，应当参照有关技术指导原则选择被仿制药进行对照研究。

（二）仿制药申报与审批程序

1. 仿制药注册申请人应当填写《药品注册申请表》，向所在地省、自治区、直辖市药品监督管理部门报送有关资料和生产现场检查申请。

2. 省级药品监督管理部门对申报资料进行形式审查，符合要求的，出具药品注册申请受理通知书，并在规定时限内对申报资料进行审查，提出审查意见。同时，当地药品检验所还应对抽取的申报样品进行检验。

3. 国家食品药品监督管理总局药品审评中心在规定的时间内组织药学、医学及其他技术人员对审查意见和申报资料进行审核；并依据技术审评意见、样品生产现场检查报告和样品检验结果，形成综合意见，连同相关资料报送国家食品药品监督管理总局。国家食品药品监督管理总局依据综合意见，做出审批决定。

4. 已申请中药品种保护的，自中药品种保护申请受理之日起至做出行政决定期间，暂停受理同品种的仿制药申请。此外，对已确认存在安全性问题的上市药品，国家食品药品监督管理总局可以决定暂停受理和审批其仿制药申请。仿制药注册的申报与审批流程见图9-3。

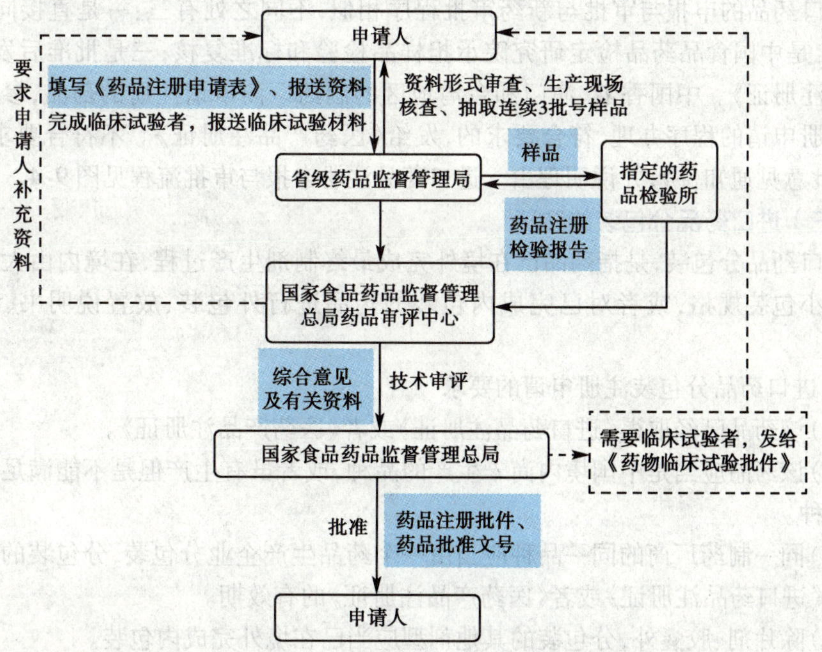

图9-3　仿制药注册的申报与审批流程

三、药品批准证明文件的格式

药品批准文号的格式为:国药准字 H(Z、S、J) +4 位年号 +4 位顺序号,其中 H 代表化学药品,Z 代表中药,S 代表生物制品,J 代表进口药品分包装。

《进口药品注册证》证号的格式为:H(Z、S) +4 位年号 +4 位顺序号;《医药产品注册证》证号的格式为:H(Z、S)C +4 位年号 +4 位顺序号。其中 H 代表化学药品,Z 代表中药,S 代表生物制品。对于境内分包装用大包装规格的注册证,其证号在原注册证号前加字母 B。

新药证书号的格式为:国药证字 H(Z、S) +4 位年号 +4 位顺序号,其中 H 代表化学药品,Z 代表中药,S 代表生物制品。

四、进口药品的申报与审批

(一)进口药品申请的要求

1. 申请进口的药品,应当获得境外制药厂商所在生产国家或者地区的上市许可;未在生产国家或者地区获得上市许可,但经 CFDA 确认该药品安全、有效而且临床需要的,可以批准进口。

2. 申请进口的药品,其生产应当符合所在国家或者地区药品生产质量管理规范及中国《药品生产质量管理规范》的要求。

3. 申请进口药品制剂,必须提供直接接触药品的包装材料和容器合法来源的证明文件、用于生产该制剂的原料药和辅料合法来源的证明文件。原料药和辅料尚未取得 CFDA 批准的,应当报送有关生产工艺、质量指标和检验方法等规范的研究资料。

(二)进口药品申报与审批程序

进口药品的申报与审批与新药审批程序相似,不同之处有三:一是直接向 CFDA 申请;二是中国食品药品检定研究院承担样品检验和标准复核;三是批准后发给《进口药品注册证》。中国香港、澳门和台湾地区的制药厂商申请注册的药品,参照进口药品注册申请的程序办理,符合要求的,发给《医药产品注册证》。不符合要求的,发给《审批意见通知件》,并说明理由。进口药品注册申报与审批流程见图 9-4。

(三)进口药品分包装的注册

进口药品分包装,是指药品已在境外完成最终制剂生产过程,在境内由大包装规格改为小包装规格,或者对已完成内包装的药品进行外包装、放置说明书、粘贴标签等。

1. 进口药品分包装注册申请的要求

(1)该药品已经取得《进口药品注册证》或者《医药产品注册证》。

(2)该药品应当是中国境内尚未生产的品种,或者虽有生产但是不能满足临床需要的品种。

(3)同一制药厂商的同一品种应当由一个药品生产企业分包装,分包装的期限不得超过《进口药品注册证》或者《医药产品注册证》的有效期。

(4)除片剂、胶囊外,分包装的其他剂型应当已在境外完成内包装。

(5)接受分包装的药品生产企业,应当持有《药品生产许可证》。进口裸片、胶囊申请在国内分包装的,接受分包装的药品生产企业还应当持有与分包装的剂型相一致

笔记

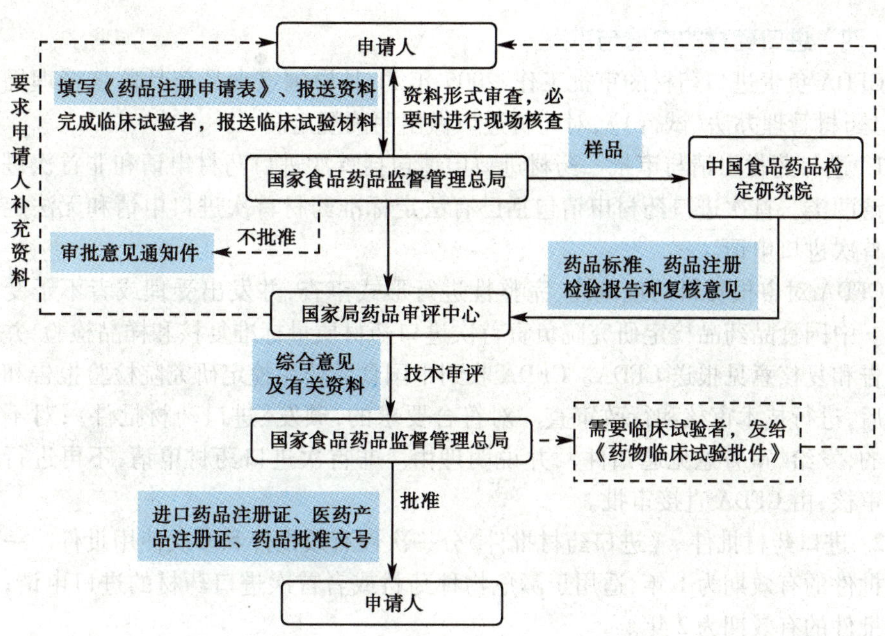

图 9-4　进口药品注册申报与审批流程

的《药品生产质量管理规范》认证证书。

(6)申请进口药品分包装,应当在该药品《进口药品注册证》或者《医药产品注册证》的有效期届满 1 年前提出。

2. 进口药品分包装申报与审批程序　境外制药厂商应当与境内药品生产企业签订进口药品分包装合同,并填写《药品补充申请表》。接受分包装的药品生产企业向所在地省、自治区、直辖市药品监督管理部门提出申请,提交由委托方填写的《药品补充申请表》,报送有关资料和样品。

省、自治区、直辖市药品监督管理部门对申报资料进行形式审查后,符合要求的,出具药品注册申请受理通知书;不符合要求的,出具药品注册申请不予受理通知书,并说明理由。省、自治区、直辖市药品监督管理部门提出审核意见后,将申报资料和审核意见报送 CFDA 审批,同时通知申请人。

CFDA 对报送的资料进行审查,符合规定的,发给《药品补充申请批件》和药品批准文号;不符合规定的,发给《审批意见通知件》,并说明理由。

3. 对进口分包装药品的相关规定

(1)进口分包装的药品应当执行进口药品注册标准。

(2)进口分包装药品的说明书和标签必须与进口药品的说明书和标签一致,并且应当标注分包装药品的批准文号和分包装药品生产企业的名称。

(3)境外大包装制剂的进口检验按照国家食品药品监督管理总局的有关规定执行。包装后产品的检验与进口检验执行同一药品标准。

(4)提供药品的境外制药厂商应当对分包装后药品的质量负责。分包装后的药品出现质量问题的,国家食品药品监督管理总局可以撤销分包装药品的批准文号,必要时可以依照《药品管理法》的有关规定,撤销该药品的《进口药品注册证》或者《医药产品注册证》。

（四）进口药材的申请与审批

CFDA 负责进口药材的审批工作，2005 年 11 月原国家食品药品监督管理局发布《进口药材管理办法（试行）》，对药材进口做出明确规定。

1. 进口药材申请与审批　药材进口申请包括首次进口药材申请和非首次进口药材申请两类。首次进口药材申请包括已有法定标准药材首次进口申请和无法定标准药材首次进口申请。

CFDA 对申报资料的规范性、完整性进行形式审查，并发出受理或者不予受理通知书。中国食品药品检定研究院负责首次进口药材质量标准复核和样品检验，并将检验报告和复核意见报送 CFDA。CFDA 收到中国食品药品检定研究院检验报告和复核意见后，进行技术审核和行政审查。对符合要求的，颁发《进口药材批件》；对不符合要求的，发给《审查意见通知件》，并说明理由。非首次进口药材申请，不再进行质量标准审核，由 CFDA 直接审批。

2. 进口药材批件　《进口药材批件》分一次性有效批件和多次使用批件。一次性有效批件的有效期为 1 年，适用于濒危物种药材或者首次进口药材的进口申请；多次使用批件的有效期为 2 年。

目前我国常用的进口药材有：血竭、豆蔻、羚羊角、沉香、豹骨、牛黄、麝香、砂仁、西红花、胖大海、西洋参、海马等。

五、药品补充申请与审批

变更研制新药、生产药品和进口药品已获批准证明文件及其附件中载明事项的，应当提出补充申请。申请人应当参照相关技术指导原则，评估其变更对药品安全性、有效性和质量可控性的影响，并进行相应的技术研究工作。

药品补充申请的申报与审批程序同其他药品程序一样，要向 CFDA 和省级药品监督管理部门提出申请，接受审查。但补充申请中的不同情况具有不同的申报与审批程序：

1. 进口药品的补充申请，申请人应当向 CFDA 报送有关资料和说明，提交生产国家或者地区药品管理机构批准变更的文件；CFDA 对申报资料进行形式审查，认为符合要求的，出具药品注册申请受理通知书；不符合要求的，出具药品注册申请不予受理通知书，并说明理由。

2. 修改药品注册标准、变更药品处方中已有药用要求的辅料、改变影响药品质量的生产工艺等的补充申请，由省、自治区、直辖市药品监督管理部门提出审核意见后，报送 CFDA 审批，同时通知申请人。修改药品注册标准的补充申请，必要时由药品检验所进行标准复核。

3. 改变国内药品生产企业名称、改变国内生产药品的有效期、国内药品生产企业内部改变药品生产场地等的补充申请，由省、自治区、直辖市药品监督管理部门受理并审批，符合规定的，发给《药品补充申请批件》，并报送国家食品药品监督管理总局备案；不符合规定的，发给《审批意见通知件》，并说明理由。

4. 对药品生产技术转让、变更处方和生产工艺可能影响产品质量等的补充申请，省、自治区、直辖市药品监督管理部门应当根据其《药品注册批件》附件或者核定的生产工艺，组织进行生产现场检查，药品检验所应当对抽取的 3 批样品进行检验。

笔记

5. 按规定变更药品包装标签、根据 CFDA 的要求修改说明书等的补充申请，报省、自治区、直辖市药品监督管理部门备案。

六、药品再注册申请与审批

CFDA 核发的药品批准文号、《进口药品注册证》或者《医药产品注册证》的有效期为 5 年。有效期届满，需要继续生产或者进口的，申请人应当在有效期届满前 6 个月申请再注册。申请人应对药品的安全性、有效性和质量控制情况等进行系统评价。

（一）药品再注册的申请和审批程序

药品再注册申请由药品批准文号的持有者向省、自治区、直辖市药品监督管理部门提出，按照规定填写《药品再注册申请表》，并提供有关申报资料。省、自治区、直辖市药品监督管理部门对申报资料进行审查，符合要求的，出具药品再注册申请受理通知书；不符合要求的，出具药品再注册申请不予受理通知书，并说明理由。自受理申请之日起 6 个月内对药品再注册申请进行审查，符合规定的，予以再注册；不符合规定的，报 CFDA。

进口药品的再注册申请由申请人向 CFDA 提出，由 CFDA 受理，并在 6 个月内完成审查，符合规定的，予以再注册；不符合规定的，发出不予再注册的通知，并说明理由。

（二）不予再注册的情形和规定

1. 有效期届满前未提出再注册申请的。
2. 未达到 CFDA 批准上市时提出的有关要求的。
3. 未按照要求完成Ⅳ期临床试验的。
4. 未按照规定进行药品不良反应监测的。
5. 经 CFDA 再评价属于疗效不确、不良反应大或者其他原因危害人体健康的。
6. 按照《药品管理法》的规定应当撤销药品批准证明文件的。
7. 不具备《药品管理法》规定的生产条件的。
8. 未按规定履行监测期责任的。
9. 其他不符合有关规定的情形。

对不予再注册的品种，除因法定事由被撤销药品批准证明文件的外，在有效期届满时，注销其药品批准文号、《进口药品注册证》或者《医药产品注册证》。

七、非处方药注册

申请人在提交新药注册申请时，如果符合非处方药管理的有关规定，可同时进行非处方药注册申请。

（一）非处方药申报规定

申请仿制的药品属于按非处方药管理的，申请人应当在《药品注册申请表》的“附加申请事项”中标注非处方药项。

申请仿制的药品属于同时按处方药和非处方药管理的，申请人可以选择按照处方药或者非处方药的要求提出申请。

（二）非处方药的申报与审批

属于以下情况的，申请人可以在《药品注册申请表》的“附加申请事项”中标注非

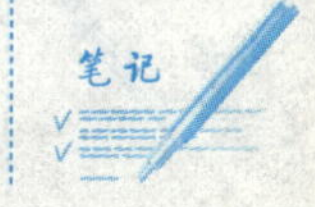

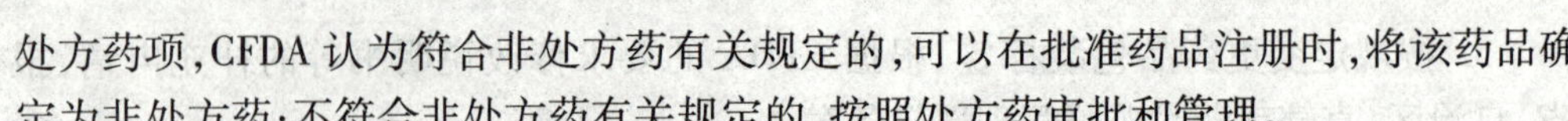

处方药项，CFDA 认为符合非处方药有关规定的，可以在批准药品注册时，将该药品确定为非处方药；不符合非处方药有关规定的，按照处方药审批和管理。

1. 已有国家药品标准的非处方药的生产或者进口。

2. 经 CFDA 确定的非处方药改变剂型，但不改变适应证或者功能主治、给药剂量以及给药途径的药品。

3. 使用 CFDA 确定的非处方药活性成分组成的新的复方制剂。

（三）其他规定

1. 非处方药的注册申请，其药品说明书和包装标签应当符合非处方药的有关规定。

2. 进口的药品属于非处方药的，适用进口药品的申报和审批程序，其技术要求与境内生产的非处方药相同。

八、药品注册现场核查管理

药品注册现场核查管理是药品注册管理的重要组成部分，为规范药品研制秩序，确保药品注册工作的真实、可靠、客观、公正，进一步明确申报资料和原始记录真实性核查的重要性，SFDA 于 2008 年 5 月 23 日发布施行了《药品注册现场核查管理规定》，对药品非临床和临床注册过程进行常规核查、有因核查、生产现场检查。药品注册现场核查分为研制现场核查和生产现场检查。药品注册研制现场核查，分为常规核查和有因核查，是指药品监督管理部门对所受理药品注册申请的研制情况进行实地确证，对原始记录进行审查，确认申报资料真实性、准确性和完整性的过程。药品注册生产现场检查，是指药品监督管理部门对所受理药品注册申请批准上市前的样品批量生产过程等进行实地检查，确认其是否与核定的或申报的生产工艺相符合的过程。

CFDA 负责全国药品注册现场核查的组织协调和监督管理。同时负责组织新药、生物制品批准上市前的生产现场检查；负责组织进口药品注册现场核查；负责组织对药品审评过程中发现的问题进行现场核查；负责组织涉及药品注册重大案件的有因核查。省、自治区、直辖市药品监督管理部门负责本行政区域内的相关药品注册现场核查。研制工作跨省进行的药品注册申请，研制现场核查工作由受理该申请的省、自治区、直辖市药品监督管理部门负责，研制现场所在地省、自治区、直辖市药品监督管理部门应当予以协助。

第四节　药物非临床研究质量管理规范

药物非临床研究是新药研究的基础阶段，为了从源头上提高药物研究水平，获得关于药物的安全性、有效性、质量可控性等的数据资料，保证用药安全，根据《药品管理法》，国家药品监督管理局于 1999 年 10 月颁布了《药品非临床研究质量规范（试行）》，2003 年 SFDA 重新修订并颁布了《药物非临床研究质量管理规范》（GLP），自 2003 年 9 月 1 日正式实施，要求药品安全性评价必须在通过 GLP 认证的实验室完成。GLP 是关于药品临床前研究行为和实验室条件的规范，是国际上新药安全性评价实验室共同遵循的准则，也是新药研究数据国际互认的基础。

笔记

一、GLP的主要内容

（一）相关术语

1. 非临床研究（non-clinical study）　系指为评价药物安全性，在实验室条件下，用实验系统进行的各种毒性试验，包括安全性药理试验、单次给药毒性试验、多次给药毒性试验、生殖毒性试验、遗传毒性试验、致癌试验、局部毒性试验、免疫原性试验、依赖性试验、毒代动力学试验及与评价药物安全性有关的其他试验。

2. 非临床安全性评价研究机构　系指从事药物非临床研究的实验室。

3. 实验系统（experiment system）　系指用于毒性试验的动物、植物、微生物以及器官、组织、细胞、基因等。

4. 质量保证部门（quality assurance unit，QAU）　系指非临床安全性评价研究机构内履行有关非临床研究工作质量保证职能的部门。

5. 标本（specimen）　系指采自实验系统用于分析观察和测定的任何材料。

6. 委托单位　系指委托非临床安全性评价研究机构进行非临床研究的单位。

（二）基本要求

药物临床前研究应当执行有关管理规定，其中安全性评价研究必须执行《药物非临床研究质量管理规范》。申请人对采用其他评价方法和技术进行试验的，应当提交证明其科学性的资料。药物研究机构应当具有与试验研究项目相适应的人员、场地、设备、仪器和管理制度；所用实验动物、试剂和原材料应当符合国家有关规定和要求，单独申请注册药物制剂的，研究用原料药必须具有药品批准文号、《进口药品注册证》或者《医药产品注册证》，且必须通过合法的途径获得，不具有证书的原料必须经国家食品药品监督管理总局批准。

申请人委托其他机构进行药物研究或者进行单项试验、检测、样品的试制、生产等的，应当与被委托方签订合同。申请人应当对申报资料中的药物研究数据的真实性负责。

（三）主要内容

我国GLP共9章45条。其主要内容包括以下几部分：

1. 机构与人员　非临床安全性评价研究机构应建立完善的组织管理体系，设立独立的质量保证部门，配备机构负责人、质量保证部门负责人、专题负责人和相应的工作人员；人员应符合具备严谨的科学作风和良好的职业道德以及相应的学历，熟悉GLP的基本内容，具备所承担的研究工作需要的知识结构、工作经验和业务能力等6项要求；机构负责人须具备医学、药学或其他相关专业本科以上学历及相应的业务素质和能力，具有负责非临床安全性评价研究机构的建设和组织管理等12项职责；质量保证部门负责人具有审核实验方案、实验记录和总结报告等6项职责；每项研究工作必须聘任专题负责人，专题负责人具有全面负责该项研究工作的运行管理、掌握研究工作的进展等8项职责。

2. 实验设施与仪器设备

（1）实验设施：①实验动物饲养设施：具备设计合理、配置适当的动物饲养设施，并能根据需要调控温度、湿度、空气洁净度、通风和照明等环境条件。实验动物设施条件应与所使用的实验动物级别相符；②饲料、垫料、笼具及其他动物用品的存放设施：各类设施的配置应合理，防止与实验系统相互污染。易腐败变质的动物用品应有适当

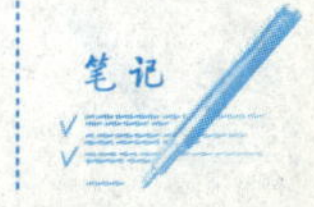

的保管措施；③供试品和对照品的处置设施：包括接收和贮藏供试品和对照品的设施及供试品和对照品的配制和贮存设施；④根据工作需要设立相应的实验室：使用有生物危害性的动物、微生物、放射性等材料应设立专门实验室，并应符合国家有关管理规定；⑤具备保管实验方案、各类标本、原始记录、总结报告及有关文件档案的设施。此外，还应根据工作需要配备相应的环境调控设施。

（2）仪器设备：实验室内应备有相应仪器设备保养、校正及使用方法的标准操作规程。对仪器设备的使用、检查、测试、校正及故障修理，应详细记录日期、有关情况及操作人员的姓名等。

3. 标准操作规程　标准操作规程（standard operation procedure，SOP）是指为有效地实施和完成某一临床前试验中每项工作所拟定的标准和详细的书面规程。它的制定与执行是药物非临床研究的关键环节。主要包括标准操作规程的编辑和管理、质量保证程序、供试品和对照品的接收、标识、保存、处理、配制、领用及取样分析处理等16个项目；并规定SOP的生效、销毁、制定、修改、分发、存放的审批权限和程序等具体要求。

4. 研究工作实施　每项研究均应有专题名称或代号；实验中所采集的各种标本应标明专题名称或代号、动物编号和收集日期；研究工作应由专题负责人制订实验方案，经质量保证部门审查，机构负责人批准后方可执行；对实验方案应包括的主要内容、实验方案的修改、研究专题的运行管理及实验人员的工作要求、实验记录、实验动物疾病或异常情况（非供试品引起）的处理、总结报告的书写和审查、总结报告的内容、总结报告的修改等都做出了具体规定。

5. 资料档案管理　研究工作结束后，专题负责人应将实验方案、标本、原始资料、文字记录和总结报告的原件、与实验有关的各种书面文件、质量保证部门的检查报告等按SOP的要求整理交资料档案室，并按SOP的要求编号归档；研究项目被取消或中止时，专题负责人应书面说明取消或中止的原因，并将上述实验资料整理归档；资料档案室应有专人负责，按SOP的要求进行管理；档案的保存期应在药物上市后至少5年；质量容易变化的标本，如组织器官、电镜标本、血液涂片等的保存期，应以能够进行质量评价为时限。

6. 监督检查　CFDA负责组织实施对非临床安全性评价研究机构的监督检查。凡在中华人民共和国申请药品注册而进行的非临床研究都应接受药品监督管理部门的监督检查。

二、GLP认证管理

GLP认证是指CFDA对药物非临床安全性评价研究机构的组织管理体系、人员、实验设施、仪器设备、试验项目的运行与管理等进行检查，并对其是否符合GLP作出评定。

为进一步加强药物非临床研究的监督管理，CFDA对2003年10月1日起施行的《药物非临床研究质量管理规范检查办法（试行）》进行了修订，进一步规范了认证检查、审核、公告的程序和要求，于2007年4月16日发布施行了《药物非临床研究质量管理规范认证管理办法》。CFDA主管全国GLP认证管理工作，省级药品监督管理部门负责本行政区域内药物非临床安全性评价研究机构的日常监督管理工作。为促进GLP认证与新药注册的有机结合，自2007年1月1日起，未在国内上市销售的化学原料药及其制剂、生物制品；未在国内上市销售的从植物、动物、矿物等物质中提取的有

笔记

效成分、有效部位及其制剂和从中药、天然药物中提取的有效成分及其制剂；中药注射剂的新药非临床安全性评价研究必须在经过 GLP 认证，符合 GLP 要求的实验室进行。

GLP 认证程序包括：申请与受理、资料检查与现场检查通知、现场检查、认证批准。现场检查一般按照首次会议、现场检查与取证、综合评定、末次会议程序进行。对经申报、资料审查与现场检查符合 GLP 要求的，CFDA 发给申请机构 GLP 认证批件，并通过局政府网站予以公告。另外 CFDA 对已通过 GLP 认证的药物非临床研究机构进行随机检查、有因检查和 3 年一次的定期检查，并规定了定期检查的程序要求。至 2014 年 12 月，我国共 90 家非临床安全性评价研究机构通过了 GLP 认证。

第五节　药物临床试验质量管理规范

药物的临床研究包括新药临床试验（含生物等效性试验）和上市药物的再评价。药物临床试验管理规范是药物临床试验全过程的标准规定，其目的在于保证临床试验过程的规范，结果科学可靠，保护受试者的权益并保障其安全。根据《药品管理法》，卫生部于 1998 年 3 月颁布了《药品临床试验管理规范》（试行），国家药品监督管理局于 1999 年 9 月 1 日颁布施行修订后的《药品临床试验管理规范》，2003 年 CFDA 重新修订并颁布了《药物临床试验质量管理规范》（GCP），自 2003 年 9 月 1 日正式实施。

一、GCP 的主要内容

药品凡进行各期临床试验，包括人体生物利用度或生物等效性试验，均需按 GCP 执行。GCP 三个核心内容为：保护受试者的安全和权益、保证临床试验过程的规范和试验结果的科学可靠。GCP 规定了其保护受试者权益的原则，即所有以人为对象的研究必须符合《世界医学大会赫尔辛基宣言》和国际医学科学组织委员会颁布的《人体生物医学研究国际道德指南》的道德原则。

（一）相关术语

1. 临床试验（clinical trial）　指任何在人体（患者或健康志愿者）进行药物的系统性研究，以证实或揭示试验药物的作用、不良反应及（或）试验药物的吸收、分布、代谢和排泄，目的是确定试验药物的疗效与安全性。

2. 研究者手册（investigator's brochure）　是有关试验药物在进行人体研究时已有的临床与非临床研究资料。

3. 知情同意书（informed consent）　是每位受试者表示自愿参加某一试验的文件证明。研究者需向受试者说明试验性质、试验目的、可能的受益和风险、可供选用的其他治疗方法以及符合《赫尔辛基宣言》规定的受试者的权利和义务等，使受试者充分了解后表达其同意。

4. 伦理委员会（ethics committee）　是由医学专业人员、法律专家及非医务人员组成的独立组织，其职责为核查临床试验方案及附件是否合乎道德，并为之提供公众保证，确保受试者的安全、健康和权益受到保护。该委员会的组成和一切活动不应受临床试验组织和实施者的干扰或影响。

5. 试验用药品（investigational product）　用于临床试验中的试验药物、对照药品或安慰剂。

笔记

6. 标准操作规程(SOP)　为有效地实施和完成某一临床试验中每项工作所拟订的标准和详细的书面规程。

7. 设盲(blinding/masking)　临床试验中使一方或多方不知道受试者治疗分配的程序。单盲指受试者不知,双盲指受试者、研究者、监察员或数据分析者均不知。

8. 合同研究组织(contract research organization,CRO)一种学术性或商业性的科学机构。申办者可委托其执行临床试验中的某些工作和任务,此种委托必须作出书面规定。

(二)基本内容

我国GCP共13章70条,并有2个附录。其主要内容包括以下几部分,分别为:

1. 临床试验前的准备与必要条件　明确规定进行药物临床试验必须有充分的科学依据,在进行人体试验前,必须周密考虑该试验的目的及要解决的问题,权衡风险和受益,预期的受益应超过可能出现的损害。选择临床试验方法必须符合科学和伦理要求。对临床试验用药品的提供、所提供资料的要求和开展临床试验机构应具备的设施与条件等作了要求。

2. 受试者的权益保障　在药物临床试验过程中,必须将受试者的权益、安全和健康放在高于科学和社会利益的考虑,对受试者的个人权益通过伦理委员会与知情同意书给予充分的保障;对伦理委员会及其工作也作了有关规定,并详细地说明了受试者权益保障原则和主要措施,以及研究者应向受试者说明的情况,研究者经充分和详细解释试验的情况后获得知情同意书。

3. 试验方案及参与者职责　临床试验开始前应制定试验方案,该方案应由研究者与申办者共同商定并签字,报伦理委员会审批后实施。临床试验中,如需修正试验方案,应按规定程序办理。对临床试验方案的内容作了详细的规定,包括试验题目、试验目的、受试者标准、中止临床试验标准、试验方法、观察指标、记录要求、疗效标准等23项内容作了明确规定。对研究者、申办者、监察员应具备的条件和职责作了相应的规定。

4. 试验记录与报告　病历作为临床试验的原始文件,应完整保存。试验中的任何观察、检查结果均应及时、准确、完整、规范、真实地记录于病历和正确地填写至病例报告表中。正常范围内的数据、显著偏离或在临床可接受范围以外的数据需加以核实,并规定了有关事项。临床试验总结报告内容包括实际病例数、脱落和剔除的病例及其理由,疗效评价指标统计分析和统计结果解释的要求,对试验药物的疗效和安全性以及风险和受益之间的关系作了简要概述和讨论等。研究者应保存临床试验资料至临床试验终止后5年。申办者应保存临床试验资料至试验药物被批准上市后5年。

5. 数据管理与分析　数据管理的目的在于把试验数据迅速、完整、无误地纳入报告,所有涉及数据管理的各种步骤均需记录在案,以便对数据质量及试验实施进行检查。应具有计算机数据库的维护和支持程序,用于保证数据库的保密性。临床试验资料的统计分析过程及其结果的表达必须采用规范的统计学方法。临床试验各阶段均须有生物统计学专业人员参与。分别对临床试验资料的统计分析过程及其结果的表达、数据的处理作了规范化的要求。

6. 试验用药品的管理与试验质量保证　临床试验用药品不得销售。试验用药品作适当的包装与标签,使用由研究者负责,必须保证仅用于该临床试验的受试者,由专人负责并记录,使用记录应包括数量、装运、递送、接受、分配、应用后剩余药物的回收

笔记

与销毁等方面的信息。

申办者及研究者均应履行各自职责,并严格遵循临床试验方案,采用 SOP。临床试验中有关所有观察结果和发现都应加以核实,在数据处理的每一阶段必须进行质量控制,以保证数据完整、准确、真实、可靠。对临床试验的稽查和审察事宜也作了相关规定。

7. 多中心试验(multiple center trial)　多中心试验是由多位研究者按同一试验方案在不同地点和单位同时进行的临床试验。各中心同期开始与结束试验。多中心试验由一位主要研究者总负责,并作为临床试验各中心间的协调研究者。多中心试验的计划和组织实施要考虑到实验方案、试验样本、试验用品、研究者的培训、评价方法等方面。多中心试验应当根据参加试验的中心数目和试验的要求,以及对试验用药品的了解程度建立管理系统,协调研究者负责整个试验的实施。

(三)研究程序

一般临床试验分为Ⅰ、Ⅱ、Ⅲ、Ⅳ期。新药在批准上市前,申请新药注册应当进行Ⅰ、Ⅱ、Ⅲ期临床试验。经批准,特殊情况可仅进行Ⅱ期、Ⅲ期临床试验或仅进行Ⅲ期临床试验。各期临床试验的目的和主要内容如下:

Ⅰ期临床试验:初步的临床药理学及人体安全性评价试验。其目的是观察人体对于药物的耐受程度和药代动力学,为制定给药方案提供依据。本期临床试验除麻醉品药品和第一类精神药品品种外,一般选择健康人为受试对象。各类新药临床实验的最低病例组数 20~30 例。

Ⅱ期临床试验:治疗作用初步评价阶段。其目的是初步评价该药物对目标适应证患者的治疗作用和安全性,也包括为Ⅲ期临床试验研究设计和给药剂量方案的确定提供依据。此阶段的研究设计可以根据具体的研究目的,采用多种形式,包括随机盲法对照临床试验。各类新药临床实验(除预防用生物制品)最低病例组数为 100 例;预防用生物制品最低病例组数为 300 例;根据实际情况还应设对照组病例数。

Ⅲ期临床试验:治疗作用确证阶段。其目的是进一步验证该药物对目标适应证患者的治疗作用和安全性,评价利益与风险关系,最终为药物注册申请的审查提供充分的依据。试验一般应为具有足够样本量的多中心随机盲法对照试验。各类新药临床实验(除预防用生物制品)最低病例组数为 300 例;预防用生物制品最低病例组数为 500 例。

Ⅳ期临床试验:新药上市后应用研究阶段。其目的是考察在广泛使用条件下的药物的疗效和不良反应,评价在普通或特殊人群中其使用的利益与风险关系以及改进给药剂量等。中药、天然药物、化学药最低病例组数为 2000 例,不设对照组。生物等效性试验,是指用生物利用度研究的方法,以药代动力学参数为指标,比较同一种药物的相同或者不同剂型的制剂,在相同的试验条件下,其活性成分吸收程度和速度有无统计学差异的人体试验,一般为 18~24 例。一般仿制药的研制需要进行生物等效性试验。生物利用度是保证药品内在质量的重要指标,而生物等效性则是保证含同一药物的不同制剂质量一致性的主要依据。生物等效性研究的目的是比较等量同一药物的不同制剂生物利用度是否相同,以评价使用时不同制剂是否具有相同的有效性和安全性。

二、药物临床试验机构资格认定

药物临床试验机构资格认定是指资格认定管理部门依照法定要求对申请承担药物临床试验的医疗机构所具备的药物临床试验条件,如药物临床试验机构的组织管

笔记

理、研究人员、设备设施、管理制度、SOP 等进行系统评价，做出其是否具有承担药物临床试验资格决定的过程。2004 年 2 月 19 日，原国家食品药品监督管理局和卫生部共同制定了《药物临床试验机构资格认定办法(试行)》，2004 年 3 月 1 日起施行。CFDA 主管全国资格认定管理工作。卫生部在其职责范围内负责资格认定管理的有关工作。省级食品药品监督管理部门和卫生厅(局)负责本行政区域内资格认定的初审和形式审查及日常监督管理工作。

药物临床试验机构资格认定的程序包括：认定申请和初审、形式审查、受理审查、现场检查、认证批准。对通过资格认定的医疗机构，CFDA 予以公告并颁发证书。另外 CFDA 会同卫生部对已通过资格认定的医疗机构进行随机检查、有因检查及专项检查，每 3 年进行一次资格认定复核检查。至 2014 年 10 月，CFDA 已认定了 574 家具有药物临床试验资格的医疗机构。

学习小结

1. 学习内容

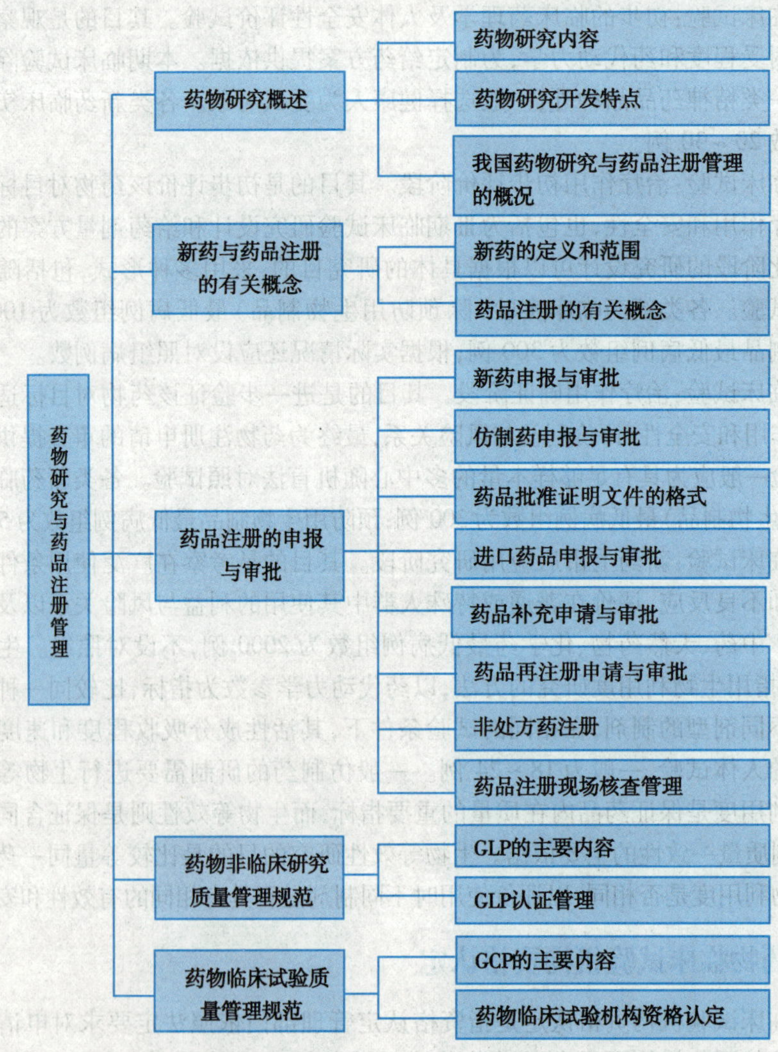

2. 学习方法

本章要通过阅读相应的药事管理法规文件，结合实例重点理解我国新药研究管理的基本内容，药品注册管理的相关概念及各类药品注册的程序和规定。根据教学大纲要求，建议学生在了解我国药物研究与药品注册管理的概况的基础上，结合《药品注册管理办法》等相关法律法规，学习并掌握新药的定义和分类；药品注册申请的类型；新药的申报与审批程序和要求；新药特殊审批的范围；药物临床前研究内容；药物临床研究的分期和要求；药品批准文号的格式；药品注册标准等相关理论知识，并结合相关案例分析、参阅申报与审批相关文件帮助学生进一步掌握药品注册管理环节中可能遇到的问题，对比各类药品注册申请的异同，对药品注册管理系统深入的了解。

（王英姿　瞿永松）

复习思考题

1. 根据药品注册申报资料的要求，新药研制临床前研究包含哪些方面的内容？
2. 简述新药、仿制药、进口药品申请与审批程序的异同。
3. 分析讨论在临床试验中如何加强受试者的权益保护？
4. 简述新药、药品注册的基本概念。药品注册如何分类？
5. 简述国家实施 GLP 和 GCP 的重要意义及其主要内容。

第十章

药品生产管理

学习目的

通过本章学习，使同学们了解药品生产和药品生产企业的概念、特点以及药品生产管理的内涵，我国药品生产管理的概况，药用辅料和药包材的生产管理，中药材、中药饮片生产质量管理，化学药品原料及制剂生产质量管理等。能应用药品生产管理知识和相关的法律法规从事药品生产活动，分析解决药品生产的实际问题，生产出安全、有效的合格药品。

学习要点

国家对药品生产企业管理的法定要求，GMP、GAP及其认证管理；开办药品生产企业应具备的基本条件及开办程序。

药品生产管理是药事管理的重要内容之一。药品生产管理是对药品生产系统进行的管理活动，包括生产政策与计划的制订、生产过程组织与劳动组织等多方面内容，涉及人员、设备、原材料、物料、工艺、生产环境等诸多因素。药品生产管理的目的是及时、足量、经济地生产出市场需要的符合法定质量标准的药品。

药品质量是在生产过程中形成的，因此药品生产管理是保证和提高药品质量的关键环节，此外，药品生产管理既有与其他一般产品生产管理的共性，又必须把握和体现药品生产的特征。

第一节　药品生产管理概述

一、药品生产

（一）药品生产的概念

在我国，药品分化学药品和中药两大类。化学药品的生产系指将原料加工制成能供医疗应用的药品的过程，分为原料药生产和制剂生产两大类。中药的生产分中药材、中药饮片、中成药、中药配方颗粒等。

1. 原料药的生产　原料药是药物制剂生产的原料，一般包括植物、动物或其他生物产品、无机元素、无机化合物和有机化合物。原料药的生产根据原材料性质的不同、加工制造方法不同，大致可分为：

(1)生药的加工制造：生药一般来自植物和动物的生物药材，生药的加工制造主

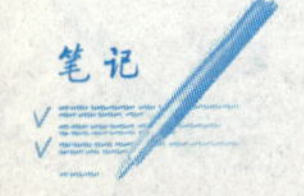

要对植物或动物机体、器官或其分泌物进行干燥、加工处理。我国传统用中药的加工处理称为炮制，中药材经过蒸、炒、炙、煅等炮制操作制成中药饮片，在中成药生产及临床上有广泛的用途。

(2)药用无机元素和无机化合物的加工制造：主要采用无机化工方法生产药品，但药品质量要求严格，其生产方法与同品种化工产品并不完全相同。

(3)药用有机化合物的加工制造：可以分为：①从天然动植物提取分离制备：从天然资源制取的药品类别繁多，制备方法亦不同，主要包括有以植物为原料的药品的提取分离和以动物为原料的药品的提取分离；②用化学合成法制备药品：随着科学技术和生产水平的不断提高，许多早年以天然物为来源的药品，已逐渐改用合成法或半合成法进行生产，如维生素、甾体、激素等。随着药品技术的进步，这种药品生产方式会越来越普遍；③用生物技术生产药品：生物技术包括普通的或基因工程、细胞工程、蛋白质工程、发酵工程等，生物材料有微生物、细胞、各种动物和人源的细胞及体液等。采用先进适宜的生物技术对化学、中药、生化药品进行改造，可促进药品生产的升级。

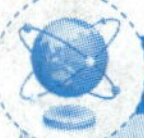
知识链接

中药配方颗粒已形成产业化趋势但监管的法律法规滞后

1987年3月，卫生部、国家中医药管理局联合下发了《关于加强中药剂型研制工作的意见》，要求对常用中药饮片“进行研究和改革，如制成粉状、颗粒状等”。1993年国家中医药管理局发文将江阴天江药业、三九医药股份有限公司、培力集团等5家为中药配方颗粒试生产企业。2001年，SFDA下发《中药配方颗粒管理暂行规定》及附件“中药配方颗粒质量标准研究的技术要求”。该《规定》明确指出，中药配方颗粒从2001年12月1日起纳入中药饮片管理范畴，实行批准文号管理。在未启动实施批准文号管理前仍属科学研究阶段，该阶段主要是选择试点企业研究、生产，由试点临床医院使用。试点结束后，中药配方颗粒的申报及生产管理将另行规定。试点生产企业经确认后，应将使用中药配方颗粒临床医院名单报医院所在地省药品监督管理局备案。

2. 药物制剂的生产　由各种来源和不同方法制得的原料药，进一步制成适合于医疗或预防应用的形式(即药物剂型，如片剂、注射剂、胶囊剂、丸剂、栓剂、软膏剂、气雾剂等)的过程，称药物制剂的生产。各种不同的剂型有不同的加工制造方法。

3. 中药材的生产　药用植物的种植、栽培，药用动物的养殖，矿物药的采集以及采收加工。中药材是生产中药饮片的原料。

4. 中药饮片的生产　将中药材按省级炮制规范或国家药典等标准，经过净选、切制、炮炙等加工，使之直接供中医临床调配处方用。中药饮片还是生产中成药的原料。

5. 中成药的生产　将中药用现代制剂技术制造为药物剂型，如片剂、注射剂、胶囊剂、丸剂、栓剂、软膏剂、气雾剂等的过程。

6. 中药配方颗粒的生产　将中药用现代提取技术，经瞬时灭菌、真空浓缩、喷雾干燥等制成颗粒，直接供中医临床调配处方用。

(二)药品生产应遵循的规定

1. 药品生产遵循的依据和生产记录规定　生产新药或已有国家标准的药品(没有实施批准文号管理的中药材和中药饮片除外)，须经国务院药品监督管理部门批准，并取得药品批准文号。实施批准文号管理的中药材和中药饮片，其品种目录由国

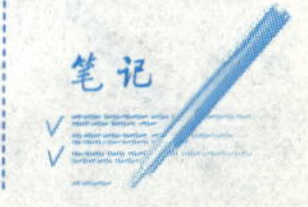

务院药品监督管理部门会同国务院中医药管理部门制定。

药品生产(中药饮片的炮制除外)必须按照国家药品标准和国务院药品监督管理部门批准的生产工艺进行生产。药品生产企业改变影响药品质量的生产工艺的,必须报原批准部门审核批准。

新版 GMP(2010 修订)第一百八十四条规定,所有药品的生产和包装均应当按照批准的工艺规程和操作规程进行操作并有相关记录,以确保药品达到规定的质量标准,并符合药品生产许可和注册批准的要求。

生产药品必须有生产记录,生产记录必须完整准确。

2. 对原辅料的规定 “原料”是指生产药品所需的原材料;“辅料”是指生产药品和调配处方时所用的赋形剂和附加剂。

《药品管理法》规定:生产药品所用原料、辅料必须符合药用要求。

《实施条例》对原料药作了更为详细的要求:“药品生产企业生产药品所使用的原料药,必须具有国务院药品监督管理部门核发的药品批准文号或者进口药品注册证书、医药产品注册证书;但是未实施批准文号管理的中药材、中药饮片除外。”

新版 GMP(2010 修订)规定,药品生产所用的原辅料、与药品直接接触的包装材料应当符合相应的质量标准。

3. 关于药品生产检验的规定 药品生产检验是药品生产企业对其生产的药品进行的检验,与药品监督检验性质不同,其目的是为了发现药品生产中的不合格品,使之不流入下道工序,确保出厂的药品达到国家药品标准。

《药品管理法》规定:“药品生产企业必须对其生产的药品进行质量检验;不符合国家药品标准或者不按照省、自治区、直辖市人民政府药品监督管理部门制定的中药饮片规范炮制的不得出厂”。

4. 中药饮片生产 中药饮片必须按照国家药品标准炮制;国家药品标准没有规定的,必须按照省、自治区、直辖市人民政府药品监督管理部门制定的炮制规范炮制。省、自治区、直辖市人民政府药品监督管理部门制定的炮制规范应当报国务院药品监督管理部门备案。

二、药品生产企业

原 SFDA 2011 年 11 月 2 日发布的 2010 年度统计年报称,截至 2010 年底,全国实有原料药和制剂生产企业 4678 家,共有 74 家中药材企业通过中药材 GAP 认证,医疗器械生产企业 14 337 家。药品生产企业的生产条件和生产过程直接决定所生产药品的质量,是保证药品质量的关键环节。因此,药品生产企业承担着保证药品质量的首要责任。为了保证药品生产质量,药品生产企业必须具备必要的条件,遵循必要的行为规则。

(一)药品生产企业的概念

药品生产企业是应用现代科学技术,自主地进行药品的生产和经营活动,以盈利为目的,实行独立核算、自负盈亏、照章纳税、具有法人地位的经济实体。药品生产企业分专营企业和兼营企业。

(二)药品生产企业的类型

药品生产企业是我国国民经济的重要组成部分。按所有制类型可分为公有制企

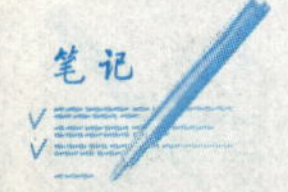

业和非公有制企业，后者如私营企业、股份公司、合资企业、外资企业等；按企业承担经济责任的不同可分为无限责任公司、有限责任公司、股份有限公司；按企业的规模可分为特大型制药企业、大型制药企业、中型制药企业、小型制药企业；按所生产的产品大致可分为化学药生产企业（包括原料和制剂）、中成药生产企业、生化制药企业、中药饮片生产企业、医用卫生材料生产企业、生物制品生产企业等。

我国现有的药品生产企业中大部分是化学药生产企业，中成药生产企业1100家，生物制品生产企业200家。

三、药品生产管理

（一）药品生产管理是药事管理的重要内容之一

药品生产管理是对药品生产系统进行的管理活动，包括生产政策与计划的制订、生产过程组织与劳动组织等多方面内容，涉及人员、设备、原材料、物料、工艺、生产环境等诸多因素。药品生产管理的目的是及时、足量、经济地生产出市场需要的符合法定质量标准的药品。药品质量是在生产过程中形成的，因此药品生产管理是保证和提高药品质量的关键环节。此外，药品生产管理既有与其他一般产品生产管理的共性，又必须把握和体现药品生产的特征。首先，药品是商品，药品生产管理与一般商品生产的管理有着相同的基本内容和本质要求，应遵循经济理论和经济规律、遵循管理的基本原理；其次，药品是特殊商品，直接影响或决定着人的生命与健康，具有作用两重性、质量检验与判定的专业性、质量检验的破坏性等诸多特性，药品只有达到或符合特定的标准，才能保证其质量可靠。应坚持质量第一，预防为主原则，执行强制性的质量标准，实行规范化的生产。因此，世界上绝大多数国家都采用法律手段对药品生产过程实行规范化管理。

（二）药品生产管理的原则

人类工业化生产过程中，对产品质量管理的发展大体经历了以下阶段：质量检验阶段、统计质量管理阶段、全面质量管理阶段。全面质量管理（total quality management）是集质量管理思想、理念、手段、方法于一体的综合体系，开始于20世纪60年代，至今仍在不断完善中。其主要特点是“三全”的质量管理即：全面的质量管理；全过程的质量管理；全员参与的质量管理。为质量管理标准化的发展，奠定了理论和实践的基础，全面质量管理是当今世界的现代质量管理的方式。ISO9000族国际标准为国际标准化组织（简称ISO）颁布，适用于绝大部分商品。对药品、食品、医疗器械等商品国际上通用GMP标准。这两种标准的基础都是全面质量管理。

四、我国药品生产管理存在的主要问题

我国药品生产企业近年来发展迅速、成效显著，但与制药发达国家相比，在生产装备水平、市场集中度、人员素质、产品种类与产品结构、创新能力、生产能力及其利用率等多方面还存在较大的差距。这些差距在资金、人员、物质基础等多方面构成了保证和提高药品质量的障碍，制约着药品生产管理水平的进一步改进与提高。

1. 结构不合理　虽然全面实施GMP认证，淘汰了一批落后企业，但医药企业多、小、散、乱的问题仍未根本解决，具有国际竞争能力的龙头企业仍然十分缺乏。许多企业存在着产品、技术结构不合理，如国内厂家仍集中生产一些比较成熟、技术要求相对

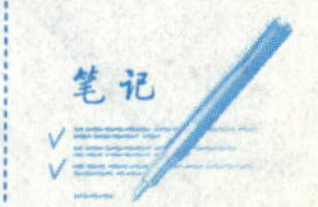

较低的仿制药品或传统医疗器械产品，同品种生产企业数量众多，产能过剩，重复生产严重，缺乏品种创新与技术创新，专业化程度低，协作性差，市场同质化竞争加剧。

2. 创新能力弱　企业研发投入少、创新能力弱，一直是阻碍我国医药产业发展的瓶颈。由于缺乏专业技术人才和科研配套条件，大部分企业无法成为医药研发的主体，使一些关键性产业化技术长期没有突破，制约了产业向高技术、高附加值下游深加工产品领域延伸。

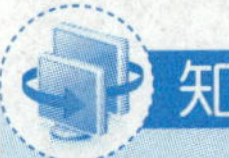

知识拓展

欧洲药典适用性证书

欧洲药典适用性证书（Certificate of Suitability，COS），是由欧洲药典委员会颁发的用以证明原料药品的质量是按照欧洲药典有关各论描述的方法严格控制的，其产品质量符合欧洲药典标准的一种证书。

DMF是Drug Master File美国药物主文件档案。指提交给FDA的用于提供关于人用药品的生产设备、工艺或生产、工艺处理、包装和储存中使用的物料的详细的和保密的信息。

3. 缺乏国际认证的产品　在药品生产过程管理和质量保证体系方面，我国与国际发达国家仍有一定的差距，虽然通过国内GMP认证但通过国际认证的厂家和产品寥寥无几。我国的大部分化学原料药产品没有取得国际市场进入许可证。虽然我国化学原料药的出口额较大，绝大部分产品仍以化工产品形式进入国际市场，如我国大量出口到印度的青霉素工业盐，是经过印度进一步深加工后，才以药品身份进入欧美市场。

4. 中药产业严重落后　由于东西方文化背景、中西医理论体系的差异，中药产品缺乏国际通行标准，尚未建立起一整套符合中药特色、符合国际规则的质量检测方法和质量控制体系，中药资源没有充分发挥，中药产品在国际上未能进入主流市场。中医药是我国传统的宝库，但我国中药产品仅约占国际中药市场的5%，远落后于日本、韩国。

5. 能耗大、污染重以及资源浪费等问题突出　我国大部分化学原料药生产能耗较大、环境污染严重、附加值较低。中药资源保护相关法规建设滞后，中药材的种植及生产方式较落后，野生药材资源的过度开采，导致部分品种达到濒危的程度。

第二节　药品生产质量管理规范（GMP）及其认证

药品生产质量管理规范以生产为基础，有生产才有质量。药品的质量是生产出来的，而不是检验出来的，因此生产管理是相当重要的。现代质量管理的基本原则是系统管理原则、顾客至上原则、预防为主原则、注重质量成本原则、以人为本原则、持续改进原则。药品质量的至关重要性早已得到世界各国的公认。随着社会的进步和科学技术的发展，各国对药品质量重要性的认识能力和认识程度日益提高。为了确保药品质量，世界上绝大多数国家和地区、特别是发达国家和地区对药品生产过程中的质量保证问题都给予了足够的重视，进行严格的管理和有关法律、规章的约束。

笔记

一、GMP 概述

GMP 是《药品生产质量管理规范》的简称，其原名为“Good Practice in the Manufacturing and Quality Control of Drugs”，简称“Good Manufacturing Practice”。以后人们称此制度为 GMP。GMP 是在药品生产过程中，用科学、合理、规范化的条件和方法来保证生产符合预期标准的优良药品的一整套系统的、科学的管理规范，是药品生产和质量管理的基本准则，是在药品生产全过程实施质量管理，保证生产出优质药品的一整套科学的、系统的管理规范，是药品进入国际医药市场的“准入证”，适用于药品制剂生产的全过程和原料药生产中影响成品质量的关键工序。GMP 即优良药品制造规范，讲求的是制药时，应该经过专业人员，在合乎规定条件的场所，用合乎既定规格的原料、材料，依照规定的方法和步骤，制造出品质均一而符合既定规格的产品，以减少人为的错误，防止药品污染和品质变化，以及建立能保证产品品质优良的体系。大力推行药品 GMP，是为了最大限度地避免药品生产过程中的污染和交叉污染，降低各种差错的发生，是提高药品质量的重要措施。药品生产企业是否实现了 GMP 已成为判定药品质量有无保证的先决条件。

GMP 在各自的国度内施行并具有法律意义。WHO 也制定了 GMP，作为世界医药工业生产和药品质量要求的指南，是加强国际医药贸易、监督与检查的统一标准。GMP 三大目标要素是将人为的差错控制在最低的限度，防止对药品的污染，保证高质量产品的质量管理体系。GMP 总的要求是：所有医药工业生产的药品，在投产前，对其生产过程必须有明确规定；所有必要设备必须经过校验；所有人员必须经过适当培训；厂房建筑及装备应合乎规定；使用合格原料；采用经过批准的生产方法；还必须具有合乎条件的仓储及运输设施；对整个生产过程和质量监督检查过程应具备完善的管理操作系统，并严格付诸执行。

（一）GMP 的产生与发展

GMP 是社会发展过程中对药品生产实践的经验、教训的总结和人类智慧的结晶。

药品的特殊性使得世界各国政府对药品生产及质量管理都给予了特别的关注，对药品生产进行严格的管理和有关法规的约束，并先后以药典标准作为药品基本的、必须达到的质量标准。这些管理方法与措施的采用，严格和规范了药品生产的出厂质量检验关，使药品质量得到了基本保证。然而，上述管理方式尚处于质量管理发展所经历的三大阶段中的质量检验阶段，未能摆脱“事后把关”的范畴。为促进药品质量管理水平的不断提高，美国于 20 世纪 50 年代末开始进行了在药品生产过程中如何有效地控制和保证药品质量的研究，并于 1963 年率先制订并作为法令正式颁布 GMP，要求本国的药品生产企业按 GMP 的规定规范化地对药品的生产过程进行控制。否则，就认为所生产的药品为劣药。GMP 的实施，使药品在生产过程中的质量有了切实的保证，效果显著。

继美国颁布、实施 GMP 后，一些发达国家和地区纷纷仿照美国的先例先后制定和颁布了本国和本地区的 GMP。1969 年 WHO 在第 22 届世界卫生大会上，建议各成员国的药品生产管理采用 GMP 制度，以确保药品质量。1975 年，WHO 的 GMP 正式颁布。1977 年，WHO 在第 28 届世界卫生组织大会上再次向其成员国推荐采用 GMP，并确定为 WHO 的法规收载于《世界卫生组织正式记录》中。但 WHO 的 GMP 对各国仅

笔记

具有指导意义，无法律约束。此后，世界上有越来越多的国家开始重视并起草本国GMP。早在1980年，世界上颁布了本国GMP的国家就已达63个。截至目前，已有包括很多第三世界国家在内的100多个国家和地区制订、实施了GMP，而且GMP的有关条款与规定也在与时俱进地不断修改和完善。

1999年日本和欧盟开始实行cGMP（current good manufacturing practice），也称"动态药品生产质量管理规范"或译为"现行药品生产质量管理规范"。2001年美国FDA也开始实行，并且和欧盟签订了相关协议，承诺从2002年开始，用3年的时间对欧盟cGMP认证检查官进行培训，实现cGMP认证的双边互认。cGMP是目前美欧日等国执行的GMP标准，也被称作"国际GMP标准"。2006年2月欧盟推出API（Active Pharmaceutical Ingredients）GMP指南，以实现GMP检查互认，包括15个欧盟国家以及澳大利亚、加拿大、新西兰和瑞典。

随着对GMP重要作用的认识的不断加深，世界上已有越来越多的国家将GMP法制化，赋予其法律效力。

（二）GMP的内容

GMP的内容很广泛，人们从不同的角度来概括其内容。

1. 从专业性管理的角度，可以把GMP分为两大方面　一是对原材料、中间品、产品的系统质量控制，主要办法是对这些物质的质量进行检验，并随之产生了一系列工作质量管理；二是对影响药品质量的、生产过程中易产生的人为差错和污物异物引入，进行系统严格管理，以保证生产合格药品。前者被称为质量控制，后者被称为质量保证。

2. 从硬件和软件系统的角度，可以将GMP分为硬件系统和软件系统　硬件系统主要包括人员、厂房、设施、设备等的目标要求，这部分涉及必需的人财物的投入，以及标准化管理。软件系统主要包括组织机构、组织工作、生产工艺、记录、制度、方法、文件化程序、培训等，可以概括为以智力为主的投入。实践证明，硬件部分投入大，涉及较多的经费，涉及该国、该企业的经济能力；软件通常反映出管理和技术水平问题。因此，用硬件和软件来划分GMP内容，有利于GMP的实施。许多发展中国家推行GMP制度初期，往往采用对硬件提出最低标准要求，而侧重于抓软件的办法效果比较好。

二、我国药品GMP实施情况

（一）我国GMP的产生

我国在1982年由当时负责行业管理的中国医药工业公司制定了《药品生产质量管理规范（试行本）》。1985年经修改，由原国家医药管理局作为《药品生产质量管理规范》推行本颁发。由中国医药工业公司等编制了《药品生产管理规范实施指南》（1985年版），并于当年12月颁发。1988年3月卫生部正式颁布《药品生产质量管理规范》，此为我国第一版GMP。1992年修订颁布了第二版。国家药品监督管理局自1998年8月19日成立以来，十分重视药品GMP的修订工作，1999年8月1日颁发了《药品生产质量管理规范（1998年修订）》。此为第三版GMP，其内容共14章88条具体标准与要求。国家药监部门规定，至2004年7月1日以后强制执行GMP，即尚未通过GMP认证的药品生产企业一律停止生产。实现了所有原料药和制剂均在符合药品GMP的条件下生产的目标。但从总体看，推行药品GMP的力度还不够，药品GMP的部分内容与发达国家有较大差距，急需做相应修改。历经10多年修订和广泛公开征

笔记

求意见的《药品生产质量管理规范(2010年修订)》(以下简称新版GMP),由卫生部于2011年1月17日颁布,2011年3月1日起施行,此为我国第四版也是现行版的GMP。

我国实施药品GMP以来,针对药品生产的全过程,采取了分阶段、分步骤实施的规划。从1988年颁布第一版GMP到2004年7月1日强制执行,首先要求中国境内所生产的化学原料药、药品制剂包括中成药全部符合GMP规定和要求。2003年1月30日国家药监局颁布《中药饮片、医用氧GMP补充规定》及《中药饮片GMP认证检查项目》,作为中药饮片生产实施GMP的补充,并规定自2008年1月1日起,所有中药饮片生产企业必须在符合GMP的条件下生产。《中药材生产质量管理规范(试行)》(Good Agricultural Practice,GAP)颁布,自2002年6月1日起施行。2004年7月20日颁布了《药包材生产现场考核通则》(也称药包材GMP),2006年3月23日颁布了《药用辅料生产质量管理规范》(简称药用辅料GMP)。初步形成对药品生产全过程的GMP管理。

(二)新版GMP的主要特点

与1998年版的GMP相比较,有较大进步。有专家提出新修订的GMP软件参考的是美国FDA的标准,硬件方面则参照了欧盟的标准。过去是重硬件轻软件,新标准是硬软件并重。不但要求硬件设备达标,而且更加强调制药企业在文件管理、人员管理、生产管理和质量监控等软件方面的控制,并引入了质量风险管理的概念,加强药品质量生产管理体系的建设。实施其将使得我国制药企业建立起与国际标准接轨的质量管理体系,有助于改善中国药品质量的形象,促使我国制药企业走向国际市场,参与国际竞争,加速我国医药工业产业升级。

新增的内容较多,增加了企业诚实守信、质量受权人、质量风险管理、产品质量回顾分析、持续稳定性考察、供应商的审计和批准、变更控制、偏差处理、超标调查、委托检验、纠正和预防措施等内容。强调与药品注册接轨,强调可指导性、可操作性和可检查性,关键人员职责明确,细化了文件管理,使整个GMP系统更加全面。具体如下:

1. 新GMP的基础是诚实守信　第四条规定“企业应当严格执行本规范,坚持诚实守信,禁止任何虚假、欺骗行为”。1998版GMP规范对药品生产企业诚实守信方面未作明确的要求,而是通过其他法规进行了相应的要求。

2. 明确了关键人员的范围和其应承担的药品生产质量职责　如对药品生产企业中的企业负责人、生产管理负责人、质量管理负责人、质量受权人等承担的药品生产质量职责做出了明确的规定。1998版GMP未明确规定关键人员的范围和其应承担的药品生产质量职责,未引入质量受权人的概念。对生产管理负责人和质量管理负责人的学历要求由大专以上提高到本科以上,并规定需要具备的相关管理实践经验年限。

3. 首次引入了质量风险管理　第十三条指出“质量风险管理是在整个产品生命周期中采用前瞻或回顾的方式,对质量风险进行评估、控制、沟通、审核的系统过程”。第十四条强调“应根据科学知识及经验对质量风险进行评估,保证药品质量和安全”。

4. 引入了产品质量回顾分析　并对质量回顾分析的适用情况做出了明确的规定。强调再确认和再验证是以产品质量回顾分析提出的纠正预防措施和评估意见为基础和理由。

5. 明确了持续稳定性考察的目的和适用对象,持续稳定性考察的内容和具体要求　1998版GMP只是在质量管理部门的主要职责中进行了简单的描述。

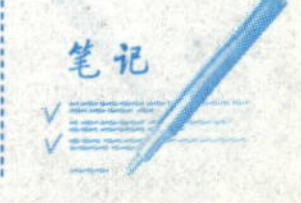

6. 对供应商的评估和批准做出了明确的要求　明确指出"企业法定代表人、企业负责人及其他部门的人员不得干扰或妨碍质量管理部门对物料供应商独立作出质量评估"。98 版 GMP 规定质量管理部门应会同有关部门对主要物料供应商质量体系进行评估。指导性、可操作性和可检查性均不强。

7. 引入了变更控制的管理要求　规定了变更控制的适用范围，变更的分类和评估，对涉及变更的文件的修订和变更的文件和记录都有明确的要求。98 版 GMP 未引入变更控制的管理要求。

8. 偏差处理　对偏差处理适用范围，偏差处理的分类，偏差处理的要求，采取的预防纠正措施，偏差处理的文件记录，实验室检验超标超限（OOS）等都作了规定。98 版 GMP 只在第 67 条中规定了每批产品按产量和数量进行物料平衡检查。

9. 建立预防纠正措施确保药品的质量和安全　对预防纠正措施规程的内容，执行预防纠正措施文件记录和保存等都作了规定。98 版 GMP 无此项内容

10. 提高了部分硬件要求　新 GMP 调整了无菌制剂生产环境的洁净度要求，在无菌药品附录中采用了 WHO 和欧盟最新的 A、B、C、D 分级标准，对无菌药品生产的洁净度级别提出了具体要求。增加了在线监测的要求，特别对生产环境中的悬浮微粒的静态、动态监测，对生产环境中的微生物和表面微生物的监测都做出了详细的规定。

（三）目前中药饮片生产执行新版 GMP 有较大困难

新版 GMP2011 年 3 月 1 日起正式施行，按照国家食品药品监督管理局的规定，饮片生产企业应在 2015 年底前达到新版 GMP 要求，而软件部分的工作应在三年内完成。中药饮片生产是中药产业三大支柱（中药材、中药饮片、中成药）产业中最薄弱的环节，也是 GMP 管理的薄弱环节。与化学药及中成药的生产相比，生产品种多、批生产量小、质检仪器设备要求高、GMP 管理难度大。加上新版 GMP 有些章节条款与饮片生产的实际情况有较大差距，因此，饮片生产企业完全达到新版 GMP 要求有一定难度。

三、我国 GMP 简介

新版 GMP 共 14 章、313 条。

第一章总则（1 ~4 条，共 4 条）明确制定药品 GMP 的依据是《中华人民共和国药品管理法》、《中华人民共和国药品管理法实施条例》；明确"药品 GMP 是药品生产和质量管理的基本准则"；明确药品 GMP 的适用范围是"药品制剂生产全过程，以及原料药中影响成品质量的关键工序"。

第二章质量管理（5 ~ 15 条，共 11 条）为质量管理方面的规定与要求。规定药品生产企业的质量管理部门应配备与药品生产规模、品种、检验要求相适应的一定数量的质量管理和检验人员、场所、仪器、设备等资源，在企业负责人的直接领导下，负责药品全过程的质量管理和检验，并明确规定了质量管理部门的主要职责。

第三章机构和人员（16 ~ 37 条，共 22 条），规定药品生产企业应建立生产和质量管理机构，并有组织机构图。各级机构和人员职责应明确，并配备一定数量的与药品生产相适应的具有专业知识、生产经验及组织能力的管理人员和技术人员。

1. 机构　机构是药品生产和质量管理的组织保证，药品生产企业在机构设置的过程中要遵循因事设岗、因岗配人的原则，使全部质量活动能落实到岗位、人员。各部

门既要有明确的分工,又要相互协作、相互制约。药品生产企业的内部机构设置一般为:质量管理部门、生产管理部门、工程部门、供应部门、销售部门、研究开发部门、人事部门。各机构职能分别是:

(1)质量管理部门:负责企业质量管理体系运行过程中的质量协调、监督、审核和评价工作;负责药品生产全过程的质量检验和质量监督工作;开展质量审核,在企业内部提供质量保证。

(2)生产管理部门:负责生产质量管理文件的编写、修订、实施;制订生产计划,下达生产指令;负责或参与质量管理文件的编写、修订、实施;对产品制造、工艺规程、卫生规范等执行情况进行监督管理;解决生产过程中所遇到的技术问题;会同有关部门进行生产工艺等的验证;做好技术经济指标的统计和管理工作。

(3)工程部门:负责企业设备、设施的维修、保养和管理;组织设备、设施的验证工作;保证计量器具的准确性;保证提供符合生产工艺要求的水、电、气、风、冷等。

(4)供应部门:严格按物料的质量标准要求供货;对供应商进行管理,保证供货渠道的畅通;配合质量管理部门进行供应商质量体系的评价工作。

(5)销售部门:负责市场开发工作;确保药品售后的可追踪性;负责将产品质量问题、用户投诉信息及时反馈给质量管理部门和生产管理部门。

(6)研究开发部门:制定成品的质量规格和检验方法;确定中间控制项目、方法与标准;确定生产过程;选择合适的包装形式并制定包装材料的质量规格;确定药品的稳定性等。

(7)人事部门:根据 GMP 对人员的任职要求,负责各类人员的配置工作;负责编制员工培训计划,组织实施、检查、考核。

2. 人员　人员是药品生产和质量管理的执行主体,是药品生产和推行 GMP 的首要条件,是 GMP 中最关键、最根本的因素。新版 GMP 将企业的全职人员,包括企业负责人、生产管理负责人、质量管理负责人和质量受权人概括为关键人员。质量管理负责人和生产管理负责人不得互相兼任。质量管理负责人和质量受权人可以兼任。应当制定操作规程确保质量受权人独立履行职责,不受企业负责人和其他人员的干扰。GMP 对各类人员要求如下:

(1)企业负责人:企业负责人是药品质量的主要责任人,全面负责企业日常管理。为确保企业实现质量目标并按照本规范要求生产药品,企业负责人应当负责提供必要的资源,合理计划、组织和协调,保证质量管理部门独立履行其职责。

(2)生产管理负责人:生产管理负责人应当至少具有药学或相关专业本科学历(或中级专业技术职称或执业药师资格),具有至少 3 年从事药品生产和质量管理的实践经验,其中至少有 1 年的药品生产管理经验,接受过与所生产产品相关的专业知识培训。

(3)质量管理负责人:质量管理负责人应当至少具有药学或相关专业本科学历(或中级专业技术职称或执业药师资格),具有至少 5 年从事药品生产和质量管理的实践经验,其中至少 1 年的药品质量管理经验,接受过与所生产产品相关的专业知识培训。

(4)质量受权人:质量受权人应当至少具有药学或相关专业本科学历(或中级专业技术职称或执业药师资格),具有至少 5 年从事药品生产和质量管理的实践经验,

笔记

从事过药品生产过程控制和质量检验工作。质量受权人应当具有必要的专业理论知识，并经过与产品放行有关的培训，方能独立履行其职责。

第四章厂房与设施(38～70条，共33条)，规定药品生产企业必须有整洁的生产环境，厂区的地面、路面及运输等不应对药品的生产造成污染；厂区和厂房均应合理布局；厂房的设计和建设应便于进行清洁工作；生产区和储存区应有与生产规模相适应的面积和空间，以最大限度地减少差错和交叉污染；洁净室(区)的空气必须净化，并根据生产工艺要求划分空气洁净级别；洁净室(区)的照度为300Lux，温度18～26℃，相对湿度控制在45%～65%；洁净室(区)内的各种设施应避免出现不易清洁的部位，不得对药品产生污染；不同空气洁净度级别的洁净室(区)之间的人员及物料出入，应有防止交叉污染的措施；生产特殊性质的药品，如高致敏性药品(如青霉素类)或生物制品(如卡介苗或其他用活性微生物制备而成的药品)，必须采用专用和独立的厂房、生产设施和设备。青霉素类药品产尘量大的操作区域应当保持相对负压，排至室外的废气应当经过净化处理并符合要求，排风口应当远离其他空气净化系统的进风口；生产β-内酰胺结构类药品、性激素类避孕药品必须使用专用设施(如独立的空气净化系统)和设备，与其他药品生产区严格分开，并装有独立的专用的空气净化系统；生产某些激素类、细胞毒性类、高活性化学药品应当使用专用设施(如独立的空气净化系统)和设备；特殊情况下，如采取特别防护措施并经过必要的验证，上述药品制剂则可通过阶段性生产方式共用同一生产设施和设备；放射性药品的生产、包装和储存应使用专用的、安全的设备，排气应符合国家关于辐射防护的要求与规定。

第五章设备(71～101条，共31条)，为避免或减少污染，要求设备的设计、选型、安装应符合生产要求，易于清洗、消毒或灭菌，便于生产操作和维修、保养，不与药品发生化学变化，不对药品造成污染；为防止差错，要求与设备直接连接的主要固定管道应标明管内物料名称、流向，生产设备应有明显的状态标志，并定期维修、保养和验证；用于生产和检验的仪器、仪表、量具、衡器等的适用范围和精密度应符合生产和检验要求，并定期校验，有明显的合格标志；纯化水、注射用水的制备、储存和分配应能防止微生物的滋生和污染，储罐和输送管道应无毒、耐腐蚀并定期清洗、灭菌；生产、检验设备均应有使用、维修、保养记录，并由专人管理。

第六章物料与产品(102～137条，共36条)，物料和产品的处理应当按照操作规程或工艺规程执行，并有记录。要求对药品生产所用物料的购入、储存、发放、使用等制定管理制度；药品生产所用的物料应符合有关标准，不得对药品的质量产生不良影响，应从符合规定的单位购进，并按规定入库，将待验、合格、不合格物料设有易于识别的明显标志，进行严格管理；按物料的存放要求控制温度、湿度及其他有关条件；特殊管理的药品及易燃、易爆和其他危险品的验收、储存和保管要严格执行国家有关的规定；药品的标签、使用说明书必须与药品监督管理部门批准的内容、式样、文字相一致，应有专人保管，按品种、规格设有专柜或专库存放，并计数发放，印有批号的残损或剩余标签由专人负责计数销毁，且标签的发放、使用和销毁应有记录。成品放行前应当待验贮存，成品的贮存条件应当符合药品注册批准的要求。麻醉药品、精神药品、医疗用毒性药品(包括药材)、放射性药品、药品类易制毒化学品及易燃、易爆和其他危险品的验收、贮存、管理应当执行国家有关的规定。不合格的物料、中间产品、待包装产品和成品的每个包装容器上均应当有清晰醒目的标志，并在隔离区内妥善保存。不合

笔记

格的物料、中间产品、待包装产品和成品的处理应当经质量管理负责人批准，并有记录。

第七章确认与验证（138～149 条，共 12 条），企业应当确定需要进行的确认或验证工作，以证明有关操作的关键要素能够得到有效控制。确认或验证的范围和程度应当经过风险评估来确定。企业的厂房、设施、设备和检验仪器应当经过确认，应当采用经过验证的生产工艺、操作规程和检验方法进行生产、操作和检验，并保持持续的验证状态。应当建立确认与验证的文件和记录。采用新的生产处方或生产工艺前，应当验证其常规生产的适用性。生产工艺在使用规定的原辅料和设备条件下，应当能够始终生产出符合预定用途和注册要求的产品。当影响产品质量的主要因素，如原辅料、与药品直接接触的包装材料、生产设备、生产环境（或厂房）、生产工艺、检验方法等发生变更时，应当进行确认或验证。必要时，还应当经药品监督管理部门批准。确认或验证应当按照预先确定和批准的方案实施，并有记录。确认或验证工作完成后，应当写出报告，并经审核、批准。确认或验证的结果和结论（包括评价和建议）应当有记录并存档。

第八章文件管理（150～183 条，共 34 条），文件是质量保证系统的基本要素。要求药品生产企业应有产品生产管理文件（主要有生产工艺规程、岗位操作法或标准操作规程、批生产记录）和产品质量管理文件（主要有药品的申请与审批文件，物料、中间产品和成品质量标准及其检验操作规程，产品质量稳定性考察，批检验记录）；应有厂房、设施和设备的使用、维护、保养、检修等制度和记录；应有物料验收、生产操作、检验、发放、成品销售和用户投诉等制度和记录；应有不合格品管理、物料退库和报废、紧急情况处理等制度和记录；应有环境、厂房、设备、人员等卫生管理制度和记录；以及本规范和专业技术培训等制度和记录。同时要求各种文件的制定、审查和批准的责任应明确，并有责任人签名。每批药品应当有批记录，包括批生产记录、批包装记录、批检验记录和药品放行审核记录等与本批产品有关的记录。批记录应当由质量管理部门负责管理，至少保存至药品有效期后 1 年。质量标准、工艺规程、操作规程、稳定性考察、确认、验证、变更等其他重要文件应当长期保存。

第九章生产管理（184～216 条，共 33 条），要求产品生产管理文件不得任意更改，如需更改，应按其制定时的程序办理修订、审批手续；每批产品应进行物料平衡检查，以确认无潜在质量事故；批生产记录应真实、完整，不得撕毁和任意涂改，应按批号归档保存至有效期后一年；生产前应确认无上次生产遗留物，生产操作应防止尘埃的产生和扩散，不同产品品种、规格的生产操作不得在同一生产操作间同时进行，应防止生产过程中物料及产品所产生的气体、蒸汽等引起的交叉污染，对生产操作间以及生产用设备、容器应进行状态标志管理；拣选后药材的洗涤应分品种使用流动水进行；工艺用水应符合质量标准，并定期检验、记录；产品应有批包装记录；每批药品的每一生产阶段完成后必须清场，并填写清场记录（归入批生产记录）。

第十章质量控制与质量保证（217～277 条，共 61 条）质量控制实验室的人员、设施、设备应当与产品性质和生产规模相适应。企业通常不得进行委托检验，确需委托检验的，应当按照第十一章中委托检验部分的规定，委托外部实验室进行检验，但应当在检验报告中予以说明。应当分别建立物料和产品批准放行的操作规程，明确批准放行的标准、职责，并有相应的记录。质量控制实验室的检验人员至少应当具有相关专

笔记

业中专或高中以上学历，并经过与所从事的检验操作相关的实践培训且通过考核。

质量控制实验室应当至少有下列详细文件：

1. 质量标准。
2. 取样操作规程和记录。
3. 检验操作规程和记录（包括检验记录或实验室工作记事簿）。
4. 检验报告或证书。
5. 必要的环境监测操作规程、记录和报告。
6. 必要的检验方法验证报告和记录。
7. 仪器校准和设备使用、清洁、维护的操作规程及记录。

质量管理部门应当对所有生产用物料的供应商进行质量评估，会同有关部门对主要物料供应商（尤其是生产商）的质量体系进行现场质量审计，并对质量评估不符合要求的供应商行使否决权。主要物料的确定应当综合考虑企业所生产的药品质量风险、物料用量以及物料对药品质量的影响程度等因素。企业法定代表人、企业负责人及其他部门的人员不得干扰或妨碍质量管理部门对物料供应商独立作出质量评估。应当按照操作规程，每年对所有生产的药品按品种进行产品质量回顾分析，以确认工艺稳定可靠，以及原辅料、成品现行质量标准的适用性，及时发现不良趋势，确定产品及工艺改进的方向。应当考虑以往回顾分析的历史数据，还应当对产品质量回顾分析的有效性进行自检。当有合理的科学依据时，可按照产品的剂型分类进行质量回顾，如固体制剂、液体制剂和无菌制剂等。回顾分析应当有报告。

第十一章委托生产与委托检验（278～292条，共13条），为确保委托生产产品的质量和委托检验的准确性和可靠性，委托方和受托方必须签订书面合同，明确规定各方责任、委托生产或委托检验的内容及相关的技术事项。委托生产或委托检验的所有活动，包括在技术或其他方面拟采取的任何变更，均应当符合药品生产许可和注册的有关要求。

委托方应当向受托方提供所有必要的资料，以使受托方能够按照药品注册和其他法定要求正确实施所委托的操作。委托方应当使受托方充分了解与产品或操作相关的各种问题，包括产品或操作对受托方的环境、厂房、设备、人员及其他物料或产品可能造成的危害。委托方应当对受托生产或检验的全过程进行监督。委托方应当确保物料和产品符合相应的质量标准。

受托方必须具备足够的厂房、设备、知识和经验以及人员，满足委托方所委托的生产或检验工作的要求。受托方应当确保所收到委托方提供的物料、中间产品和待包装产品适用于预定用途。受托方不得从事对委托生产或检验的产品质量有不利影响的活动。

第十二章产品发运与召回（293～305条，共13条），要求每批成品都应有销售记录，且销售记录能追查每批药品的售出情况，必要时能全部追回；销售记录保存至药品有效期后1年。要求药品生产企业建立药品退货和收回的书面程序和记录；因质量原因退货和收回的药品制剂应在质量管理部门的监督下销毁，并同时处理所涉及的其他批号的药品。产品召回负责人应当独立于销售和市场部门；如产品召回负责人不是质量受权人，则应当向质量受权人通报召回处理情况。因产品存在安全隐患决定从市场

笔记

召回的,应当立即向当地药品监督管理部门报告。已召回的产品应当有标识,并单独、妥善贮存,等待最终处理决定。召回的进展过程应当有记录,并有最终报告。产品发运数量、已召回数量以及数量平衡情况应当在报告中予以说明。应当定期对产品召回系统的有效性进行评估。

第十三章自检(306~309条,共4条)为自检方面的规定与要求。要求药品生产企业按预定的程序,对人员、厂房、设备、文件、生产、质量控制、药品销售、用户投诉和产品收回的处理等项目定期组织自检,以证实符合本规范的要求。自检要有记录,并形成报告。

第十四章附则(310~313条,共4条)为附则部分。对规范中一些用语的含义作出界定与解释;将不同类别药品的生产质量管理特殊要求列入本规范附录作出补充规定;指出本规范由国家食品药品监督管理局负责解释,本规范自2011年3月1日起施行。

四、GMP认证管理

为加强药品生产质量管理规范检查认证工作的管理,进一步规范检查认证行为,推动新版GMP的实施,国家食品药品监督管理局组织修订,并于2011年8月2日颁布新的《药品生产质量管理规范认证管理办法》。第二条明确提出,药品GMP认证是药品监督管理部门依法对药品生产企业药品生产质量管理进行监督检查的一种手段,是对药品生产企业实施药品GMP情况的检查、评价并决定是否发给认证证书的监督管理过程。

(一)我国GMP认证的组织机构

1. 国家食品药品监督管理局 主管全国药品GMP认证管理工作。负责注射剂、放射性药品、生物制品等药品GMP认证和跟踪检查工作;负责进口药品GMP境外检查和国家或地区间药品GMP检查的协调工作。

2. 省级药品监督管理部门 负责本辖区内除注射剂、放射性药品、生物制品以外其他药品GMP认证和跟踪检查工作以及国家食品药品监督管理局委托开展的药品GMP检查工作。

3. 省级以上药品监督管理部门设立的药品认证检查机构 承担药品GMP认证申请的技术审查、现场检查、结果评定等工作。

(二)申请、受理与审查程序

1. 新开办药品生产企业或药品生产企业新增生产范围、新建车间的,应当按照《药品管理法实施条例》的规定申请药品GMP认证。

2. 已取得《药品GMP证书》的药品生产企业应在证书有效期届满前6个月,重新申请药品GMP认证。

药品生产企业改建、扩建车间或生产线的,应按本办法重新申请药品GMP认证。

3. 申请药品GMP认证的生产企业,应按规定填写《药品GMP认证申请书》并按《药品GMP认证申请资料要求》报送相关资料。

4. 省级以上药品监督管理部门对药品GMP申请书及相关资料进行形式审查,申请材料齐全、符合法定形式的予以受理;未按规定提交申请资料的,以及申请资料不齐全或者不符合法定形式的,当场或者在5日内一次性书面告知申请人需要补正的

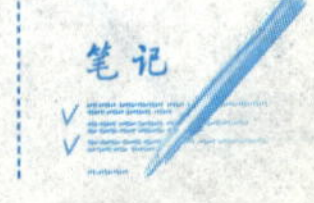

内容。

5. 药品认证检查机构对申请资料进行技术审查,需要补充资料的,应当书面通知申请企业。申请企业应按通知要求,在规定时限内完成补充资料,逾期未报的,其认证申请予以终止。

技术审查工作时限为自受理之日起20个工作日。需补充资料的,工作时限按实际顺延。

(三)现场检查

1. 药品认证检查机构完成申报资料技术审查后,应当制定现场检查工作方案,并组织实施现场检查。制订工作方案及实施现场检查工作时限为40个工作日。

2. 现场检查实行组长负责制,检查组一般由不少于3名药品GMP检查员组成,从药品GMP检查员库中随机选取,并应遵循回避原则。检查员应熟悉和了解相应专业知识,必要时可聘请有关专家参加现场检查。

3. 药品认证检查机构应在现场检查前通知申请企业。现场检查时间一般为3~5天,可根据具体情况适当调整。

4. 申请企业所在地省级药品监督管理部门应选派一名药品监督管理工作人员作为观察员参与现场检查,并负责协调和联络与药品GMP现场检查有关的工作。

5. 现场检查开始时,检查组应向申请企业出示药品GMP检查员证或其他证明文件,确认检查范围,告知检查纪律、注意事项以及企业权利,确定企业陪同人员。

申请企业在检查过程中应及时提供检查所需的相关资料。

6. 检查组应严格按照现场检查方案实施检查,检查员应如实做好检查记录。检查方案如需变更的,应报经派出检查组的药品认证检查机构批准。

7. 现场检查结束后,检查组应对现场检查情况进行分析汇总,并客观、公平、公正地对检查中发现的缺陷进行风险评定。

分析汇总期间,企业陪同人员应回避。

8. 检查缺陷的风险评定应综合考虑产品类别、缺陷的性质和出现的次数。缺陷分为严重缺陷、主要缺陷和一般缺陷,其风险等级依次降低。具体如下:

(1)严重缺陷指与药品GMP要求有严重偏离,产品可能对使用者造成危害的。

(2)主要缺陷指与药品GMP要求有较大偏离的。

(3)一般缺陷指偏离药品GMP要求,但尚未达到严重缺陷和主要缺陷程度的。

9. 检查组向申请企业通报现场检查情况,对检查中发现的缺陷内容,经检查组成员和申请企业负责人签字,双方各执一份。

申请企业对检查中发现的缺陷无异议的,应对缺陷进行整改,并将整改情况及时报告派出检查的药品认证检查机构。如有异议,可做适当说明。如不能达成共识,检查组应做好记录并经检查组成员和申请企业负责人签字后,双方各执一份。

(四)其他规定

该办法还对审批与发证、跟踪检查、GMP证书管理作出具体规定。

第三节 药品生产监督管理

为加强药品生产的监督管理,国家食品药品监督管理局2004年8月5日颁布《药

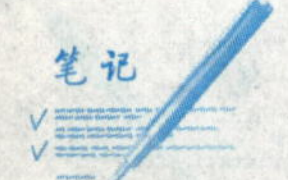

品生产监督管理办法》。明确规定，药品生产监督管理是指药品监督管理部门依法对药品生产条件和生产过程进行审查、许可、监督检查等管理活动。

一、开办药品生产企业的申请与审批

（一）开办药品生产企业的条件

除应当符合国家制定的药品行业发展规划和产业政策外，开办药品生产企业还应当符合以下条件：

1. 具有依法经过资格认定的药学技术人员、工程技术人员及相应的技术工人，企业法定代表人或者企业负责人、质量负责人无《药品管理法》第七十六条规定的情形。

2. 具有与其药品生产相适应的厂房、设施和卫生环境。

3. 具有能对所生产药品进行质量管理和质量检验的机构、人员以及必要的仪器设备。

4. 具有保证药品质量的规章制度。

国家有关法律、法规对生产麻醉药品、精神药品、医疗用毒性药品、放射性药品、药品类易制毒化学品等另有规定的，依照其规定。

（二）开办药品生产企业的申请人应提交的材料

1. 申请人的基本情况及其相关证明文件。

2. 拟办企业的基本情况，包括拟办企业名称、生产品种、剂型、设备、工艺及生产能力；拟办企业的场地、周边环境、基础设施等条件说明以及投资规模等情况说明。

3. 工商行政管理部门出具的拟办企业名称预先核准通知书、生产地址及注册地址、企业类型、法定代表人或者企业负责人。

4. 拟办企业的组织机构图（注明各部门的职责及相互关系、部门负责人）。

5. 拟办企业的法定代表人、企业负责人、部门负责人简历、学历和职称证书；依法经过资格认定的药学及相关专业技术人员、工程技术人员、技术工人登记表，并标明所在部门及岗位；高级、中级、初级技术人员的比例情况表。

6. 拟办企业的周边环境图、总平面布置图、仓储平面布置图、质量检验场所平面布置图。

7. 拟办企业生产工艺布局平面图（包括更衣室、盥洗间、人流和物流通道、气闸等，并标明人、物流向和空气洁净度等级），空气净化系统的送风、回风、排风平面布置图，工艺设备平面布置图。

8. 拟生产的范围、剂型、品种、质量标准及依据。

9. 拟生产剂型及品种的工艺流程图，并注明主要质量控制点与项目。

10. 空气净化系统、制水系统、主要设备验证概况；生产、检验仪器、仪表、衡器校验情况。

11. 主要生产设备及检验仪器目录。

12. 拟办企业生产管理、质量管理文件目录。

申请人应当对其申请材料全部内容的真实性负责。

（三）开办药品生产企业的审批程序

《药品生产监督管理办法》还明确规定了开办药品生产企业的审批程序。

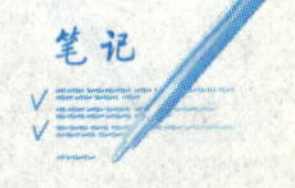

二、《药品生产许可证》的管理

1. 《药品生产许可证》分正本和副本　正、副本具有同等法律效力，有效期为5年。《药品生产许可证》由国家食品药品监督管理局统一印制。

2. 《药品生产许可证》载明事项　应当载明许可证编号、企业名称、法定代表人、企业负责人、企业类型、注册地址、生产地址、生产范围、发证机关、发证日期、有效期限等项目。其中由药品监督管理部门核准的许可事项为：企业负责人、生产范围、生产地址。

企业名称、法定代表人、注册地址、企业类型等项目应当与工商行政管理部门核发的营业执照中载明的相关内容一致。

3. 变更事项　《药品生产许可证》变更分为许可事项变更（指企业负责人、生产范围、生产地址的变更）和登记事项变更（指企业名称、法定代表人、注册地址、企业类型等项目）。

药品生产企业变更《药品生产许可证》许可事项时，应当在许可事项发生变更30日前，向原发证机关申请《药品生产许可证》变更登记；未经批准，不得变更许可事项。

4. 期满换证的规定　《药品生产许可证》有效期届满，需要继续生产药品的，药品生产企业应当在有效期届满前6个月，向原发证机关申请换发《药品生产许可证》。

5. 撤销生产许可证的规定　药品生产企业终止生产药品或者关闭的，《药品生产许可证》由原发证机关缴销，并通知工商行政管理部门。

任何单位或个人不得伪造、变造、买卖、出租、出借《药品生产许可证》。

三、药品委托生产管理

（一）《药品生产监督管理办法》的有关规定

1. 药品委托生产的委托方应当是取得该药品批准文号的药品生产企业。

2. 药品委托生产的受托方应当是持有与生产该药品的生产条件相适应的GMP认证证书的药品生产企业。

3. 委托方负责委托生产药品的质量和销售。委托方应当对受托方的生产条件、生产技术水平和质量管理状况进行详细考察，应当向受托方提供委托生产药品的技术和质量文件，对生产全过程进行指导和监督。

受托方应当按照GMP进行生产，并按照规定保存所有受托生产文件和记录。

4. 委托生产药品的双方应当签署合同，内容应当包括双方的权利与义务，并具体规定双方在药品委托生产技术、质量控制等方面的权利与义务，且应当符合国家有关药品管理的法律法规。

5. 注射剂、生物制品（不含疫苗制品、血液制品）和跨省、自治区、直辖市的药品委托生产申请，由国家食品药品监督管理局负责受理和审批。

疫苗制品、血液制品以及国家食品药品监督管理局规定的其他药品不得委托生产。

麻醉药品、精神药品、医疗用毒性药品、放射性药品、药品类易制毒化学品的委托生产按照有关法律法规规定办理。

6. 其他药品委托生产申请，由委托生产双方所在地省、自治区、直辖市（食品）药品监督管理部门负责受理和审批。

7.《药品委托生产批件》有效期不得超过 2 年，且不得超过该药品批准证明文件规定的有效期限。

8. 委托生产药品的质量标准应当执行国家药品质量标准，其处方、生产工艺、包装规格、标签、使用说明书、批准文号等应当与原批准的内容相同。在委托生产的药品包装、标签和说明书上，应当标明委托方企业名称和注册地址、受托方企业名称和生产地址。

9. 药品生产企业接受境外制药厂商的委托在中国境内加工药品的，应当在签署委托生产合同后 30 日内向所在地省、自治区、直辖市（食品）药品监督管理部门备案。所加工的药品不得以任何形式在中国境内销售、使用。

（二）新版 GMP 的有关规定

还应执行新版 GMP 第十一章委托生产的有关规定。

四、药品生产监督检查

《药品生产监督管理办法》明确规定，省、自治区、直辖市药品监督管理部门负责本行政区域内药品生产企业的监督检查工作，应当建立实施监督检查的运行机制和管理制度，明确设区的市级药品监督管理机构和县级药品监督管理机构的监督检查职责。

国家食品药品监督管理局可以直接对药品生产企业进行监督检查，并对省、自治区、直辖市（食品）药品监督管理部门的监督检查工作及其认证通过的生产企业 GMP 的实施及认证情况进行监督和抽查。

监督检查的主要内容是药品生产企业执行有关法律、法规及实施 GMP 的情况，监督检查包括《药品生产许可证》换发的现场检查、GMP 跟踪检查、日常监督检查等。

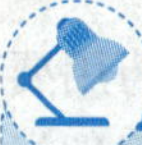

案例分析

企业如何应对“唯低价中标”的药品招投标模式？

案例：西南某制药公司在业界有“普药大王”之称，拥有国药准字品种 200 多个、8 个普药拳头品种。2010 年，销售额几十亿元。然而，树大招风？都是“某省招标模式”——唯低价中标惹的祸？据悉，在各省的基本药物集中招标采购中，该企业的中标价几乎都仅是最高零售价的 1/4～1/3。2010 年 8 月 30 日公布的一批中标结果中，该企业 10g×20 袋规格的板蓝根颗粒中标价为 2.35 元，而国家指导价为 10.8 元。对此，某大集团董事长直言：“即使用土做原料，也做不出一毛钱一包的板蓝根颗粒来。”医药界盛传其成本超低的秘诀是“以苹果皮代替原料”。

2011 年 4 月，SFDA 和省食药监局现场检查中发现该公司的复方黄连素片、川贝枇杷糖浆未按 SFDA 批准的生产工艺生产，“如缩短川贝渗漉时间，使有效成分没有完全泌出。”为此，SFDA 于 2011 年 5 月 3 日发布《关于深入开展基本药物生产和质量监督检查工作的通知》，将强化基本药物生产和质量监管，保障基本药物质量安全作为当前药品监管工作的重点，现场监督检查过程中，如发现弄虚作假、以次充好、以假充真、偷工减料、随意替代投料、提取物成分添加勾兑等违法行为的，必须一查到底，依法严处，决不姑息。

分析：该企业违反 GMP 相关规定应界定为生产劣药，省食品药品监督管理局收回了该企业中药 GMP 证书，并要求企业中药生产线停产整改，责令其召回 2010 年 1 月至 2011 年 3 月期间生产销售的上述药品。并处以罚款 600 多万元的行政处罚。

笔记

第四节　药用辅料和药包材的生产管理

一、药用辅料生产管理

药用辅料，是指在生产药品和调配处方时使用的赋形剂和附加剂，药用辅料除了赋形、充当载体、提高稳定性外，还具有增溶、助溶、缓控等重要功能。它们的质量优劣将会影响药物制剂在人体内的安全性和有效性。品质优良的辅料不但可以增强主药的稳定性，延长药品的有效期，调控主药在体内外的释放速度，还可以改变药物在体内的吸收，增加其生物利用度等。

据统计，目前我国药用辅料约有1000多种，整个药用辅料市场规模占整个医药市场的15%～20%，约150亿元左右，并以每年20%的发展速度递增。但大多数是由医药化工、食品加工等小企业生产，缺少专业的药用辅料生产厂家，缺少规模化大生产的厂家，产品质量、生产工艺、技术水平等相对比较落后。很多辅料由于缺乏统一的质量标准，不同企业生产的同一产品质量相差很大，我国药用辅料标准数量少，标准项目不齐全，已公布的药用辅料标准占所使用药用辅料的不足30%，远远不能满足实际的需要，影响了管理和使用。药品生产企业一般采用药用标准辅料用于药品生产；没有药用标准或采购不到药用标准辅料的，一般采用食用标准辅料或其他标准产品替代。不少药用辅料生产企业采用ISO9000系列的质量标准体系，申请了ISO认证。齐二药假药事件反映出我国药用辅料在管理上存在的问题，也使我们充分认识到加强药用辅料监管的重要性。应该借鉴国外先进经验，制定出符合我国国情的监管政策。在完善相关的国家政策、法律法规的基础上，进一步健全药用辅料的标准体系，促使我国药用辅料标准与国际标准的逐步接轨，同时将药用辅料生产纳入GMP管理这一规范体系之中。

《药品管理法》第十一条明确规定："生产药品所需的原料、辅料必须符合药用要求。"为加强药用辅料生产的质量管理，保证药用辅料质量，国家食品药品监督管理局2006年3月23日颁布了《药用辅料生产质量管理规范》（简称药用辅料GMP）。虽然目前暂不要求企业强制通过《药用辅料GMP》认证，但国家正在通过不断完善相关的法律法规来强化对药用辅料的监管。2010年版《中国药典》中，收录的药用辅料比2005版有大幅度增加，还专门对药用辅料有一个附录，每年还会根据具体情况做药用辅料增补版。新版药典修订增加了"药用辅料通则"，强调了药用辅料的作用和安全性，同时对胶囊的标准做了改进，涉及明胶空心胶囊、肠溶明胶空心胶囊、胶囊用明胶，不仅为明胶空心胶囊生产采用的生产原料设定了标准，还对其质量设定了安全性底限，指标相对严格。

二、药包材的生产管理

直接接触药品的包装材料和容器是药品上市必不可少的组成部分，药包材质量的优劣直接影响着药品质量和临床用药安全。目前，我国药品包装材料行业整体水平较低，与发达国家差距甚大。"重药品，轻包装"观念落后，包装对医药经济的贡献率远低于国际水平。全国共有3000多个药包材注册证，涉及11大类药包材500多个品种

笔记

规格。我国现有药包材生产企业数量1500多家，仍存在总体水平较低，集约化程度和科技含量不高的问题。

（一）《直接接触药品的包装材料和容器管理办法》概述

为加强直接接触药品的包装材料和容器（简称药包材）的监督管理，2001年12月1日起实施的修订的《中华人民共和国药品管理法》已将药包材纳入药品监督管理的范畴，明确规定了对药包材的监督管理内容。国家食品药品监督管理局2004年7月20日颁布了《直接接触药品的包装材料和容器管理办法》（简称《办法》），和《药包材生产现场考核通则》对于规范我国药包材生产，提高药包材质量，促进药包材行业发展起到了推动作用。

1. 加强了对药包材标准的管理　《办法》明确了国家将对药品质量和药品安全影响较大的药包材品种制定目录。明确了在我国生产、进口和使用的药包材必须符合统一的国家标准，改变了原来国家局和省、自治区、直辖市（食品）药品监督管理部门两级均可制定药包材标准而容易造成标准执行中误差的状况。

2. 强化了药包材国家注册　国家制定药包材注册目录，并对目录中的产品实施生产和进口注册管理。

3. 按照《药品管理法》第四十九条的规定，使用未经批准的直接接触药品的包装材料和容器按劣药论处　《办法》在法律责任一章中增加了对药包材监督检查的内容，包括对药包材的抽验、生产管理、使用等各个环节的约束，以更全面地保证药品质量。

（二）《药包材生产现场考核通则》概述

《药包材生产现场考核通则》分十章，共63条，是药包材生产和质量管理的基本准则，适用于药包材生产的全过程，对于药包材企业，很多工作需符合制药企业的要求，也就是说要达到GMP的要求，因而《药包材生产现场考核通则》也称《药包材GMP》其结构如下：

A. 通则：2条；机构和人员：5条。

B. 厂房与设施：12条。

C. 设备：6条。

D. 物料：7条。

E. 卫生：10条。

F. 文件：5条。

G. 生产管理：6条。

H. 质量管理：6条。

I. 自检：2条。

J. 附则：2条。

近来各地药监部门发布关于进一步加强药包材生产监督管理的通知，主要要求如下：

1. 要把辖区内药包材生产企业的监督管理纳入药品质量安全目标责任考核，进一步加强药包材生产企业的日常监督管理，加大药包材生产企业日常监督检查的力度和频次，根据生产产品和监管的实际情况，采取有效措施，督促药包材生产企业提高企业质量意识和诚信意识，依法生产，保障产品质量安全。

笔记

2. 加强药包材生产企业质量体系运行检查　要按照《直接接触药品的包装材料和容器管理办法》和《药包材生产现场考核通则》,监督企业不断完善药包材生产企业质量管理,切实落实生产质量保障措施,保证质量管理体系的正常运行,建立健全辖区内药包材生产企业监督检查档案。

3. 实施药包材生产质量年度报告制度　要求辖区内药包材生产企业,对照《药包材生产现场考核通则》进行年度自查自检,定期上报《药包材生产企业年度自查报告》(附件),结合日常监管的要求,督促落实整改情况。

4. 加强药包材生产质量管理负责人和质量检验人员管理。实施质量管理负责人、质量检验人员备案制度;开展企业负责人、质量管理负责人和质量检验人员的培训,强化质量管理意识。

5. 规范和加强产品出厂检验的监督管理　督促企业依据药包材产品质量标准,建立相应的产品质量化验室,配备完善产品质量检验所需的设施设备,保障产品标准全项检验和原辅料验收检验工作的有效实施。对涉及大型检验仪器和生物试验暂不具备检验条件的,要根据实际生产情况,确定产品出厂检验项目,上报辖区食品药品监督管理部门备案,并要求企业委托有检验资质的单位,进行产品质量全项目检验。

6. 加强药包材产品质量监督检查　在监督检查过程中发现药包材产品质量可疑的,要依法进行现场抽样检验。对抽样检验不合格、不履行委托检验或不进行产品质量全项检验的企业,依法予以严肃处理,并将处理情况及时上报省局。

第五节　中药材生产质量管理规范

《中药材生产质量管理规范(试行)》(Good Agricultural Practice,简称 GAP),自 2002 年 6 月 1 日起施行。截至 2009 年底,共有 60 家中药材企业通过 GAP 认证。

一、实施 GAP 的意义

中药材是中药饮片、中成药生产的基础原料,是中药生产的三大支柱产业之一。中药现代化的先决条件就是中药材的标准化和中药材生产的规范化。我国中药材生产长期存在许多问题,如种质不清或退化、野生资源破坏、种植加工粗放、规格标准不规范、农药残留、重金属严重超标、储存及包装落后,未形成产业化、规模化,新技术、新方法难以推广。而且多为个体、分散经营难于管理。实施中药材 GAP,从源头上控制中药饮片,中成药及保健药品,保健食品的质量,对中药材生产全过程进行有效的质量控制,是保证中药材质量稳定、可控,保障中医临床用药安全有效的重要措施,有利于中药资源保护和持续利用,促进中药材生产的规模化、规范化和产业化发展。规范药材生产的各个环节乃至全过程,以达到药材“真实、优质、稳定、可控”的目的。其核心是:对药材生产实施全面质量管理,最大限度地保证药材内在质量的可靠性、稳定性,由此延伸至中药科研、生产、流通的所有质量领域。GAP 和 GLP、GCP、GMP、GSP 等共同组成完备的药品质量管理体系。

笔记

二、我国 GAP 的主要内容

（一）GAP 框架结构

GAP 共十章五十七条，其内容涵盖了中药材生产的全过程，是中药材生产和质量管理的基本准则。适用于中药材生产企业生产中药材（含植物药及动物药）的全过程。其内容为：

第一章　总则	第二章　产地生态环境
第三章　种质和繁殖材料	第四章　栽培与养殖管理
第五章　采收与初加工	第六章　包装、运输与贮藏
第七章　质量管理	第八章　人员和设备
第九章　文件管理	第十章　附则

（二）GAP 主要内容介绍

1. 产地生态环境　要求中药材生产企业按中药材产地适宜性优化原则，因地制宜，合理布局。中药材产地的环境如空气、土壤、灌溉水、动物饮用水应符合国家相应标准。药用动物养殖企业应满足动物种群对生态因子的需求及与生活、繁殖相适应的条件。

2. 种质和繁殖材料　对生产中药材采用的物种的种名、亚种、变种或品种应准确鉴定和审核；对种子、菌种和繁殖材料在生产、储运过程中应实行检验和检疫制度；对动物应按习性进行药用动物的引种及驯化。加强中药材良种选育、配种工作，建立良种繁殖基地，保护药用动植物种质资源。

3. 药用植物栽培　根据药用植物生产发育要求确定栽培区域，制定种植规程根据营养特点及土壤供肥能力，确定施肥种类、时间和数量，施用肥料的种类以有机肥为主，允许施用经充分腐熟达到无害化卫生标准的农家肥；根据药用植物不同生长发育时期需水规律及气候条件、土壤水分状况，适时合理灌溉和排水；根据生长发育特性和不同药用部位加强田间管理，及时打顶、摘蕾、整枝、修剪、覆盖遮阴，调控植株生长发育。

药用植物病虫害防治，采取综合措施，必须施用农药时，采用最小有效剂量并选高效、低毒、低残留农药，以降低其残留和重金属污染

4. 药用动物养殖管理　根据生存环境、食性、行为特点及对环境适应能力，确定养殖方式和方法。科学配制饲料，定时定量投喂，适时适量补充精料、维生素、矿物质及必需的添加剂。不得添加激素等添加剂。确定适宜给水时间及次数；养殖环境应保持清洁卫生，建立消毒制度。对药用动物的疫病防治，应以预防为主，定期接种疫苗。禁止将中毒感染疫病的药用动物加工成中药材。

5. 采收与初加工

（1）野生或半野生药用动植物采集：应坚持“最大持续产量”原则：即不危害生态环境，可持续生产（采收）的最大产量。有计划进行野生抚育、轮采与封育，确定适宜采收期、采收年限和采收方法。

（2）确定适宜的采收时间和方法：根据产品质量及植物单位面积产量或动物养殖数量，参考传统经验等因素确定适宜的采收时间，包括采收期、采收年限以及采取方法。

(3)对采收机械、器具、加工场地的要求：采收机械、器具应保护清洁、无污染，存放在无虫鼠和禽畜的干燥场所。

(4)对药用部分采收后的要求：药用部分采收后，经过拣选、清洗、切制或修整等加工，需干燥的应采用适宜的方法和技术迅速干燥，并控制温度和湿度，使中药材不受污染，有效成分不被破坏。鲜用药材可采用冷藏、砂藏、罐储、生物保鲜等保鲜方法，尽可能不使用保鲜剂和防腐剂。鲜用药材采用冷藏、砂藏、罐贮生物保鲜等适宜保鲜方法，尽可能不用保鲜剂和防腐剂。

(5)道地药材的加工：道地药材应按传统方法进行加工。如有改动，应提供充分试验数据

6. 包装、运输与贮藏　GAP对包装操作、包装材料、包装记录的内容作了明确规定；对药材批量运输、药材仓库应具备的设施和条件也提出了要求。

(1)包装：材料应清洁、干燥、无污染、无破损，并符合药材质量要求。包装按标准操作规程操作，有批包装记录。包装记录包括品名、规格、产地、重量、包装工号、包装日期等。每件药材上，应标明品名、规格、产地、批号、包装日期、生产单位，并附有质量合格的标志。易破碎的应使用坚固的箱盒包装，毒性、麻醉性、贵细药材应作特殊包装，并贴上相应的标记。

(2)运输：批量运输时，不应与其他有毒、有害、易串味物质混装。运输容器应具有较好的通气性，以保持干燥，并应有防潮措施。

(3)储藏：仓库应通风、干燥、避光，必要时安装空调及除湿设备，并具有防鼠、虫、禽畜的措施。地面应整洁、无缝隙、易清洁。药材应存放在货架上，与墙壁保持足够距离，防止虫蛀、霉变、腐烂、泛油等发生，并定期检查。

7. 质量管理　生产企业应设质量管理部门，并对其主要职责作出明确规定。药材包装前，质量检验部门应对每批药材按国家规定或常规标准检验。项目至少包括药材性状与鉴别杂质、水分、灰分与酸不溶性灰分、浸出物、指标性成分或有效成分含量。农药残留量、重金属及微生物限度应符合国家标准和有关规定。不合格的中药材不得出场和销售。

8. 人员和设备　生产企业、质量管理部门的技术负责人应有相关专业的大专以上学历和药材生产实践经验。

从事加工包装、检验的人员应定期健康检查，患传染病、皮肤病、外伤等疾病不得从事直接接触药材工作。从事中药材生产的有关人员应定期培训与考核。

生产企业的环境卫生、生产和检验用的仪器、仪表、量具衡器等，其适用范围和精密度应符合生产和检验的要求，有明显状态标志，并定期校验。

9. 文件管理　生产企业应有生产管理、质量管理等标准操作规程。对每种中药材的生产全过程均应详细记录，必要时可附图片、图像。

要求原始记录、生产计划及执行情况合同及协议书均应存档，至少保存5年。

10. 规范用语解释　GAP对中药材、中药材生产企业、最大持续产量、道地药材、种子、菌种和繁殖材料、病虫害综合防治、半野生药用动植物等所用术语均进行了解释。

笔记

三、GAP认证管理

2003年9月19日，国家食品药品监督管理局印发了《中药材生产质量管理规范认证管理办法(试行)》及《中药材GAP认证检查评定标准(试行)》的通知。该办法规定，国家食品药品监督管理局负责全国中药材GAP认证工作，负责中药材GAP认证检查评定标准及相关文件的制定、修订工作，负责中药材GAP认证检查员的培训、考核和聘任等管理工作。由国家食品药品监督管理局药品认证管理中心承担中药材GAP认证的具体工作。

(一)GAP认证的程序

1. 申请中药材GAP认证的中药材生产企业，申报时需填写《中药材GAP认证申请表》，并向所在地省级食品药品监督管理局提交有关资料。

2. 国家食品药品监督管理局对初审合格的认证资料在5日内进行形式审查。

3. 国家食品药品监督管理局认证中心在30个工作日内提出技术审查意见，制定现场检查方案，安排检查时间，检查组一般由3~5个检查员组成。

4. 检查组对企业实施中药材GAP的情况进行检查，一般在3~5天内完成。

5. 国家食品药品监督管理局认证中心在收到现场检查报告后20个工作日内进行技术审核，符合规定的，报国家食品药品监督管理局审批。

(二)生产企业需提交的材料

申请中药材GAP认证的中药材生产企业，其申报的品种至少完成一个生产周期，申报时需填写《中药材GAP认证申请表》(一式二份)，并向所在省、自治区、直辖市食品药品监督管理局提交相关资料。

GAP证书的有效期一般为5年。生产企业在《中药材GAP证书》有效期满6个月，按照规定重新申请中药材GAP认证。

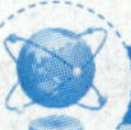

知识链接

总局关于取消中药材生产质量管理规范认证有关事宜的公告

根据《国务院关于取消和调整一批行政审批项目等事项的决定》(国发[2016]10号)，取消中药材生产质量管理规范(以下简称中药材GAP)认证行政许可事项。为进一步做好中药材GAP监督实施工作，现就有关事宜公告如下：

一、自公告发布之日起，国家食品药品监督管理总局不再开展中药材GAP认证工作，不再受理相关申请。

二、国家食品药品监督管理总局将继续做好取消认证后中药材GAP的监督实施工作，对中药材GAP实施备案管理，具体办法另行制定。

三、已经通过认证的中药材生产企业应继续按照中药材GAP规定，切实加强全过程质量管理，保证持续合规。食品药品监督管理部门要加强中药材GAP的监督检查，发现问题依法依规处理，保证中药材质量。

四、国家食品药品监督管理总局将会同有关部门积极推进实施中药材GAP制度，制订完善相关配套政策措施，促进中药材规范化、规模化、产业化发展。

特此公告。

食品药品监管总局

2016年3月17日

笔记

第六节　中药饮片生产管理

截至2011年9月28日，全国有中药饮片企业1117家，持有GMP证书的有927家。中药饮片是国家基本药物目录品种，质量优劣直接关系到中医医疗效果。中药饮片是中药产业三大支柱产业中较薄弱的环节，在GMP管理方面也是较薄弱的环节。近年来，中药饮片产业越来越受到国家的重视，推行GMP管理为中药饮片产业进步和发展指明了道路，落实中药饮片GMP对保证中药饮片质量至关重要。虽然目前中药饮片企业质量管理水平普遍较低，短时间内完全达到新版GMP要求有一定难度。但随着我国新版GMP的进一步实施，将有利于从源头上把好药品质量安全关，有利于与国际标准接轨，加快我国药品生产获得国际认可、药品包括中药进入国际主流市场步伐。

一、中药饮片生产管理有关GMP规定

国家中医药管理局1998年4月3日颁布《毒性中药材的饮片定点生产企业验收标准》，国家药品监督管理局2003年1月30日发布《中药饮片、医用氧GMP补充规定》及《中药饮片GMP认证检查项目》，作为中药饮片生产实施GMP的补充，并规定自2008年1月1日起强制执行，所有中药饮片生产企业必须在符合GMP的条件下生产。新版GMP2011年3月1日起正式施行，按照国家食品药品监督管理局的规定，饮片生产企业应在2015年底前达到新版GMP要求。

二、加强中药饮片生产行为监管

卫生部、国家食品药品监督管理局、国家中医药管理局2011年1月5日发布《关于加强中药饮片监督管理的通知》，其中加强中药饮片生产行为监管的规定如下：

1. 生产中药饮片必须持有《药品生产许可证》《药品GMP证书》。
2. 必须以中药材为起始原料，使用符合药用标准的中药材，并应尽量固定药材产地。
3. 必须严格执行国家药品标准和地方中药饮片炮制规范、工艺规程。
4. 必须在符合药品GMP条件下组织生产。
5. 出厂的中药饮片应检验合格，并随货附纸质或电子版的检验报告书。
6. 严禁生产企业外购中药饮片半成品或成品进行分包装或改换包装标签等行为。

三、毒性中药饮片定点生产管理及GMP有关规定

为加强毒性中药材的饮片生产管理，保证人民群众用药安全、有效，严禁不具备毒性中药材饮片生产条件的企业进行生产，防止未经依法炮制的毒性饮片进入药品流通领域，危害人民群众的身体健康，国家中医药管理局决定对毒性中药材的饮片生产企业实行定点发证管理制度。

（一）定点生产原则

国家药品监督管理部门对毒性中药材的饮片，实行统一规划，合理布局，定点生产。毒性中药材的饮片定点生产原则：

笔记

1. 对于市场需求量大，毒性药材生产较多的地区定点要合理布局，相对集中，按省区确定 2 ~3 个定点企业。

2. 对于一些产地集中的毒性中药材品种如朱砂、雄黄、附子等要全国集中统一定点生产，供全国使用。今后逐步实现以毒性中药材主产区为中心择优定点。

3. 毒性中药材的饮片定点生产企业，要符合《医疗用毒性药品管理办法》等要求。

（二）加强对定点生产毒性中药材的饮片企业的管理

1. 建立健全毒性中药材的饮片各项生产管理制度，包括生产管理、质量管理、仓储管理、营销管理等。

2. 强化和规范毒性中药材的饮片生产工艺技术管理，制订切实可行的工艺操作规程，建立批生产记录，保证生产过程的严肃性、规范性。

3. 加强毒性中药材的饮片包装管理，毒性中药材的饮片严格执行《中药饮片包装管理办法》，包装要有突出、鲜明的毒药标志。

4. 建立毒性中药材的饮片生产，技术经济指标统计报告制度。

5. 定点生产的毒性中药饮片，应销往具有经营毒性中药饮片的经营单位或直销到医疗单位。

（三）毒性中药饮片生产的 GMP 有关规定

1. 从事药材炮制操作人员应具有中药炮制专业知识和实际操作技能。

2. 从事毒性药材等有特殊要求的生产操作人员，应具有相关专业知识和技能，并熟知相关的劳动保护要求。

3. 从事对人体有毒、有害操作的人员应按规定着装防护。其专用工作服与其他操作人员的工作服应分别洗涤、整理，并避免交叉污染。

4. 中药材与中药饮片应分别设库，毒性药材等有特殊要求的药材应设置专库或专柜。

5. 毒性药材等有特殊要求的饮片生产应符合国家有关规定，并有专用设备及生产线。

6. 毒性药材等有特殊要求的药材生产操作应有防止交叉污染的特殊措施。

学习小结

1. 学习内容

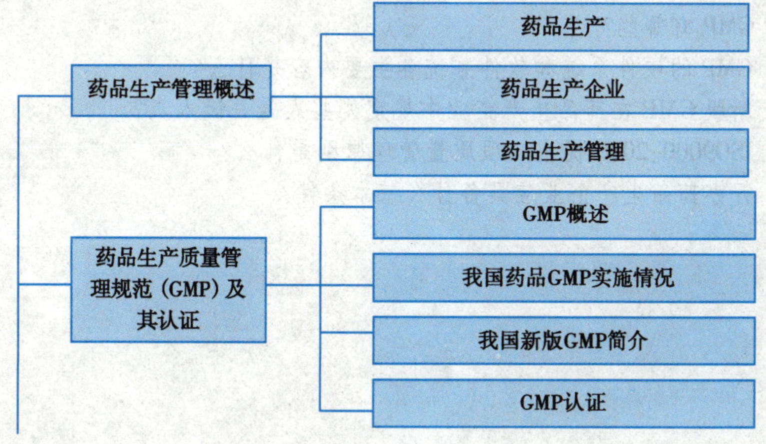

笔记

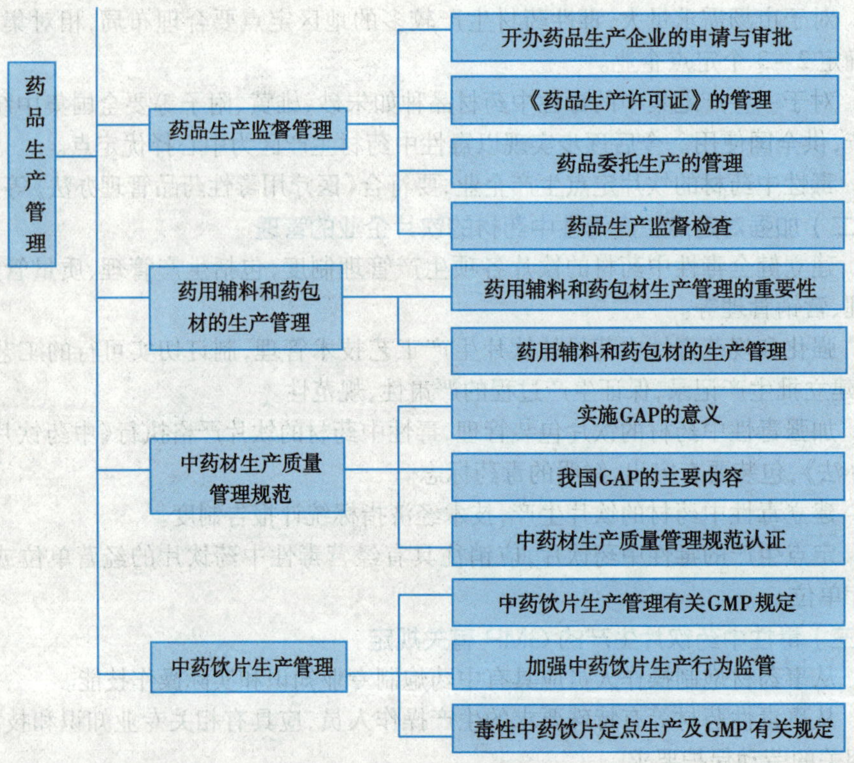

2. 学习方法

药品生产管理是保证和提高药品质量的关键环节，为了更好地掌握药品生产管理的理论基础及药品生产管理规范的实践效果，可通过理论学习、案例分析、实地参观制药企业GMP厂房及参阅相关生产文件帮助学生树立以药品质量为核心的药品生产管理意识，使学生掌握在药品生产环节中保证药品质量的管理实践及面临问题与发展趋势，并在今后的药品生产实践中理解并自觉遵循GMP等有关法律法规，解决实际问题，以保证药品质量。

（徐　文　聂久胜）

复习思考题

1. 什么是GMP？我国现行GMP是何时由何部门发布的？过去由政府有关部门颁布的GMP有哪些？
2. GMP的硬件系统和软件系统各主要内容是什么？
3. 新版GMP在药品生产企业中规定哪些人是关键人员？
4. ISO9000:2000提出八项质量管理原则是什么？
5. 开办药品生产企业应具备什么基本条件？

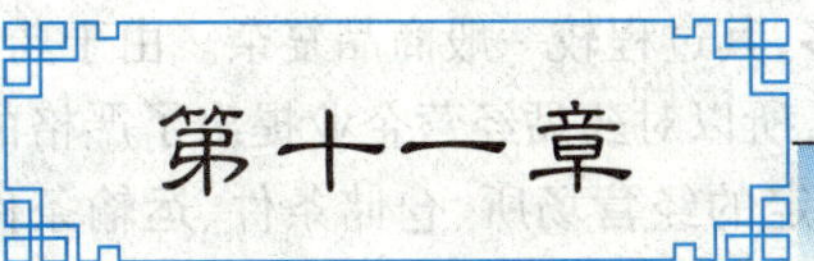

第十一章

药品经营管理

学习目的

药品经营是药事活动过程中极其重要的环节，通过学习药品流通与经营的基本理论与相关药事管理法规规范，使学生在充分理解药品经营管理的基本理论基础上，掌握药品经营质量管理规范及相关法规政策，并具备运用法规解决药品经营中实际问题的能力。

学习要点

药品经营许可证制度；药品经营质量管理规范；药品流通监督管理的主要规定；中药经营管理的特殊性；互联网药品交易服务管理规定。

在商品生产条件下，药品生产企业生产的药品，不是为了自己消费，而是为了满足医疗保健市场的需要，只有通过流通与经营过程，才能实现价值，保证药品生产企业再生产过程顺利进行。药品的流通和经营对药品质量及群众用药的合理、安全、有效具有重要的影响，因此为了保障药品质量，保证人民用药安全，政府主管部门必须依法加强对药品经营全过程的监督管理。

第一节　药品经营管理概述

一、药品经营管理的概念

经营的概念有广义和狭义之分。广义的经营，包括企业的经营目标、经营方针、经营思想、经营战略、经营体制在内的供产销全过程的一切经济管理活动。狭义的经营，专指市场营销活动，是在经营目标、经营方针、经营思想、经营战略指导下的市场营销机制及与其直接有关的购销活动。

药品经营(handling of drugs)，是指药品的购销活动，包括药品批发和药品零售。它根据发展医药经济的内在要求和市场供求规律，将药品生产企业生产出来的药品，通过购进、储存、销售、储运等经营活动，供应给医疗单位、消费者，完成药品从生产领域向消费者领域的转移，从而满足人民防病治病、康复保健和防疫救灾的用药要求，实现药品的使用价值，以达到提高经济效益的过程。

二、药品经营活动的特点

药品作为商品具有特殊性。药品经营活动的特点主要体现为专业性、政策性、综

笔记

合性。

1. 专业性强　药品流通与经营企业经营的品种多、规格多、数量大、流动性大，参与药品流通的机构人员多，其过程较一般商品复杂。由于药品购进、储存、销售的过程中，易出差错和产生污染，所以对药品经营企业提出了严格的要求：必须具备符合《药品经营质量管理规范》规定的经营场所、仓储条件、运输条件及一系列质量保证的管理制度，同时必须配备具有依法经过资格认定的药学专业技术人员，确保药品在流通过程中的质量。

2. 政策性强　为加强药品监督管理，保证药品质量，保障人体用药安全，维护人民身体健康和用药的合法权益，国家自 1985 年 7 月 1 日起实施《药品管理法》，并于 2015 年 4 月 24 日通过新修订的《药品管理法》，对药品的生产、经营、使用、科研管理等作出了法律规定。国务院有关部门还制定了一系列有关流通管理的法规及规范性文件。药品经营企业必须依法经营，禁止商业贿赂，确保人民用药合理、安全、有效。

3. 综合性强　药品经营企业开展经营活动，除了药品的购进、储存、销售，还要同金融、交通运输、医院药房、社会药房等各行业及医师、药师、患者等联系。既有专业技术性工作又有事务性工作；既要处理好经济效益和社会效益之间的关系，又要处理好国家、集体、个人之间的关系。

三、药品流通的特殊性

流通是商品的运动过程。广义的流通是商品买卖行为以及相互联系、相互交错的各个商品形态变化所形成的循环的总过程，它使社会生产过程永不停息、周而复始地运动。狭义的流通是商品从生产领域向消费领域的运动过程，它是社会再生产的前提和条件。流通不创造价值，却是创造和实现价值必要的条件。

（一）药品流通

药品流通(drugs distribution)，是指药品从生产者转移到消费者手中的整个过程和途径，包括药品生产企业的销售、药品经营的全过程、医疗机构的采购等。药品流通渠道由一系列销售机构所组成，一系列销售机构通过分工协作，完成各自任务，最终在满足用户需要的同时各得其所。药品流通渠道有 4 种类型：第一种是药品生产企业自己的销售体系，它们在法律上和经济上并不独立，财务和组织受企业控制，并且只能经销本企业生产的药品，不得销售其他企业的药品，不得从事药品批发业务；第二种是独立的销售系统，它们在法律上和经济上都是独立的具有独立法人资格的经济组织。必须首先以自己的资金购买药品，取得药品的所有权，然后才能出售。医药批发公司和社会药房便是这种机构；第三种是没有独立法人资格，经济上由医疗机构统一管理的医疗机构药房。它们以自有资金购买药品，取得药品的所有权，然后凭医师处方分发出售给患者。例如，医院药房、初级医疗卫生保健机构的药房或调配室；第四种是受企业约束的销售系统，它们在法律上是独立的，但经济上通过合同形式受企业约束，如医药代理商。

（二）药品流通过程的特点

1. 药品经营企业根据用户的需要，将来自不同地点、众多药品生产企业的药品经过组合又重新分送到其他批发、零售企业和医疗单位，在药品的购进、销售这个集散过程中，药品的差错和污染等情况随时有可能发生。

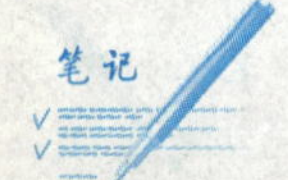

2. 药品在运输过程中会遇到恶劣气候和其他一些物理的因素带来的不利影响，会引起药品质量的变化。药品批发企业尽量创造良好条件以使不利影响减少到最低限度。

3. 药品在流通过程中均以包装的面目出现，其质量情况的识别，多数依靠外观、包装标志、文字所提示的品名、规格、有效期、序号、储存条件等作为管理的依据。

4. 药品从生产出来到使用之前，大部分时间是在仓库里存放，仓库的条件对药品质量会产生不可忽视的影响。

由于有这些影响药品质量的因素存在，因此在整个流通环节必须有一套严格的管理程序来管理药品，防止流通过程中可能出现的一些不利因素，保证药品的安全性、有效性和稳定性不受影响。

（三）药品的消费特点

药品流通的特殊性还表现在消费方式不同于其他消费品：

1. 患者使用药品的间接性　处方药：凭医师处方销售、购买和使用。非处方药：必须仔细阅读药品使用说明书并按说明书或在药师指导下购买和使用。

2. 一定时空范围内的应急性　药品是用于防病治病的，而疾病往往具有突发性特征，必须让“药等病”而不能“病等药”，特别是一旦有灾情或疫情，药品的消费需求会激增，因而必须有必要的储备以应急需。

3. 疾病对药品的特异选择性　疾病对药品的特异性选择决定了其功能的专属性，这种特殊的选择作用无法替代，因而要求药品品种齐全、产销齐全，防止生产经营的盲目性。

（四）药品的价格形成机制

药品的价格不仅关系到人民群众的医疗费用支出，也关系到政府部门的医保经费开支，实践证明，单纯通过政府部门进行药品价格管理存在诸多弊端。根据党的十八届三中全会精神和医药卫生体制改革的总体要求，国家发展改革委、国家卫生计生委、人力资源和社会保障部、工业和信息化部、财政部、商务部、食品药品监管总局与2015年5月4日联合发布了《推进药品价格改革的意见》，总体目标是按照使市场在资源配置中起决定性作用和更好发挥政府作用的要求，逐步建立以市场为主导的药品价格形成机制，最大限度地减少政府对药品价格的直接干预。坚持放管结合，强化价格、医保、招标采购等政策的衔接，充分发挥市场机制作用，同步强化医药费用和价格行为综合监管，有效规范药品市场价格行为，促进药品市场价格保持合理水平。除麻醉药品和第一类精神药品外，取消药品政府定价，完善药品采购机制，发挥医保控费作用，药品实际交易价格主要由市场竞争形成。

四、我国药品流通管理体制的沿革

新中国的建立至我国《药品管理法》出台，医药流通体制基本上是集中统一管理模式。传统医药站始建于20世纪50年代初，最初设立是因为在计划经济体制下，药品紧缺，产品供不应求，国家出于宏观调控、合理分配药品资源的目的，在北京、广州、上海、天津和沈阳这五个制药企业相对集中的中心城市成立了一级药品采购供应站，并直属中国医药公司管理。中国医药公司是当时全国医药商业的行政主管单位。同时在其他省会城市、地级市和县市设立二级或三级批发站，药品供应的唯一渠道就是

笔记

通过各级医药站层层下达指标、层层调拨。进口药品统一掌握，由一级批发站进口后，再层层分配。这种四级批发模式造成了整个医药流通渠道的效率低下。而药品按照国家计划生产，统购统销，价格上实行统一控制，分级管理。在这段时期，国民经济得到了巩固，形成了较为完整的经营网络和供应体系，基本上保证了这一时期医药市场的需要。

进入20世纪80年代，我国开始从计划经济向市场经济转换，特别是到了20世纪90年代，医药商业管理体制发生了一系列深刻的变化。购销政策放开，企业自主权扩大，逐步形成了一个开放式、多渠道、少环节和跨地区跨层次收购供应的医药商品新流通体制。其内涵主要是：①调整政企关系，扩大企业自主权；②调整产销关系，打破统购包销的老办法；③调整购销关系，打破医药商业二、三级界限；④开放区域范围，打破地区封锁和条块分割；⑤开放渠道选择，实行医药为主，多种经营；⑥放开价格，除国家和省管价格外，实行工商协商定价等等。在这一时期，流通体制增强了企业活动，扩大了医药商品的流通，促进了医药经济的发展。但是，流通领域内无序竞争和过度竞争现象严重。全国的医药批发企业由计划经济时代的2000家迅速发展到17 000余家。医药商业公司迅速发展，给传统医药产品带来了巨大的冲击。一些贸易公司也加入药品批发企业行列，许多国有医药公司及其经营部被集团或个人承包，经营方式灵活，对国有医药站形成很大挑战。因此，各地医药站实际上处于竞争状态，医药企业的效益大幅度滑坡，使整个医药行业面临困难。

1998年以后，我国政府对医药行业加强了改革力度，尤其是在加入WTO之后，医药行业面临的挑战更加严峻，医药市场真正成为买方市场，医药市场化的进程加快。以提高经济、社会效益为中心，以保证人民用药安全、及时、有效为目的，按照大医药、大市场、大流通的要求，进一步转变观念，转变经营机制，转变增长方式；努力实现资产一体化、经营集约化、零售连锁化；大力推行总经销、总代理制，实现集团化、规模化、专业化、连锁化、多元化经营；搞好资本运营，实行企业组织结构和资本结构的重组，组建大型医药集团，优化经营要素配置，增强企业发展实力。总之，通过进一步深化改革，基本建立起布局合理、规模经营、服务高效、竞争有序、适应社会主义市场经济规律的医药流通体制，大大加快了医药行业的改革与发展。

随着我国药品流通领域的发展变化，为了加强药品经营质量的管理，保证人民用药安全有效，国家出台了一系列法律、法规及政策规划来规范和发展药品流通市场。主要有：《药品经营质量管理规范》(2000年)及其《实施细则》、《处方药与非处方药流通管理暂行规定》(2000年)、《药品经营质量管理规范认证管理办法》(2003年)、《药品经营许可管理办法》(2004年)、《关于做好处方药与非处方药分类管理实施工作的通知》(2005年)；《药品流通监督管理办法》(2007年)；《医疗机构药品集中采购工作规范》(2010年)、《药品集中采购监督管理办法》(2010年)；《城镇职工基本医疗保险定点零售药店管理暂行办法》(1999年)、《城镇职工基本医疗保险用药范围管理暂行办法》(1999年)、《关于加强药品监督管理，促进药品现代化物流发展的意见》(2005年)、《关于加强药品流通行业管理的通知》(2009年)、《全国药品流通行业发展规划纲要》(2011-2015年)。

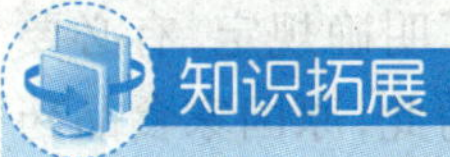

知识拓展

美国药品批发企业的分类及运作模式

根据企业的规模、经营范围以及主营业务，美国的药品批发企业可以分为以下几类：大型药品批发企业、小型药品批发企业以及非主流药品批发企业。

大型药品批发企业的业务通常是将从生产企业大规模购进的药品贮运在自己的仓库中，然后再根据客户的需要，直接将药品销往大型零售企业（如连锁药店或大型的医院等）。大型药品批发企业的客户主要包括：医疗中心、独立药房、连锁药店以及其他的一些单位（诊所、小型卫生机构，以及全科医生诊所）。

小型药品批发企业主要为那些不能直接向大型批发商采购的小的独立药房或诊所服务。

非主流药品批发企业，除了药品经营以外还经营许多其他产品，这些企业通常拥有庞大的现金流，广泛便捷的市场网络，而其业务往往只涉及打折药品的销售。其营销方式通常是向其潜在客户发送产品价目单以及现货数量。由于它们提供的药品价格往往比生产企业提供的还要低，所以大型的批发企业在打折品种的购买上，会更倾向于购买这类企业的药品。

截至2013年底，全国共有药品批发企业1.19万家，药品零售连锁企业3570家、下辖门店15.82万家，零售单体药店27.44万家，零售药店门店总数达43.26万家。2014年我国药品流通市场销售规模继续提高，全年药品流通行业销售总额15 021亿元，同比增长15.2%，其中药品零售市场3004亿元，扣除不可比因素同比增长9.1%。

从上述数据可以说明，我国药品流通行业药品经营企业规模小、行业集中度不够，竞争能力不强，低水平重复建设和经营不规范等问题比较突出，不适应体制改革和市场发展的要求。为进一步加强药品流通行业管理，规范药品流通行业经营行为，促进药品流通行业健康发展，保障国家医药卫生体制改革的顺利实施，2009年11月，国务院将药品流通管理职能划归商务部门，2011年5月5日，商务部正式对外发布了《全国药品流通行业发展规划纲要（2011—2015年）》，明确了行业发展的"十二五"时期的总体目标和主要任务：一是提高行业集中度，调整行业结构；二是发展药品现代流通和经营方式，加强对外交流合作；三是规范药品流通秩序，加强行业信用建设；四是加强行业基础建设，提升行业发展水平。

可以预见，未来我国药品流通行业规模将进一步优化，医药物流向专业化、智能化及社会化方向发展，创新服务模式将成为行业发展的新引擎，"互联网+"与医药电子商务有望形成新的药品流通行业供应链体系，推动医药健康大数据的应用，进一步提高药品流通行业的服务能力和管理水平。

第二节　药品经营企业的管理

一、药品经营许可证制度

国家对药品经营企业实行许可证制度，并对申请药品经营企业的程序作了规定，"开办药品批发企业，须经企业所在地省、自治区、直辖市人民政府药品监督管理部门批准并发给《药品经营许可证》；开办药品零售企业，须经企业所在地县级以上地方药品监督管理部门批准并发给《药品经营许可证》。无《药品经营许可证》的，不得经营

笔记

药品。"《药品管理法》及其实施条例对药品经营许可证的管理作了明确规定，有必要专门规定一个规章，对法律、法规的规定进行细化、补充和完善。为此，原国家食品药品监督管理局(SFDA)发布《药品经营许可证管理办法》于2004年4月1日起施行。

《药品经营许可证管理办法》共六章，三十四条，主要内容是：

1. 适用范围　凡属药品经营许可证发证、换证、变更及监督管理均适用。

2. 申领《药品经营许可证》的条件　开办药品批发企业应符合合理布局的要求和设置标准，开办药品零售企业应符合当地常住人口数量、地域、交通状况和实际需要的要求，符合方便群众购药的原则和设置规定，及开办药品批发企业、药品零售企业验收实施标准并对药品经营企业经营范围的核定。

3. 申领《药品经营许可证》的程序　申领《药品经营许可证》的程序分为三个步骤，第一步申请筹建：拟开办药品批发企业向所在地的省、自治区、直辖市(食品)药品监督管理部门提出筹建申请；开办药品零售企业向所在地设区的市级(食品)药品监督管理机构或省、自治区、直辖市(食品)药品监督管理部门直接设置的县级(食品)药品监督管理机构提出筹建申请，获准后进行筹建。第二步申请验收：申办人完成筹建后，向原批准筹建的部门、机构提出验收申请，并提交规定材料。第三步受理申请：药品监督管理部门在规定的时限内组织验收，符合条件的发给《药品经营许可证》；不符合条件的，应当书面通知申办人并说明理由，同时告知申办人享有依法申请行政复议或提起诉讼的权利。

4. 药品经营许可证应当载明的项目　《药品经营许可证》应当载明企业名称、法定代表人或企业负责人姓名、经营方式、经营范围、注册地址、仓库地址、《药品经营许可证》证号、流水号、发证机关、发证日期、有效期限等。《药品经营许可证》包括正本、副本，均具有同等法律效力，由国家药品监督管理部门统一制定。

5. 药品经营许可证的变更与换发　《药品经营许可证》变更分为许可事项变更和登记事项变更。许可事项变更是指经营方式、经营范围、注册地址、仓库地址(包括增减仓库)、企业法定代表人或负责人以及质量负责人的变更。

依照程序，药品经营企业依法变更药品经营许可证的许可事项或登记事项后，重新核发药品经营许可证正本，变更后的药品经营许可证有效期不变，并依法向工商行政管理部门办理企业注册登记的变更手续。

许可证的有效期为5年，有效期届满，需要继续经营药品的，持证企业应在有效期届满前6个月内，向原发证机关申请换发许可证。

6. 药品监督管理部门对持证企业监督检查　监督检查采用书面检查、现场检查、书面检查与现场检查相结合的方式。监督检查的内容为：①药品经营许可证载明的事项的执行和变动情况；②企业经营设施设备及仓储条件变动情况；③企业实施药品经营质量管理规范的情况；④发证机关需要审查的其他有关事项。

7. 对监督检查中违法行为的依法处理　对监督检查中发现有违反《药品经营质量管理规范》要求的经营企业，由发证机关责令限期进行整改。

有下列情形之一的，药品经营许可证可由原发证机关注销：药品经营许可证有效期届满未换证的；药品经营企业终止经营药品或者关闭的；药品经营许可证被依法撤销、撤回、吊销、收回、缴销和宣布无效的；不可抗力导致药品经营许可证的许可事项无法实施的；法律、法规规定的应当注销行政许可的其他情形。

笔记

药品监督管理部门注销药品经营许可证的，应当自注销之日起5个工作日内通知有关工商行政管理部门。

二、药品流通的监督管理

药品流通的监督管理主要包括对药品生产、经营企业购销药品的监督管理、医疗机构购进、储存药品的监督管理等。为加强药品流通领域的监督管理，规范药品流通秩序，2007年1月国家食品药品监督管理局颁布了《药品流通监督管理办法》，自2007年5月1日起施行。

（一）药品流通监督管理部门及其职责

商务主管部门作为药品流通行业的管理部门，负责研究制定药品流通行业发展规划、行业标准和有关政策，配合实施国家基本药物制度，提高行业组织化程度和现代化水平；食品药品监督管理部门负责对药品经营企业进行准入管理，制定药品经营质量管理规范并监督实施，监管药品质量安全；组织查处药品经营的违法违规行为。

（二）药品生产、经营企业购销药品应遵守的规定

1. 药品的购销行为由企业负责，承担法律责任

（1）加强药品销售人员管理：药品生产、经营企业应当对销售人员培训，建立培训档案；加强管理，对其销售行为做出具体规定。违反者给予警告，并限期改正，逾期不改正的，给予罚款。

（2）关于购销药品的场所、品种的规定：药品生产、经营企业不得在核准的地址以外的场所储存或者现货销售药品；不得为他人以本企业的名义经营药品提供场所或资质证明文件；不得以展示会、博览会、交易会、订货会、产品宣传会等方式现货销售药品；禁止非法收购药品。

药品生产企业只能销售本企业生产的药品，不得销售本企业受委托生产的或者他人生产的药品。

药品经营企业应当按照《药品经营许可证》许可的经营范围经营药品，未经审核同意，不得改变经营方式；不得购进和销售医疗机构配制的制剂。

2. 资质证明文件和销售凭证

（1）药品生产企业、药品批发企业销售药品时，应当提供下列资料：加盖本企业原印章的《药品生产许可证》或《药品经营许可证》和营业执照的复印件，所销售药品的批准证明文件复印件；销售人员授权书复印件。授权书原件应当载明授权销售的品种、地域、期限，注明销售人员的身份证号码，并加盖本企业原印章和企业法定代表人印章（或者签名）。销售人员应当出示授权书原件及本人身份证原件，供药品采购方核实。

（2）药品生产企业、经营企业（包括零售企业）销售药品时应当开具销售凭证（标明供货单位名称、药名、生产厂商、批号、数量、价格等）。采购药品时，应索要、查验、留存资质证明文件，索取留存销售凭证，应当保存至超过药品有效期1年，不得少于3年。

（3）违反上述规定的给予警告、罚款。

3. 其他规定

（1）药品生产、经营企业不得为从事无证生产、经营药品者提供药品。

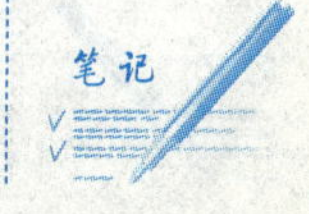

(2)药品零售企业应当凭处方销售处方药；当执业药师或者其他依法认定的药学技术人员不在岗时，停止销售处方药和甲类非处方药。

(3)药品说明书要求低温、冷藏储存的药品应按规定运输、储存。

(4)药品生产、经营企业不得向公众赠送处方药或者甲类非处方药。不得采用邮售、互联网交易等方式直接向公众销售处方药。

(三)医疗机构购进、储存药品的规定

1. 购进、储存药品的要求

(1)医疗机构购进药品时，应当索取、查验、保存供货企业有关证件、资料、票据。

(2)医疗机构购进药品，必须建立并执行进货检查验收制度，并建有真实完整的药品购进记录。药品购进记录必须注明药品的通用名称、生产厂商(中药材标明产地)、剂型、规格、批号、生产日期、有效期、批准文号、供货单位、数量、价格、购进日期。药品购进记录必须保存至超过药品有效期1年，但不得少于3年。

(3)医疗机构储存药品，应当制订和执行有关药品保管、养护的制度，并采取必要的冷藏、防冻、防潮、避光、通风、防火、防虫、防鼠等措施，保证药品质量。

2. 不得从事的行为

(1)医疗机构和计划生育技术服务机构不得未经诊疗直接向患者提供药品。

(2)医疗机构不得采用邮售、互联网交易等方式直接向公众销售处方药。

(四)法律责任

《药品流通监督管理办法》对违反药品流通监督管理规定各种违法行为的处罚做出明确规定，使整顿药品流通秩序有法可依。无证生产、经营及违反许可证管理规定的违法行为均按《药品管理法》第七十三条、八十条、八十二条予以处罚。药品生产、经营企业在经药品监督管理部门核准的地址以外的场所储存药品的，按照《药品管理法实施条例》第七十四条的规定予以处罚。其他违法行为处以警告和罚款。

案例分析

药品零售企业无证批发药品的处理

案例：某区药监局执法人员执法检查中首次发现某零售药店涉嫌批发经营药品，现场查获当事人销售票据40张，其中有20张票据标示药品货值金额为4300元，其药品均销售给村卫生站和零售药店。经调查证实，该药店持有的《药品经营许可证》的经营方式为零售。

分析：《药品流通监督管理办法》第十七条规定，“未经药品监督管理部门审核同意，药品经营企业不得改变经营方式”。该药店经营方式在未经批准的情况下，由零售改变为批发，很显然违反了上述规定，应按照擅自改变经营方式查处。《药品流通监督管理办法》第三十二条规定，擅自改变经营方式依照《药品管理法》第七十三条规定，没收违法销售的药品和违法所得，并处违法销售的药品货值金额2倍以上5倍以下的罚款。

三、《优良药房工作规范》(试行)

2003年2月25日，中国非处方药物协会发布了《优良药房工作规范》(试行)，自发布之日起施行。该规范共四章二十条，主要内容是：

1. 制定目的　《优良药房工作规范》(Good Pharmacy Practice，GPP)是中国非处方

笔记

药物协会倡导的行业自律性规范。并对社会药房面向大众的药学服务和社会药房从业人员的素质方面提出了指导原则和评价依据。其目的是保证药品使用的安全有效，从而促进病人或消费者健康水平和生活质量的提高。

2. 药学服务的概念 药学服务(pharmaceutical care)是提供与药品使用相关的各种服务的一种现代化药房工作模式，是以病人或消费者的健康为中心所展开的各项活动和服务。包括提供药品、提供与药品使用相关的各类服务。

为了保证提供高质量的药学服务，对社会药房提出了要求：①具有一定规模，建立药房专业分区和服务区。以保证向病人(消费者)提供合适合格的药品、保健品，指导合理用药，同时提供其他优良服务；②根据需要对病人或消费者进行售药记录和用药跟踪，建立药历制度。药历内容包括：病人的一般资料、家族史、嗜好、过敏史；历次用药的药品名称、剂量、疗程、不良反应记录；③为病人或消费者提供特色服务，如对特殊人群的优良服务、发放自我药疗、自我保健科普资讯、配备相应的药学参考书、开展社会公益性健康讲座和服务；④拆零销售时必须提供售药标签，附加到病人或消费者所购药品的外包装上。标签内容包括：药品名称、使用剂量、使用方法、批号、有效期、使用注意事项、禁忌。

3. 社会药房的人员及其职责 社会药房从业人员的思想道德和文化水平必须符合 GSP 的要求。从业人员按功能分为 4 个等级，即店员、助理药师、药师、执业药师。其要求分别为：

(1)店员：须具备高中以上学历，必须取得国家相关部门的上岗资格证书。店员分为初、中、高三级或初、高两级。店员晋级以中国非处方药协会组织的店员资格考试作为依据。店员要能完成一般的销售任务和日常业务，在上级药学技术人员的指导下，为顾客提供有关的药学服务。

(2)助理药师：经过国家有关部门考试合格确定的，取得助理药师专业技术职务证书的药学技术人员。其职责是能够了解顾客的用药需求，准确提供非处方药；在执业药师指导下，进行处方药的验方和销售工作；做好处方、药物过敏反应、药物不良反应的记录工作；为顾客提供自我药疗和保健指导，单独或指导店员为顾客提供合适的药学服务。

(3)药师：经过国家有关部门考试合格确定的，取得药师专业技术职务证书的药学技术人员。其职责除履行助理药师职责外，能够制定和审核售药标签、药历和药品促销资料；独立审查和调配处方；参加或指导助理药师做好病人的随访和信息反馈分析工作；协助执业药师做好各项药房管理工作。

(4)执业药师：经全国统一考试合格、取得《执业药师资格证书》并经注册登记、在社会药房执业的药学技术人员。执业药师负责处方的审核及监督调配，提供用药咨询与信息，指导合理用药，开展治疗药物的监测及药品疗效的评价等工作。执业药师对违反《药品管理法》及有关法规的行为或决定，有责任提出劝告、制止、拒绝执行，并向上级报告，在执业范围内负责对药品质量的监督和管理，参与制定、实施药品全面质量管理，对本单位违反有关规定的行为进行处理。

4. 继续教育 社会药房助理药师、药师均必须定期参加本规范规定的继续教育的学习。

笔记

第三节 药品经营质量管理规范

《药品经营质量管理规范》(GSP)是针对药品计划采购、购进验收、储存养护、销售及售后服务等环节而制定的保证药品符合质量标准的一项管理制度。其核心是通过严格的管理制度来约束企业的行为,对药品经营全过程进行质量控制,保证向用户提供优质的药品。

1982年,日本药品经营企业制定的《医药品供应管理规范》被介绍到我国。

1984年,国家医药管理局制定了《医药商品质量管理规范(试行)》,在医药行业内试行,即医药行业的GSP。

1992年,国家医药管理局正式颁布了《医药商品质量管理规范》,这标志着我国GSP已经成为政府规章。

1993年国家医药管理局质量司制定《医药商品质量管理规范达标企业(批发)验收细则(试行)》,并于1994年在全国医药批发企业中开展GSP达标企业的验收试点工作,进而把医药批发、零售企业的达标验收及合格验收工作推向了全国。

2000年,原国家药品监督管理局以第20号局令发布了《药品经营质量管理规范》。2000年7月1日起施行,同年11月,又制定了《药品经营质量管理规范实施细则》和《药品经营质量管理规范(GSP)认证管理办法(试行)》。2013年1月原卫生部以第90号卫生部令发布了新修订的《药品经营质量管理规范》。

最新修订的《药品经营质量管理规范》于2015年5月18日经国家食品药品监督管理总局局务会议审议通过,自2015年6月25日起施行。

一、GSP的基本框架

GSP是国家药品监督管理总局发布的一部在推行上具有强制性的行政规章。它对药品批发企业、药品零售企业的质量要求分别作了详细的阐述和解释,引入风险管理理念,在药品的购进、储运、销售等环节实行严格质量管理,技术要求更为具体化,提高了可操作性。

GSP共四章187条。第一章总则,共4条,阐明了GSP制定的目的和依据、基本要求以及适用范围。第二章药品批发的质量管理,共14节118条,主要包括:质量管理体系、组织机构与质量管理职责、人员与培训、质量管理体系文件、设施与设备、校准与验证、计算机系统、采购、收货与验收、储存与养护、销售、出库、运输与配送、售后管理等内容。第三章药品零售的质量管理,共8节59条,主要包括:质量管理与职责、人员管理、文件、设施与设备、采购与验收、销售管理、售后管理。第四章附则,共6条,包括附录制定、用语含义、施行时间等。

二、药品批发的质量管理

(一)对质量管理体系的规定

药品批发企业(包括零售连锁企业总部,下同)应当依据有关法律法规要求建立质量管理体系,确定质量方针,制定质量管理体系文件,开展质量策划、质量控制、质量保证、质量改进和质量风险管理等活动。质量管理体系应当与其经营范围和规模相适应,包括组织机构、人员、设施设备、质量管理体系文件及相应的计算机系统等。质量方针文件应当明确企业总的质量目标和要求，并贯彻到药品经营活动的全过程。企业应当定期以及在质量管理体系关键要素发生重大变化时，组织开展内审。对内审的情况进行分析，依据分析结论制定相应的质量管理体系改进措施，不断提高质量控制水平，保证质量管理体系持续有效运行。采用前瞻或者回顾的方式，对药品流通过程中的质量风险进行评估、控制、沟通和审核。

（二）对质量管理职责的规定

应依法按照批准的经营方式和范围从事经营活动。企业负责人是药品质量的主要责任人，全面负责企业日常管理，负责提供必要的条件，保证质量管理部门和质量管理人员有效履行职责，确保企业实现质量目标。企业质量负责人应当由高层管理人员担任，全面负责药品质量管理工作，独立履行职责，在企业内部对药品质量管理具有裁决权。企业应当设立质量管理部门，有效开展质量管理工作。

GSP 对药品批发企业的质量管理制度也作了具体要求，其主要包括的内容有：①质量管理体系内审的规定；②质量否决权的规定；③质量信息的管理；④供销单位及人员的资格审核的规定；⑤药品进销存的管理；⑥特殊管理药品的管理；⑦有效期药品、不合格药品、药品退货、药品召回和药品销毁的管理；⑧质量查询、质量事故、质量投诉的管理；⑨药品不良反应报告的规定；⑩环境卫生、人员健康的规定；⑪质量方面的教育、培训及考核的规定；⑫设施设备保管和维护、验证和校准的管理；⑬记录和凭证的管理；⑭计算机系统的管理；⑮执行药品电子监管的规定。

（三）对人员与培训的要求

药品批发企业的企业负责人应当具有大学专科以上学历或者中级以上专业技术职称，经过基本的药学专业知识培训，熟悉有关药品管理的法律法规。质量负责人应当具有大学本科以上学历、执业药师资格和 3 年以上药品经营质量管理工作经历，在质量管理工作中具备正确判断和保障实施的能力。质量管理部门负责人应当具有执业药师资格和 3 年以上药品经营质量管理工作经历，能独立解决经营过程中的质量问题。

从事质量管理工作的，应当具有药学中专或者医学、生物、化学等相关专业大学专科以上学历或者具有药学初级以上专业技术职称；从事验收、养护工作的，应当具有药学或者医学、生物、化学等相关专业中专以上学历或者具有药学初级以上专业技术职称；从事中药材、中药饮片验收工作的，应当具有中药学专业中专以上学历或者具有中药学中级以上专业技术职称；从事中药材、中药饮片养护工作的，应当具有中药学专业中专以上学历或者具有中药学初级以上专业技术职称；直接收购地产中药材的，验收人员应当具有中药学中级以上专业技术职称。

企业对直接接触药品的人员应当进行岗前及年度健康检查，并建立健康档案。患有传染病或者其他可能污染药品的疾病的，不得从事直接接触药品的工作。身体条件不符合相应岗位特定要求的，不得从事相关工作。

（四）对硬件设施的规定

1. 对经营场所的要求　企业应当具有与其药品经营范围、经营规模相适应的经营场所和库房。库房的选址、设计、布局、建造、改造和维护应当符合药品储存的要求，防止药品的污染、交叉污染、混淆和差错。

2. 仓库环境及库区的要求

（1）库区环境：药品仓库内、外环境良好，无污染源，库区地面平整、无积水和杂

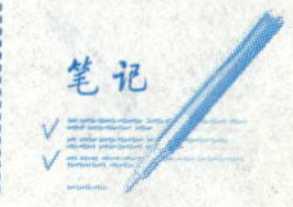

草。库区要与办公区、生活区分开。

(2)库房分类:按下列原则对药品库房分类管理:①一般管理要求:仓库分为待验库(区)、合格品库(区)、发货库(区)、不合格库(区)、退货库(区)等专用场所,经营中药饮片还应划分零货称取专库(区),各库区设有明显标志;②按药品储存温度、相对湿度管理要求:其冷库温度为2~10℃;阴凉库温度不高于20℃、常温库温度为10~30℃;各库房相对湿度应保持在35%~75%之间;③按特殊管理要求分为麻醉品库、一类精神药品库、毒性药品库、放射性药品库(包括专用设施)。

(3)仓库设施:有效调控温湿度及室内外空气交换的设备;自动监测、记录库房温湿度的设备;避光、通风、防潮、防虫、防鼠等设备;保持药品与地面距离的设施,货架防尘、防鼠、防虫、防盗、防火设施,符合储存作业要求的照明设备;经营特殊管理的药品有符合国家规定的储存设施;经营中药材、中药饮片的,应当有专用的库房和养护工作场所,直接收购地产中药材的应当设置中药样品室(柜)。

(4)冷链设施:运输冷藏、冷冻药品的冷藏车及车载冷藏箱、保温箱应当符合药品运输过程中对温度控制的要求。冷藏车具有自动调控温度、显示温度、存储和读取温度监测数据的功能;冷藏箱及保温箱具有外部显示和采集箱体内温度数据的功能。

3. 计算机系统的要求　企业应当建立能够符合经营全过程管理及质量控制要求的计算机系统,实现药品质量可追溯,并满足药品电子监管的实施条件。计算机系统应当符合以下要求:有支持系统正常运行的服务器和终端机;有安全、稳定的网络环境,有固定接入互联网的方式和安全可靠的信息平台;有实现部门之间、岗位之间信息传输和数据共享的局域网;有药品经营业务票据生成、打印和管理功能;有符合GSP要求及企业管理实际需要的应用软件和相关数据库。各类数据的录入、修改、保存等操作应当符合授权范围、操作规程和管理制度的要求,保证数据原始、真实、准确、安全和可追溯。

(五)对药品经营过程的质量管理

1. 采购管理　采购药品应按照可以保证药品质量的进货质量管理程序进行。购进的药品必须符合:①合法企业所生产和经营的药品;②该药品具有法定的质量标准、批准文号和生产批号(未实行批准文号管理的中药饮片除外);③药品生产或进口批准证明文件;④包装和标识符合有关规定和储运要求;⑤中药材应标明产地;⑥签订的合同应有明确的质量条款;⑦实施电子监管的药品,包装上应具有符合规定的中国药品电子监管码标识。

采购中涉及的首营企业、首营品种,采购部门应当填写相关申请表格,经过质量管理部门和企业质量负责人的审核批准。必要时应当组织实地考察,对供货单位质量管理体系进行评价。首营企业应当查验加盖其公章原印章的以下资料:《药品生产许可证》或《药品经营许可证》;营业执照;《药品生产质量管理规范》认证证书或者《药品经营质量管理规范》认证证书;相关印章、随货同行单(票)样式;开户户名、开户银行及账号;《税务登记证》和《组织机构代码证》。首营品种应当审核药品的合法性,索取加盖供货单位公章原印章的药品生产或者进口批准证明文件复印件并予以审核。

2. 收货与验收　企业应当按照规定的程序和要求对到货药品逐批进行收货、验收,防止不合格药品入库。

(1)收货:药品到货时,收货人员应当核实运输方式是否符合要求,并对照随货同行单(票)和采购记录核对药品,做到票、账、货相符。冷藏、冷冻药品到货时,应当对

笔记

其运输方式及运输过程的温度记录、运输时间等质量控制状况进行重点检查并记录。不符合温度要求的应当拒收。随货同行单(票)应当包括供货单位、生产厂商、药品的通用名称、剂型、规格、批号、数量、收货单位、收货地址、发货日期等内容,并加盖供货单位药品出库专用章原印章。

(2)验收:药品验收依据为法定质量标准及合同规定的质量条款。对购进的药品要求逐批验收,验收包括药品外观的性状检查和药品内外包装标识的检查。验收抽取样品应具有代表性:同一批号药品整件数量在2件及以下的,应全部抽样;整件数量在2~50件的,至少抽样3件;整件数量在50件以上的,每增加50件至少增加抽样1件,不足50件的按50件计。开箱检查应从每整件的上、中、下不同位置随机抽样至最小包装,每整件药品中至少抽取3个最小包。对特殊管理的药品,应实行双人验收制度。验收应做好验收记录,包括药品的通用名称、剂型、规格、批准文号、批号、生产日期、有效期、生产厂商、供货单位、到货数量、到货日期、验收合格数量、验收结果等内容。中药材验收记录应当包括品名、产地、供货单位、到货数量、验收合格数量等内容。中药饮片验收记录应当包括品名、规格、批号、产地、生产日期、生产厂商、供货单位、到货数量、验收合格数量等内容,实施批准文号管理的中药饮片还应当记录批准文号。验收记录应保存至超过药品有效期1年,但不得少于5年。对实施电子监管的药品,企业应当按规定进行药品电子监管码扫码,并及时将数据上传至中国药品电子监管网系统平台。

3. 储存与养护

(1)药品分类储存保管:依据不同属性实行分区分类摆放,做到:药品与非药品、内服药与外用药、处方药与非处方药之间应分开存放;易串味的药品、中药材、中药饮片以及危险品等与其他药品分开存放;特殊管理的药品:麻醉药品、一类精神药品、医疗用毒性药品、放射性药品、危险品、不合格药品、退货药品应专库(区)储存。

(2)堆垛要求:按批号堆放、便于先进先出,垛间距不小于5cm,与库房内墙、顶、温度调控设备及管道等设施间距不小于30cm,与地面间距不小于10cm。

(3)色标管理:待验药品库(区)、退货药品库(区)为黄色;合格药品库(区)、零货称取库(区)、待发药品库(区)为绿色;不合格药品库(区)为红色。

(4)养护和检查:养护人员应当根据库房条件、外部环境、药品质量特性等对药品进行养护,主要内容有:检查并改善储存条件、防护措施、卫生环境;对库房温湿度进行有效监测、调控;按照养护计划对库存药品的外观、包装等质量状况进行检查,并建立养护记录;对储存条件有特殊要求的或者有效期较短的品种应当进行重点养护;对中药材和中药饮片应当按其特性采取有效方法进行养护并记录,所采取的养护方法不得对药品造成污染;发现有问题的药品应当及时在计算机系统中锁定和记录,并通知质量管理部门处理;定期汇总、分析养护信息。

4. 出库与运输

(1)出库管理:药品出库应遵循"先产先出"、"近期先出"和"按批号发货"的原则。药品出库应进行复核和质量检查。麻醉药品、一类精神药品、医疗用毒性药品应建立双人核对制度。确保出库药品数量准确无误,质量完好,包装牢固、标志清楚、防止有问题药品流入市场。药品出库复核应当建立记录,包括购货单位、药品的通用名称、剂型、规格、数量、批号、有效期、生产厂商、出库日期、质量状况和复核人员等内容。冷藏、冷冻药品的装箱、装车等项作业,应当由专人负责并符合以下要求:车载冷藏箱

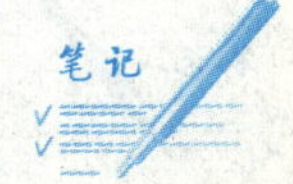

或者保温箱在使用前应当达到相应的温度要求；应当在冷藏环境下完成冷藏、冷冻药品的装箱、封箱工作；装车前应当检查冷藏车辆的启动、运行状态，达到规定温度后方可装车；启运时应当做好运输记录，内容包括运输工具和启运时间等。

(2)运输管理：做好运输发运时核对交接手续，防止错发。搬运、装卸按外包装标志进行。运输药品，应当根据药品的包装、质量特性并针对车况、道路、天气等因素，选用适宜的运输工具，采取相应措施防止出现破损、污染等问题。在冷藏、冷冻药品运输途中，应当实时监测并记录冷藏车、冷藏箱或者保温箱内的温度数据。企业委托运输药品应当与承运方签订运输协议，明确药品质量责任、遵守运输操作规程和在途时限等内容，并应当有记录，实现运输过程的质量追溯。

5. 销售与售后服务

(1)企业销售药品，应当如实开具发票，做到票、账、货、款一致。销售记录应当包括药品的通用名称、规格、剂型、批号、有效期、生产厂商、购货单位、销售数量、单价、金额、销售日期等内容。中药材销售记录应当包括品名、规格、产地、购货单位、销售数量、单价、金额、销售日期等内容；中药饮片销售记录应当包括品名、规格、批号、产地、生产厂商、购货单位、销售数量、单价、金额、销售日期等内容。销售票据和记录应保存至超过药品有效期1年，但不得少于5年。

(2)企业应当按照质量管理制度的要求，制定投诉管理操作规程，内容包括投诉渠道及方式、档案记录、调查与评估、处理措施、反馈和事后跟踪等。企业发现已售出药品有严重质量问题，应当立即通知购货单位停售、追回并做好记录，同时向食品药品监督管理部门报告。企业应当协助药品生产企业履行召回义务，按照召回计划的要求及时传达、反馈药品召回信息，控制和收回存在安全隐患的药品，并建立药品召回记录。企业质量管理部门应当配备专职或者兼职人员，按照国家有关规定承担药品不良反应监测和报告工作。

(3)销售特殊管理的药品以及国家有专门管理要求的药品，应严格按照国家有关规定执行。

三、药品零售的质量管理

(一)对管理职责的规定

药品零售企业(包括药品零售连锁企业的门店，下同)应按依法批准的经营方式和经营范围从事经营活动。企业负责人是药品质量的主要责任人。

药品零售企业应按企业规模和管理需要设置质量管理部门或者配备质量管理人员，具体负责企业质量管理工作。

GSP对药品零售企业的质量管理制度也作了具体要求，其主要包括的内容有：①药品采购、验收、储存、养护、陈列、销售等环节的管理规定；②供货单位和采购品种的审核；③处方药销售的管理；④药品拆零的管理；⑤特殊管理的药品和国家有专门管理要求的药品的管理；⑥记录和凭证的管理；⑦质量信息、质量事故、质量投诉的管理；⑧中药饮片处方审核、调配、核对的管理；⑨药品有效期、不合格药品、药品销毁的管理；⑩环境卫生、人员健康的规定；⑪提供用药咨询、指导合理用药等药学服务的管理；⑫人员培训及考核的规定；⑬药品不良反应报告的规定；⑭计算机系统的管理；⑮执行药品电子监管的规定。

笔记

（二）人员与培训

GSP 对药品零售企业人员与培训的要求是：①企业法定代表人或者企业负责人应当具备执业药师资格；②质量管理、验收、采购人员应当具有药学或者医学、生物、化学等相关专业学历或者具有药学专业技术职称。从事中药饮片质量管理、验收、采购人员应当具有中药学中专以上学历或者具有中药学专业初级以上专业技术职称；③中药饮片调剂人员应当具有中药学中专以上学历或者具备中药调剂员资格；④企业应当按照培训管理制度制定年度培训计划并开展培训，使相关人员能正确理解并履行职责。培训工作应当做好记录并建立档案；⑤企业应当对直接接触药品岗位的人员进行岗前及年度健康检查，并建立健康档案。患有传染病或者其他可能污染药品的疾病的，不得从事直接接触药品的工作。

（三）经营场所

药品零售企业的营业场所应当与其药品经营范围、经营规模相适应，并与药品储存、办公、生活辅助及其他区域分开。营业场所应当具有相应设施或者采取其他有效措施，避免药品受室外环境的影响，并做到宽敞、明亮、整洁、卫生。

药品零售营业场所应有监测、调控温度的设备；经营中药饮片的，有存放饮片和处方调配的设备；经营冷藏药品的，有专用冷藏设备；经营第二类精神药品、毒性中药品种和罂粟壳的，有符合安全规定的专用存放设备。

企业设置库房的，应当做到库房内墙、屋顶光洁，地面平整，门窗结构严密；有可靠的安全防护、防盗等措施。并应有药品与地面之间有效隔离的设备；避光、通风、防潮、防虫、防鼠等设备；有效监测和调控温湿度的设备；符合储存作业要求的照明设备；经营冷藏药品的，有与其经营品种及经营规模相适应的专用设备。

（四）对药品经营过程的质量管理

1. 药品的采购与验收　严格执行 GSP 对药品采购与验收的质量管理制度。采购与验收的质量管理参照药品批发企业的相关规定进行。对购进药品，应建立完整的购进记录。购进票据和记录应保存至超过药品有效期 1 年，但不得少于 2 年。

2. 药品的陈列与储存　药品应按剂型或用途以及储存要求分类陈列，并设置醒目标志，类别标签字迹清晰、放置准确；处方药、非处方药分区陈列，并有处方药、非处方药专用标识；处方药不得采用开架自选的方式陈列和销售；外用药与其他药品分开摆放；拆零销售的药品集中存放于拆零专柜或者专区；第二类精神药品、毒性中药品种和罂粟壳不得陈列；冷藏药品放置在冷藏设备中，按规定对温度进行监测和记录，并保证存放温度符合要求；经营非药品应当设置专区，与药品区域明显隔离，并有醒目标志。中药饮片柜斗谱的书写应当正名正字；装斗前应当复核，防止错斗、串斗；应当定期清斗，防止饮片生虫、发霉、变质；不同批号的饮片装斗前应当清斗并记录。

企业应当定期对陈列、存放的药品进行检查，重点检查拆零药品和易变质、近效期、摆放时间较长的药品以及中药饮片。发现有质量疑问的药品应当及时撤柜，停止销售，由质量管理人员确认和处理，并保留相关记录。

3. 药品的销售与服务　企业应当在营业场所的显著位置悬挂《药品经营许可证》、营业执照、执业药师注册证等。营业人员应当佩戴有照片、姓名、岗位等内容的工作牌，是执业药师和药学技术人员的，工作牌还应当标明执业资格或者药学专业技术职称。在岗执业的执业药师应当挂牌明示。

笔记

销售药品时,处方要经执业药师或具有药师以上(含药师和中药师)职称的人员审核后方可调配和销售。对处方所列药品不得擅自更改和代用。对有配伍禁忌和超剂量的处方,应当拒绝调配,但经处方医师更正或者重新签字确认的,可以调配;调配处方后经过核对方可销售;审核调配或销售人员均应在处方上签字或盖章,并按照有关规定保存处方或者其复印件;销售近效期药品应当向顾客告知有效期;销售中药饮片做到计量准确,并告知煎服方法及注意事项;提供中药饮片代煎服务,应当符合国家有关规定。企业销售药品应当开具销售凭证,内容包括药品名称、生产厂商、数量、价格、批号、规格等,并做好销售记录。

药品拆零销售应当符合以下要求:人员经过专门培训;拆零的工作台及工具保持清洁、卫生,防止交叉污染;做好拆零销售记录,内容包括拆零起始日期、药品的通用名称、规格、批号、生产厂商、有效期、销售数量、销售日期、分拆及复核人员等;拆零销售应当使用洁净、卫生的包装,包装上注明药品名称、规格、数量、用法、用量、批号、有效期以及药店名称等内容;提供药品说明书原件或者复印件;拆零销售期间,保留原包装和说明书。

除药品质量原因外,药品一经售出,不得退换。药品零售企业应当在营业场所公布食品药品监督管理部门的监督电话,设置顾客意见簿,及时处理顾客对药品质量的投诉。并按照有关规定收集、报告药品不良反应信息,采取措施追回有严重质量问题的药品,协助药品召回等。

四、GSP 认证管理

(一) GSP 认证的意义和管理部门

为加强药品经营质量管理,规范 GSP 认证工作,国家食品药品监管部门于 2003 年制定了《药品 GSP 认证管理办法》,其中规定"药品 GSP 认证是国家对药品经营企业药品经营质量管理进行监督检查的一种手段,是对药品经营企业实施 GSP 情况的检查认可和监督管理的过程"。

国家食品药品监督管理部门负责全国 GSP 认证工作的统一领导和监督管理;负责与国家认证监督管理部门在 GSP 认证方面的工作协调;负责国际间药品经营质量管理认证领域的互认工作。

(二) GSP 认证的组织与实施

国家食品药品监督管理部门根据认证工作的要求,依照《药品经营质量管理规范》及其实施细则和本办法的规定,制定《GSP 认证现场检查评定标准》、《GSP 认证现场检查项目》和《GSP 认证现场检查工作程序》。国家食品药品监督管理部门药品认证管理中心负责实施国家食品药品监督管理部门组织的有关 GSP 认证的监督检查;负责对省、自治区、直辖市 GSP 认证机构进行技术指导。省、自治区、直辖市药品监督管理部门负责组织实施本地区药品经营企业的 GSP 认证。省、自治区、直辖市药品监督管理部门应按规定建立 GSP 认证检查员库,并制定适应本地区认证管理需要的规章制度和工作程序,在本地区设置 GSP 认证机构,承担 GSP 认证的实施工作。省、自治区、直辖市药品监督管理部门和 GSP 认证机构在认证工作中,如发生严重违反《药品管理法》、《药品管理法实施条例》和本办法有关规定,国家食品药品监督管理部门应令其限期改正。逾期不改正的,国家食品药品监督管理部门依法对其认证结果予以改变。

笔记

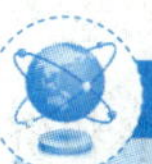

知识链接

GSP 认证检查员

GSP认证检查员是在GSP认证工作中专职或兼职从事认证现场检查的人员。应该具有大专以上学历或中级以上专业技术职称，并从事5年以上药品监督管理工作或者药品经营质量管理工作。由省、自治区、直辖市药品监督管理部门负责选派本地区符合条件的人员，参加由国家食品药品监督管理部门组织的培训和考试。考试合格的可列入本地区认证检查员库，并由省、自治区、直辖市药品监督管理部门进行管理，建立检查员个人档案和定期进行考评。国家食品药品监督管理部门根据认证工作的要求，对GSP认证检查员进行继续教育。

GSP认证检查员在认证检查中应严格遵守国家法律和GSP认证工作的规章制度，公正、廉洁地从事认证检查的各项活动。如违反以上规定，省、自治区、直辖市药品监督管理部门应将其撤出认证检查员库，违规情节严重的，不得再次列入认证检查员库。

（三）认证的申请与受理

符合规定条件的企业申请GSP认证，填报《药品经营质量管理规范认证申请书》，按规定报送材料。

药品经营企业将认证申请书及资料报所在地设区的市级药品监督管理机构或者省、自治区、直辖市药品监督管理部门直接设置的县级药品监督管理机构（以下简称初审部门）进行初审。初审部门应在收到认证申请书及资料起10个工作日内完成初审，初审合格的将其认证申请书和资料移送省、自治区、直辖市药品监督管理部门审查。省、自治区、直辖市药品监督管理部门在收到认证申请书及资料之日起25个工作日内完成审查，并将是否受理的意见填入认证申请书，在3个工作日内以书面形式通知初审部门和申请认证企业。不同意受理的，应说明原因。对同意受理的认证申请，省、自治区、直辖市药品监督管理部门应在通知初审部门和企业的同时，将认证申请书及资料转送本地区设置的认证机构。

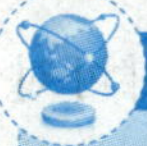

知识链接

GSP 现场检查程序

1. 首次会议　介绍检查组成员、说明有关事项、宣布检查纪律、被检查企业汇报情况、确认检查范围、落实检查日程、确定检查陪同人员等。

2. 检查和取证　检查组应严格按照现场检查方案和《GSP认证现场检查项目》规定的内容进行全面检查并逐条记录。发现问题应认真核对，必要时可进行现场取证。如发现实际情况与企业申报资料不符，检查组应向局认证中心提出调整检查方案的意见。

3. 综合评定　检查组成员对所负责检查的项目进行情况汇总，并提出综合评定意见。根据现场检查情况、综合评定意见及评定结果，由检查组成员提出意见，检查组组长拟定检查报告，并经检查组成员全体通过。

4. 末次会议　检查组召开由检查组成员、参加现场检查工作的相关人员和被检查企业有关人员参加的末次会议，通报检查情况。对提出的不合格项目和需完善的项目，由检查组全体成员和被检查企业负责人签字，双方各执一份。

5. 异议的处理　被检查企业对所通报情况如有异议，可提出意见或针对问题进行说明和解释。如有不能达成共识的问题，检查组应做好记录，经检查组全体成员和被检查单位负责人签字，双方各执一份。

笔记

（四）现场检查

认证机构收到省、自治区、直辖市药品监督管理部门转送的企业认证申请书和资料之日起 15 个工作日内，应组织对企业的现场检查。应按照预先规定的方法，从认证检查员库随机抽取 3 名 GSP 认证检查员组成现场检查组。检查组依照《GSP 认证现场检查工作程序》、《GSP 认证现场检查评定标准》和《GSP 认证现场检查项目》实施现场检查。现场检查结束后，检查组应依据检查结果对照《GSP 认证现场检查评定标准》作出检查结论并提交检查报告。通过现场检查的企业，应针对检查结论中提出的缺陷项目提交整改报告，并于现场检查结束后 7 个工作日内报送认证机构。

（五）审批与发证

根据检查组现场检查报告并结合有关情况，认证机构在收到报告的 10 个工作日内提出审核意见，送交省、自治区、直辖市药品监督管理部门审批。省、自治区、直辖市药品监督管理部门在收到审核意见之日起 15 个工作日内进行审查，作出认证是否合格或者限期整改的结论。省、自治区、直辖市药品监督管理部门在进行审查前应通过媒体向社会公示。在审查规定期限内，对该企业没有投诉、举报等问题，可根据审查结果作出认证结论。对认证合格的企业，省、自治区、直辖市药品监督管理部门应向企业颁发《药品经营质量管理规范认证证书》，证书有效期 5 年，有效期满前 3 个月内，由企业提出重新认证的申请。

（六）GSP 认证的监督管理

各级药品监督管理部门应对认证合格的药品经营企业进行监督检查。监督检查包括跟踪检查、日常抽查和专项检查三种形式。

省、自治区、直辖市药品监督管理部门应在企业认证合格后 24 个月内，组织对其认证的药品经营企业进行一次跟踪检查，检查企业质量管理的运行状况和认证检查中出现问题的整改情况。在认证证书有效期内，如果改变了经营规模和经营范围，或在经营场所、经营条件等方面以及零售连锁门店数量上发生了变化，省、自治区、直辖市药品监督管理部门应组织对其进行专项检查。

国家食品药品监督管理部门对各地的 GSP 认证工作进行监督检查，必要时可对企业进行实地检查。

对监督检查中发现的不符合《药品经营质量管理规范》要求的认证合格企业，药品监督管理部门应要求限期予以纠正或者给予行政处罚。对其中严重违反或屡次违反《药品经营质量管理规范》规定的企业，其所在地省、自治区、直辖市药品监督管理部门应依法撤销其《药品经营质量管理规范认证证书》，并予以公示。

第四节 中药材与中药饮片的经营管理

中药材的来源分为药用植物、动物、矿物类。大部分中药材来源于植物，药用部位有根、茎、叶、花、果实、种子、皮等。药用动物来自于动物的骨、胆、结石、皮、肉及脏器。矿物类药材包括可供药用的天然矿物、矿物加工品以及动物的化石等，如朱砂、石膏、红粉、轻粉、雄黄等。中药饮片是药材经过炮制后可直接用于中医临床或制剂生产使用的处方药品。中成药是根据疗效确切、应用广泛的处方、验方或秘方，经药品监督管理部门审批同意，有严格要求的质量标准和生产工艺，批量生产、供应的中药成方制

笔记

剂。中成药剂型由过去的丸、散、膏、丹粗放制作发展到片剂、冲剂、胶囊以及包括滴丸、贴膜、气雾剂和注射剂等各种剂型，并能有效地控制药品的质量和批量进行生产。

一、中药材市场管理

（一）《药品管理法》有关中药材管理规定

《药品管理法》明确指出“国家发展现代药和传统药，充分发挥其在预防、医疗和保健中的作用。国家保护野生药材资源，鼓励培育中药材”的方针。“国家实行中药品种保护制度，具体办法由国务院制定。”

“中药材的种植、采集和饲养的管理办法，由国务院另行制定。”，“生产新药或者已有国家标准的药品的，须经国务院药品监督管理部门批准，并发给药品批准文号；但是，生产没有实施批准文号管理的中药材和中药饮片除外。实施批准文号管理的中药材、中药饮片品种目录由国务院药品监督管理部门会同国务院中医药管理部门制定。”

“药品经营企业销售中药材，必须标明产地。”，“城乡集市贸易市场不得出售中药材以外的药品，但持有《药品经营许可证》的药品零售企业在规定的范围内可以在城乡集市贸易市场设点出售中药材以外的药品。具体办法由国务院规定。”，“必须从具有药品生产、经营资格的企业购进药品。但是，购进没有实施批准文号管理的中药材除外。”

“地区性民间习用药材的管理办法，由国务院药品监督管理部门会同国务院中医药管理部门制定。”

（二）中药材专业市场监督管理

1. 中药材专业市场的审批程序　设立中药材专业市场须写出申请经所在地的省、自治区、直辖市药品监督管理部门、工商行政管理部门审查同意后，报国家中医药管理局、国家食品药品监督管理部门分别审定同意后，由国家工商行政管理局核准，发放《市场登记证》并分别抄送国家中医药管理局、国家食品药品监督管理部门备案。

2. 中药材专业市场应具备的条件

（1）设立中药材专业市场，必须依据国务院有关管理部门的总体规划，建在中药材主要品种产地或传统的中药材集散地、交通便利、布局合理。

（2）具有与所经营中药材规模相适应的营业场所、营业设施和仓储运输及生活服务设施等配套条件。

（3）具有专业市场的管理机构和管理人员，中药材专业市场的管理人员必须是经县以上主管部门认定的主管中药师、相当于主管中药师以上技术职称的人员或有经验的老药工。

（4）具有与经营中药材规模相适应的质量检测人员和基本检测仪器、设备，以负责对进入市场交易的中药材商品进行检查和监督。

3. 进入中药材专业市场经营中药材者应具备的条件

（1）具有与所经营中药材规模相适应的药学技术人员，或经县级以上主管部门认定的，熟悉并能鉴别所经营中药材药性的人员。要求了解国家有关法规、中药材商品规格标准和质量标准。

（2）进入中药材专业市场固定门店从事药材批发业务的企业和个体工商户，必须

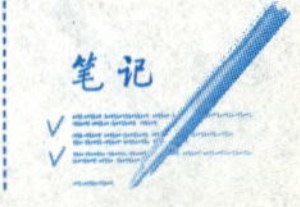

依照法定程序取得《药品经营许可证》和《营业执照》。取得证照的法定程序为：在中药材专业市场固定门店专门从事中药材批发业务的企业和个体工商户，向中药材专业市场所在地省级药品监督管理部门申请并取得《药品经营许可证》，然后，持证向工商行政部门办理《营业执照》。

(3)进入中药材专业市场租用摊位从事自产中药材的经营者，必须经所在中药材专业市场管理机构审查和批准后，方可经营中药材。

(4)在中药材专业市场从事中药材批发和零售业务的企业和个体工商户，必须遵纪守法，明码标价、照章纳税。

4. 中药材专业市场严禁进场交易的药品　①需要经过炮制加工的中药饮片；②中成药；③化学原料药及其制剂、抗生素、生化药品、放射性药品、血清疫苗、血液制品、诊断用药和有关医疗器械；④罂粟壳，27 种毒性中药材品种(见第六章特殊管理药品的管理)；⑤国家重点保护的 42 种野生动植物药材品种(家种、家养除外，具体请见第三章相关内容)；⑥国家法律、法规明令禁止上市的其他药品。

5. 中药材专业市场的监督管理

(1)中药材专业市场所在地的药品监督管理部门要制定该市场的质量检查制度，对该市场经营品种组织抽验。发现中药材质量有问题，依据《药品管理法》进行处罚。

(2)各级工商行政管理部门要指导市场开办单位建立各项市场管理制度，规范经营行为，严禁国家规定禁止进入市场的药品进入市场，查处制售假冒伪劣的行为，维护市场经营秩序。

二、中药饮片的质量管理

中药饮片是国家基本药物目录品种，质量优劣直接关系到中药的疗效。为了加强中药饮片的质量管理，保证人民用药的安全、有效，国家对中药饮片的生产、经营、使用制定了相应的管理办法。1996 年，国家中医药管理局发布《药品零售企业中药饮片质量管理办法》，2007 年发布《医院中药饮片管理规范》，2011 年 1 月，国家食品药品监督管理局、卫生部、国家中医药管理局就加强中药饮片监督管理工作有关要求发出通知，强调应加强中药饮片生产、经营行为监管，严禁生产企业外购中药饮片半成品或成品进行分包装或改换包装标签等行为；严禁经营企业从事饮片分包装、改换标签等活动；严禁从中药材市场或其他不具备饮片生产经营资质的单位或个人采购中药饮片；医疗机构必须按照《医院中药饮片管理规范》的规定使用中药饮片，保证在储存、运输、调剂过程中的饮片质量。《药品管理法》规定“中药饮片必须按照国家药品标准炮制；国家药品标准没有规定的，必须按照省、自治区、直辖市人民政府药品监督管理部门制定的炮制规范炮制。省、自治区、直辖市人民政府药品监督管理部门制定的炮制规范应当报国务院药品监督管理部门备案。”

这里对《药品零售企业中药饮片质量管理办法》予以介绍。

《药品零售企业中药饮片质量管理办法》明确指出“国家鼓励生产、经营优质饮片，并逐步实行优质优价。”同时还对人员管理、采购、检验、保管、调剂等作了具体要求：

1. 人员管理　药品零售企业必须配备专职和兼职质检人员，负责饮片进、销、存各个环节的质量管理和监督工作。要求：①从事质量管理、检验的人员，应熟练掌握中

笔记

药饮片鉴别技术，有能力对经营各环节出现的质量问题作出正确判断和处理；②从事中药饮片采购的人员，必须掌握本企业所经营中药饮片和购进饮片的《中华人民共和国药典》标准和地方质量标准和行业标准；③从事中药饮片保管、养护的人员必须熟悉各种中药饮片的性质、掌握保管方法和养护手段；④从事饮片调剂的人员，必须熟练掌握中药饮片调剂的基本知识和操作技能。

2. 采购　药品零售企业必须按照国家规定持有"证照"，对采购中药饮片，必须在保证质量的前提下，从持有药品生产经营证照的单位购进。不得从非法渠道购进中药饮片。购进的中药饮片，其质量必须符合《中华人民共和国药典》、《全国中药炮制规范》、地方《中药炮制规范》和《中药饮片质量标准通则（试行）》要求。

3. 检验　药品零售企业必须配备与其经营品种相适应的中药饮片检验设施。并在建立健全以质量责任制为中心的各项管理制度的基础上，还必须建立各项中药饮片质量管理制度：①中药饮片进货验收、保管养护和出库复核制度；②中药饮片质量检查制度；③中药饮片炮制加工管理制度；④中药饮片质量事故报告制度。

4. 保管　药品零售企业应有与经营中药饮片品种、数量相适应的饮片库房，并与其他药品库分开。储存中药饮片应结合中药饮片的性质、分类存放于不同的容器中，注明品名、防止混淆。同时做到合理摆放，便于取货。使用的包装材料不得对饮片造成污染。

毒性中药饮片必须按照国家有关规定，实行专人、专库（柜）、专账、专用衡器、双人双锁保管，做到账、物、卡相符。

5. 调剂　药品零售企业必须制定中药饮片的调剂操作管理制度，并严格执行。药品零售企业要建立饮片清洁卫生制度。饮片装斗前必须经过筛簸，要坚持定期清理药斗，防止交叉污染，储存饮片的容器内不得有串药、生虫、霉变、走油、结串等现象。

中药饮片调剂应严格执行审方制度，对有配伍、妊娠禁忌以及违反国家有关规定的处方，应当拒绝调配。调剂后的处方必须有专人逐一进行复核并签字；发药时要认真核对患者姓名、取药凭证号码，以及药剂付数，防止差错。

调配用的计量器具应定期校验，并有合格标志。调配时应做到计量准确。

三、中药材与中药饮片的贮存与养护

中药材与中药饮片由于品种繁多、来源广泛、规格复杂、加工炮制方法各不相同，在贮存保管过程中，很容易受内外各种因素影响而造成变质，因此做好中药材、中药饮片储存与养护工作，采取相适应的有效措施，对确保中药材、中药饮片质量，保证中药的疗效，具有非常重要的意义。

（一）基本要求

《药品经营质量管理规范》、《药品零售企业中药饮片质量管理办法》和《医院中药饮片管理规范》对中药的贮存与养护均做出了要求，主要有以下几点：

易串味的中药材、中药饮片应与其他药品分开存放。

饮片库房应选择地势较高、阴凉、干燥、通风的地方，并有相应的通风、调温、调湿设施以及防虫、防鼠、防毒、防潮、防污染的措施。

储存中药饮片应结合中药饮片的性质、分类存放于不同的容器内，注明品名，防止混淆。同时做到合理摆放，便于取货。

笔记

对中药材和中药饮片应按其特性和不同季节的气候特点，采取有效措施，如干燥、降氧、熏蒸等方法做好养护工作。

（二）中药品质变异及其原因

中药在运输、贮藏过程中，由于管理不当，在外界条件和自身性质的相互作用下，会逐渐发生物理和化学变化，出现霉变、虫蛀、变色、变味、泛油等现象，直接影响中药的质量和疗效，这种现象称为中药品质变异现象。

1. 霉变　霉变又称发霉，是霉菌在中药表面或内部滋生的现象。我国地处温带，特别是长江以南地区，夏季炎热、潮湿，饮片最易发霉。开始时可见许多白色毛状、线状、网状物或斑点，继而萌发成黄色或绿色的菌丝，这些菌丝逐渐分泌一种酵素，溶蚀药材组织，使很多有机物分解，饮片霉烂变质、气味走失，而且有效成分也遭到很大的破坏，以致不能药用，如陈皮、独活、前胡、佛手等均容易发生霉变现象。中药霉变的主要原因：

(1)中药内含有养料可供霉菌的寄生：许多中药都含有蛋白质、淀粉、糖类及黏液质等，给霉菌的生长、繁殖提供了丰富的营养物质。

(2)受潮湿的影响：一般中药在储藏前虽经干燥，但在储藏的过程中仍易吸潮，特别是在梅雨季节，空气很潮湿，中药极易从外界吸收水分，从而提高了中药的含水量，此时的外界温度也适合霉菌的生长、繁殖，导致中药霉烂变质。

(3)生虫后引起发霉：中药被害虫蛀蚀后，害虫在生活的过程中要排泄代谢产物，散发热量，因此，中药的温度升高、湿度增加，从而给微生物创造了生活的条件，往往引起霉变。

此外，在储藏过程中，外界环境不清洁，也是中药发霉的主要原因之一。

2. 虫蛀　虫蛀指昆虫侵入中药内部所引起的破坏作用。虫蛀使药材出现空洞、破碎，被虫的排泄物污染，甚至完全蛀成粉状，会严重影响中药疗效，以致不能使用。淀粉、糖、脂肪、蛋白质等成分，是有利于害虫生长繁殖的营养，故含上述成分较多的药材和饮片最易生虫，如白芷、北沙参、娑罗子、前胡、大黄、桑螵蛸等。害虫的主要来源：

(1)原药材在产地收取加工处理不善，在采收过程中受到污染，干燥时又未能完全杀灭害虫和虫卵，环境条件适宜时，虫卵即会孵化成虫。

(2)中药在运输过程中由于运输工具潜伏了害虫，或是未生虫与已生虫的药材一同运输，都会遭到感染。

(3)在贮藏过程中保管不当，外界害虫侵入或未能将已生虫的药材及时与正常药材分开，因而造成感染。

(4)贮藏药材的包装物或容器染有害虫或虫卵，未能及时杀灭。

(5)库房内外的清洁工作做得不好。

3. 变色　变色指药材、饮片原有的色泽起了变化，如由浅变深或由鲜变暗等现象。如泽泻、白芷、山药、天花粉等颜色容易由浅变深，而红花、菊花、金银花等花类药容易由鲜变暗。变色往往使不少中药变质失效，不能再供药用。中药变色主要源于酶的作用，也可能因发热、霉变以及保管养护不当引起变色。

4. 泛油　泛油又称走油，是指某些含油中药的油质溢于中药表面的现象。如含有脂肪油、挥发油、黏液质、糖类等较多的中药，在温度、湿度较高时出现的油润、发软、发粘、颜色变鲜等都被称为“走油”或“泛油”。中药泛油的原因：

笔记

(1)中药本身的性质影响:如含挥发油中药当归、丁香等常由于挥发油的加速外移聚集导致泛油变质,含脂肪油的柏子仁、桃仁、杏仁等则由于其中的脂肪酸变为游离型脂肪酸溢出表面而泛油变质。

(2)温度、湿度的影响:含糖量多的中药常因受潮造成返软而走油,如牛膝、麦冬、黄精等。

(3)贮藏保管不善。

5. 气味散失　气味散失指中药固有的气味淡薄或消失的现象。对于含有易挥发成分(如挥发油等)的中药,如肉桂、沉香、豆蔻、砂仁等,特别要注意气味散失的问题。引起药材挥散走气的原因,主要是由于受热、药材的温度升高,使内含的挥发性成分散失,或因包装不严,药材露置空气中挥发性成分的自然挥发,还可因发霉、泛油、变色等使中药气味散失。

6. 其他　中药材与中药饮片还有风化(含结晶水的无机盐类,如胆矾、硼砂、芒硝等)、潮解(固体饮片吸潮,如青盐、咸秋石、芒硝)、粘连(遇热发黏而粘接,如乳香、没药、鹿角胶)、腐烂(新鲜药材闷热而腐烂,如鲜生地、鲜芦根、鲜石斛)等变异现象。

(三)中药的贮存方法和注意事项

1. 中药材和饮片一般应贮存在通风干燥处,避免日光的直接照射,室温控制在25℃以内,相对湿度保持在75%以下。如含淀粉、糖分、黏液质多的中药材或饮片:桔梗、山药、肉苁蓉、熟地黄、党参等。

2. 含挥发油多的药材和饮片,如薄荷、当归、川芎等,为防止气味散失或泛油,应置阴凉干燥处贮存。

3. 炒制后的子仁类,如紫苏子、莱菔子等,为防虫害及鼠咬,应密闭贮藏。

4. 酒炙、醋炙、蜜炙中药,如当归、香附、款冬花等,应密闭贮藏,并置于阴凉干燥处保存。

5. 盐炙的知母、车前子、巴戟天等,很容易受空气中的湿气而受潮,若温度过高盐分就会从表面析出,故应密闭贮藏,并置于通风干燥处保存。

6. 细(稀)贵品种,如人参、西洋参、麝香等,这类药材经济价值高,应与一般中药分开贮藏,专人管理,并注意防虫防霉。

7. 易燃品种,如硫黄、火硝、樟脑等,必须按照消防管理要求,贮存在空气流通干燥的安全地点。

8. 毒性中药的贮存和管理应根据国家关于毒品管理条例设专人负责,严格执行管理制度,防止意外发生。

(四)中药养护技术简介

中药养护是运用现代科学的方法研究中药保管和影响中药贮藏质量及其养护防患的一门综合性技术,现代中药养护以预防中药变化为主,近年还进一步研究防止中药在贮藏过程中的毒物污染,以符合21世纪无残毒、无公害绿色中药的要求。

1. 干燥养护技术　干燥可以除去中药中过多的水分,同时可杀死霉菌、害虫及虫卵,起到防治虫、霉,久贮不变质的效果。常用的干燥方法有摊晾法、石灰干燥法、木炭干燥法、翻垛通风法、密封吸潮法、除湿机除湿法、远红外加热干燥法以及微波干燥法等。

2. 密封(密闭)养护技术　采用密封或密闭养护的目的是使中药与外界的温度、

笔记

湿度、空气、光线、细菌、害虫等隔离，尽量减少这些因素对中药的影响，保持中药原有质量，以防虫蛀、霉变。但在密封前中药的水分不应超过安全值，且无变质现象，否则反而会有利于霉变虫蛀的发生。

3. 高温养护技术　常用暴晒、烘烤、远红外干燥、微波干燥等方法。一般情况下温度高于40℃，害虫就停止发育繁殖，温度高于50℃时，害虫将在短时间内死亡。但必须注意，含挥发油的中药养护时温度不宜超过60℃。

4. 低温养护技术　一般害虫在环境温度8～10℃停止活动，在－4～－8℃进入冬眠状态，而低于－4℃经过一定时间，可使害虫致死，故采用低温（0℃以上，10℃以下）贮藏中药，可以有效防止不宜烘、晾中药的生虫、发霉、变色等变质现象发生。有些贵重中药也可以采用冷藏法。

5. 对抗同贮养护技术　对抗同贮也称异性对抗驱虫养护，是利用不同品种的中药所散发的特殊气味、吸潮性能或特有驱虫去霉化学成分的性质来防止另一种中药发生虫、霉变质等现象的一种贮藏养护方法。如泽泻、山药与丹皮同贮防虫保色、藏红花防冬虫夏草生虫等。

6. 气体灭菌养护技术　气体灭菌主要指环氧乙烷防霉技术及混合气体防霉技术。环氧乙烷可与细菌蛋白分子中氨基、羟基、酚基或巯基中的活泼氢原子起加成反应生成羟乙基衍生物，使细菌代谢受阻而产生不可逆的杀灭效果，有较强的扩散性和穿透力，能杀灭各种细菌、霉菌及昆虫、虫卵。但环氧乙烷有易燃易爆的危险，因此可用环氧乙烷混合气体技术。这些技术和方法的使用要注意化学药剂残留的问题。

7. 无公害气调养护技术　气调养护法即在密闭条件下，人为调整空气的组成，造成一低氧的环境，抑制害虫和微生物的生长繁殖及中药自身的氧化反应，以保持中药品质的一种方法。该方法可杀虫、防霉。还可在高温季节里，有效地防止走油、变色等现象的发生，费用少、无残毒、无公害，是一项科学而经济的技术。

8. ^{60}Co-γ射线辐射杀虫灭菌养护技术　应用放射性^{60}Co产生的γ射线或加速产生的β射线辐照中药时，附着的霉菌、害虫吸收放射能和电荷，很快引起分子电离，从而产生自由基。这种自由基经由分子内或分子间的反应过程，诱发射线化学的各种过程，使机体内的水、蛋白质、核酸、脂肪和碳水化合物发生不可逆变化，导致生物酶失活，生理生化反应延缓或停止，新陈代谢中断，霉菌和害虫死亡。该技术的特点：①效率高，效果最著；②不破坏中药外形；③不会有残留放射性和感生放射性物质，在不超过1000Rad的剂量下，不会产生毒性物质和致癌物质；④有些药物辐射后会引起成分变化。

第五节　互联网药品交易服务与信息服务管理

随着互联网的普及，其用途越来越广泛，特别是电子商务方面前景非常广阔。“互联网＋”在我国药品交易中也开始迅速发展。互联网药品交易是药品流通新的发展方向。互联网药品交易，是指药品生产者、经营者、使用者，通过信息网络系统，以电子数据信息交换的方式进行并完成各种商务活动或服务活动。

笔记

一、互联网药品交易服务管理

由于医药行业是国家的特殊行业，药品是一种特殊的商品，直接关系到人们的身体健康和生命安全。因此，药品的电子商务活动，与一般的电子商务交易有许多不同之处，国家对药品网络销售的监管严格许多，并对这一行业的准入设置了高门槛。另外，由于药品具有治病救人的特点，这就使药品互联网交易要保证高时效性。

为了全面贯彻《国务院办公厅关于加快电子商务发展的若干意见》的精神，规范互联网药品购销行为，加强对互联网药品交易服务活动的监督管理，以保证人们用药安全、有效、经济，2005 年 9 月 29 日，原国家食品药品监督管理局制定了《互联网药品交易服务审批暂行规定》。截至 2014 年 12 月 31 日，国家食品药品监督管理部门共发放 371 张《互联网药品交易服务资格证》，其中第二方批发交易类 B2B 证书（即 B 证）83 家，第三方平台交易资格的企业（即国 A 证）16 家，网上零售类 B2C 证书（即 C 证）272 家，营业收入在百万元级别以上的有 50 家左右。从获得药品互联网交易许可证的省市分布来看，北京、上海、四川、广东、浙江、江苏、重庆、云南、山东、河北、河南、江西、湖南等是医药电商获证较多的省份。

《互联网药品交易服务审批暂行规定》共 37 条，主要内容包括：互联网药品交易服务的定义、类别和审批部门；各类别企业应具备的条件；申报审批程序；法律责任。

（一）定义、类别和审批部门

1. 互联网药品交易服务的定义　“互联网药品交易服务，是指通过互联网提供药品（包括医疗器械、直接接触药品的包装材料和容器）交易服务的电子商务。”上述定义表明互联网药品交易服务就是药品电子商务。药品范围不仅包括人用医药，还包括医疗器械和直接接触药品的包材。

2. 互联网药品交易服务的类别　第一类，“为药品生产企业、药品经营企业和医疗机构之间的互联网药品交易提供的服务”；第二类，“药品生产企业、药品批发企业通过自身网站与本企业成员之外的其他企业进行的互联网药品交易”；第三类，“向个人消费者提供的互联网药品交易服务”。以上 3 种类型实质属于两种模式，一是“B to B”，即企业与企业之间的药品电子商务；另一种是“B to C”，即企业与消费者之间药品电子商务，根据消费者是个人或医疗机构又分成两类：一类是医药企业与医疗机构之间药品交易服务的电子商务，本身不进行药品交易活动，目前主要是为药品招标工作服务；另一类是医药企业与个人消费者之间进行药品交易的电子商务，主要表现形式为网上药店。“本企业成员”是指企业集团成员或者提供互联网药品交易服务的药品生产企业、药品批发企业对其拥有全部股权或者控股权的企业法人。

3. 审批部门　为药品生产企业、药品经营企业与医疗机构之间互联网药品交易提供服务的企业，即第一类互联网药品交易服务，由国家食品药品监督管理部门审批；其他两类由省级食品药品监督管理部门审批。

（二）各类互联网药品交易服务企业应具备的条件

1. 不论从事哪类型药品电子商务活动的企业都应当具备的条件有：

（1）获得从事互联网药品信息服务的资格。

（2）拥有与开展业务相适应的场所、设施、设备，并具备自我管理和维护的能力。

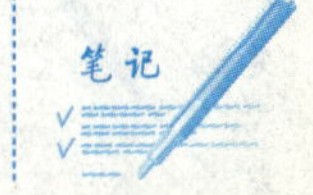

(3)具有健全的网络与交易安全保障措施以及完整的管理制度。

(4)具有完整保存交易记录的能力、设施和设备。

(5)具备网上查询、生成订单、电子合同、网上支付等交易服务功能。

(6)具有保证上网交易资料和信息的合法性、真实性的完善的管理制度、设备与技术措施。

2. 其他不相同条件

(1)为药品生产企业、药品经营企业和医疗机构之间的互联网药品交易提供服务的企业,应是依法设立的企业法人;具有保证网络正常运营和日常维护的计算机专业技术人员;具有药学或者相关专业本科学历,熟悉药品、医疗器械相关法规的专职专业人员组成的审核部门负责网上交易的审查工作。

(2)向个人消费者提供互联网药品交易服务的机构应当是依法设立的药品连锁零售企业。对上网交易的品种有完整的管理制度与措施;具有与上网交易的品种相适应的药品配送系统;具有执业药师负责网上实时咨询,并有保存完整咨询内容的设施、设备及相关管理制度。从事医疗器械交易的应配备有医疗器械相关专业学历,熟悉法规的专职人员。

(三)申报、审批程序

从事互联网药品交易服务的企业必须经过审查验收,取得《互联网药品交易服务资格证书》。验收标准和资格证书由国家食品药品监督管理部门统一制定。资格证书有效期5年。

申请、审批程序　申请审批程序如图11-1。

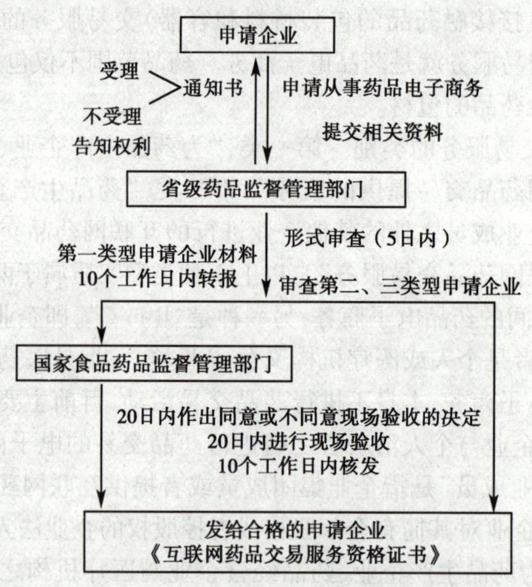

图11-1　互联网药品交易服务机构资格证书审批流程

注:取得资格证书的企业,应当按照《互联网信息管理办法》的规定,依法取得相应的电信业务经营许可证或备案

(四)行为规范

1. (第一类)从事为药品生产企业、经营企业与医疗机构之间的互联网药品交易

提供服务的企业不得参与药品生产、经营;不得与行政机关、医疗机构、药品生产、经营企业之间存在隶属关系和其他经济利益关系。

2. (第二类)通过自身网站与本企业成员之外的其他企业进行互联网药品交易的药品生产企业、药品批发企业只能交易本企业生产或本企业经营的药品,不得利用自身网站提供其他互联网药品交易服务。

3. (第三类)向个人消费者提供互联网药品交易服务的企业,只能在网上销售本企业经营的非处方药,不得向其他企业或者医疗机构销售药品。

4. 参与互联网药品交易的医疗机构只能购买药品,不得上网销售药品。

5. 提供互联网药品服务的企业其变更、歇业、停业、换证、收回《资格证书》应按《办法》规定办理。

6. 各级药监部门及所管理的单位及医疗单位开办的网站不得从事任何类型、形式的互联网药品交易服务活动。

7. 网站名称不得以中国、中华、全国等冠名(但申请网站名与单位名相同的除外)。可以出现"电子商务"、"药品招标"。

8. 互联网药品交易达成后,产品配送应符合有关法规规定。零售药店网上售药应有完整的配送记录;记录保存至产品有效期满1年后,不得少于3年。

9. 目前,网上药店可以销售非处方药(即指明OTC的药品),但是不能销售含麻黄碱类的复方制剂,处方药更属网上药店禁止销售的。销售其他不是药品的保健食品等应当符合相关规定,严禁夸大宣传。

(五)法律责任

1. 未取得资格证书擅自从事药品电子商务的责令限期改正,给予警告。

2. 有下列情况的限期改正,给予警告;情节严重的,撤销药品电子商务资格,注销资格证书。

(1)网站主页未标明资格证书编号。

(2)超标准的范围提供服务的。变更未经审批的。

(3)为药品招标服务的企业与行政机关、医疗机关和药品生产、经营企业之间有隶属、产权关系或其他经济利益关系。

3. 为药品招标服务的企业直接参与药品交易的,按《药品管理法》73条处理,并撤销资格、注销资格证书。

4. 药品电子商务活动中涉及违反《药品管理法》的,按《药品管理法》相关规定处罚。

二、互联网药品信息服务管理

为加强药品监督管理,规范互联网药品信息服务活动,保证互联网药品信息的真实、准确,2004年7月8日,国家食品药品监督管理局发布了《互联网药品信息服务管理办法》,允许取得《互联网药品信息服务资格证书》的网站可以发布经过审查符合相关规定的药品信息。

(一)定义、分类

互联网药品信息服务,是指通过互联网向上网用户提供药品(含医疗器械)信息的服务活动。

笔记

互联网药品信息服务分为经营性和非经营性两类。经营性互联网药品信息服务是指通过互联网向上网用户有偿提供药品信息等服务的活动。非经营性互联网药品信息服务是指通过互联网向上网用户无偿提供公开的、共享性药品信息等服务的活动。

（二）对提供互联网药品信息服务网站的管理规定

国家食品药品监督管理部门对全国提供互联网药品信息服务活动的网站实施监督管理。省、自治区、直辖市（食品）药品监督管理局对本行政区域内提供互联网药品信息服务活动的网站实施监督管理。

1. 申请　拟提供互联网药品信息服务的网站，应当在向国务院信息产业主管部门或者省级电信管理机构申请办理经营许可证或者办理备案手续之前，按照属地监督管理的原则，向该网站主办单位所在地省、自治区、直辖市（食品）药品监督管理部门提出申请，经审核同意后取得提供互联网药品信息服务的资格。

2. 药品信息内容的规定　提供互联网药品信息服务网站所登载的药品信息必须科学、准确，必须符合国家的法律、法规和国家有关药品、医疗器械管理的相关规定。提供互联网药品信息服务的网站不得发布麻醉药品、精神药品、医疗用毒性药品、放射性药品、戒毒药品和医疗机构制剂的产品信息。

3. 发布的药品广告的规定　提供互联网药品信息服务的网站发布的药品（含医疗器械）广告，必须经过（食品）药品监督管理部门审查批准。提供互联网药品信息服务的网站发布的药品（含医疗器械）广告要注明广告审查批准文号。

4. 资格证书的标识　提供互联网药品信息服务的网站，应当在其网站主页显著位置标注《互联网药品信息服务资格证书》的证书编号。

（三）《互联网药品信息服务资格证书》的管理规定

1. 审核　省、自治区、直辖市（食品）药品监督管理部门自受理提供互联网药品信息服务申请之日起 20 日内对申请提供互联网药品信息服务的材料进行审核，并作出同意或者不同意的决定。同意的，由省、自治区、直辖市（食品）药品监督管理部门核发《互联网药品信息服务资格证书》，同时报国家食品药品监督管理部门备案并发布公告；不同意的，应当书面通知申请人并说明理由，同时告知申请人享有依法申请行政复议或者提起行政诉讼的权利。

2. 有效期　《互联网药品信息服务资格证书》有效期为 5 年。

3. 换发程序　有效期届满，需要继续提供互联网药品信息服务的，持证单位应当在有效期届满前 6 个月内，向原发证机关申请换发《互联网药品信息服务资格证书》。原发证机关进行审核后，认为符合条件的，予以换发新证；认为不符合条件的，发给不予换发新证的通知并说明理由，原《互联网药品信息服务资格证书》由原发证机关收回并公告注销。省、自治区、直辖市（食品）药品监督管理部门根据申请人的申请，应当在《互联网药品信息服务资格证书》有效期届满前作出是否准予其换证的决定。逾期未作出决定的，视为准予换证。

4. 收回程序　《互联网药品信息服务资格证书》可以根据互联网药品信息服务提供者的书面申请，由原发证机关收回，原发证机关应当报国家食品药品监督管理部门备案并发布公告。被收回《互联网药品信息服务资格证书》的网站不得继续从事互联网药品信息服务。

笔记

5. 变更程序　互联网药品信息服务提供者变更下列事项之一的，应当向原发证机关申请办理变更手续，填写《互联网药品信息服务项目变更申请表》，同时提供下列相关证明文件：

《互联网药品信息服务资格证书》中审核批准的项目（互联网药品信息服务提供者单位名称、网站名称、IP 地址等）；互联网药品信息服务提供者的基本项目（地址、法定代表人、企业负责人等）；网站提供互联网药品信息服务的基本情况（服务方式、服务项目等）。

省、自治区、直辖市（食品）药品监督管理部门自受理变更申请之日起 20 个工作日内作出是否同意变更的审核决定。同意变更的，将变更结果予以公告并报国家食品药品监督管理部门备案；不同意变更的，以书面形式通知申请人并说明理由。省、自治区、直辖市（食品）药品监督管理部门对申请人的申请进行审查时，应当公示审批过程和审批结果。申请人和利害关系人可以对直接关系其重大利益的事项提交书面意见进行陈述和申辩。依法应当听证的，按照法定程序举行听证。

学习小结

1. 学习内容

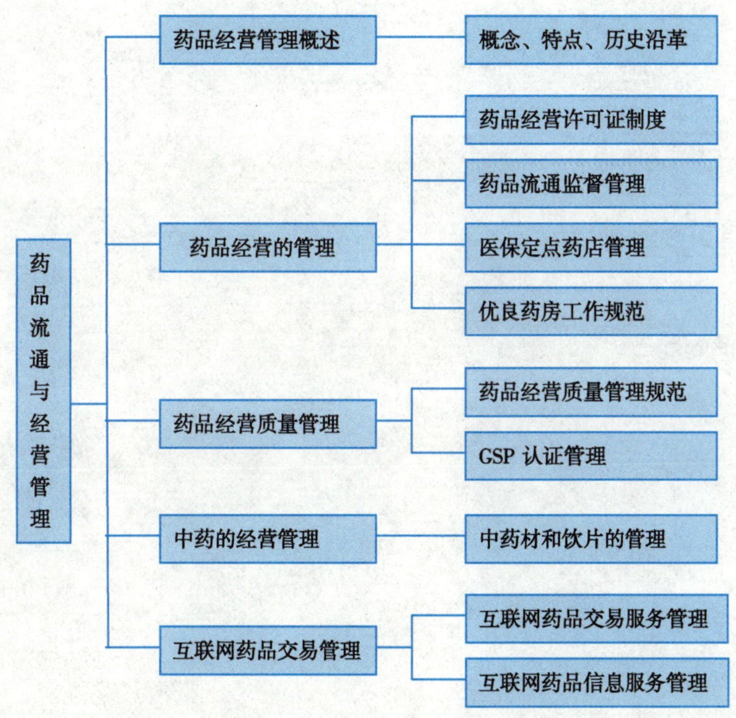

2. 学习方法

学习本章内容重点要理清药品流通与经营的渠道和环节，并掌握国家和相关部门对各流通环节、经营单位（传统药品经营企业及互联网药品交易企业）确保药品质量所做出的各项规定，尤其是 GSP 的内容（包括制度职责、机构人员、场地设备、程序记录等）和认证方法应重点掌握。中药的经营管理需结合中药材和中药饮片的特殊性

笔记

进行学习。

（沈　群　王　力）

复习思考题

1. 简述申领《药品经营许可证》的程序。
2. 简述《药品经营质量管理规范》（GSP）的主要内容。
3. GSP对药品批发企业储存与养护药品有何规定？
4. 试分析医疗机构药房是否有必要实施GSP？
5. 简述《药品流通监督管理办法》的主要内容。

第十二章

医疗机构药事管理

学习目的

通过学习，学生了解医疗机构药事活动的主要环节及其基本规律，掌握医疗机构药事管理的基本内容和基本方法，具备药品使用环节管理和监督的能力，并运用药事管理的理论和知识指导实践工作。

学习要点

医疗机构药学服务、药剂科组织及人员配备；医疗机构调剂管理及采购与库存管理；医疗机构制剂管理；临床药学管理。

第一节　医疗机构药事管理概述

我国医疗机构药学服务模式正由传统的调剂（配方）阶段向以参与临床用药实践，促进合理用药为主的临床药学阶段过渡，这就赋予了医疗机构药事管理工作新的任务。医疗机构根据本机构的临床工作实际需要设置负责日常工作的药学部门和监督、指导本机构科学管理药品和合理用药的药事管理委员会（组）。本节主要介绍医疗机构药事管理、我国医疗机构药学服务模式的发展以及医疗机构药事管理委员会（组）和药学部门三个方面的内容。

一、医疗机构概述

各级各类医疗机构是药品主要的使用单位，因此做好医疗机构药事管理工作才能保障药品在使用过程中的安全、有效、经济、合理。

（一）医疗机构

医疗机构，是指依法定程序设立的从事疾病诊断、治疗活动的卫生机构的总称，如各级各类医院、专科医院、城市小区卫生服务中心（站）、镇卫生院、村卫生室等。这一概念的含义：第一，医疗机构是依法成立的卫生机构；第二，医疗机构是从事疾病诊断、治疗活动的卫生机构；第三，医疗机构是从事疾病诊断、治疗活动的卫生机构的总称。我国的医疗机构是由一系列开展疾病诊断、治疗活动的卫生机构构成的。医院、卫生院是我国医疗机构的主要形式，此外，还有疗养院、门诊部、诊所、卫生所（室）以及急救站等，共同构成了我国的医疗机构。

笔记

我国对医疗机构实施属地化和全行业管理：所有医疗卫生机构，不论所有制、投资主体、隶属关系和经营性质，均由所在地卫生行政部门实行统一规划、统一准入、统一监管。中央、省级可以设置少量承担医学科研、教学功能的医学中心或区域医疗中心，以及承担全国或区域性疑难病症诊治的专科医院等医疗机构；县（市）主要负责举办县级医院、乡村卫生和社区卫生服务机构；其余公立医院由市负责举办。

（二）医疗机构药事管理

为科学、规范医疗机构药事管理工作，保证用药安全、有效、经济、合理，2011 年 1 月 30 日，原卫生部、国家中医药管理局和总后勤部卫生部依据《药品管理法》和《医疗机构管理条例》，颁布了《医疗机构药事管理规定》，对医疗机构药事管理做了详细的规定。医疗机构药事管理（institutional pharmacy administration），是指医疗机构以病人为中心，以临床药学为基础，对临床用药全过程进行有效的组织实施与管理，促进临床科学、合理用药的药学技术服务和相关的药品管理工作。

医疗机构药事管理工作，它是运用现代管理理论、方法和技术，组织、协调和监督医院使用药品的各个组成部分和各个环节的全部活动，以合理的人力、物力、财力，取得最大的药品治疗效果、工作效率和经济效益。卫计委、国家中医药管理局负责全国医疗机构药事管理工作。县级以上地方卫生行政部门、中医药行政管理部门负责本行政区域内的医疗机构药事管理工作。

二、我国医疗机构药学服务模式的发展

我国医疗机构药学服务模式从 20 世纪 50 年代开始逐步发生变化，共经历了调剂（配方）、制剂、临床药学 3 个阶段。50～60 年代，医疗机构药学服务模式是以调剂（配方）为主的工作模式。60 年代中期～70 年代末，医疗机构药学服务模式由单纯的调剂（配方）工作扩展为调剂（配方）与制剂相结合的工作模式。医疗机构药学人员的主要任务是调剂（配方）、制剂、质量检验和药品供应和管理。这时，国内制药工业发展比较缓慢，能生产的药品品种和数量都十分有限，药品的研制、生产和供应远远不能满足临床需要，许多医疗机构积极扩建制剂室。医疗机构制剂作为医院临床用药的补充，促进了药品检验和药剂科研工作的进展，对医疗机构药学技术的发展起到了积极作用，培养了一批技术和管理型人才。

20 世纪 70 年代末至今，医疗机构药学服务模式逐步向以参与临床用药实践，促进合理用药为主的临床药学阶段过渡。医疗机构药学人员的主要任务变为药物情报咨询、不良反应监测和报告、临床药物治疗、协助医师选药、开展治疗药物监测等，逐步形成医、药、护、技互相配合，共同服务于患者的局面。20 世纪 90 年代起，美国首先兴起了“以患者为中心，提供全方位服务”的医疗机构药学服务模式—药学保健（pharmaceutical care，PC），又译为全程化药学服务、药学监护等。美国卫生系统药师协会（American Society of Health-System Pharmacists，ASHP）对药学保健的定义是：药师的任务是提供药学保健，药学保健是直接、负责地提供与药物治疗有关的保健，其目的是达到改善患者生命质量的确切效果。PC 是临床药学发展的一个新阶段，是在临床药学基础上发展起来的医院药学工作的新模式。在传统的医院药学服务模式中，药师一方面对保管、制备和调配的药品制剂质量负责，另一方面对调配处方药品的准确性负责，即对医生负责。在药学保健（PC）模式中，药师直接对病人负责，对病人委托的药

笔记

物治疗方案和结果负责。药师有固定的病人,面对面接触病人,直接参与病人药物治疗方案的制订、实施、监控和结果评价,与医生共同分担与病人用药有关的一切事务,并对药物治疗结果负有法定的责任。目前,我国正在宣传PC这一药学服务新模式,部分有条件的大、中型医疗机构也正在积极开展PC工作。

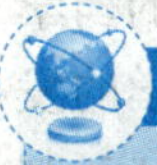

知识链接

美国卫生系统药师协会

美国卫生系统药师协会(American Society of Health - System Pharmacists, ASHP)成立于1942年,该协会是美国唯一的医院和卫生系统药剂师国家级组织,也是美国药师继续教育机构之一。协会在全世界拥有35 000多位成员,代表均在医院、卫生保健组织、用药监护部门、家庭保健及其他卫生系统工作的药剂师。ASHP协会进行多种活动,具体包括:①举办会议、讨论会,提供特别课程;②提供继续教育;③制定美国官方的专门政策和实施标准;④住院药师和技术员培训认证;⑤提供信息服务,包括:美国医院药典服务系列产品;药学文摘;世界第一的药物学期刊《美国卫生系统药房杂志》;多种临床和管理类参考书、教材等。

三、医疗机构药事管理委员会和药学部门

医疗机构根据临床工作实际需要成立相应的药事管理委员会(组)和药学部门。药事管理委员会(组)监督、指导本机构科学管理药品和合理用药。药学部门在医疗机构负责人领导下,按照《药品管理法》及相关法律、法规和本单位管理的规章制度,具体负责本机构的药事管理工作,以及组织管理本机构临床用药和各项药学服务。

(一)医疗机构药事管理委员会

原卫生部2011年3月1日开始实行的《医疗机构药事管理规定》中指出:二级以上的医院应成立药事管理委员会。

1. 组成人员 药事管理委员会设主任委员1名,副主任委员若干名。医疗机构负责人任药事管理委员会主任委员,药学部门负责人任副主任委员。

三级医疗药事管理委员会由具有高级技术职务任职资格的药学、临床医学、医院感染管理和医疗行政管理等方面的专家组成。二级医院的药事管理委员会,可以根据情况由具有中级以上技术职务任职资格的上述人员组成。其他医疗机构的药事管理组,可以根据情况由具有初级以上技术职务任职资格的上述人员组成。

2. 职责

(1)贯彻执行医疗卫生及药事管理等有关法律、法规、规章。审核制定本机构药事管理和药学工作规章制度,并监督实施。

(2)制定本机构药品处方集和基本用药供应目录。

(3)推动药物治疗相关临床诊疗指南和药物临床应用指导原则的制定与实施,监测、评估本机构药物使用情况,提出干预和改进措施,指导临床合理用药。

(4)分析、评估用药风险和药品不良反应、药品损害事件,提供咨询与指导。

(5)建立药品遴选制度,审核本机构临床科室申请的新购入药品、调整药品品种或者供应企业和申报医院制剂等事宜。

(6)监督、指导麻醉药品、精神药品、医疗用毒性药品及放射性药品的临床使用与

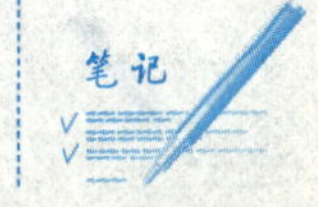

规范化管理。

(7)对医务人员进行有关药事管理法律法规、规章制度和合理用药的知识教育培训;向公众宣传安全用药知识。

(二)医疗机构药学部门

医疗机构应根据本机构的功能、任务、规模,按照精简高效的原则设置相应的药学部门。随着新药开发和临床药学的发展,传统的医院药房已不能适应现代医药学的发展需要,医院药房已经从医技科室逐步向临床职能型科室转换,形成集药品供应、制剂、临床药学、药学服务、科研、管理于一体的综合型科室。

由于医疗机构规模不一样,药学部门的名称也不一样,例如药学部、药剂科、药房。目前,我国大型的三级甲等医院大多设立药学部,并可根据实际情况设置二级科室;二级医院设置药剂科;其他医疗机构设置药房。药学部(科)组织机构模式图见图 12-1。

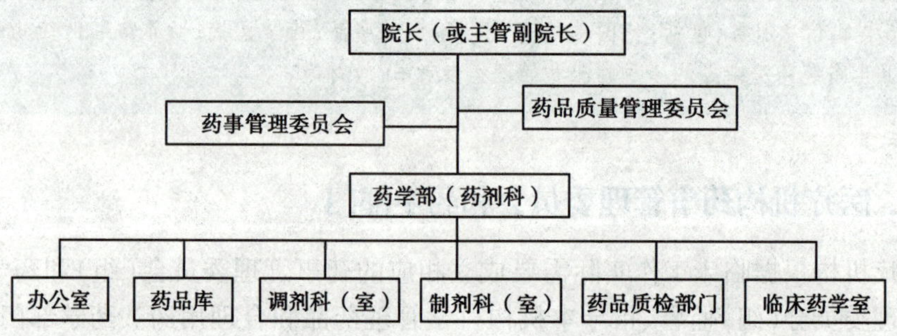

图 12-1　药学部(药剂科)组织机构模式图

1. 组成人员

(1)负责人条件要求:我国《医疗机构药事管理规定》中明确地规定了各级医疗机构药学部门负责人条件。具体要求见表 12-1。

表 12-1　各级医疗机构药学部门负责人条件要求

医院级别	药学部门负责人条件
三级医院	具有药学专业或药学管理专业本科以上学历并具有本专业高级技术职务任职资格者
二级医院	具有药学专业或药学管理专业专科以上学历并具有本专业中级以上技术职务任职资格者
其他医疗机构	具有药学专业中专以上学历并具有药师以上药学专业技术职务任职资格者

(2)药剂科人员编制:人员配备的基本原则为功能需要原则、能级对应原则、比例合理原则、动态发展原则。

医疗机构药学部的人员编制主要依据为卫生部 1978 年 12 月 2 日颁布实施的《综合医院组织编制原则试行草案》,规定综合型医院的药剂人员应占全院医药卫生技术人员总数的 8%。各级药剂人员的编制主要按医院收治病人的床位数来计算。该草案颁布已有 30 多年,医院药剂科的任务和职能都发生了很大的变化,特别是面向病人的临床药学工作成倍增加,故《医疗机构药事管理规定》指出:医疗机构药学专业技术人员不得少于本机构卫生专业人员的8%,建立静脉用药调配中心(室)的,应根据实际需要另行增加药学专业技术人员数量。同时强调三级医院临床药师不少于5名,二级医院临床药师不少于3名。

此外,我国将全面实行人员聘用制,建立能进能出的人力资源管理制度。完善收入分配制度,建立以服务质量和服务数量为核心、以岗位责任与绩效为基础的考核和激励制度。

2. 医疗机构药剂科的任务

(1)药品供应管理:根据本院医疗和科研需要,按照本机构基本用药目录和处方手册采购药品,按时供应。为提高药品供应的效率、防止差错,药品供应应尽可能采用先进、科学的方式和方法,如双人核对发药、自动发药机、单位剂量包装发药系统等。

(2)调剂与制剂:根据医师处方、医嘱,按照配方程序,及时准确地调配处方。按照临床需要配制制剂及加工炮制中药材。为满足临床治疗和科研的需要,积极运用新技术、新方法开发中西药品的新剂型。目前,静脉药物输液配置作为医疗机构药剂科的一项任务已成趋势,药剂科应在建筑设施、资金设备、人员培训等方面努力创造条件,为临床安全、有效的静脉药物配置输液。

(3)药品质量管理:为保证市场购入药品和自制制剂的质量,药剂科应建立健全药品质量监督和检验制度,以保证临床用药安全有效。药剂科的药品检验工作首先应完善检验程序和检验制度,确保检验工作的独立性、公正性、可靠性。

(4)临床药学:结合临床搞好合理用药、新药试验和药品疗效评价工作,收集药品不良反应,及时向卫生行政部门和药品监督管理部门汇报并提出需要改进和淘汰品种意见。有条件的药剂科应建立临床药学实验室,开展血药浓度监测,为个体化给药提供科学依据。逐步推行临床药师制度开展药学查房、建药历、制定给药方案的实践活动,为患者提供药学专业技术服务。

(5)科研与教学:药剂科首先应以解决日常工作中存在的问题为研究目标,如提高制剂质量、提高工作效率、提高药物疗效的研究课题;其次,选择本机构、本专业具有前瞻性的研究课题,吸引和带领药学人员跟上医药学发展的步伐。药剂科还应积极承担医药院校学生实习、药学人员进修的任务。

医疗机构的任务将与时俱进,会有更多的新内容,要始终坚持为病人服务的宗旨。

第二节　医疗机构调剂管理

医疗机构是药品使用的主要部门,是为公众提供医疗、预防保健等综合服务的部门。加强医疗机构的药品管理,体现保障公众用药安全,维护公众健康和用药合法的宗旨。本节介绍医疗机构处方制度、调剂、煎药、静脉用药集中配制管理四个方面的内容。

一、处方制度

规范处方管理,提高处方质量,促进合理用药,保障医疗安全,是《处方管理办法》颁布的目的,处方管理中的调剂工作是体现这一目的的直接环节。

笔记

调剂（调配处方）工作是医院工作的前沿，是药学部（药剂科）直接面对临床、患者的服务窗口，是沟通患者和医护人员之间完成医疗过程的桥梁和纽带。调剂业务管理状况对药品使用过程的质量保证、医疗质量的优劣甚至医院的声誉有直接的影响。调剂管理的目的，一方面是充分发挥调剂技术，保证配发给患者的药剂准确、质优、使用合理；另一方面是要提高配发速度，缩短患者候药时间，为患者提供最优质的服务。医疗机构的药学技术人员必须严格执行处方管理制度，认真核查核对，确保发出的药品准确、无误。

（一）处方

卫生部2007年2月14日公布的《处方管理办法》明确规定：处方（prescription）是指由注册的执业医师或执业助理医师（以下简称医师）在诊疗活动中为患者开具的、由取得药学专业技术职务任职资格的药学专业技术人员（以下简称药师）审核、调配、核对，并作为患者用药凭证的医疗文书。处方包括医疗机构病区用药医嘱单。医院中涉及的处方有法定处方、单方、验方和秘方、医师处方以及协定处方。

处方既是医生为预防和治疗疾病而给病人开写的取药凭证，也是药师为病人调配和发放药品的依据，还是病人进行药物治疗和药品流向的原始记录。处方具有法律上、技术上和经济上的意义。在医疗工作中，处方反映了医、药、护各方在药物治疗活动中的法律权利和义务，并且可以作为追查医疗事故责任的证据，具有法律上的意义；处方记录了医师对病人药物治疗方案的设计和对病人正确用药的指导，而且药剂人员调剂活动自始至终按照处方进行，具有技术上的意义；处方经济上的意义表现在它是病人药费支出的详细清单，而且可作为调剂部门统计特殊管理和贵重药品消耗的单据。

1. 处方的种类

（1）法定处方：系指《中国药典》、《局颁药品标准》或《部颁药品标准》所收载的处方，具有法律约束力。

（2）协议处方：系指医院医师与药房根据临床需要，互相协商所制定的处方。它可以大量配制成医院制剂，减少患者等候调配取药的时间。协议处方药剂的制备必须经上级主管部门批准，并只限于本单位使用。

（3）医师处方：系指医师对患者治病用药的书面文件。医师处方在药房发药后应留存一定的时间，以便备考。一般药品处方留存1年，医疗用毒性药品、精神药品处方留存2年，麻醉药品处方留存3年。处方留存期满登记后，由单位负责人批准销毁。

（4）经方：系指《伤寒论》、《金匮要略》等中医经典医籍中所记载的处方。

（5）古方：系泛指古典医籍中记载的处方。

（6）时方：从清代至今出现的处方称时方。

（7）单方、验方和秘方：单方一般是比较简单的处方，往往只有1～2味药。验方是民间和技师积累的经验处方，简单有效。秘方一般是指过去秘而不传的单方和验方。

2. 处方组成　处方是由处方前记、处方正文和处方后记三部分组成。

（1）处方前记包括医疗机构名称、费别、患者姓名、性别、年龄、门诊或住院病历号，科别或病区和床位号、临床诊断、开具日期等，可添列特殊要求的项目。麻醉药品和第一类精神药品处方还应当包括患者身份证明编号、代办人姓名、身份证明编号。

笔记

(2)处方正文以 Rp 或 R(拉丁文 Recipe“请取”的缩写)标示,分列药品名称、剂型、规格、数量、用法用量。

(3)处方后记包括医师签名或者加盖专用签章,药品金额以及审核、调配、核对、发药药师签名或者加盖专用签章。

医师利用计算机开具、传递普通处方时,应当同时打印出纸质处方,其格式与手写处方一致;打印的纸质处方经签名或者加盖签章后有效。药师核发药品时,应当核对打印的纸质处方,无误后发给药品,并将打印的纸质处方与计算机传递处方同时收存备查。

3. 处方权限 经注册的执业医师在执业地点取得相应的处方权。医师应当在注册的医疗机构签名留样或者专用签章备案后,方可开具处方。

经注册的执业助理医师在医疗机构开具的处方,应当经所在执业地点执业医师签名或加盖专用签章后方有效。经注册的执业助理医师在乡、民族乡、镇、村的医疗机构独立从事一般的执业活动,可以在注册的执业地点取得相应的处方权。

医疗机构应当按照有关规定,对本机构执业医师和药师进行麻醉药品和精神药品使用知识和规范化管理的培训。执业医师经考核合格,取得麻醉药品和第一类精神药品的处方权后,方可在本机构开具麻醉药品和第一类精神药品处方,但不得为自己开具该类药品处方。药师经考核合格取得麻醉药品和第一类精神药品调剂资格后,方可在本机构调剂麻醉药品和第一类精神药品。

试用期人员开具处方,应当经所在医疗机构有处方权的执业医师审核、并签名或加盖专用签章后方有效。进修医师由接收进修的医疗机构对其胜任本专业工作的实际情况进行认定后授予相应的处方权。

此外,我国为了稳步推动医务人员的合理流动,促进不同医疗机构之间人才的纵向和横向交流,正在研究探索注册医师多点执业,相关的多点执业中的处方权限问题也在探索中。

4. 处方书写 处方书写必须符合下列规则:

(1)处方记载的患者一般项目应完整、清晰,并与病历中的记载相一致。

(2)每张处方只限于一名患者的用药。

(3)处方字迹应当清楚,不得涂改,如有修改,则必须在修改处签名及注明修改日期。

(4)处方一律用规范的中文或英文名称书写。医疗机构或医师、药师不得自行编制药品缩写名或用代号。书写药品名称、剂量、规格、用法、用量时,要准确规范,不得使用“遵医嘱”、“自用”等含糊不清字句。

(5)年龄必须写实足年龄,婴幼儿写日、月龄,必要时,婴幼儿要注明体重。

(6)化学药和中成药可以分别开具处方,也可以开具一张处方,中药饮片应当单独开具处方。化学药、中成药处方,每一种药品应另起一行。每张处方不得超过五种药品。

(7)中药饮片处方的书写,可按君、臣、佐、使的顺序排列;药物调剂、煎煮的特殊要求应注明在药品名称的后上方,并加括号,如布包、先煎、后下等;对药物的产地、炮制有特殊要求,应在药名之前写出。

(8)用量一般应按照药品说明书中的常用剂量使用,特殊情况需超剂量使用时,

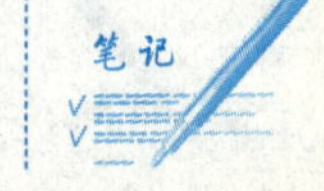

应注明原因并再次签名。

(9)为便于药学专业技术人员审核处方,医师在开具处方时,除特殊情况外必须注明临床诊断。

(10)开具处方后的空白处应画一斜线,以示处方完毕。

(11)处方医师的签名式样同专用签章必须与在药学部门留样备查的式样相一致,不得随意改动,否则应重新登记留样备案。

(12)处方所用的药品名称以《中国药典》(Ch. P.)收载或药典委员会公布的《中国药品通用名称》或经国家批准的专利药品名为准,如无收载,可采用通用名或商品名。药名简写或缩写必须是国内通用写法。中成药和医疗机构制剂品名的书写应当与正式批准的名称相一致。

(13)药品剂量与数量一律用阿拉伯数字书写。剂量应使用公制单位:重量以克(g)、毫克(mg)、微克(μg)、纳克(ng)为单位;容量以升(L)、毫升(ml)为单位;以国际单位(IU)、单位(U)计算。片剂、丸剂、胶囊剂、冲剂分别以片、丸、粒、袋为单位;溶液剂以支、瓶为单位;软膏及霜剂以支、盒为单位;注射剂以支、瓶为单位,应注明含量;中药饮片以剂为单位。

5. 处方限量　急诊处方限量一般为3日量;门诊处方限量为7日量;慢性病或特殊情况经批准可适当延长,但医师必须注明理由。麻醉药品、精神药品、医疗用毒性药品、放射性药品的处方用量应严格执行国家相关规定。一般处方限量见表12-2。

表12-2　处方限量

分类	剂型	一般患者	癌痛慢性中、重度非癌痛患者	住院患者
麻醉药品、第一类精神药品	注射剂	1次用量	不得超过3日常用量	1日常用量
	其他剂型	不得超过3日常用量	不得超过7日常用量	
	缓控释制剂	不得超过7日常用量	不得超过15日常用量	
第二类精神药品	所有剂型	不得超过7日常用量;慢性病或某些特殊情况,可适当延长,医师要注明理由		

6. 处方有效时间　处方开具当日有效。特殊情况下需延长有效期的,由开具处方的医师注明有效期限,但有效期最长不得超过3天。

7. 处方区分和保管　不同处方采用不同颜色,以区分处方类别,减少差错,保证患者用药安全。普通处方的印刷用纸为白色;急诊处方印刷用纸为淡黄色,右上角标注“急诊”;儿科处方印刷用纸为淡绿色,右上角标注“儿科”;麻醉药品和第一类精神药品处方印刷用纸为淡红色,右上角标注“麻醉”或“精一”字样;第二类精神药品处方印刷用纸为白色,右上角标注“精二”。

处方由医疗机构或药品零售企业妥善保存。普通处方、急诊处方、儿科处方保存1年,医疗用毒性药品、精神药品及戒毒药品处方保留2年,麻醉药品和第一类精神药品处方保存期限为3年。处方保存期满后,经医疗机构或药品零售企业主管领导批

笔记

准、登记备案后，方可销毁。

8. 药师调剂处方时必须做到"四查十对"　《处方管理办法》明确规定药师调剂处方时必须做到"四查十对"：查处方，对科别、姓名、年龄；查药品，对药名、规格、数量、标签；查配伍禁忌，对药品性状、用法用量；查用药合理性，对临床诊断。

二、药品调剂

（一）调剂概述

调剂（dispensing）指配药，即配方、发药，又称调配处方。

调剂科（室）的主要任务是：①根据医师处方及临床各科室请领单及时配发药品；②监督并协助病区各科室做好药品管理和合理用药；③介绍药品知识和药品供应情况，推荐新药，提供药学咨询服务；④筹划抢救危重病人的用药；⑤严格麻醉药品、精神药品、医疗用毒性药品的管理。

医疗机构药学部的调剂业务分类：按患者种类分为门诊调剂、急诊调剂；按药品性质分为西药调剂和中药调剂。调剂涉及的组织机构有：门诊调剂室（含急诊调剂）、住院部调剂、中药调剂三部分。

为保障患者用药安全，除药品质量原因外，药品一经发出，不得退换。

（二）门（急）诊调剂工作模式

我国各级医疗机构的门（急）诊药房普遍采用窗口型或柜台式双核对调剂模式来完成药品调剂工作。实行窗口发药的配方方法有三种方式，包括独立配方法、流水作业配方法和结合法。

此外，随着医院药学的发展和药师职能的转变，我国部分医疗机构采用柜台式调剂模式。当患者交费后，计算机系统将安排患者到取药柜台，同时调剂中心的药师根据计算机信息将药品调剂后放在规定的柜台前，从而减少了患者候药时间。

调剂过程包括：

1. 收方　从患者或病房护理人员处接收处方或药品请领单。

2. 审查处方　药学技术人员应当认真逐项检查处方前记、正文和后记书写是否完整、清晰，并确定处方的合法性。药师应当对处方用药适宜性进行审核，审核内容包括：①规定必须做皮试的药品，处方医师是否注明过敏试验及结果的判定；②处方用药与临床诊断的相符性；③剂量、用法的正确性；④选用剂型与给药途径的合理性；⑤是否有重复给药现象；⑥是否有潜在临床意义的药物相互作用和配伍禁忌；⑦其他用药不适宜情况。

3. 调配处方　按处方调配药剂或取出药品。

4. 包装和贴标签　包装袋和药瓶标签上应标示患者姓名、药品品名、规格、用法用量等。

5. 核对处方　仔细查对所取的药品与处方药品是否一致，防止差错。

6. 发药　发药时应对患者做解释、交代工作。

（三）住院部调剂工作模式

住院部调剂工作不同于门诊调剂，需要将患者所需的药剂定期发送到病区。有三种方式供药：凭处方取药、病区小药柜制、中心摆药制。

《医疗机构药事管理规定》住院（病房）药品调剂室对注射剂按日剂量配发，对口

笔记

服制剂药品实行单剂量调剂配发。药品单剂量调配系统是一种医疗机构药房协调调配和控制药品的方法，又被称为单位剂量系统，是一种基于单位剂量包装的发药制度。单位剂量发药系统有利于发药向自动化方向发展，现在国内有些大型医院已经采用自动发药机进行发药。

此外，近年来在住院调剂工作方面，医疗机构信息系统（Hospital Information System，HIS）建立了中央物流传输系统，医疗机构内部药品的领用和退还由物流传输系统完成，成为医疗机构现代化管理的标志之一。

（四）中药调剂

1. 中药处方特点　中药处方与化学药处方有许多不同点，主要表现在：①组成复杂。处方一般由“君臣佐使”（主药、辅药、佐药、使药）药物组成，所以一张中药处方多有几种至几十种药材，单味药方则少见；②并开药物。并开是指两味药合在一起开写，如青陈皮（青皮、陈皮）。如果在并开药物的右上方注有“各”字，表示每味药均按处方量称取；如果未注有“各”字，或注有“合”字，则表示每味药称取处方量的半量；③常规用药。指每一种药的习惯用法。如黄芪、党参、当归、甘草等，习惯用生品，医师在处方上未注明“炙”、“炒”时，一般均按生用发给；④附有脚注。脚注是医师在处方药名右上方或下角提出的简单嘱咐或要求，脚注的内容有：对煎服的要求，如先煎、后下、烊化、包煎、另煎、冲服等，配方时这些药物要单独包装。

2. 中药调剂工作程序　中药调剂工作程序的特别之处主要体现在审查处方、调配处方、核对处方和发药四个过程中。①审查处方。处方审查的内容包括处方内容是否有缺项或书写潦草、填写不清，如发现问题应与处方医师或者患者核对清楚以及处方中有无配伍禁忌和妊娠用药禁忌；②调配处方。调配时，对每味药应按处方先后顺序排列，逐一称量，逐味摆齐；饮片总量分帖，应按称量减重法进行；需要特殊处理的药物，如先煎、后下、包煎、冲服等，必须另包并予以注明；方中如有坚硬块大的根及根茎类药材、果实种子类药材及矿石类、动物骨甲壳类、胶类等药材均应捣碎方可投入；处方上未注明生用者，一般付给炮制品；配方完毕，配方人员需自行核对，全部无误后，根据处方内容填写好中药包装袋，并在处方上签字或盖章，然后将配好的药物与处方一起送给核对发药人员；③核对处方。与西药调剂不同，中药调剂对处方正文的核对要严格进行“三查”（查配方、查用法、查禁忌）、“四对”（对药名、对实物、对分量、对剂量）；④发药。将调配好的中药交给煎药人员或发给患者。给门诊患者发药时还要将煎法、服法、饮食禁忌等向患者交代清楚。

三、中药煎药

为加强医疗机构中药煎药室规范化、制度化建设，保证中药煎药质量，卫生部、国家中医药管理局2009年3月16日公布了《医疗机构中药煎药室管理规范》。对设施与设备、人员、煎药操作方法提出来要求，并指出煎药室应当有药剂部门统一管理。

（一）中药煎煮程序

1. 煎药人员收到待煎药时应核对处方药味、剂量、数量及质量，查看是否有需要特殊处理的饮片，如发现疑问及时与医师或调剂人员联系，确认无误后方可加水煎煮。

2. 煎药应当使用符合国家卫生标准的饮用水。待煎药物应当先行舰炮，浸泡时间一般不少于30分钟，使药材充分吸收水分。但不宜使用60℃以上的热水浸泡饮

笔记

片，以免使药材组织细胞内的蛋白质遇热凝固、淀粉糊化，不利于药材成分的溶出。加水量多少受饮片的质量、质地等影响，一般用水量以高出药面2～5cm为宜，第二次煎煮则应酌减。用于小儿内服的汤剂可适当减少用水量。注意在煎煮过程中不要随意加水或抛弃药液。

3. 群药按一般煎药法煎煮，需特殊煎煮的饮片则按特殊方法处理。在煎煮过程中要经常搅动，并随时观察煎液量，使饮片充分煎煮，避免出现煎干或煎糊现象。若已煎干则加新水重煎，若已煎糊则应另取饮片重新煎煮。

4. 煎煮用火应遵循"先武后文"的原则。即在沸前宜用武火，使水很快沸腾；沸后用文火，保持微沸状态，使之减少水分蒸发，以利于中药成分的煎出。

5. 煎药时间的长短，常与加水量、火力、药物吸水能力及治疗作用有关。中药煎煮一般分为一煎、二煎。一般药一煎沸后煎20分钟为宜，二煎药沸后煎15分钟为宜；解表药一般沸后用文火煎10～15分钟为宜，二煎沸后煎5～10分钟为宜；而滋补药一般沸后煎30分钟，二煎沸后煎20分钟为宜。

6. 每剂药煎好后，应趁热及时滤出煎液，以免因温度降低影响煎液的滤出及有效成分的含量。滤药时应压榨药渣，使药液尽量滤净。将两次煎液合并混匀后分两次服用。

7. 每剂药的总煎出量：成人400～600毫升，儿童100～300毫升，分2～3次服用。

8. 煎出液的质量要求：依法煎煮的药液应有原处方中各味中药的特征气味，无霉烂、酸腐等其他异味。剩余的残渣无硬心，无焦化、糊化，挤出的残液量不超过残渣总重量的20%。

9. 核对煎药袋内的姓名、取药号、药味、质量及煎煮方法等，复核无误后，即可签字发出。

（二）中药煎煮注意事项

1. 煎药器皿　一定是化学性质稳定，不易与所煎之药起化学变化为前提。可选择砂锅、耐高温玻璃器皿、不锈钢器皿等。切忌使用铁、铝制等器皿。

2. 煎煮用水　宜使用自来水、甜井水等无污染的干净水，忌用反复煮过的水、保温瓶中的隔夜水及被污染的水。

3. 煎药室　应保持洁净，保证安全，注意防火、防毒、防煤气中毒等。

（三）特殊煎药方法

1. 先煎　先煎的目的是为了延长中药的煎煮时间，使中药难溶性成分充分煎出。一般来说，需先煎的饮片，经武火煮沸后文火煎煮10～20分钟后再与用水浸泡过的其他中药合并煎煮。需要先煎的中药如下。

（1）矿物、动物骨甲类饮片：因其质地坚硬，有效成分不易煎出，故应打碎先煎20分钟，方可与其他中药同煎。如生蛤壳、生龙骨、生龙齿、生紫石英、生寒水石、生石决明、生珍珠母、生瓦楞子、鳖甲、龟甲、鹿角霜、生磁石、生牡蛎、生石膏、生赭石、自然铜等。

（2）某些有毒饮片：一般应先煎1～2小时达到降低毒性或消除毒性的目的。如含有毒成分乌头碱的生川乌、生草乌或制附子，经1～2小时的煎煮后，可使乌头碱分解为乌头次碱，进而分解为乌头原碱，使毒性大为降低。

2. 后下　后下的目的是为了缩短中药的煎煮时间，减少中药因煎煮时间过长所

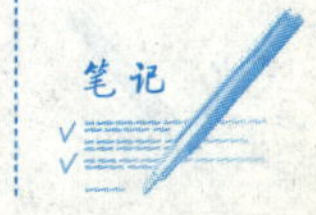

造成的成分散失。一般来说，在其他群药文火煎煮15～20分钟后，放入需后下的饮片再煮5～10分钟即可。需要后下的中药如下：

（1）气味芳香类饮片：因其含挥发性成分，故不宜煎煮时间过久，以免有效成分散失，一般在其他群药煎好前5～10分钟入煎即可。如降香、沉香、薄荷、砂仁、白豆蔻、鱼腥草等。

（2）久煎后有效成分易被破坏的饮片：一般在其他群药煎好前5～10分钟入煎即可。如钩藤、苦杏仁、徐长卿、生大黄、番泻叶等。

3. 包煎　包煎是把需包煎的饮片装在用棉纱制成的布袋中，扎紧袋口后与群药共同煎煮。需要包煎的中药如下：

（1）含黏液质较多的饮片：包煎后可避免在煎煮过程中黏糊锅底。如车前子、葶苈子等。

（2）富含绒毛的饮片：包煎后可避免脱落的绒毛混入煎液后，刺激咽喉引起咳嗽，如旋覆花、枇杷叶等。

（3）花粉等微小饮片：因总表面积大，疏水性强，故需包煎，以免因其漂浮而影响有效成分的煎出。如蒲黄、海金沙、葛粉、六一散等。

4. 烊化　胶类中药不宜与群药同煎，以免因煎液黏稠而影响其他中药成分的煎出或结底糊化。可将此类中药置于已煎好的药液中加热溶化后一起服用。也可将此类中药置于容器内，加适量水，加热溶化或隔水炖化后，再兑入群药煎液中混匀分服。如阿胶、鳖甲胶、鹿角胶、龟鹿二仙胶等。

5. 另煎　一些贵重中药饮片，为使其成分充分煎出，减少其成分被其他药渣吸附引起损失，需先用另器单独煎煮取汁后，再将渣并入其他群药合煎，然后将前后煎煮的不同药液混匀后分服。如人参、西洋参、西红花等质地较疏松者，通常需另煎30～40分钟。而羚羊角、水牛角等质地坚硬者，则应单独煎煮2～3小时。

6. 兑服　对于液体中药，放置其他药中煎煮，往往会影响其成分，故应待其他药物煎煮去渣取汁后，再行兑入服用，如黄酒、竹沥水、鲜藕汁、姜汁、梨汁、蜂蜜等。

7. 冲服　一些用量少，贵细中药宜先研成粉末再用群药的煎液冲服，避免因与他药同煎而导致其成分被药渣吸附而影响药效。如雷丸、蕲蛇、羚羊角、三七、琥珀、鹿茸、紫河车、沉香、金钱白花蛇等。

8. 煎汤代水　对于质地松泡、用量较大，或泥土类不易滤净药渣的中药，可先煎15～25分钟，去渣取汁，再与其他中药同煎，如葫芦壳、灶心土等。

四、静脉用药集中调配管理

静脉药物集中调配管理的意义

由于临床治疗上的需要，两种以上药物同时给药的机会很多，为了减少注射次数，减轻病人的损伤和疼痛，在用药前将两种以上的药物在注射器内或输液中配置，然后再给病人注射。我国静脉输液过程加入的药物为90%（英国是45%，澳大利亚是63%，美国是76%）。静脉输液未加入药物溶液的污染率为31.9%，加入了药物溶液的污染率达61.7%，因此输液中的药物可能成为污染的载体；不合理用药现象较普遍，药品损失严重；国内目前绝大多数的静脉药物配置是由护士在病区中治疗室内完成的，其主要缺点是：①病区无良好的配置无菌输注药物的环境和措施；②护理人员缺

笔记

乏药物配伍的相关知识,易发生配伍不稳定和不相容(化学、物理微生物、毒物学,pH、温度等);③护理人员在执行配置时由于病区的其他干扰,会导致在药物、稀释剂或剂量的选择上发生意外差错;④稀释剂选用不当或使用时间欠准确。

近年来,如何加强医疗单位药学服务,是我国医院药学界的热点。而静脉药物调配中心(Pharmacy Intravenous Admixture Services,简称 PIVAS,又称静脉药物配置中心)的建立,对加强药学服务水平,保证静脉用药安全有效,具有重要的意义。静脉药物配置中心是在符合 GMP(药品生产质量管理规范)标准、依据药物特性设计的操作环境下,由受过培训的药护技术人员,严格按照操作程序进行包括全静脉营养液、细胞毒性药物和抗生素等药物“配置”,为临床医疗提供优质服务,保证静脉输液的无菌性、相容性和稳定性,确保患者的用药安全。医疗单位静脉药物由药学人员集中配置,是发达国家医院药学工作必不可少的一部分。

随着《医疗机构药事管理规定》的执行,我国药学部门为了加强对药品的应用管理,保证患者的输液质量,对肠外营养液、危害药品静脉用药等输注药物进行集中管理、集中配置。这已成为以合理用药为核心的药学服务的重要内容。目前越来越多的医院在建立 PIVAS。

静脉药物配置中心的组成　静脉药物配置中心要远离各种污染源,并考虑物流和人流的便捷所以区域的划分和人员都有限制。

(1)场所和设备:为了保证静脉药物配置质量,PIVAS 要远离各种污染源,并考虑物流运输和人流的便捷,病房 PIVAS 宜选择靠近病房的区域,与病房有直接的室内通道。PIVAS 分区:PIVAS 一般包括摆药区、准备区、缓冲区、更衣区、配置区、计算机办公室、成品区和药物仓库等区域。总体区域设计布局合理,保证合理的工作流程,各功能区域不得相互妨碍,其中药物配置间可根据需要分为静脉营养药物、细胞毒性药物和抗生素等药物及其他药物配置间。辅助区包括普通更衣区、休息区、会议区、冷藏柜、推车存放区、示教区等,淋浴及卫生间等最好设立在中心区域以外。

PIVAS 的设备要求:应当配备层流工作台(冲配必须保证在 100 级的超净台内进行)、生物安全柜等净化设备;冰箱、货架、推车等储存运输设备;电脑、打印机等办公设备。

(2)人员组成及职责:静脉药物配置中心的人员组成应当包括药剂人员、护理人员及工勤人员等。

药剂人员:要求具有药师以上资格,负责监督、管理静脉药物配置中心,并运用其专业知识检查处方、审查药物的合理应用等。药师的主要工作包括:医嘱接收、审方、排药、校对、成品核查、药品请领、药品保管、药品信息维护等,发现药品质量问题和不合理用药等情况应及时与有关部门及人员联系处理。

护理人员:主要负责静脉药物的配制。护理人员的工作包括核对药品的名称、数量,严格按照操作规程,根据处方要求,配制合格的药物,对工作间及用具进行清洁消毒,协助临床药师做好辅助工作,如贴瓶签、排列输液顺序先后等。

工勤人员:从事工作内容包括执行清洁、包装、运送等非技术工作。

技术人员的知识技能与制定准入制度是保证静脉药物配置质量的基础。为了提高配置安全性和有效性,必须加强对配置人员的培训和资格认证,培训的主要内容包括合理用药、无菌技术、消毒隔离技术等,经考试合格者方可上岗。

笔记

(3)管理模式:根据原卫生部2011年1月30日颁布的《医疗机构药事管理规定》,PIVAS属于药剂科工作职责范围。PIVAS应当符合静脉用药集中调配质量管理规范,由所在地设区的市级以上卫生行政部门组织技术审核、验收,合格后方可集中调配用药。同时要报省级卫生行政部门备案。

我国,PIVAS现存在4种管理模式,这4种管理模式在运行中呈现不同的特点。①药护分管型:药剂科和护理部共同管理。药剂科,护理部分别安排各自的人员和工作。特点是:易与临床护理组沟通协调。但由于药剂科,护理部沿袭的工作方式、方法不同,看问题的角度不一致,工作中就难免产生较大的分歧,这就要求领导有较高的协调能力;②全权委托型:由药剂科全权统筹安排人员和管理。特点是:工作和谐统一,整体感、全局观强。学科发展有前瞻性规划,但往往忽略护理人员业务的提高问题。此种模式较适用于小型静脉药物配置中心;③以药为主型:由药剂科负责日常工作管理,护理部负责护理人员的人事管理与分配。此种模式介于前两种管理模式之间,是向全方位管理模式转换前的过渡形式;④独立管理型:将PIVAS建设成一个新的独立科室,管理更便捷,管理效果更理想。

(4)静脉药物配置的质量控制:为了保证静脉药物配置质量应该从环境、配置过程等方面加以控制。

环境质量控制:

PIVAS的空气净化采用层流净化,各区域分别达到十万级、万级、百级。配置中心的核心部分是洁净度达万级的配置室,每个配置室放置超净台,每个超净台开启后,操作区域的洁净度达百级。其中,放置带有活性炭过滤的生物安全柜的配置室用于配置抗生素和抗肿瘤药物;配置室为水平层流操作台,用于配置营养药物。

为了保证静脉药物配置质量,静脉药物配置中心要远离各种污染源。周围的地面、路面、植物等不应对配置过程造成污染。洁净区采风口设在无污染的相对高处。有防止昆虫和其他动物进入的有效设施。

配置过程的质量控制:

不正确地配制无菌制剂会对患者造成伤害,因此无菌和配置准确是配置质量控制的关键因素。要求做到:制订质量管理制度以及配置操作规程,操作人员应及时填写操作规程所规定的各项记录,填写字迹清晰、内容真实、数据完整,洁净区的质量管理,药品和器具严格按规程进行管理。

第三节 药品采购与库存管理

药品在进入医疗机构时,应严把采购关,保障进入医疗机构的药品的质量合格。药品进入医疗机构后到患者使用之前,应严格控制仓储条件,保证药品储藏过程中的质量安全。

一、药品采购管理

采购药品管理的主要目标是依法、适时购进质量优良、价格合理的药品。

1. 药品采购管理规定 2010年7月7日颁布的《医疗机构药品集中采购工作规范》中规定:实行以政府主导、以省(区、市)为单位的医疗机构网上药品集中采购工

笔记

作。医疗机构购销药品必须通过各省(区、市)政府建立的非营利性药品集中采购平台开展采购,实行统一组织、统一平台和统一监管。医疗机构必须从具有药品生产、经营资格的企业购进药品。

2. 药品采购部门　医疗机构应制定本机构《药品处方集》和《基本用药供应目录》,由药学部门统一制订药品采购年度计划、季度计划、月计划和临时计划。禁止医疗机构其他科室和医务人员自行采购。

3. 药品采购原则《医疗机构药品集中采购工作规范》中规定:医疗机构药品集中采购必须坚持质量优先、价格合理的原则,坚持公开、公平、公正的原则,确保不同地区、不同所有制的药品生产经营企业平等参与,公平竞争,禁止任何形式的地方保护。

4. 药品验收、入库原则　医疗机构必须建立并执行药品进货检查验收制度,对质量可疑的药品必须经检验合格后方可入、出库。不得购进和使用不符合规定的药品。药品购进记录和验收记录必须保存至超过药品有效期 1 年,但不得少于 3 年。有关药品验收、入库的具体要求与药品经营企业验收、入库要求相一致。

二、药品储存与养护管理

医疗机构应设立药品质量管理机构或配备质量管理人员,制定和执行药品保管制度,定期对贮存药品质量进行抽检。药品仓库应具备冷藏、防冻、防潮、避光、通风、防火、防虫、防鼠等适宜的仓储条件,以保证药品质量。

1. 药品保管的主要措施:

(1)分类储存:按药品的自然属性分类,按区、排、号进行科学储存。做到以下几点:①“六分开”:处方药与非处方药分开;基本医疗保险药品目录的药品与其他药品分开;内用药与外用药分开;性能相互影响、容易串味的品种与其他的药品分开;新药、贵重药品与其他药品分开;配制的制剂与外购药品分开;②麻醉药品、一类精神药品、毒性药品、放射性药品专库或专柜存放;③危险性药品、易燃、易爆物专库存放;④准备退货药品、过期、霉变等不合格药品单独存放。

(2)针对影响药品质量的因素采取措施:光线,温湿度,虫、老鼠都是影响药品质量的常见因素。采取遮光、控制温湿度,防虫防鼠等措施。

(3)定期对库存药品进行养护,防止变质失效。过期、失效、淘汰、霉烂、虫蛀、变质的药品不得出库,应按有关规定及时处理。

2. 建立并执行药品保管制度　药库人员岗位责任制,入库验收,在库养护,出库验发,有效期药品管理等制度。

3. 有效期药品管理　购进药品验收时应注意该药品入库要按批号堆放或上架,出库必须贯彻“近效期先出”的原则。

4. 危险药品的管理　应单独存放在符合消防规定的危险品库房,远离病房和其他建筑物,并设置必要的安全设施,制定相关的工作制度和应急预案。

三、医疗机构药品购进、储存、调配及使用等行为规范

原国家食品药品监督管理局于 2011 年 10 月 11 日颁布《医疗机构药品监督管理办法(试行)》(以下简称《办法》),对医疗机构药品的购进、储存、调配及使用等行为进行规范。

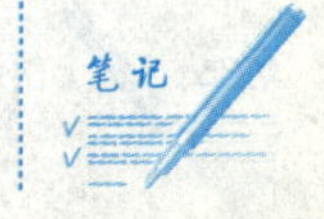

1.《办法》明确，医疗机构发现假药、劣药，应立即停止使用、就地封存并妥善保管，并及时向所在地药品监督管理部门报告；发现存在安全隐患的药品，应立即停止使用，通知药品生产企业或者供货商，并及时向所在地药品监督管理部门报告；需要召回的，医疗机构应当协助药品生产企业履行药品召回义务。

2.《办法》规定，医疗机构应当建立最小包装药品拆零调配管理制度，保证药品质量可追溯；应当建立药品效期管理制度，按照"近效期先出"的原则发放药品；同时，医疗机构应当逐步建立覆盖药品购进、储存、调配及使用全过程质量控制的电子管理系统，实现药品来源可追溯、去向可查清，并与国家药品电子监管系统对接。

3.《办法》要求，医疗机构使用的药品应当按照规定由专门部门统一采购，禁止医疗机构其他科室和医务人员自行采购；因临床急需进口少量药品的，应按有关规定办理；医疗机构配制的制剂只能供本单位使用，未经省级及以上药品监督管理部门批准，不得使用其他医疗机构配制的制剂，也不得向其他医疗机构提供本单位配制的制剂；医疗机构不得采用邮售、互联网交易、柜台开架自选等方式直接向公众销售处方药。

4.《办法》要求，药品监督管理部门应当根据实际情况建立医疗机构药品质量管理信用档案，记录日常监督检查结果、违法行为查处等情况。

第四节　医疗机构制剂管理

医疗机构配制的制剂，应当是本单位临床需要而市场上没有供应的品种，并须经所在地省级药品监督管理部门批准后方可配制。

医疗机构制剂经检验质量合格的，凭医师处方在本医疗机构使用，不得在市场销售。特殊情况下，可以在指定的医疗机构之间调剂使用。为了充分保证所配制剂的质量，国家对医疗机构配制制剂的管理日趋完善。

一、医疗机构制剂质量管理

医疗机构制剂有其特殊性，如使用量不定、规模小、储存时间短、针对性强、临床必需等，这些是药品生产企业所无法代替的；但是，医疗机构配制制剂也是一种药品生产过程，应当按药品生产企业进行管理，按《药品生产质量管理规范》（GMP）的要求进行规范。根据《药品管理法》和《药品管理法实施条例》，参照 GMP 的基本原则，原国家药品监督管理局于 2001 年 3 月 13 日颁布了《医疗机构制剂配制质量管理规范》（试行）。

《医疗机构制剂配制质量管理规范》（试行）的实施，为医疗机构生产合格制剂提供了有效的保证，同时促进了医疗机构制剂配制规范化进程，加快了我国医院药学的发展步伐。主要包括机构与人员、房屋与设施、设备、物料、卫生、文件、配制管理、质量管理与自检、使用管理。

（一）机构与人员

《规范》对医疗机构制剂配制的机构与人员要求如下：

1. 医疗机构负责人要对《规范》的实施及制剂质量负责。

2. 制剂室和药检室的负责人应具有大专以上药学或相关专业学历，具有相应管理的实践经验，有对工作中出现的问题做出正确判断和处理的能力，制剂室和药检室的负责人不得互相兼任。

3. 从事制剂配制操作及药检人员，应经专业技术培训，具有基础理论知识和实际操作技能，此外凡有特殊要求的制剂配制操作和药检人员还应经过相应的专业技术培训。

4. 凡从事制剂配制工作的所有人员均应熟悉本《规范》，并应通过本《规范》的培训与考核。

（二）房屋与设施、设备、物料、卫生

《规范》对医疗机构制剂配制的硬件要求如下：

1. 房屋与设施　①为保证制剂质量，制剂室应远离各种污染源，并有防止污染物进入的有效设施，还应设工作人员更衣室；②各工作间应按制剂工序和空气洁净度级别要求合理布局；③各种制剂应根据剂型的需要，工序合理衔接，设置不同的操作间，按工序划分操作岗位。其中中药材的前处理、提取、浓缩等必须与其后续工序严格分开，并应有有效的除尘、排风设施；④制剂室应具有与所配制剂相适应的物料、成品等库房，并有通风、防潮等设施；⑤制剂室在设计和施工时，应考虑在使用时便于进行清洁工作；⑥根据制剂工艺要求，划分空气洁净度级别，洁净室（区）应有足够照度等。

2. 设备　制剂配制和检验应有与所配制制剂品种相适应的设备、设施与仪器；设备的选型与安装应符合制剂配制要求；纯化水、注射用水的制备、储存和分配应能防止微生物的滋生和污染；储罐和输送管道所用材料应无毒、耐腐蚀；管道的设计和安装应避免死角、盲管，并应由专人管理，定期维修、保养，并做好记录。

3. 物料　制剂配制所用物料的购入、储存、发放与使用等应制定相应的管理制度。所用物料应符合药用要求，不得对制剂质量产生不良影响。制剂配制所用的中药材应按质量标准购入，合理储存与保管。各种物料要严格管理，合格物料、待验物料及不合格物料应分别存放，并有易于识别的明显标志；不合格物料，应及时处理。各种物料应按其性能与用途合理存放，对温度、湿度等有特殊要求的物料，应按规定条件储存；挥发性物料的存放，应注意避免污染其他物料；各种物料不得露天存放。物料应按照规定的使用期限储存，储存期内如有特殊情况应及时检验。

此外，制剂的标签、使用说明书必须与药品监督管理部门批准的内容、式样、文字相一致，不得随意更改；应专柜存放，专人保管，不得流失。

4. 卫生：所有工作区域应严格注重卫生管理，工作人员要进行定期体检，严格卫生管理制度。

（三）文件

医疗机构制剂在配制过程中，为了确保药品质量及其使用安全，应有生产管理与质量管理各项制度和记录的文件。具体内容如下：

1. 制剂室应有下列文件　《医疗机构制剂许可证》及申报文件、验收、整改记录；制剂品种申报及批准文件；制剂室年检、抽验、监督检查文件及记录。

2. 制剂室应有的制度和记录　①制剂室操作间、设施和设备的使用、维护、保养等制度和记录；②物料的验收、配制操作、检验、发放、成品分发和使用部门及患者的反馈、投诉等制度和记录；③配制返工、不合格品管理、物料退库、报损、特殊情况处理等制度和记录；④留样观察制度和记录；⑤制剂室内外环境、设备、人员等卫生管理制度和记录；⑥《规范》和专业技术培训的制度和记录。

笔记

3. 制剂配制管理文件 ①配制规程；②标准操作规程；③配制记录（制剂单）。

4. 配制制剂质量管理文件 ①物料、半成品、成品的质量标准和检验操作规程；②制剂质量稳定性考察记录；③检验记录。

（四）配制管理

在配制医疗机构制剂过程中，需遵守配制规程和标准操作规程（SOP，就是将某一事件的标准操作步骤和要求以统一的格式描述出来，用来指导和规范日常的工作）。配制规程和SOP不得任意修改，如需修改时必须按制定时的程序办理修订、审批手续。

在同一配制周期中制备出来的一定数量常规配制的制剂为一批，一批制剂在规定限度内具有同一性质和质量，每批制剂均应编制制剂批号。并应按投入和产出的物料平衡进行检查，如有显著差异，必须查明原因，在得出合理解释、确认无潜在质量事故后，方可按正常程序处理。

每批制剂均应保留一份配制过程各个环节的完整记录。操作人员应及时填写记录，填写时要做到字迹清晰、内容真实、数据完整，并由操作人、复核人及清场人签字。记录应保持整洁，不得撕毁和任意涂改。需要更改时，更改人应在更改处签字，并需使被更改部分可以辨认。

此外，新制剂的配制工艺及主要设备应按验证方案进行验证。当影响制剂质量的主要因素，如配制工艺或质量控制方法、主要原辅料、主要配制设备等发生改变时以及配制一定周期后，应进行再验证。所有验证记录应归档保存。

（五）质量管理与自检

只有保证药品的质量，才能保证临床用药安全、有效、经济、合理。医疗机构配制制剂过程中质量管理组织主要负责制剂配制全过程的质量管理，并应定期组织自检。自检应按预定的程序，按规定的内容进行检查。自检应有记录并写出自检报告，包括评价及改进措施等。制剂配制过程中的检验由药检室负责。

（六）使用管理

医疗机构制剂应按药品监督管理部门制定的原则并结合剂型特点、原料药的稳定性和制剂稳定性试验结果规定使用期限。制剂配发必须有完整的记录或凭据。内容包括：领用部门、制剂名称、批号、规格、数量等。制剂在使用过程中出现质量问题时，制剂质量管理组织应及时进行处理，出现质量问题的制剂应立即收回，并填写收回记录。收回记录应包括：制剂名称、批号、规格、数量、收回部门、收回原因、处理意见及日期等。

制剂使用过程中发现的不良反应，应按《药品不良反应报告和监测管理办法》的规定予以记录，填表上报。保留病历和有关检验、检查报告单等原始记录至少1年备查。

此外，医疗机构制剂一般不得调剂使用。但发生灾情、疫情、突发事件或者临床急需而市场没有供应时，需要调剂使用的，属省级辖区内医疗机构制剂调剂的，必须经所在地省、自治区、直辖市食品药品监督管理部门批准；属国家食品药品监督管理局规定的特殊制剂以及省、自治区、直辖市之间医疗机构制剂调剂的，必须经国家食品药品监督管理局批准。申请时按要求说明使用的理由、期限、数量和范围。

笔记

二、医疗机构制剂监督管理

医疗机构制剂配制监督管理是指药品监督管理部门依法对医疗机构制剂配制条件和配制过程等进行审查、许可、检查的监督管理活动。根据《药品管理法》、《药品管理法实施条例》的规定，原国家食品药品监督管理局于 2005 年 4 月 14 日颁布，2005 年 6 月 1 日施行《医疗机构制剂配制监督管理办法》(试行)，加强了医疗机构制剂配制的监督管理。国家食品药品监督管理局负责全国医疗机构制剂配制的监督管理工作。

《药品管理法》第二十三条规定医疗机构配制制剂，须经所在地省级卫生行政部门审核同意，由省级药品监督管理部门批准，发给《医疗机构制剂许可证》。无《医疗机构制剂许可证》的，不得配制制剂。《医疗机构制剂配制监督管理办法》(试行)主要包括医疗机构制剂许可、《医疗机构制剂许可证》的管理、监督检查等。

(一) 医疗机构制剂许可

医疗机构设立制剂室，应当向所在地省级卫生行政部门提出申请，经审核同意后向所在地省级药品监督管理部门提交相关材料，省级药品监督管理部门应当自收到申请之日起 30 个工作日内，按照国家药品监督管理部门制定的《医疗机构制剂许可证验收标准》组织验收。验收合格的，予以批准，并自批准决定做出之日起 10 个工作日内向申请人核发《医疗机构制剂许可证》，同时将有关情况报国家药品监督管理部门备案；验收不合格的，做出不予批准的决定，书面通知申请人并说明理由，同时告知申请人享有依法申请行政复议或者提起行政诉讼的权利。

(二)《医疗机构制剂许可证》管理

《医疗机构制剂许可证》是医疗机构配制制剂的法定凭证，有效期为 5 年，分正本和副本，正、副本具有同等法律效力。《医疗机构制剂许可证》应当载明证号、医疗机构名称、医疗机构类别、法定代表人、制剂室负责人、配制范围、注册地址、配制地址、发证机关、发证日期、有效期限等项目。任何单位和个人都不得伪造、变造、买卖、出租、出借《医疗机构制剂许可证》。

《医疗机构制剂许可证》有效期届满需要继续配制制剂的，医疗机构应当在有效期届满前 6 个月，向原发证机关申请换发《医疗机构制剂许可证》；医疗机构终止配制制剂或者关闭的，由原发证机关缴销《医疗机构制剂许可证》，同时报国家药品监督管理部门备案。

《医疗机构制剂许可证》变更分为许可事项变更和登记事项变更。许可事项变更是指制剂室负责人、配制地址、配制范围的变更。登记事项变更是指医疗机构名称、医疗机构类别、法定代表人、注册地址等事项的变更。变更《医疗机构制剂许可证》许可事项的，需在许可事项发生变更前 30 日，向原审核、批准机关申请变更登记。变更登记事项的，应当在有关部门核准变更后 30 日内，向原发证机关申请《医疗机构制剂许可证》变更登记。

(三) 监督检查

监督检查的主要内容是医疗机构执行《医疗机构制剂配制质量管理规范》(试行)的情况、《医疗机构制剂许可证》换发的现场检查以及日常监督检查。

国家药品监督管理部门可以根据需要组织对医疗机构制剂配制进行监督检查，同

笔记

时对省级药品监督管理部门的监督检查工作情况进行监督和抽查。省级药品监督管理部门负责本辖区内医疗机构制剂配制的监督检查工作。监督检查完成后，药品监督管理部门在《医疗机构制剂许可证》副本上载明检查情况，并记载以下内容：

(1)检查结论。

(2)配制的制剂是否发生重大质量事故，是否有不合格制剂受到药品质量公报通告。

(3)制剂室是否有违法配制行为及查处情况。

(4)制剂室当年是否无配制制剂行为。

此外，医疗机构制剂配制发生重大质量事故时，必须立即报所在地省级药品监督管理部门和有关部门，省级药品监督管理部门应当在24小时内报国家药品监督管理部门。

三、医疗机构制剂注册管理

为进一步加强医疗机构制剂的管理，规范医疗机构制剂的申报与审批，国家食品药品监督管理总局于2015年1月26日发布了《医疗机构制剂注册管理办法》(征求意见稿)。内容主要包括总则、申报和审批、调剂使用、补充申请与再注册、监督管理。

(一)医疗机构制剂申报与审批

申请配制医疗机构制剂的，申请人应当填写《医疗机构制剂注册申请表》，向所在地省级药品监督管理部门或者其委托的设区的市级药品监督管理机构提出申请，并报送有关资料和制剂样品。省级药品监督管理部门或者其委托的设区的市级药品监督管理机构对申报资料进行形式审查，符合要求的予以受理。受理后10日内组织现场考察，抽取连续3批检验用样品，通知药品检验所。市级药品监督管理机构完成审查受理工作后须将相关资料报送省级药品监督管理部门。

药品检验所40日内完成样品检验和质量标准技术复核，出具检验报告书及标准复核意见，报送省级药品监督管理部门。省级药品监督管理部门应当在收到全部资料后40日内组织完成技术审评，符合规定的，发给《医疗机构制剂临床研究批件》，准许临床研究。申请人完成临床研究后，向省级药品监督管理部门或者其委托的设区的市级药品监督管理机构报送临床研究总结资料。

省级药品监督管理部门收到全部申报资料后40日内组织完成技术审评，作出是否准予许可的决定。符合规定的，10日内向申请人核发《医疗机构制剂注册批件》及制剂批准文号，同时报国家食品药品监督管理总局备案。

医疗机构制剂批准文号的格式为：X药制字H(Z或S)+4位年号+4位流水号。X-省、自治区、直辖市简称，H-化学药制剂，S-变态反应原，Z-中药制剂。

下列情形不纳入医疗机构制剂管理范畴：

1. 中药加工成细粉，临用时加水、酒、醋、蜜、麻油等中药传统基质调配、外用，在医疗机构内由医务人员调配使用。

2. 鲜药榨汁。

3. 受患者委托，按医师处方(一人一方)应用中药传统工艺加工而成的制品。

此外，有下列情形之一的，不得作为医疗机构制剂注册申报：

(1)市场上已有供应的品种。

(2)含有未经国家药品监督管理部门批准的活性成分的品种。

(3)除变态反应原外的生物制品。

(4)中药注射剂。

(5)中药、化学药组成的复方制剂。

(6)麻醉药品、精神药品、医疗用毒性药品(含毒性药材的中药复方制剂除外)、放射性药品。

(7)其他不符合国家有关规定的制剂。

(二)调剂使用

医疗机构制剂一般不得调剂使用。发生灾情、疫情、突发事件或者临床急需而市场没有供应时,需要调剂使用的,属省级辖区内医疗机构制剂调剂的,必须经所在地省、自治区、直辖市食品药品监督管理部门批准;属国家食品药品监督管理总局规定的特殊制剂以及省、自治区、直辖市之间医疗机构制剂调剂的,国家食品药品监督管理总局委托省、自治区、直辖市食品药品监督管理部门承担审批工作,由调剂双方所在地省、自治区、直辖市食品药品监督管理部门批准,并报国家食品药品监督管理总局备案。

(三)机构制剂补充申请与再注册

医疗机构配制制剂,应严格执行经批准的质量标准,并不得擅自变更工艺、处方、配制地点和委托配制单位。需要变更的,申请人应当提出补充申请并报送相关资料,经批准后方可执行。医疗机构制剂批准文号有效期为 5 年。有效期届满需要继续配制的,申请人应当在有效期届满前 6 个月按照原申请配制程序提出再注册申请,并报送有关资料。

此外,有下列情形之一的,省级药品监督管理部门不予批准再注册,并注销制剂批准文号:

(1)市场上已有供应的品种。

(2)按照本办法应予撤销批准文号的。

(3)未在规定时间内提出再注册申请的。

(4)其他不符合规定的。

(四)医疗机构制剂监督管理

配制和使用制剂的医疗机构应注意观察制剂在使用过程中的不良反应,并按国家药品监督管理部门的有关规定报告和处理。省级药品监督管理部门对质量不稳定、疗效不确切、不良反应大或其他原因危害公众健康的医疗机构制剂,应责令医疗机构停止配制,并撤销其批准文号。已被撤销批准文号的医疗机构制剂,不得配制和使用;已经配制的,由当地药品监督管理部门监督销毁或者处理,并对违反相关规定的医疗机构进行相应处罚。

第五节　临床药学管理

临床药学是以提高临床用药质量为目的,以药物与机体相互作用为核心,重点研究药物临床合理应用的综合性药学分支学科。它主要内容是研究药物在人体内代谢过程中发挥最高疗效的理论与方法,临床药学侧重于药物和人的关系,直接涉及药物本身,用药对象和给药方式,因此也直接涉及医疗质量。这就要求药学技术人员要在临床治疗活动中充分应用所学知识,医药结合,将工作由保证临床供应向临床实践和

笔记

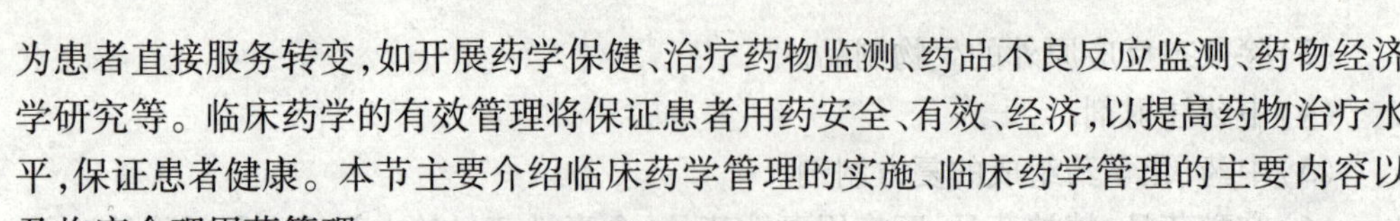

为患者直接服务转变，如开展药学保健、治疗药物监测、药品不良反应监测、药物经济学研究等。临床药学的有效管理将保证患者用药安全、有效、经济，以提高药物治疗水平，保证患者健康。本节主要介绍临床药学管理的实施、临床药学管理的主要内容以及临床合理用药管理。

一、临床药学管理的实施

我国不合理用药的情况十分严重，约占用药者的12%～32%。主要表现为：①用药不对症；②使用无确切疗效的药物；③用药不足；④用药过分；⑤使用毒副作用过大的药物；⑥合并用药不适当；⑦给药方案不合理；⑧重复给药。临床合理用药是临床药学管理的出发点和归宿点，其涉及医疗卫生大环境的综合治理，有赖于国家相关方针政策的制定和调整。

《医疗机构药事管理规定》中，对药品临床应用管理做出了具体、全面的规定。包括：医疗机构应当遵循安全、有效、经济的合理用药原则，尊重患者对药品使用的知情权和隐私权；制定本机构基本药物临床应用管理办法，建立并落实抗菌药物临床应用分级管理制度；建立临床治疗团队，开展临床合理用药工作；对医师处方、用药医嘱的适宜性进行审核；应配备临床药师；应建立临床用药监测、评价和超常预警制度，对药物临床使用安全性、有效性和经济性进行监测、分析、评估，实施处方和用药医嘱点评与干预；应建立药品不良反应、用药错误和药品损害事件监测报告制度；开展临床药学和药学研究工作等。

《处方药与非处方药分类管理办法》的发布是医药卫生事业发展、医疗卫生体制和药品监督管理深化改革的一件大事，对促进我国药品监督管理模式与国际接轨，保障公众用药安全有效，增强公众自我保健、自我药疗意识，确保合理用药起到重要作用。其中包括：非处方药必须印有国家制定的非处方药专有标识，可以进入医疗机构；消费者有权自主选购非处方药，但必须按照非处方药的标签和说明书所示内容使用。处方药也可以在社会零售药店中零售，但必须凭医生处方才可购买和使用等。

国家基本药物制度的推行保障了基本药物的公平获得、安全有效及合理使用。今后我国城乡基层医疗卫生机构将全部配备、使用基本药物，其他各类医疗机构也要将基本药物作为首选药物并确定使用比例。因此，必须尽快制定基本药物临床应用指南、基本药物处方集，以规范基本药物的使用。

此外，一些药物临床应用指导原则的制定，有助于开展临床用药监控，对过度使用药物的行为及时予以干预，从而推动合理使用药物、保障患者用药安全、规范医疗机构和医务人员用药行为。

二、临床药学管理的主要内容

临床药学工作探讨药物临床应用的规律，以发挥药物疗效，减少不良反应，并合理利用药物资源。其基本内容主要包括：开展药学咨询服务，开展治疗药物监测（the rapeutic drug monitoring，TDM），参与临床治疗实践，参与药物不良反应监测，加强药物相互作用的研究，分析处方和药历。

（一）开展药学咨询服务

开展药学咨询服务，须及时掌握大量和最新的药物信息。要经常收集药品供应、

笔记

使用、评价以及新药的研究、开发等方面的信息，建立药学情报资料室，配备有关专业书籍、期刊、医药文献数据库及药品说明书等，以各种形式定期向患者、医务人员介绍新药、老药新用及药物不良反应等。通过开展用药咨询服务，促进医、药合作，保证患者用药的安全性、有效性和经济性。

（二）开展治疗药物监测

有些治疗指数低、个体差异大的药物，如苯妥英钠、洋地黄毒苷、氨茶碱、庆大霉素、碳酸锂等，按照常用给药方案，常不能取得良好的效果，有的患者可能达不到治疗效果，有的患者却出现中毒现象。因此，这些药物使用后需要监测患者的血药水平，根据患者个体或群体的药物动力学参数及体内药物浓度，设计或调整个体化给药方案，保证患者用药安全、有效。另外，通过血药浓度的测定，还可以研究制剂的生物利用度。

（三）参与临床治疗实践

深入病房，随同医师一起查房，掌握患者的病情，参与用药治疗，协助医师制定给药方案，为合理用药当好参谋。另外参加危重、急诊、中毒患者的抢救和疑难患者的会诊、药疗处理。

（四）参与药物不良反应监测

新药的安全性和有效性要通过临床研究才能确定，即使对于已经上市的药品，随着临床使用实践的增加，也可能会产生不良反应。国家实行了药物不良反应报告制度，临床药师应协助医师做好这项工作，为安全用药提供保证。

（五）加强药物相互作用的研究

临床联合用药日趋复杂，产生的药物配伍变化中有体外的物理、化学方面的变化，如临床普遍遇到的静脉输液添加药物的问题，就是个复杂的药学问题。美国从 20 世纪 70 年代以后，由临床药师承担静脉输液添加药物的工作，并且要在洁净室或层流洁净工作台上进行操作。国内也有一些医院的临床药师（或药师）参与了这方面的工作。另外，药物相互作用的研究已从体外转到生物体内。药物在体内不仅有药物之间，还可能有药物与食物、药物与机体之间的相互作用，更增添了临床用药的复杂性。因而，加强药物相互作用的研究已成为临床药学工作的主要内容之一。

（六）分析处方和药历

药历是患者用药史的记录，与病历有密切的关系和同等重要性。通过药历、处方分析，临床药师不但熟悉药物的临床应用，了解影响药物治疗的相关因素以及所用药物之间的相互作用，将这些回顾性分析结果反馈给临床，指导临床合理用药，另外还可以发现一些不合理用药处方，使临床用药引以为戒。

三、临床合理用药管理

（一）合理用药的概念

世界卫生组织 1985 年在内罗毕召开的合理用药专家会议上，把合理用药定义为："合理用药要求患者接受的药物适合他们的临床需要、药物的剂量符合他们个体需要、疗程足够、药价对患者及其社区为最低廉。"

WHO 1987 年提出合理用药的标准是：

(1) 处方的药应为适宜的药物。

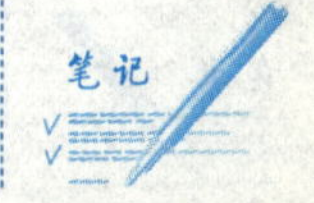

(2)在适宜的时间,以公众能支付的价格保证药物供应。

(3)正确地调剂处方。

(4)以准确的剂量,正确的用法和疗程服用药物。

(5)确保药物质量安全有效。

当今比较公认的合理用药的概念应包含安全、有效、经济与适当这四个基本要素。

(二)我国抗生素合理使用的管理

原卫生部发布的《抗菌药物临床应用管理办法》于2012年8月1日开始施行。抗菌药物临床应用应当遵循安全、有效、经济的原则。抗菌药物临床应用实行分级管理。根据安全性、疗效、细菌耐药性、价格等因素,将抗菌药物分为三级:非限制使用级、限制使用级与特殊使用级。具体划分标准如下:

1. 非限制使用级抗菌药物是指经长期临床应用证明安全、有效,对细菌耐药性影响较小,价格相对较低的抗菌药物。

2. 限制使用级抗菌药物是指经长期临床应用证明安全、有效,对细菌耐药性影响较大,或者价格相对较高的抗菌药物。

3. 特殊使用级抗菌药物是指具有以下情形之一的抗菌药物:

(1)具有明显或者严重不良反应,不宜随意使用的抗菌药物。

(2)需要严格控制使用,避免细菌过快产生耐药的抗菌药物。

(3)疗效、安全性方面的临床资料较少的抗菌药物。

(4)价格昂贵的抗菌药物。

医疗机构应当开展细菌耐药监测工作,建立细菌耐药预警机制,并采取下列相应措施:①主要目标细菌耐药率超过30%的抗菌药物,应当及时将预警信息通报本机构医务人员;②主要目标细菌耐药率超过40%的抗菌药物,应当慎重经验用药;③主要目标细菌耐药率超过50%的抗菌药物,应当参照药敏试验结果选用;④主要目标细菌耐药率超过75%的抗菌药物,应当暂停针对此目标细菌的临床应用,根据追踪细菌耐药监测结果,再决定是否恢复临床应用。

办法进一步明确医疗机构主要负责人是本机构抗菌药物临床应用管理的第一责任人,明确对抗菌药物实施分级管理,强化处方点评制度,对医务人员抗菌药物处方资格进行限定,加大监督管理力度。对于门诊、住院患者抗菌药物的使用率和重要患者抗生素的使用率还要有一个明确的指标要求。对于特殊病例确实需要使用医院所确定的品种和剂型以外的抗菌药物,经过相应审批程序,可以临时性、一次性购入药品。

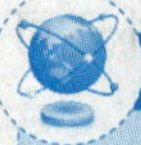

知识链接

未来我国医疗改革方向

分级诊疗中重点是基层首诊:国家要建立分级诊疗的就医格局,首先要实现基层首诊。分级诊疗主要特点有四个:一是基层首诊,二是双向转诊,三是上下联动,四是急慢分诊。关键是基层首诊,患者只有在基层看病,再到大医院看病,才符合就医的次序,也才符合国际惯例,医疗资源才能得到有效地利用。

基层首诊重点是人才问题:一是解决基层医生待遇问题,从4个方面入手:增加政府投入、提高基层医生诊疗费、将公共卫生服务打包给基层医生、绩效工资提高人员经费;二是基层医生的职业前途问题,措施有:将基层医生评定职称与大医院分开、拓展基层基药目录,与三甲医院药品目录并轨、基层首诊报销高于三级医院。

笔记

学习小结

1. 学习内容

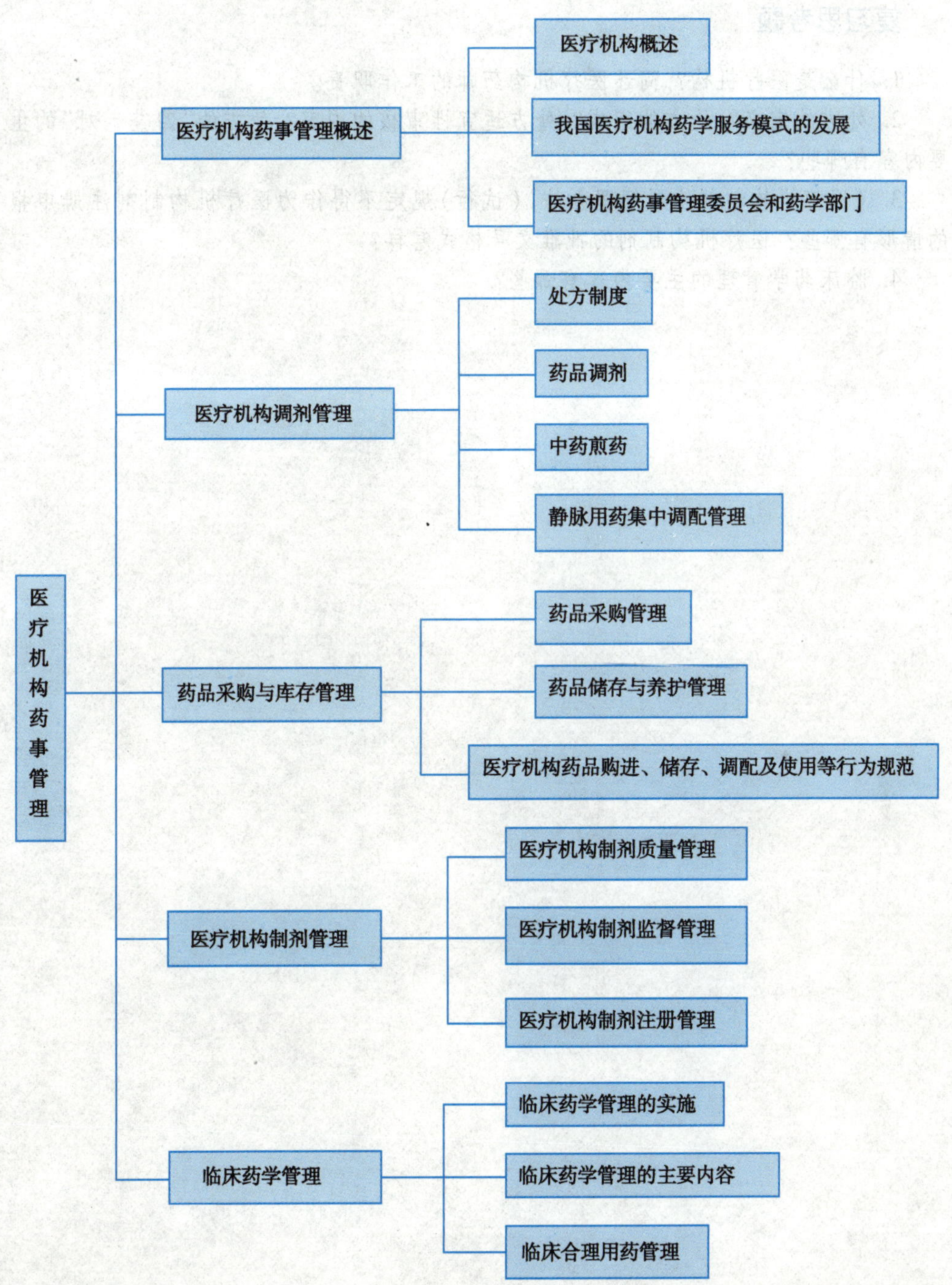

2. 学习方法

本章通过理论讲授、课堂讨论、实地参观等方法，认识医疗机构药事管理主要分为调剂、药品管理、制剂与临床药学四大块，重点掌握药剂科组织及人员配备，调剂业务及处方管理，医疗机构制剂管理及药品供应与管理，药品临床应用及抗菌药物临床应用的合理管理等知识。需要在理解的基础上进行记忆，实地参观可以帮助记忆。

（雷志钧　王柳萍）

复习思考题

1. 什么是医疗机构？简述医疗机构药师的工作职责。

2. 处方的定义？处方的组成？处方适宜性审核的内容？处方的“四查十对”的主要内容有哪些？

3.《医疗机构制剂注册管理办法》（试行）规定不得作为医疗机构制剂注册申报的情形有哪些？医疗机构制剂的批准文号格式怎样？

4. 临床药学管理的主要内容有哪些？

第十三章

药品知识产权

学习目的

知识产权在国际经济竞争中的重要性日益突显，在经济增长中的重要作用也逐渐显现。在医药领域，对药品知识产权的保护有利于促进药品创新和新药研制，推动医药国际贸易及整个医药产业的发展，同时也可进一步促进药学技术、管理人员树立知识产权保护意识，维护自身合法权益。

学习要点

本章主要介绍药品知识产权概念、特点，同时也介绍了我国药品知识保护的体系。在本章的学习中，要注意掌握专利、商标、著作权、商业秘密、中药品种保护以及野生药材资源保护等法律制度。

第一节　药品知识产权概述

一、概述

(一)概念

知识产权(intellectual property)即“智慧财产权”、“智力财产权”，是指公民、法人或者其他组织在科学技术或文化艺术方面，对创造性的劳动所完成的智力成果依法享有的专有权利。这种财产权通常被称为无形资产，与动产、不动产并称为人类财产的三大形态。知识产权包括著作权、专利权、商标权、商业秘密、地理标记等科学技术成果权。根据知识产权的范围不同，可以将知识产权分为狭义和广义两种。

1. 狭义的知识产权　又称传统意义上的知识产权，分为两大类：一类是文学产权，包括著作权和著作权有关的邻接权；另一类是工业产权，主要包括专利权和商标权。

2. 广义的知识产权　在 1967 年《世界知识产权组织公约》和 1993 年关贸总协定缔约方通过的《知识产权协议》草案中划定的知识产权范围包括以下十种：著作权或版权；邻接权或相关权利；专利权；外观设计权；商标权；科学发现；集成电路布图设计权；地理标记权；商业秘密；制止不正当竞争。

(二)药品知识产权

1. 概念　药品知识产权是指一切与药品有关的发明创造和智力劳动成果的财

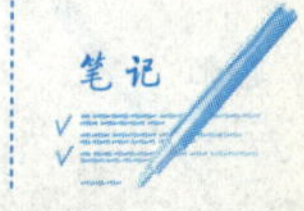

产权。

2. 分类

(1)专利和技术秘密：主要包括要申请专利和不要申请专利的新产品、新物质、新技术、新工艺、新材料、新配方、新构造、新设计、新用途以及动植物、微生物和矿物新品种的生产方法等。

(2)商标和商业秘密：主要包括已注册的标志、原产地名称以及不为公众所知的由医药企业拥有的涉及管理工程设计市场服务研究开发财务分析和技术转让等方面的信息。

(3)涉及药品企业的计算机软件：如 GLP 控制系统及 GMP 控制系统软件等。

(4)由药品企业组织人员创造或提供资金、资料等创造条件或承担责任的有关百科全书、年鉴、辞书、教材、摄影画册等编辑作品的著作权。

(5)同其他单位合作中涉及研究开发、市场营销、技术转让、投资等与经营管理有关的需要保密的技术、产品信息和药品说明书。

二、知识产权的特征

知识产权作为一种财产权属于民事权利的范畴，但与其他民事权利相比，它具有以下特征：

1. 专有性　知识产权的专有性是指权利人对其智力成果享有独占、垄断和排他的权利，任何人未经权利人的许可或依法律规定都不得利用权利人的智力成果。知识产权专有性意味着权利人排斥非权利人对其智力成果进行不法仿制、假冒或剽窃。例如，两人各自拥有同样一种药品，他们均有权使用、支配、收益或处分各自的产品，而且互不干涉，所以不会因此发生侵权行为。但是，如果两人分别研制出完全相同的药物制剂发明在分别同时申请专利的情况下，只可能其中一人获得专利权，而另一人除了拥有“在先使用权”外无其他任何权利。在这种情况下，尽管该发明确实是其独立完成的，但是如果无权利一方把自己研制出发明进行转让，就侵犯了拥有专利权一方的权利。

2. 时间性　知识产权的时间性是指其权利人对其智力成果仅在一个法定期限内受到保护，一旦超过这一期限，专有权自行消失，即使作为产权客体的智力成果仍能发挥效用，但该知识产品已进入“公有领域”，成为全社会的共同财富，为全人类共享。比如我国《专利法》规定，发明专利的保护期为 20 年。所以，一项发明专利在 20 年后，任何人都可以使用此项发明技术，而且不需要征得发明人的同意，也不必支付报酬。

3. 地域性　知识产权的地域性是对权利人的一种空间限制。知识产权是依据一个国家的法律确认和保护的，所以一般只在该国领域内具有法律效力，在其他国家原则上不发生效力。如果权利人希望在其他国家或地区也享有独占权，则需要依据其他国家的法律另行提出申请。也就表示，除签有国际公约或双边互惠协定之外，知识产权没有域外效力。客观地说，知识产权的地域性不利于科学文化在国际间的交流，为了解决这一矛盾，各国先后签订了一些保护知识产权的国际公约，并成立了一些保护知识产权的全球性的或地区性的国际组织，形成了一套国际知识产权保护制度。

三、有关国际组织和国际公约

由于知识产权的法律保护具有“地域性”的特点，人们的智力劳动成果很难在本国以外获得保护。20世纪以来，知识产权在国际贸易和文化交往中的地位日益突出。所以，通过成立国际组织和签订国际公约等方法进行知识产权的国家保护，已成为知识产权保护的重要途径。下面简要介绍目前在国际社会影响较大的知识产权国际组织和国际公约。

（一）知识产权国际条约的管理机构

1. 世界知识产权组织（World Intellectual Property Organization，WIPO）　WIPO是根据1967年7月14日51个国家在瑞典首都斯德哥尔摩签署的《建立世界知识产权组织公约》在1974年成立的，其总部设在瑞士日内瓦。该组织是国际社会中隶属于联合国处理国际性知识产权问题的唯一管理机构。其宗旨：一是通过国与国之间的合作以及其他国际组织的合作，促进全世界对知识产权的保护；二是保证各种知识产权公约所建立的联盟之间的行政合作。WIPO在知识产权领域的国际合作中发挥了极其重要的作用。至2011年，共有成员国184个，我国于1980年加入。

2. 世界贸易组织（World Trade Organization，WTO）　WTO于1995年1月1日建立，总部设在瑞士日内瓦，其前身是1947年建立的《关税与贸易总协定》（GAIT）缔约组织。WTO是具有法人地位的国际组织，在调解成员争端方面具有更高的权威性。和关贸总协定相比，WTO涵盖货物贸易、服务贸易以及知识产权贸易，而关贸总协定只适用于商品货物贸易。至2015年7月，WTO已有162个成员国或地区，我国于2001年12月11日正式加入WTO。

（二）知识产权保护国际公约

目前国际社会缔结的知识产权保护公约、条约、协定有20余个。下面就几个重要的公约作简要介绍：

1.《保护工业产权巴黎公约》（简称《巴黎公约》）　该公约于1883年3月20日在巴黎签订，它是保护工业产权最早、最主要的国际公约，它的缔结标志着工业产权及工业产权的保护制度开始走向国际化。该公约的实质性内容，主要是在工业产权的保护范围、国民待遇原则、优先权原则、专利和商标的独立原则、共同规则强制许可等方面达成共识。至2005年底已有169个成员国，1985年我国加入该公约，成为该公约成员国之一。

2.《保护文学和艺术作品伯尔尼公约》（简称《伯尔尼公约》）　该公约于1886年9月9日在瑞士首都伯尔尼缔结，这是世界上第一个国际版公约，它的产生标志着国际版权保护体系的初步形成。《伯尔尼公约》的宗旨是尽可能有效、尽可能一致地保护作者对其文学和艺术作品所享有的权利。该公约对著作权的保护对象、作者的权利保护期限、对版权的限制以及发展中国家实行强制许可证等问题，作了较为详尽的规定。至2004年底，该公约已有157个成员国。1992年我国加入该公约。

3.《世界版权公约》　该公约在瑞士日内瓦于1952年9月6日缔结，由联合国教科文组织管理其日常工作。该公约保护的权利主体较《伯尔尼公约》广泛，包括作者及其他版权所有者，但保护水平较后者低。至2004年1月已有100个成员国。我国于1992年加入该公约。

笔记

4.《商标国际注册马德里协定》(简称《马德里协定》)　该协定于1891年4月14日签订于西班牙马德里,它是根据保护工业产权的巴黎公约而缔结的一项专门协定。其目的是消除巴黎公约对商标国际注册所规定的繁琐程序。该协定主旨是解决商标的国际注册问题,主要内容包括商标国际注册的程序、国际注册的效力、国际注册的有效期、国际注册与国内注册的关系等。至2006年10月31日该协定已有56个成员国。我国1989年加入该协定。

5.《专利合作公约》　该公约于1970年6月19日在美国华盛顿签订,而正式生效是在1978年1月24日,是专利领域的一项国际合作条约。在采用巴黎公约以来,该公约被认为是该领域进行国际合作最具有意义的进步标志。专利公约的宗旨是为简化国际间申请专利的手续,加快信息传播,加强对发明的法律保护,促进缔约国的技术进步和经济发展。至2007年4月已有137个国家加入该公约。1993年,我国加入该公约。

6.《保护录音制品制作者禁制未经许可复制其录音制品日内瓦公约》(简称《录音制品公约》)　1971年10月29日,该公约正式缔结。录音制品公约的宗旨是保护录音制品的作者,以法律手段防止非权利人擅自复制他人的录音制品。至2004年7月,该公约已有123个成员国。1993年,我国加入该公约,成为其成员国之一。

7.《世界知识产权组织版权条约》和《世界知识产权组织表演和录音制品条约》　1996年12月,世界知识产权组织通过以上两个条约。《世界知识产权组织版权公约》主要为解决国际互联网络环境下应用数字技术而产生的版权保护新问题,该公约于2002年3月6日生效。《世界知识产权组织表演和录音制品条约》主要为解决国际互联网络环境下应用数字技术而产生的版权保护新问题,实际是"邻接权"条约。至2006年5月,以上两条约分别有59和58个国家加入。2006年12月29日,我国正式加入这两个条约。

8.《与贸易有关的知识产权协定》(简称《协定》)　《协定》于1991年在GAIT缔约国乌拉圭回合谈判中获得通过,WTO正式成立后,专门成立了知识产权理事会,监督和管理《协定》的实施,因而其成为世界知识产权组织外另一管辖知识产权的国际贸易组织。《协定》从1995年1月1日起生效,我国于2001年12月11日成为该协定成员国之一。与其他国际公约相比,《协定》的内容涉及范围更广,几乎涉及了知识产权的各个领域,保护水平更高,而且强化了知识产权的执法程序和保护措施,强化了协议的执行措施和争端解决机制,把履行协议保护产权与贸易制裁紧密结合在一起。TRIPS的目标和宗旨是:减少对国际贸易的扭曲和阻塞,促进对知识产权国际范围内更充分、有效地保护,确保知识产权的实施及程序不会对合法贸易构成壁垒。

由于WTO管辖的范围及对各成员国的约束和影响比其他国际经济组织及公约更宽、更严、更深,《协定》的签订和实施不仅强化了知识产权与贸易的关系,而且使知识产权国际保护体系从以往以世界知识产权组织管理的众多国际公约为核心,转变为以《协定》为核心;另外还改变了知识产权国际保护与国内法保护两种形式的关系,使知识产权的国际保护带有了更多的强制性,将知识产权保护按国内法实施的传统原则让位给优先按国际法实施的新规则。

笔记

四、我国药品知识产权保护

（一）我国药品知识产权保护法律体系

目前世界各国知识产权保护制度主要有专利制度、商标制度和版权（著作权）制度。为适应国际发展的趋势，我国以专利、商标及著作权为支柱的知识产权法律框架已基本形成，药品知识产权的法律体系也已基本建立，包括全国人大制定的《中华人民共和国专利法》、《中华人民共和国商标法》、《中华人民共和国反不正当竞争法》、《中华人民共和国科学技术进步法》、《中华人民共和国著作权法》、《中华人民共和国药品管理法》等多部法律；国务院制定的《中华人民共和国药品管理法实施条例》、《中药品种保护条例》、《计算机软件保护条例》、《中华人民共和国知识产权海关保护条例》等多部法规；国务院各部门制定的有关知识产权保护规章；以及中国参加的国际公约。这些法律、法规、规章共同构成了我国医药知识产权的法规体系，这不仅有利于促进国际的科技合作和经济贸易，也为我国制药工业的发展创造了有力的法律环境。

（二）我国药品知识产权的保护

在我国，对药品发明的保护通常采取以下几种保护方式：

1. 申请专利保护　专利保护以专利法为依据，是一种强有力的法律保护体系，其对药物发明创造的保护是绝对垄断的、排他的，但存在一定的保护期限。

2. 采取绝对保密占有的保护形式　此形式是指对其占有的科技成果采取各种行之有效的保密措施，使之保密在最小的范围之内，以保持垄断。被保密的科技诀窍通常被称为“技术秘密”或专有技术，是商业秘密的一种。此种保护形式的弊端是时刻存在泄密的风险，优势在于没有保护期限的限制，所以只要保护得当，就可使其永远为权利人所享有。

3. 利用其他法律、法规的规定，对药品发明成果实行全方位、综合的保护，例如商标保护和著作权保护等。医药企业可以在药品被实行专利保护、行政保护、秘密保护的同时，利用药品的商品名，并通过商标注册申请成为注册商标来进行综合保护。行政保护和专利保护的不足是有保护期限的限制，绝对保密占有方式又时刻存在被泄密的风险，而药品商品名的商标化与以上保护措施相比优势在于十年保护期满企业只要及时续展，企业将享有该药品商品名的永久独占权，因此其带来的经济效益由商标注册人独自享有。

第二节　药品专利权

一、专利权的概念

专利权是指依照专利法的规定，权利人对其获得专利的发明创造（发明、实用新型或者外观设计），在法定期限内享有的独占权或专有权。

二、药品专利的类型

与其他技术领域一样，药品领域的专利也包含发明、实用新型和外观设计三类。

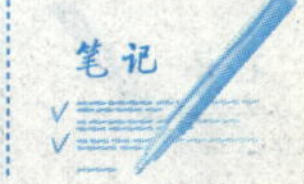

（一）药品发明专利

1. 药品发明专利的定义　药品发明专利是对药品、方法或其改进所提出的技术方案，包括产品发明专利和方法发明专利。

2. 药品发明专利的类型

（1）药品产品发明专利：药品产品发明专利指的是人工制造及以有形物品形式出现的发明。包括新的化合物、微生物及其代谢产物、制药设备及药物分析仪器。新的药物化合物又包括新的药物组合物和新合成的化合物。新的化合物不管是活性成分还是非活性成分，只要有医药用途的成分，无论是合成的还是提取的，无论是有机物、无机物、高分子化合物，还是中间体或结构不明物，对该新化合物及其药物组合物都可以申请医药产品发明专利。在制药领域中可以涉及新原料、新质料、代谢物、中间体或药物前体。

授予微生物及其代谢产物专利权的条件是必须分离纯的培养物，并进行特征的鉴定，并且具有特定的工业用途。

（2）药品方法发明专利：药品方法发明指的是为解决某一问题所采用的手段和步骤。包括药物化合物或组合物的制备方法，药物化合物和组合物的用途。

（二）药品实用新型专利

1. 实用新型的定义　实用新型指的是对产品的形状、构造或其结合所提出的适于实用的新的技术方案。实用新型本质上属于发明的一部分，不过在技术思想的创作水平上略低。

实用新型发明创造限定的范围主要有这几类：①针对产品而言，任何方法都不属于实用新型的范围；②作为实用新型对象的产品只能是具有立体形状、构造的产品；③其技术方案设计的产品形状和构造必须具备实用功能，即能产生技术效果并在工业上能应用。

2. 实用新型的特点

（1）具有一定的形状、结构或其结合的产品。

（2）必须基于一定技术思想而创造产生的，并在工业上适于应用。

（三）药品及涉药产品外观设计专利

1. 外观设计的定义　外观设计指的是对产品的形状、图案或者其结合以及色彩与形状、图案的结合所作出的富有美感并适于工业应用的新设计。目前世界各国对于外观设计的保护主要有两个方面：①将其作为专利权加以保护；②将其作为版权加以保护。

2. 外观设计的特点　外观设计主要有以下特点：①必须以产品为载体；②是一种形状、图案、色彩或其结合的设计；③能够适用于工业上应用；④必须富有美感。

三、申请专利保护的原则

（一）先申请原则

两个以上的申请人分别就同样的发明创造申请专利的，专利权授予最先申请的人。该原则有利于促使发明人在完成发明创造后尽早申请专利，也使社会大众能够尽早得到最新的技术，避免重复的研究与投入。

笔记

（二）书面原则

我国的《专利法》及其实施细则规定的各种手续，每个具有法律意义的步骤都应以书面形式办理。专利申请中的书面原则通过落实专利申请文件得以落实。

（三）单一性原则

狭义上的单一性原则指的是一件专利申请的内容只能包含一项发明创造；广义上的还包括同样的发明创造只能授予一次专利权，不能就同样的发明创造同时存在两项或两项以上的专利权。一项发明一件申请便于专利申请案的审查、登记、分类、检索。同时，有利于授权后一系列法律事务的运作。

（四）优先权原则

优先权原则是指申请人自发明或者实用新型在国外第一次提出专利申请之日起12个月内，或自外观设计在国外第一次提出专利申请之日起6个月内，又在中国就相同主题提出专利申请的，按照该国同中国签订的协议或共同参加的国际条约，或按照共同承认的优先权原则，可以享有优先权。若申请人自发明或实用新型在中国第一次提出专利申请之日起12个月内，又向国家专利行政部门就相同主题提出专利申请的，可以享有优先权。

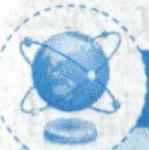
知识链接

不具备实用性的主要情形

1. 无再现性　再现性是指所属技术领域的技术人员，根据公开的技术内容，能够重复实施专利申请中为解决技术问题所采用的技术方案。这种重复实施不得依赖任何随机的因素，并且实施结果应该是相同的。

2. 违背自然规律　具有实用性的发明或者实用新型专利申请应当符合自然规律，违背自然规律的发明或者实用新型专利申请是不能实施的，因此不具备实用性。

3. 利用独一无二的自然条件的产品　具备实用性的发明或者实用新型专利申请不得是由自然条件限定的独一无二的产品。利用特定的自然条件建造的自始至终都是不可移动的唯一产品不具备实用性。应当注意的是，不能因为上述利用独一无二的自然条件的产品不具备实用性，而认为其构件本身也不具备实用性。

4. 测量人体或者动物体在极限情况下的生理参数的方法　测量人体或动物体在极限情况下的生理参数需要将被测对象置于极限环境中，这会对人或动物的生命构成威胁，不同的人或动物个体可以耐受的极限条件是不同的，需要有经验的测试人员根据被测对象的情况来确定其耐受的极限条件，因此这类方法无法在产业上使用，不具备实用性。

5. 无积极效果　具备实用性的发明或者实用新型专利申请的技术方案应当能够产生预期的积极效果。明显无益、脱离社会需要的发明或者实用新型专利申请的技术方案不具备实用性。

四、专利的申请程序

（一）授予专利权的条件

1. 新颖性　新颖性指的是申请日以前没有同样的发明或实用新型在国内外出版物上公开发表过、在国内外公开使用过或因为其他方式为公众所知，也没有同样的发明或实用新型由他人向专利局提出过申请并记载在申请日以后公布的专利申请文件中。

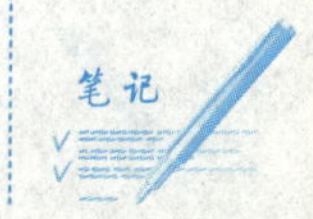

2. 创造性 创造性指的是与申请日以前已有的技术相比,该发明具有突出的实质性特点和显著进步。

3. 实用性 实用性指的是该发明或实用新型能够制造或使用,并能产生积极的效果。

(二)不授予专利权的情形

我国《专利法》规定,不授予专利权的情形有:①科学发现;②智力活动的规则和方法;③疾病的诊断和治疗方法;④动物和植物品种;⑤用原子核变方法获得的物质;⑥对平面印刷品的图案、色彩或者两者的结合作出的主要起标识作用的设计。

(三)申请专利权的申请与审批

发明专利申请的审批程序包括5个阶段:受理申请、初步审查、公布申请、实质审查以及授权公布。

1. 受理申请 国家知识产权局在收到发明专利申请的请求书、说明书和权利要求书后,应明确申请日、给予申请号,并通知申请人。不予受理的,通知申请人。

2. 初步审查 即形式审查,是国家专利行政部门对专利申请是否具备形式条件进行的审查,为以后的专利公开和实质审查做准备。

3. 公布申请 国家专利行政部门收到发明专利申请后,经过初步审查认为符合《专利法》要求的,自申请日起满18个月,即行公布。国家专利行政部门可以根据申请人的请求早日公布其申请。

4. 实质审查 实质审查是国家专利行政部门根据申请人的要求,从技术角度对发明的新颖性、创造性、实用性等实质性条件进行审查。

5. 授权公布 发明专利申请经实质审查没有发现驳回理由的,由国家专利行政部门作出授权发明专利权的决定,发给发明专利证书,同时予以登记和公告。发明专利权自公告之日起生效。

实用新型和外观设计专利申请经初步审查没有发现驳回理由的,由国务院专利行政部门作出授予实用新型专利权或者外观设计专利权的决定,发给相应的专利证书,同时予以登记和公告。实用新型专利权和外观设计专利权自公告之日起生效。

五、专利权的期限、终止和无效

(一)专利权的期限

发明专利权的期限为20年,实用新型和外观设计专利权期限为10年,均自申请日起计算。

(二)专利权的终止

在以下情况下专利权终止:①专利权期限届满自行终止;②专利权人以书面声明放弃其专利权;③专利权人不按时缴纳年费而终止。专利权终止后,其发明创造就成为公共财富,任何人都可以利用。

(三)专利权的无效

自国家专利行政部门公告授予专利权之人起,任何单位或者个人认为该专利权的授予不符合《专利法》有关规定的,可以请求专利复审委员宣告该专利权无效。宣告无效的,宣告无效的专利视为自始即不存在。

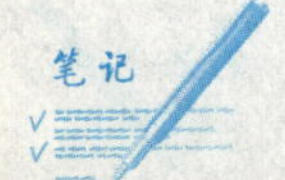

六、专利权人的权利和义务

（一）专利权人的分类

1. 职务发明专利权人是单位。

2. 非职务发明创造专利权人为该发明人。

3. 利用本单位物质技术完成的发明创造，从其合同约定。

4. 两个以上单位或个人合作完成的发明创造、一个单位或者个人接受其他单位或者个人委托完成的发明创造，除另有协议外，申请专利的权利属于完成或共同完成的单位或个人，申请被批准后，专利权人为申请的单位或个人。

5. 两个以上的申请人就统一发明创造申请专利的，专利权授予最先申请的人。

（二）专利权人的权利

专利权人的权利指的是权利人依法对获得专利权的发明创造所享有的控制、利用和支配的权利。该权利包括以下几个方面：①享有自己实施其专利技术和禁止他人实施其专利技术的权利，即独占实施权。专利权的实施包括制造、使用、销售、许诺销售、进口五种行为；②有处理其专利的权利。专利申请权和专利权可以转让。任何单位或个人实施他人专利的，都必须取得专利人的许可，并且向专利权人支付一定的费用；③有在产品或包装上注册专利标记的权利。专利的标记指的是标明有关是有专利保护的字样，且任何人不得擅自仿制；④专利权人享有放弃权。以书面形式声明放弃其专利权的，一经国家专利行政机关登记和公告，其专利权即终止，其发明创造任何人都可以自由使用。

（三）专利权人的义务

专利权人基本义务有：①按期缴纳年费，拒不缴纳年费的，其专利权将自动终止；②实施发明专利；③对职务发明创造的设计人或发明人给予奖励。

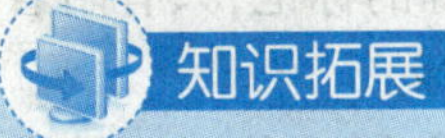

艾滋病药物的强制许可问题

强制许可是指有权机关依据法律规定的条件和程序将某项专利技术强制性地许可给他人实施的行政行为。艾滋病药物的开发投入巨大，在完成药物开发之后，利用专利制度对其加以保护，收回开发成本并获取收益，是药物开发者的目的之一。但是，同样的专利制度却让专利权人取得了对这些药物的垄断权，患者必须付出高昂的甚至超出支付能力的费用才能获取抗艾药物，这就形成了一个悖论：如果不给予专利保护，研发者会失去创新的激情；如果给予专利保护，则患者可能会因为经济原因买不起药物。这注定是发展中国家和发达国家之间的一场战争。因为发展中国家经济发展水平有限，而药物的专利权大都在发达国家手中。

2001 年 11 月 WTO 在卡塔尔多哈通过了《关于 TRIPS 协议与公共健康的宣言》，明确了成员方在发生公共健康危机时决定实施专利强制许可的权利。WTO 总理事会在 2003 年 8 月 30 日通过了《关于 TRIPS 协议与公共健康多哈宣言第六段的执行决议》，就没有或缺乏生产能力的成员方如何使用强制许可制度获得药品作了规定。在此背景下，发展中国家可以与发达国家的企业进行一场交易，即给他们发明的药物以专利保护，同时适当通过强制许可等专利权限制制度来消弭因给予专利权而带来的不利影响，从而缓解本国的公共健康危机。

笔记

七、国际药品专利的申请

我国的单位或个人向国外申请专利时，必须首先申请中国专利，经国务院有关主管部门同意后，委托国务院指定的专利代理机构办理国外专利申请。

我国的单位或个人申请国外的专利，在向中国专利主管部门提交申请后，还需要经过必要的保密审查。经保密审查同意后，申请人可据此进一步办理向国外申请专利的手续。

第三节　药品商标权保护

一、商标的概念、特征和分类

（一）商标的概念

商标即商品标记，是指商品的生产者（包括制造、加工、拣选）和经营者在商品或商品的包装、容器上使用具有显著特征，用以区别自己的商品与他人生产或经营的同类商品的标记。商标的构成要素可以是文字、图形、字母、数字、三维标志、颜色组合和声音等，也可以是上述要素的组合。

（二）商标的特征

1. 显著性　使用商标的目的是为了与他人的商品或服务项目区别，便于消费者识别，所以要求它具有显著的特征，即不与他人商标混同。只有将具有鲜明特征的标记用于特定的商品或服务，才能便于消费者识别和辨认。

2. 独占性　注册商标所有人对其商标具有专有权、独占权，未经注册商标所有人许可，他人不得擅自使用，否则构成侵权。

3. 依附性　商标依附于商品或服务存在，商标是区别商品来源的标记，只有附着在商品上用来表明商品来源并区别于其他同类商品的标志才是商标。

4. 价值性　商标代表着一种商品或服务的质量、信誉、社会影响，它能吸引消费者认牌购物，给经营者带来丰厚的利润。商标的价值可以通过评估来确定。

5. 竞争性　商标是参与市场竞争的工具，生产经营者之间的竞争就是商品或服务质量的竞争，商标知名度越高，其商品或服务的竞争力就越强。

（三）商标的分类

1. 根据使用对象不同可将商标分为商品商标和服务商标。商品商标是指用于生产销售的商品上的标记，而服务商标是指用于识别服务提供者的标记。

2. 根据商标的作用功能不同可将商标分为普通商标、集体商标和证明商标。普通商标是指普通经营者可以自行注册的商标；集体商标是指以团体、协会或者其他组织名义注册，供该组织成员在商事活动中使用，以表明使用者在该组织中的成员资格的标志；证明商标是指由对某种商品或者服务具有监督能力的组织所控制，而由该组织以外的单位或者个人使用于其商品或者服务，用以证明该商品或者服务的原产地、原料、制造方法、质量或者其他特定品质的标志。

笔记

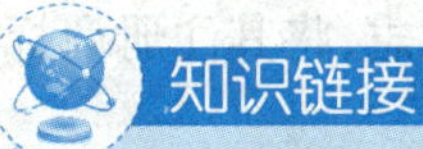

驰名商标的认定问题

1. 驰名商标的认定方式　驰名商标的认定有被动认定和主动认定两种基本方式。被动认定方式又称事后认定,即存在实际的权利纠纷的情况下,应商标所有人的请求,有关部门对其商标是否驰名,能否给予扩大范围的保护进行认定;主动认定方式又称事前认定,是在并不存在实际权利纠纷的情况下,有关部门出于预防将来可能发生权利纠纷的目的,应商标所有人的请求,对商标是否驰名进行认定。

2. 驰名商标的认定标准　根据我国《商标法》的规定,认定驰名商标应当考虑下列因素:①相关公众对该商标的知晓程度;②该商标使用的持续时间;③该商标的任何宣传工作的持续时间、程度和地理范围;④该商标作为驰名商标受保护的记录;⑤该商标驰名的其他因素。2009年,最高人民法院颁布的《关于审理涉及驰名商标保护的民事纠纷案件应用法律若干问题的解释》规定,当事人主张商标驰名的,应当根据案件具体情况,提供下列证据,证明被诉侵犯商标权或者不正当竞争行为发生时,其商标已属驰名:①使用该商标的商品的市场份额、销售区域、利税等;②该商标的持续使用时间;③该商标的宣传或者促销活动的方式、持续时间、程度、资金投入和地域范围;④该商标曾被作为驰名商标受保护的记录;⑤该商标享有的市场声誉;⑥证明该商标已属驰名的其他事实。前款所涉及的商标使用的时间、范围、方式等,包括其核准注册前持续使用的情形。对于商标使用时间长短、行业排名、市场调查报告、市场价值评估报告、是否曾被认定为著名商标等证据,人民法院应当结合认定商标驰名的其他证据,客观、全面地进行审查。

二、商标权

（一）商标权的取得

我国《商标法》规定,下列标志不得作为商标使用:①同中华人民共和国的国家名称、国旗、国徽、国歌、军旗、军徽、军歌、勋章等相同或者近似的,以及同中央国家机关的名称、标志、所在地特定地点的名称或者标志性建筑物的名称、图形相同的;②同外国的国家名称、国旗、国徽、军旗等相同或者近似的,但经该国政府同意的除外;③同政府间国际组织的名称、旗帜、徽记等相同或者近似的,但经该组织同意或者不易误导公众的除外;④与表明实施控制、予以保证的官方标志、检验印记相同或者近似的,但经授权的除外;⑤同"红十字"、"红新月"的名称、标志相同或者近似的;⑥带有民族歧视性的;⑦带有欺骗性,容易使公众对商品的质量等特点或者产地产生误认的;⑧有害于社会主义道德风尚或者有其他不良影响的。《药品管理法》也规定已经作为药品通用名称的,该名称不得作为药品商标使用。同时,《商标法》还规定了不得作为商标注册的标志:①仅有本商品的通用名称、图形、型号的;②仅直接表示商品的质量、主要原料、功能、用途、重量、数量及其他特点的;③其他缺乏显著特征的。以三维标志申请注册商标的,仅由商品自身的性质产生的形状、为获得技术效果而需有的商品形状或者使商品具有实质性价值的形状,不得注册。

（二）商标权的内容

对于注册商标而言,商标权人享有商标专用权,即在核定使用的商品或服务上使用核准注册的商标的专有权利。商标注册人成为商标专用权人,其专用权一般包括:

1. 独占权　是指商标权人在核定的商品或服务上使用注册商标的权利。

2. 禁止权　是指商标权人有权禁止他人未经许可为一定行为的权利。

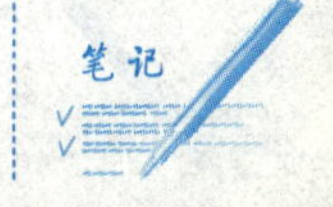

3. 转让权 是指商标权人在法律允许的范围内，根据自己的意志，将其注册商标转让给他人所有的权利。

4. 许可权 是指商标权人以收取使用费用为代价，通过合同方式许可他人有偿使用其注册商标的权利。

三、注册商标的申请、变更和转让、许可使用和专用权保护

（一）商标注册的申请

自然人、法人或者其他组织在生产经营活动中，对其商品或者服务需要取得商标专用权的，应当向商标局申请商标注册。申请注册的商标，应当有显著特征，便于识别，并不得与他人在先取得的合法权利相冲突。商标注册申请人自其商标在外国第一次提出商标注册申请之日起6个月内，又在中国就相同商品以同一商标提出商标注册申请的，依照该外国同中国签订的协议或者共同参加的国际条约，或者按照相互承认优先权的原则，可以享有优先权。商标在中国政府主办的或者承认的国际展览会展出的商品上首次使用的，自该商品展出之日起6个月内，该商标的注册申请人可以享有优先权。

（二）注册商标的变更、转让和许可使用

1. 注册商标的变更 注册商标需要变更注册人的名义、地址或者其他注册事项的，应当提出变更申请。

2. 注册商标的转让 转让注册商标的，转让人和受让人应当签订转让协议，并共同向商标局提出申请。受让人应当保证使用该注册商标的商品质量。转让注册商标的，商标注册人对其在同一种商品上注册的近似的商标，或者在类似商品上注册的相同或者近似的商标，应当一并转让。对容易导致混淆或者有其他不良影响的转让，商标局不予核准，书面通知申请人并说明理由。转让注册商标经核准后，予以公告。受让人自公告之日起享有商标专用权。

3. 注册商标的许可使用 商标注册人可以通过签订商标使用许可合同，许可他人使用其注册商标。许可人应当监督被许可人使用其注册商标的商品质量。被许可人应当保证使用该注册商标的商品质量。经许可使用他人注册商标的，必须在使用该注册商标的商品上标明被许可人的名称和商品产地。许可他人使用其注册商标的，许可人应当将其商标使用许可报商标局备案，由商标局公告。商标使用许可未经备案不得对抗善意第三人。

四、商标专用权的保护

（一）商标专用权的保护范围和续展

注册商标的专用权，以核准注册的商标和核定使用的商品为限。注册商标有效期满，需要继续使用的，商标注册人应当在期满前十二个月内按照规定办理续展手续；在此期间未能办理的，可以给予六个月的宽展期。每次续展注册的有效期为十年，自该商标上一届有效期满次日起计算。期满未办理续展手续的，注销其注册商标。

（二）侵犯商标专用权的救济

一般而言，商标专用权被侵犯时可通过以下途径寻求救济：①由当事人协商解决；②商标注册人或利害关系人向人民法院起诉；③请求工商行政管理部门处理；④构成

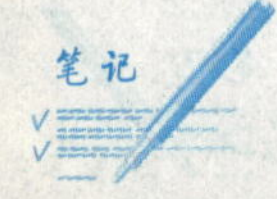

犯罪的，由司法机关依法追究刑事责任。

第四节　与药品有关的著作权

一、著作权的概念

著作权是民事主体依法对作品及相关客体所享有的专有权利。1990 年 9 月 7 日，第七届全国人民代表大会常务委员会第十五次会议通过了《中华人民共和国著作权法》（以下简称《著作权法》），并根据 2001 年 10 月 27 日第九届全国人民代表大会常务委员会第二十四次会议《关于修改〈中华人民共和国著作权法〉的决定》和 2010 年 2 月 26 日第十一届全国人民代表大会常务委员会第十三次会议《关于修改〈中华人民共和国著作权法〉的决定》对其进行了两次修正。

二、著作权的主体、客体和归属

1. 著作权的主体　著作权的主体指的是依法对文学、艺术和科学作品享有著作权的人，包括作者和其他依法享有著作权的公民、法人和非法人组织。

2. 著作权的客体　著作权的客体是作品，包括一般的作品和计算机软件。与药品有关的著作权的客体可以是由与医药相关的单位提供资金、资料，组织人员创作或承担责任的有关年鉴、百科全书、教材、摄影画册等编辑作品的著作权。

3. 著作权的归属　著作权属于作者，《著作权法》另有规定的除外。

4. 不保护对象　《著作权法》规定的不保护的对象包括：①法律、法规，国家机关的决议、决定、命令和其他具有立法、行政、司法性质的文件，及其官方正式译文；②时事新闻；③历法、通用数表、通用表格和公式。

三、著作权的内容、产生与保护期限

（一）著作权的内容

著作权的内容，指的是著作权人根据法律规定对其作品有权进行控制、利用及支配的具体行为方式，包括著作人身权和著作财产权。

1. 著作人身权　即作者资格权，是作者基于作品依法享有的各种以人身利益为内容的权利，包括署名权、发表权、修改权、保护作品完整权等。

2. 著作财产权　即经济权利，是著作权人自己使用或者授权他人以一定方式使用作品而获得利益，包括使用权和报酬权。

（二）著作权的产生与保护期限

著作权自作品完成之日起产生，并受《著作权法》保护。外国人或无国籍人的作品首先在中国境内出版的，自首次出版之日起产生。作者的署名权、修改权和保护作品完整权的保护期限不受限制。自然人作品的发表权、使用权和获得报酬权的保护期限为作者终生及其死亡后 50 年；合作作品的保护期限截止于最后死亡的作者死亡后 50 年；法人及非法人组织的作品，著作权（除署名权外）由法人或非法人组织享有的职务作品，其发表权、使用权和获得报酬权的保护期限为 50 年，从作品首次发表之日算起。

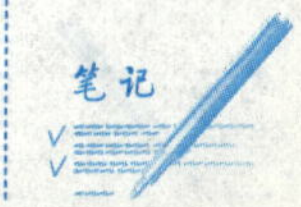

第五节 药品商业秘密

一、商业秘密概述

商业秘密，是指不为公众所知悉、能为权利人带来经济利益，具有实用性并经权利人采取保密措施的设计资料、程序、产品配方、制作工艺、制作方法、管理诀窍、客户名单、货源情报、产销策略等技术信息和经营信息。其中，不为公众知悉，是指该信息是不能从公开渠道直接获取的；能为权利人带来经济利益，具有实用性，是指该信息具有可确定的可应用性，能为权利人带来现实的或者潜在的经济利益或者竞争优势；权利人采取保密措施，包括订立保密协议，建立保密制度及采取其他合理的保密措施。根据国家工商行政管理总局发布的《关于禁止侵犯商业秘密行为的若干规定（1998 年修订）》规定，技术信息和经营信息包括设计、程序、产品配方、制作工艺、制作方法、管理诀窍、客户名单、货源情报、产销策略、招投标中的标底及标书内容等信息。而权利人采取保密措施就意味着权利人为此必须采取包括订立保密协议，建立保密制度及其他合理的保密措施。对于商业秘密的保护，在药品行业亦不例外，且尤显重要。例如，药品生产企业为进行药品注册所提交的申报资料大致可以分为两类：一类是商业秘密之外的信息，另一类就属于商业秘密的信息。由于药品生产企业申报提供的材料包含了为进行药品研发所采用的各种工艺，技术以及所进行的各种实验数据，这些都涉及药品生产企业的商业秘密。所以对于属于商业秘密的申报信息，审批机关及其相关工作人员对此申报信息有保密的义务，在没有正当理由的情况下不得以任何形式对外披露。

二、商业秘密的特征

一般而言，只有同时具备以下四个特征的技术信息和经营信息才属于商业秘密。

（一）秘密性

商业秘密首先必须是处于秘密状态的信息，不可能从公开的渠道所获悉。《关于禁止侵犯商业秘密行为的若干规定》规定："不为公众所知悉，是指该信息是不能从公开渠道直接获取的。"即不为所有者或所有者允许知悉范围以外的其他人所知悉，不为同行业或者该信息应用领域的人所普遍知悉。

（二）实用性

商业秘密与其他理论成果的根本区别就在于，商业秘密具有现实或潜在的实用价值。商业秘密必须是一种现在或者将来能够应用于生产经营或者对生产经营有用的具体的技术方案和经营策略。不能直接或间接使用于生产经营活动的信息，不具有实用性，不属于商业秘密。

（三）保密性

保密性即权利人采取保密措施，包括订立保密协议，建立保密制度及采取其他合理的保密手段。只有当权利人采取了能够明示其保密意图的措施，才能成为法律意义上的商业秘密。

笔记

（四）价值性

价值性是指该商业秘密自身所蕴含的经济价值和市场竞争价值,并能实现权利人经济利益的目的。

三、商业秘密的范围

商业秘密具有丰富的内涵和广泛的应用范围。它是所有者的重要财产,而且这种财产既可以是有形的,也可以是无形的。

（一）依据我国法律对商业秘密的界定，所涉及的范围为两类

1. 技术信息　它是指凭经验或技能所产出的,在实际中尤其是工业中适用的技术情报、数据或知识。它包括化学配方、工艺流程、未申请专利的设计、技术秘诀等。

2. 经营信息　它是指具有秘密性质的经营管理方法及与经营管理方法密切相关的信息和情报。它包括管理方法、企业营销战略、客户名单、货源情报等。

（二）商业秘密包括生产领域的秘密和商业领域的秘密

从商业企业角度来看,商业秘密范围的理解似乎更广一些,同时也更为具体明确些,主要涵括如下诸方面的内容:

1. 产品　它是指由公司自己开发的,并具有商业价值的产品,在未获得专利之前,便可以称得上是一项商业秘密。即便产品本身不是商业秘密,组成产品的成分及组成的方式等也可能成为商业秘密。

2. 配方　工业配方是商业秘密中的一种常见形式。很多食品的配方及其化学合成,化妆品的确切成分及各种含量度的比例都是很有价值的商业秘密。如"可口可乐"饮料配方作为一项商业秘密闻名于世。

3. 工艺程序　它是指若干设备,经过特定组合,可以成为一项高效率的工艺流程。这项工艺流程便可能成为商业秘密。

4. 机器设备及其改进　在市场上,通过一般正常的渠道公开购买的设备不能算作商业秘密。但是,若公司以独特的方法对它进行改进,从而使其生产能力更高或具有更多的用途。那么,这项改进就可以作为商业秘密。

5. 研究与开发的文件　公司在文件中如何记录研究和开发也是商业秘密。如设计的蓝图、图样、计算机数据、实验结果,以及具体表明开发过程的设计都属于这一类,即使是失败实验的文件和记录也属于这一类,切不可落入竞争者手中。

6. 通信　公司的一般通信信件不属于商业秘密,因为它不属于保护的对象。但有些特定的通信同公司的经营活动有关,事关大局,落入竞争者手中将对对方大有帮助,这样的通讯就视为商业秘密。

7. 公司内部文件　公司有许多文件,同公司各方面经营活动有重要关系,应尽可能列入商业秘密范围。如某公司采购文件中记录了该公司购买关键物资或服务的实际费用。若竞争对手看到这项文件,就可推算出公司对某些产品的定价,对其很有帮助,这样的文件就应列入商业秘密范围。即便是一张计算机用纸,若在上面打着表示公司在任何一个时间存货的情况,都可属于商业秘密。

8. 客户情报　客户情报是商业秘密中的重要内容。若是在价格合适的情况下,公司可以在市场上向任何人出售产品,则公司的客户不能成为商业秘密。通常是在工业部门,客户名单则是受到保护的公司情报。

笔记

9. 财务和会计报表 公司的内部财务和会计报表,除向外公开的以外,应该属于商业秘密的范畴。在发达国家,甚至公司同哪些银行有联系也可算作商业秘密。

10. 诉讼情况 一项潜在的诉讼会给公司带来不利的影响。因此,在诉讼尚未成为公开事实之前,也应列入商业秘密范围。

11. 公司的规范和战略发展规范 公司的长远规范、内部的运作与营销战略计划等内部文件也属于商业秘密。但是,很多企业还没有注意到要保护这些文件。

四、侵犯商业秘密行为的表现形式

侵犯商业秘密行为是指为了竞争或个人目的,通过不正当的方法来获取、泄露或使用他人商业秘密的行为。《中华人民共和国反不正当竞争法》规定,经营者不得采用下列手段侵犯商业秘密:以盗窃、利诱、胁迫或者其他不正当手段获得权利人的商业秘密;披露、使用或者允许他人使用以前项手段获取的权利人的商业秘密;违反约定或者违反权利人有关保守商业秘密的要求,披露、使用或者允许他人使用其掌握的商业秘密。还规定,第三人明知或者应知上述所列违法行为,获取、使用或者披露他人的商业秘密,视其侵犯商业秘密。从实践中来看,侵犯商业秘密行为有多种形式:

1. 盗窃商业秘密 盗窃商业秘密是一种极不道德的商业行为,从盗窃行为的主体来看,一种是公司内部的雇员盗窃其雇主的商业秘密以后,转卖给第三者,从中牟取不义之财。另一种是公司外部人员盗窃商业秘密自用,以便与权利人进行竞争。这两类人员是公司商业秘密的现实与潜在威胁。而大多数企业家,往往是把眼睛盯住其组织以外的那些人。这是因为,一般人总是容易接受来自外部的威胁而不愿意承认来自内部的威胁。事实上,公司内部的雇员却是公司商业秘密最大的危胁。从国外统计资料来看,历来由公司内部雇员盗窃商业秘密的案例总是多于外部人员。

2. 了解或掌握商业秘密的有关技术人员和经营管理人员,擅自泄露或允许他人使用其所了解或掌握的受雇单位的商业秘密。这是一种不可饶恕的工作作风,是一种严重的工作失误。

3. 了解他人商业秘密后,未经权利人许可,擅自在公开媒体上宣传,泄露其所了解的商业秘密。这是一种对权利人不负责任的侵犯商业秘密的违法行为。

4. 明知第三者获得的商业秘密是通过不正当手段达到的,但仍然给第三者一定好处,从而索取该商业秘密,以便获得更多的暴利;中介机构明知他人的商业秘密为非法所得,仍为其代理转让。

5. 个别企业主管单位或行业协会,不遵守法律、法规的规定,违背下属企业的意愿,强迫拥有商业秘密的下属企业将所拥有的商业秘密无偿传播给其他下属企业。

6. 某些国家机关工作人员、事业单位工作人员,违反国家有关法律、法规,擅自将其在业务工作中了解到的商业秘密泄露给外界。

第六节 中药品种保护

一、中药品种保护概述

1992 年 10 月 14 日国务院颁布《中药品种保护条例》,该条例于 1993 年 1 月 1 日

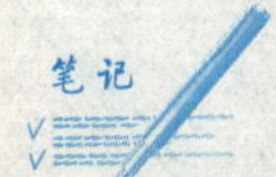

实施。首届国家中药品种保护评审委员会于1993年10在北京成立,我国中药品种保护工作全面展开。中药品种保护是对专利保护和新药保护的一种后续保护。中药品种保护使得药品市场得以进一步规范,劣质药品得以淘汰,高质量药品得以占据更大的市场份额,从而为企业赢得更多的经济利益。

二、中药保护品种等级划分

《中药保护品种条例》保护的中药品种,必须是列入国家药品标准的品种。经过国务院卫生行政部门认定,列为省、自治区、直辖市药品标准的品种,也可以申请保护。受保护的中药品种分为一级、二级。

符合下列条件之一的中药品种,可以申请一级保护:

1. 对特定疾病有特殊疗效的。
2. 相当于国家一级保护野生药材物种的人工制成品。
3. 用于预防和治疗特殊疾病的。

符合下列条件之一的,中药品种,可以申请二级保护:

1. 符合申请一级保护规定条件的品种或者已经解除一级保护的品种。
2. 对特定疾病有显著疗效的。
3. 从天然药物中提取的有效物质及特殊制剂。

三、申请办理中药品种保护的程序

1. 中药生产企业对其生产的符合规定的中药品种,可以向所在地的省级中药生产经营主管部门提出申请,经该部门签署意见后转送同级卫生行政部门,由该卫生行政部门初审签署意见后,报国务院卫生行政部门。特殊情况下,中药生产企业可以直接向国家中药生产经营主管部门提出申请,由国家中药生产经营主管部门签署意见后转送国务院卫生行政部门,或者直接向国务院卫生行政部门提出申请。

2. 国务院卫生行政部门委托国家中药品种保护评审委员会对申请保护的中药品种进行评审。国家中药品种保护评审委员会应当自接到申请报告书之日起6个月内做出评审结论。

3. 国务院卫生行政部门根据国家中药品种保护评审委员会的评审结论,并征求国家中药生产经营主管部门的意见后决定是否给予保护。批准保护的中药品种,由国务院卫生行政部门发给《中药保护品种证书》。

申请中药品种保护的企业,应当按照国务院卫生行政部门的要求,向国家中药品种保护评审委员会提交完整的资料。对于批准保护的中药品种以及保护期满的中药品种,国务院卫生行政部门会在指定的专业报刊上予以公告。

四、中药保护品种的保护期限及保护措施

1. 中药一级保护品种的保护期限分别为30年、20年和10年　中药一级保护品种的处方组成、工艺制法,在保护期限内由获得《中药保护品种证书》的生产企业和有关的药品生产经营主管部门、卫生行政部门及有关单位和个人负责保密,不得公开。负有保密责任的有关部门、企业和单位应当按照国家有关规定,建立必要的保密制度。向国外转让中药一级保护品种的处方组成、工艺制法的,应当按照国家有关保密的规

笔记

定办理。中药一级保护品种因特殊情况需要延长保护期限的，由生产企业在该品种保护期满前6个月，依照《中药保护品种条例》第9条规定的程序申报。延长的保护期限由国务院卫生行政部门根据国家中药品种保护审评委员会的审评结果确定，但每次延长的保护期限不得超过第一次批准的保护期限。

2. 中药二级保护品种的保护期限为7年　中药二级保护品种在保护期满后可以延长7年。申请延长保护期的中药二级保护品种，应当在保护期满前6个月，由生产企业依照《中药保护品种条例》第九条规定的程序申报。

国务院卫生行政部门批准保护的中药品种如果在批准前是由多家企业生产的，其中未申请《中药保护品种证书》的企业应当自公告发布之日起6个月内向国务院卫生行政部门申报，并依照《中药品种保护条例》第十条的规定提供有关资料，由国务院卫生行政部门指定药品检验机构对该申报品种进行同品种的质量检验。国务院卫生行政部门根据检验结果，可以采取以下措施：

(1)对达到国家药品标准的，经征求国家中药生产经营主管部门意见后，补发《中药保护品种证书》。

(2)对未达到国家药品标准的，依照药品管理的法律、行政法规的规定撤销该中药品种的批准文号。

对临床用药紧缺的中药保护品种，根据国家中药生产经营主管部门提出的仿制建议，经国务院卫生行政部门批准，由仿制企业所在地的省、自治区、直辖市卫生行政部门对生产同一中药保护品种的企业发放批准文号。该企业应当付给持有《中药保护品种证书》并转让该中药品种的处方组成、工艺制法的企业合理的使用费，其数额由双方商定；双方不能达成协议的，由国务院卫生行政部门裁决。

生产中药保护品种的企业及中药生产经营主管部门，应当根据省、自治区、直辖市卫生行政部门提出的要求，改进生产条件，提高品种质量。中药保护品种在保护期内向国外申请注册的，须经国务院卫生行政部门批准。

学习小结

1. 学习内容

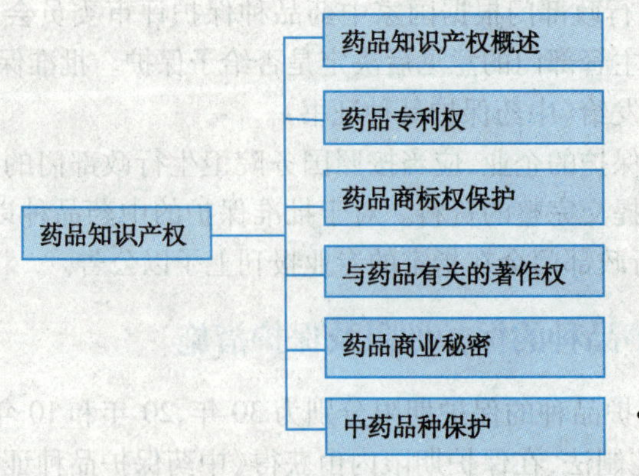

2. 学习方法

可通过查阅文献、典型案例分析等方法加深对药品知识产权的理解，了解我国药

笔记

品相关保护法规制度，深化对药品知识产权的认识，增强学习者对药品创新和新药研制的信心与动力。同时，中药作为我国特有的知识产权保护对象，要注意理解和区分我国药品专利保护与相关行政保护的概念和特征。

（田　侃　吴颖雄）

复习思考题

1. 简述医药知识产权的分类。
2. 药品专利有哪些类型？
3. 简述药品的商标注册。
4. 简述著作权的内容。
5. 简述侵犯他人商业秘密的形式。

主要参考书目

1. 国家食品药品监督管理局执业药师资格认证中心. 药事管理与法规[M]. 北京:中国医药科技出版社, 2015.
2. 杨世民. 药事管理与法规[M]. 北京:中国医药科技出版社,2015.
3. 孟锐. 药事管理学[M]. 第3版. 北京:科学出版社,2015.
4. 杨书良,刘兰茹. 药事管理学[M]. 第2版. 北京:化学工业出版社,2014.
5. 曾渝,何宁. 药事管理学[M]. 北京:中国医药科技出版社,2014.
6. 张新平,刘兰茹. 药品管理学[M]. 北京:人民卫生出版社,2013.
7. 谢明,田侃. 药事管理与法规[M]. 北京:人民卫生出版社,2012.
8. 马凤森. 药事管理学[M]. 第2版. 杭州:浙江大学出版社,2012.
9. 杨世民. 药事管理学[M]. 第5版. 北京:人民卫生出版社,2011.
10. 张立明,罗臻. 药事管理学[M]. 北京:清华大学出版社,2011.
11. 程卯生. 医药伦理学[M]. 第2版. 北京:中国医药科技出版社,2011.

附录一　英汉对照表

A

active pharmaceutical ingredients, API	活性药物成分
adverse drug event, ADE	药品不良事件
adverse drug reaction, ADR	药品不良反应
Agreement on Trade-Related Aspects of Intellectual Property Rights, TRIPS	与贸易有关的知识产权协定
American Society of Health-System Pharmacists, ASHP	美国卫生系统药师协会
assessment	评价

B

blinding/masking	设盲

C

cause - compare research	原因比较研究
Center for Drug Evaluation and Research, CDER	美国 FDA 药品评价与研究中心
China Food and Drug Administration, CFDA	国家食品药品监督管理总局
Chinese crude drug	中药材
Chinese herbal pieces	中药饮片
clinical trial	临床试验
contract research organization, CRO	合同研究组织
current good manufacturing practice, cGMP	动态药品生产质量管理规范

D

descriptive research	描述性研究
develop research	发展性研究
dispensing	调剂
drug instruction	药品说明书
drug label and directions	药品标识物
drug standard	药品标准
drugs distribution	药品流通

E

Essential Drugs List, EDL	基本药物目录

essential medicines	基本药物
ethics committee	伦理委员会
experiment system	实验系统
experimental research	实验研究

G

Good Agricultural Practice, GAP	中药材生产质量管理规范
Good Clinical Practice, GCP	药物临床试验质量管理规范
Good Laboratory Practice, GLP	药物非临床研究质量管理规范
Good Manufacturing Practice, GMP	药品生产质量管理规范
Good Pharmacy Practice, GPP	优良药房工作规范
good post marketing surveillance practice, GPMSP	药品上市后监测实施标准
Good Review Practices, GRP	药品再评价质量管理规范
Good Supply Practice, GSP	药品经营质量管理规范

H

handling of drugs	药品经营
historical research	历史研究
Hospital Information System, HIS	医疗机构信息系统

I

informed consent	知情同意书
introduction	介绍
institutional pharmacy administration	医疗机构药事管理
intellectual property	知识产权
investigate research	调查研究
investigational new drug, IND	申请作为临床研究用新药
investigational product	试验用药品
investigator's brochure	研究者手册

L

Leading Compound	先导化合物
legislation of pharmacy administration	药事管理立法
licensed pharmacist	执业药师

M

medication history	药历
multiple center trial	多中心试验

N

narcotic drugs	麻醉药品
National Drug/Medicine Policy, NDP/NMP	国家药物政策
National Essential Drug System, NEDS	国家基本药物制度
new chemical entities, NCEs	新化合物实体

new drug application, NDA　新药申请
new drug　新药
non-clinical study　非临床研究
nonprescription drug/OTC(over the counter)　非处方药

O

objective　体检

P

pharmaceutical affair　药学事业
pharmaceutical care, PC　药学保健
pharmaceutical care, PC　药学服务
pharmacist　药师
pharmacy administration law　药事管理法
pharmacy administration　药事管理
Pharmacy Intravenous Admixture Services, PIVAS　静脉药物调配中心
plan　治疗方案
post-marketing drug assessment　药品上市后再评价
post-marketing surveillance, PMS　药品上市后监测制度
prescription drug or ethical drug　处方药
prescription　处方

Q

quality assurance unit, QAU　质量保证部门

R

radioactive drug　放射性药品
recommendation　提出建议

S

signature　签字
social pharmacy　社会药学
standard operation procedure, SOP　标准操作规程
specimen　标本
spirit drug　精神药品
State Drug Administration, SDA　国家药品监督管理局
State Food and Drug Administration, SFDA　国家食品药品监督管理局
subjective　主诉
supervision and management of drug　药品监督管理
technical evaluation　技术审评

T

text　正文部分
the discipline of pharmacy administration　药事管理学

the legal system of pharmacy administration 药事管理法律体系
The Pharmacopoeia of the People's Republic of China, ChP 中华人民共和国药典
The quality authorized person 质量受权人
therapeutic drug monitoring, TDM 治疗药物监测
title 主题
total quality management, TQM 全面质量管理
toxic drug 毒性药品
traditional Chinese medicine preparations 中成药
traditional Chinese medicine 中药

U

Uppsala Monitoring Center, UMC 乌普沙拉监测中心

W

WHO Monitoring Center WHO 药物监测中心
World Health Organization, WHO 世界卫生组织
World Intellectual Property Organization, WIPO 世界知识产权组织
World Trade Organization, WTO 世界贸易组织

附录二　汉英对照表

B

标本	specimen

C

处方	prescription
处方药	prescription drug or ethical drug

D

调查研究	investigate research
动态药品生产质量管理规范	Current good manufacturing practice, cGMP
毒性药品	toxic drug
多中心试验	multiple center trial

F

发展性研究	develop research
放射性药品	radioactive drug
非处方药	nonprescription drug/OTC(over the counter)
非临床研究	non-clinical study

G

国家基本药物制度	National Essential Drug System, NEDS
国家食品药品监督管理局	State Food and Drug Administration, SFDA
国家食品药品监督管理总局	China Food and Drug Administration, CFDA
国家药物政策	National Drug/Medicine Policy, NDP/NMP
国家药品监督管理局	State Drug Administration, SDA

H

合同研究组织	contract research organization, CRO
活性药物成分	active pharmaceutical ingredients, API

J

基本药物	essential medicines

基本药物目录	Essential Drugs List, EDL
技术审评	technical evaluation
介绍	introduction
精神药品	spirit drug
静脉药物调配中心	Pharmacy Intravenous Admixture Services, PIVAS

L

历史研究	historical research
临床试验	clinical trial
伦理委员会	ethics committee

M

麻醉药品	narcotic drugs
美国 FDA 药品评价与研究中心	Center for Drug Evaluation and Research, CDER
美国卫生系统药师协会	American Society of Health-System Pharmacists, ASHP
描述性研究	descriptive research

P

标准操作规程	standard operation procedure, SOP
评价	assessment

Q

签字	signature
全面质量管理	total quality management, TQM

S

设盲	blinding/masking
社会药学	social pharmacy
申请作为临床研究用新药	investigational new drug, IND
实验系统	experiment system
实验研究	experimental research
世界贸易组织	World Trade Organization, WTO
世界卫生组织	World Health Organization, WHO
世界知识产权组织	World Intellectual Property Organization, WIPO
试验用药品	investigational product

T

提出建议	recommendation
体检	objective
调剂	dispensingWWH

W

WHO 药物监测中心	WHO Monitoring Center
乌普沙拉监测中心	Uppsala Monitoring Center, UMC

X

先导化合物	Leading Compound
新化合物实体	new chemical entities, NCEs
新药	new drug
新药申请	new drug application, NDA

Y

研究者手册	investigator's brochure
药历	medication history
药品标识物	drug label and directions
药品标准	drug standard
药品不良反应	adverse drug reaction, ADR
药品不良事件	adverse drug event, ADE
药品监督管理	supervision and management of drug
药品经营	handling of drugs
药品经营质量管理规范	Good Supply Practice, GSP
药品流通	drugs distribution
药品上市后监测实施标准	good post marketing surveillance practice, GPMSP
药品上市后监测制度	post-marketing surveillance, PMS
药品上市后再评价	post-marketing drug assessment
药品生产质量管理规范	Good Manufacturing Practice, GMP
药品说明书	drug instruction
药品再评价质量管理规范	Good Review Practices, GRP
药师	pharmacist
药事管理	pharmacy administration
药事管理法	pharmacy administration law
药事管理法律体系	the legal system of pharmacy administration
药事管理立法	egislation of pharmacy administration
药事管理学	the discipline of pharmacy administration
药物非临床研究质量管理规范	Good Laboratory Practice, GLP
药物临床试验质量管理规范	Good Clinical Practice, GCP
药学保健	Pharmaceutical Care, PC
药学服务	pharmaceutical care, PC
药学事业	pharmaceutical affair
医疗机构信息系统	Hospital Information System, HIS
医疗机构药事管理	institutional pharmacy administration
优良药房工作规范	Good Pharmacy Practice, GPP
与贸易有关的知识产权协定	Agreement on Trade-Related Aspects of Intellectual Property Rights, TRIPS
原因比较研究	cause - compare research

Z

正文部分	text

知情同意书	informed consent form
知识产权	intellectual property
执业药师	licensed pharmacist
质量保证部门	quality assurance unit, QAU
质量受权人	The quality authorized person
治疗方案	plan
治疗药物监测	therapeutic drug monitoring, TDM
中成药	traditional Chinese medicine preparations
中华人民共和国药典	The Pharmacopoeia of the People's Republic of China, ChP
中药	traditional Chinese medicine
中药材	Chinese crude drug
中药材生产质量管理规范	Good Agricultural Practice, GAP
中药饮片	Chinese herbal pieces
主诉	subjective
主题	title

附录三　常用药事法规名录

1.《药品经营质量管理规范》(国家食品药品监督管理总局,2015 年 07 月 01 日)

2.《中华人民共和国药品管理法》(全国人大常委会,2015 年 04 月 24 日)

3.《中医药健康服务发展规划(2015—2020 年)》(国务院,2015 年 4 月 24 日)

4.《国务院办公厅关于转发工业和信息化部等部门中药材保护和发展规划(2015—2020 年)的通知》(国务院,2015 年 4 月 14 日)

5.《中医药事业发展“十三五”规划》(国家中医药管理局,2015 年 2 月)

6.《国家基本药物目录》(2012 年版)(卫生部,2013 年 03 月 13 日)

7.《医疗机构药品监督管理办法(试行)》(国家食品药品监督管理局,2011 年 10 月 11 日)

8.《关于加强中药饮片监督管理的通知》(国家食品药品监督管理局,2011 年 8 月 2 日)

9.《药品不良反应报告和监测管理办法》(卫生部,2011 年 5 月 4 日)

10.《药品生产质量管理规范》(卫生部,2011 年 1 月 17 日)

11.《关于建立国家基本药物制度的实施意见》(卫生部、国家发展与改革委员会、工业与信息化部、监察部、财政部、人力资源与社会保障部、商务部、食品药品监督管理局、中医药管理局,2009 年 8 月 18 日)

12.《药品召回管理办法》(国家食品药品监督管理局,2007 年 12 月 10 日)

13.《药品注册管理办法》(国家食品药品监督管理局,2007 年 7 月 10 日)

14.《药品广告审查办法》(国家食品药品监督管理局、国家工商行政管理总局,2007 年 3 月 13 日)

15.《药品流通监督管理办法》(国家食品药品监督管理局,2007 年 1 月 31 日)

16.《药品说明书和标签管理规定》(国家食品药品监督管理局,2006 年 3 月 15 日)

17.《互联网药品交易服务审批暂行规定》(国家食品药品监督管理局,2005 年 9 月 29 日)

18.《麻醉药品和精神药品管理条例》(国务院,2005 年 8 月 3 日)

19.《直接接触药品的包装材料和容器管理办法》(国家食品药品监督管理局,2004 年 7 月 20 日)

20.《互联网药品信息服务管理办法》(国家食品药品监督管理局,2004 年 7 月 8 日)

21.《药物非临床研究质量管理规范》(国家食品药品监督管理局,2003 年 8 月 6 日)

22.《药物临床试验质量管理规范》(国家食品药品监督管理局,2003 年 8 月 6 日)

23.《中华人民共和国药品管理法实施条例》(国务院,2002 年 08 月 4 日)

24.《中药材生产质量管理规范(试行)》(国家药品监督管理局,2002 年 4 月 17 日)

25.《处方药与非处方药分类管理办法(试行)》(国家药品监督管理局,1999 年 6 月 18 日)

26.《执业药师资格制度暂行规定》(人事部、国家药品监督管理局,1999 年 4 月 1 日)

27.《执业药师资格考试实施办法》(人事部、国家药品监督管理局,1999 年 4 月 1 日)

28.《中药品种保护条例》(国务院,1992 年 10 月 14 日)

29.《放射性药品管理办法》(国务院,1989 年 1 月 13 日)

30.《医疗用毒性药品管理办法》(国务院,1988 年 12 月 27 日)

31.《野生药材资源保护管理条例》(国务院,1987 年 10 月 30 日)

全国中医药高等教育教学辅导用书推荐书目

一、中医经典白话解系列

黄帝内经素问白话解（第2版） 王洪图 贺娟
黄帝内经灵枢白话解（第2版） 王洪图 贺娟
汤头歌诀白话解（第6版） 李庆业 高琳等
药性歌括四百味白话解（第7版） 高学敏等
药性赋白话解（第4版） 高学敏等
长沙方歌括白话解（第3版） 聂惠民 傅延龄等
医学三字经白话解（第4版） 高学敏等
濒湖脉学白话解（第5版） 刘文龙等
金匮方歌括白话解（第3版） 尉中民等
针灸经络腧穴歌诀白话解（第3版） 谷世喆等
温病条辨白话解 浙江中医药大学
医宗金鉴·外科心法要诀白话解 陈培丰
医宗金鉴·杂病心法要诀白话解 史亦谦
医宗金鉴·妇科心法要诀白话解 钱俊华
医宗金鉴·四诊心法要诀白话解 何任等
医宗金鉴·幼科心法要诀白话解 刘弼臣
医宗金鉴·伤寒心法要诀白话解 郝万山

二、中医基础临床学科图表解丛书

中医基础理论图表解（第3版） 周学胜
中医诊断学图表解（第2版） 陈家旭
中药学图表解（第2版） 钟赣生
方剂学图表解（第2版） 李庆业等
针灸学图表解（第2版） 赵吉平
伤寒论图表解（第2版） 李心机
温病学图表解（第2版） 杨进
内经选读图表解（第2版） 孙桐等
中医儿科学图表解 郁晓微
中医伤科学图表解 周临东
中医妇科学图表解 谈勇
中医内科学图表解 汪悦

三、中医名家名师讲稿系列

张伯讷中医学基础讲稿 李其忠
印会河中医学基础讲稿 印会河
李德新中医基础理论讲稿 李德新
程士德中医基础学讲稿 郭霞珍
刘燕池中医基础理论讲稿 刘燕池
任应秋《内经》研习拓导讲稿 任廷革
王洪图内经讲稿 王洪图
凌耀星内经讲稿 凌耀星
孟景春内经讲稿 吴颢昕
王庆其内经讲稿 王庆其
刘渡舟伤寒论讲稿 王庆国
陈亦人伤寒论讲稿 王兴华等
李培生伤寒论讲稿 李家庚
郝万山伤寒论讲稿 郝万山
张家礼金匮要略讲稿 张家礼
连建伟金匮要略方论讲稿 连建伟
李今庸金匮要略讲稿 李今庸
金寿山温病学讲稿 李其忠
孟澍江温病学讲稿 杨进
张之文温病学讲稿 张之文
王灿晖温病学讲稿 王灿晖
刘景源温病学讲稿 刘景源
颜正华中药学讲稿 颜正华 张济中
张廷模临床中药学讲稿 张廷模
常章富临床中药学讲稿 常章富
邓中甲方剂学讲稿 邓中甲
费兆馥中医诊断学讲稿 费兆馥
杨长森针灸学讲稿 杨长森
罗元恺妇科学讲稿 罗颂平
任应秋中医各家学说讲稿 任廷革

四、中医药学高级丛书

中医药学高级丛书——中药学（上下）（第2版） 高学敏 钟赣生
中医药学高级丛书——中医急诊学 姜良铎
中医药学高级丛书——金匮要略（第2版） 陈纪藩
中医药学高级丛书——医古文（第2版） 段逸山
中医药学高级丛书——针灸治疗学（第2版） 石学敏
中医药学高级丛书——温病学（第2版） 彭胜权等
中医药学高级丛书——中医妇产科学（上下）（第2版） 刘敏如等
中医药学高级丛书——伤寒论（第2版） 熊曼琪
中医药学高级丛书——针灸学（第2版） 孙国杰
中医药学高级丛书——中医外科学（第2版） 谭新华
中医药学高级丛书——内经（第2版） 王洪图
中医药学高级丛书——方剂学（上下）（第2版） 李飞
中医药学高级丛书——中医基础理论（第2版） 李德新 刘燕池
中医药学高级丛书——中医眼科学（第2版） 李传课
中医药学高级丛书——中医诊断学（第2版） 朱文锋等
中医药学高级丛书——中医儿科学（第2版） 汪受传
中医药学高级丛书——中药炮制学（第2版） 叶定江等
中医药学高级丛书——中药药理学（第2版） 沈映君
中医药学高级丛书——中医耳鼻咽喉口腔科学（第2版） 王永钦
中医药学高级丛书——中医内科学（第2版） 王永炎等